U0301643

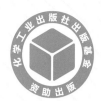

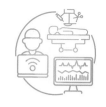

刘 哲 主编

可视化医学

Visualized

Medicine

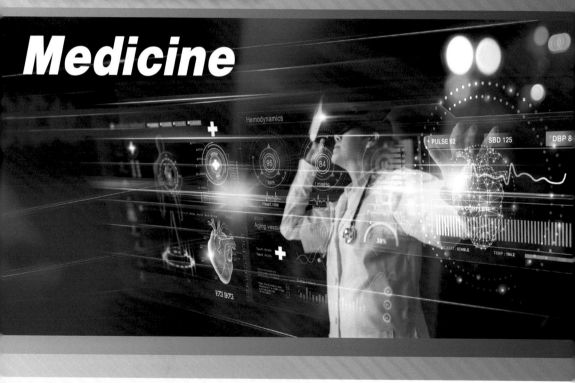

化学工业出版社

·北京·

内容简介

可视化医学是融合传统医学影像学、分子影像学以及医学人工智能、医学大数据分析、手术机器人、智能医用材料等新兴技术而衍生的跨专业、跨领域交叉学科。本书及时总结与系统归纳了可视化医学的基本概念、学科内涵、主要范畴与临床应用，循着学科发展历程及医学应用类别这一主线，构建了可视化医学的理论知识体系，并对其未来发展趋势做出了前瞻性的展望与分析。

本书在编写中力求做到逻辑清晰、层次分明，除详细总结传统医学影像学、分子影像学的发展历程与主要内容外，在可视化医学部分，紧紧围绕可视化治疗与检测、影像导航手术、人工智能影像诊断、生物体系可视化、脑机接口等要点，系统阐述了可视化医学领域的若干最新进展与应用，既着眼于基本理论的铺垫、最新技术的进展，也着眼于学科发展前沿的介绍，以加深读者对于这一领域的微观知识的把握与宏观业态发展的认知。同时，在章节的结尾设计了"可视书角"这一专栏，将十多个与可视化医学临床应用相关的主题以文字及视频的形式整理出来，以期读者对可视化医学的最新发展与业界动态有个全方位的把握。

本书可供与生物医学影像相关的在校学生、从业人员及科技研发人员，特别是涉及医学人工智能、生物医学工程、智能医学材料、先进医疗设备等领域的专业人员参考使用。

图书在版编目（CIP）数据

可视化医学 / 刘哲主编 . —北京：化学工业出版社，2024.2
ISBN 978-7-122-44405-9

Ⅰ.①可… Ⅱ.①刘… Ⅲ.①医学 - 可视化仿真
Ⅳ.① R-39

中国国家版本馆 CIP 数据核字（2023）第 214596 号

责任编辑：葛瑞祎　　　　　　文字编辑：东方玥　李　平
责任校对：宋　玮　　　　　　装帧设计：张　辉

出版发行：化学工业出版社
　　　　　（北京市东城区青年湖南街 13 号　邮政编码 100011）
印　　装：河北鑫兆源印刷有限公司
710mm×1000mm　1/16　印张 25¼　字数 528 千字
2024 年 2 月北京第 1 版第 1 次印刷

购书咨询：010-64518888　　　　售后服务：010-64518899
网　　址：http://www.cip.com.cn
凡购买本书，如有缺损质量问题，本社销售中心负责调换。

定　　价：288.00元　　　　　　版权所有　违者必究

可视化医学

主要编写人员
（按姓氏笔画排序）

田　甜（重庆大学，生物工程学院）

司霄鹏（天津大学，医学部）

乔欢欢（天津大学，医学部）

刘　哲（天津大学，医学部）

刘爱峰（天津中医药大学第一附属医院）

杜　娟（天津大学，医学部）

李　爽（天津大学，医学部）

杨　琰（温州医科大学附属第二医院，育英儿童医院）

何　峰（天津大学，精密仪器与光电子工程学院）

张　阔（天津大学，医学部）

翁远志（香港大学，矫形与创伤外科学系）

序言一

FOREWORD

医学影像学历经一百多年的发展，作为人类疾病诊断的重要方法已经有数十个年头了。如今，这一传统学科面临着与诸如人工智能、医疗大数据分析、智能生物材料、微纳机器人、影像导航手术等多个跨学科新兴技术融合发展，而可视化医学即为最有可能重塑现代医学之未来的活跃领域之一。因此，这本介绍可视化医学的图书适时地为广大读者描绘了一幅清晰展示由传统医学影像、分子影像到如今可视化医学演进历程的路线图。

在前三个章节，作者探讨并阐述了医学影像学简要而全面的发展历史。同时，对基于影像的成像对比剂或分子探针材料也一并做了分类讲解。如大家所知，医学影像之所以能够提供清晰的解剖学结构与病理信息，即在于多种功能性成像生物材料的设计、发展与疾病诊疗的医学应用。在这一方面，纳米医学及纳米毒理学已成为科学评价生物安全性与生物毒性的两个重要学科门类。特别是面对新型冠状病毒感染疫情的突发与广泛传播，人们已依托生物影像探针材料建立了可靠的新型冠状病毒感染早期体外筛查与诊断的科学方法，而未来科研工作者将更加注重生物安全性与生物毒性的重要作用，在医学影像学领域开展更为深入的研究与转化应用。

在此基础上，作者于随后几章系统地总结了影像引导精准治疗、影像导航辅助手术的基本理论与最新进展。与传统化学治疗、放射治疗、外科手术切除术相比较，作者对最近五年内蓬勃兴起的化学动力、光动力、声动力及多种气体疗法进行了概述，对影像这一强大工具在导航手术中的最新应用进行了比较与分析，特别对内镜、外科手术机器人、微纳机器人等领域中影像可视化手段的融合应用与前沿学科动态进行了总结归纳，集中体现了可视化医学这一新学科对于现代医学相关领域发展的辐射、联动与协同。人工智能影像处理与疾病预测、脑机接口等涉及"医学+""智能+"要素的新兴学科不仅突显了医学智能相辅相成、协同增效的作用，也体现了可视化医学在脑科学发展中的独特优势与科学潜力。从事基础科学研究的科学家，以及相关行业的从业人员、科研管理人员与政策制定者均可于本书对可视化医学的介绍中汲取营养，共同推动这一学科的进一步发展、多种技术的深度融合与医学应用。

总而言之，《可视化医学》这本学术专著旨在向传统科学获取新知，融合交叉技术推动创新，把握新兴学科时代脉搏，开辟医学影像新的增长点。可以相信，随着现代医学的不断发展，可视化医学定能不断增添新的门类，融合先进技术，为现代医学辟蹊径、谋新路，面向医学科技前沿与人民生命健康，更好地服务于我国医学事业的进步。

赵宇亮

纳米材料与纳米安全生物效应国家重点实验室

中国科学院国家纳米中心

Nano Today 杂志主编

可视化医学作为二十一世纪令世人瞩目而又发展前景广阔的新兴医学，将在许多领域颠覆人们对身体视觉感知的传统认知。尽管可视化医学目前还处于正在逐步为临床所认可的阶段，但其中的很多技术已经显现出将有可能改变现代医疗传统模式的能力。医学影像是实现可视化医学最重要的手段和途径。而在四大影像技术设备——CT（计算机断层扫描）仪、MRI（磁共振成像）仪、DR（数字 X 射线摄影）仪、USI（超声成像）仪中，超声影像设备无疑是目前携带最为方便、应用领域最广、安全性最好、直观性最佳、使用者和受益者最多的，备受医学家和患者的关注和青睐。当今超声临床应用的广度、仪器普及的力度、技术研发的深度、产品迭代的速度以及专家认知的高度都是前所未有的。本著作以大量篇幅对超声在可视化医学中所处的重要地位、发挥的重要作用进行了系统阐述。作为从事超声医学事业 50 余年的经历者和专家，本人亲自见证了中国超声事业从无到有、从小到大、从弱到强、从低端到高端发展的全过程，同时也将继续见证中国从超声设备生产大国迈向生产强国的发展进程。

经常有医生朋友提出这个问题：未来的可视化医学是什么样子呢？天津大学刘哲博士主编的这本专著对可视化医学的现况和未来发展进行了全面系统而又有前瞻性的诠释，读者也许可以从书中找到答案。就超声而言，近年在医学可视化领域最值得关注的是微型化的可视超声医学设备——超声视诊器，以及其派生出的临床技术、关键部件和应用场景。二十一世纪初，随着微型超声可视化工具在临床诊治中的逐渐应用，其优势逐渐被人们所认识。超声因能扫查并显示全身绝大部分脏器的结构、功能信息，在各种病情的诊断和介入的可视化引导中发挥出重要的作用，加上其没有电离辐射、便捷及低成本的优势，是一种非常适合普及推广的可视化工具。传统的超声成像设备存在体积大、价格昂贵等客观因素，难以普及至临床科室、基层医疗机构。现实的大健康医疗更需要小型化可携带、操作简单、可远程传输且物美价廉的超声工具。2016年，科技部把掌上超声成像系统的研发列入"十三五"规划重点研发计划的支持项目，并于 2022 年 6 月完成通过了国家课题验收。

掌上超声，又称手掌超声、手持式超声、口袋超声或者探头式超声，是对该类型超声仪器的各种描述。为统一名称，专家们称之为"超声视诊器"或简称"视诊器"，也许在不久的将来视诊器将逐步替代听诊器成为每位医生手中必备的检查工具。2022

年 6 月，由中国机械工业联合会发布的《重大技术装备推广应用导向目录（2022 版）》，正式将小型超声仪器统一命名为"超声视诊器"。超声视诊器的团体标准制定也在进行之中。与国外同类产品相比，国产超声视诊器在分辨力、性价比、智能化、无线连接、远程传输、续电能力等方面占据较大优势，逐渐形成引领世界的发展趋势。

视诊器通过发射和接收人体组织反射的声波信号，通过图像处理芯片形成组织的切面声像图，医生如同有了一双"透视眼"以便观察人体内部的组织结构和病变大小。对于患者而言，这种检查是实时、无痛、无创的，体验感好。随着超声技术和应用的发展，越来越多临床医师期待能够通过超声工具将病灶看得更清、看得更准。对于当前医疗实际需求而言，临床医生需要更高的频率和更成熟的实时三维成像技术。相对于沿用多年而一直难以在高频和三维领域有所突破的传统压电陶瓷技术，半导体 CMUT、PMUT 技术更具优势。与此同时，研发二维阵列超声探头以及三维超声立体成像系统，充分发挥 CMUT 的技术优势，聚焦快速增长的超声可视化应用市场，在临床应用的同时，大大降低了操作者的使用门槛，为手术引导、介入、穿刺、小动物科研等应用领域带来革命性的超声解决方案。

如何在健康中国国家战略中高质量推进基层医疗机构超声应用工作，提升基层医疗服务能力，使广大人民群众更有获得感、安全感、幸福感，是可视化医学面临的一个重要课题和重要机遇。超声视诊器因其小巧、直观、简便、安全等优点，能够深入乡村、社区乃至家庭直接为广大群众服务，尤其受到老年群体欢迎。家用护理超声视诊器是可视化医学突破医院禁区走向家庭社区的范例。

超声视诊器作为二十一世纪的高科技普惠医学工具，无疑将可视化医学带进了一个医者青睐、患者受益的广阔天地。从"盲视"到"可视"虽然只是一字之差，却能给医者尤其是临床医生带来直观精准的诊疗手段，给患者或正常人群带来便捷安全的健康检测体验。可视化医学无论从"价值医学"角度去认识，还是从"卫生经济学"角度去评估，其发挥的经济效益和临床的效果都将是十分显著的，在这点上是毋庸置疑的，也是众多专家学者们的共识。

承蒙刘哲教授再三邀请为《可视化医学》作序，恭敬不如从命。无奈本人只是对超声领域较为熟悉，属一孔之见，唯恐无法全面准确领会浓缩大作之精髓，故谨以抛砖引玉而为之，不妥之处望著者和读者多加包涵并不吝赐教。

毓星

国家卫生健康委能力建设和继续教育超声医学专家委员会

副主任委员兼秘书长

中国医学装备协会超声装备技术分会副会长兼秘书长

工业和信息化部医疗器械评审专家

Medical imaging, as a traditional subject of medicine, came into being since 1895 when Wilhelm Conrad Röntgen, a German physicist, discovered natural X-ray irradiation and obtained the first X-ray image of his wife's hand. Starting from this, medical imaging has experienced over 100 years of evolution and earned tremendous attention from fundamental research scientists, industrial engineers, and medical personnel. During this period, X-ray and CT scanners were invented for clinical diagnosis in 1900s. More than that, radiology and other imaging instruments, such as PET, SPECT, MRI, ultrasound, etc., were developed and soon commercialized for clinical uses to detect the occurrence of human diseases, so that people were able to improve their life-span by years in the 20th century.

Late in 1990s, the concept of molecular imaging was proposed. Due to this philosophy, medicine has witnessed an unprecedented progression of precision medicine and personalized/individualized medicine. This has set up a new vision to promote modern medicine, utilizing novel techniques such as targeted drugs, cancer immunology, molecular biology, and biomedical engineering, to investigate ourselves and find solutions to our health problems. Dual-modal or multi-modal medical imaging has been performed by physicians, and detailed physiological/pathological information was accordingly acquired.

Now, a new concept of visualized medicine has come to us, and some visualized medical techniques have come into effect for clinical diagnosis and even treatments. Cancer is still a major factor that threatens and tortures millions of people in pains. In this regard, the visualized medicine may provide not only useful but even powerful tools. For example, by using endoscopes and surgical robots, we are capable to see disease presence, development, and probably metastasis in the human body, and accurately remove lesions under the image guidance. In addition, engineered nanorobots are competent to go into the body and perform microscopic surgery in the heart, liver, spleen and other organs. In this way, the process of treatment is applicable but also delicate. For patients, they no longer need to tolerate bleeding, injury, or wounds, but can go back home right after an interventional surgery. Therefore, the visualized medicine is and will be playing a vitally important role.

It is my pleasure to see the book *Visualized Medicine: Emerging Techniques and Developing Frontiers* edited by Dr. Zhe LIU, and it will be published soon. Fundamental knowledge and techniques on medical imaging and molecular imaging are summarized in this book and, most importantly, the latest advancements on the visualized medicine are carefully elucidated. As a feature of this book, cutting-edge technologies of artificial intelligence, meta-data analysis, surgical robots, etc. have been included in the corresponding chapters. Thus, this book, in my opinion, has drawn an exciting picture on future trends of this subject and outlook the upgraded paradigms for disease diagnosis, therapy, and health managements. In the special moments of COVID-19 epidemics, this book will definitely give everyone a new angle to look into the development of modern medicine, and also encourage us for further innovations. I personally expect more exciting technologies of visualized medicine to be invented, and much more valuable contributions are anticipated in the coming decades.

Manfred Schwab, Dr. rer. nat.

University Professor of Genetics

Editor-in-Chief *Cancer Letters*/IF 9.756

Cancer Center, University of Heidelberg

Heidelberg, Germany

Distinguished Professor

Tianjin Medical University Cancer Center

Tianjin, China

编者自序

　　科学教育工作者的任务不外乎两个：探索教书育人的规律，以及教书育人探索规律。

　　十五年前的那个夏天，我收到了美国斯坦福大学医学院分子影像研究中心（Molecular Imaging Program at Stanford，MIPS）主任 Sanjiv Sam Gambhir 教授的工作接收函（offer letter），从化学生物学转向分子影像学的研究工作，他的一篇综述最初引导我走入了这个陌生却神奇的交叉学科，不仅继续着物质与分子科学的学习，也开始了生命科学与医学领域的求索。这位勤勉、精干、周末加班常出现在校园里的学者给我留下了深刻的印象。然而，世事难料的是 2020 年夏天他与世长辞，离开了家人和钟爱着的事业。

　　二十世纪九十年代，美国哈佛大学麻省总医院的 Ralph Weissleder 教授和 Gambhir 教授共同提出了分子影像学（molecular imaging）概念，这是自 1895 年德国物理学家威廉·伦琴发现 X 射线并获得人类第一张 X 射线影像、第一次展示清晰手骨解剖结构后再次推动了医学影像学发展的重要事件。由于放射学学科的建立，我们得以通过医学影像这一工具来研究人类自身。也正是由于分子影像学学科的建立，我们得以亲历学科的演进，利用分子影像技术在细胞、分子等微观层面研究人类疾病的发生、发展过程，开发基于早期影像学诊断的监测设备、成像仪器与诊疗方案，并实现临床转化，造福人类生命健康的改善。学科的发展，不仅推动了基础科学的深入研究，也促进了技术应用的普及、业态市场的改变与你我生活方式的变化。

　　时间不会停滞，科学探索总会带给人类更多的未知。近年来，人工智能、医学大数据、柔性生物传感器、手术机器人、微纳智能材料等新兴技术走进了我们的生活，它们与医学影像迅速融合，带来了新型疾病诊疗范式的深刻变革。可视化医学即以最直观的方式，实时监测生物体内疾病的发生和演变进程，并在图像的引导下提供比传统方式更为精准、先进的疾病治疗方法。特别对于某些重大疾病（如恶性肿瘤、心脑血管与中枢神经系统疾病等），精准医学以可视化的方式更便于施行。手术机器人为术前方案规划、术中影像导航及术后疗效评估赋予了更多的智能化功能。临床影像数据不仅对院前健康管理具有重要价值，而且对院中病例分析、诊疗评价与院后康复养护有着重要的科学意义，开展基于医疗大数据的流行病学分析有助于疫情的精准防控和临床治疗的科学决策。因此，可视化医学的发展需要我们付出更多的劳动，也必须为人类生活做更多的贡献。为此目的，编者撰写了这本书，并以此推动相关学科知识体系的持续建设、科研创新的不断发展。

在此，向所有参与本书编写的作者及给予指导的各位前辈、同道致以衷心的感谢！同时，鸣谢教育部国家级新工科研究与实践项目（E-YGJH20202801）及中国生物医学工程学会的大力支持。我们分别邀请了国内外在纳米医学基础研究、卫生健康政策管理等领域德高望重的中国科学院赵宇亮院士、国家卫生健康委毓星教授、德国海德堡大学 Manfred Schwab 教授等为本书撰写序言，相信他们的宝贵观点一定会为本书读者提供多样化的视角和前瞻性的见解，从而进一步帮助我们更新对于可视化医学发展的认知。

谨以此书向多年来致力于医学影像学、分子影像学及可视化医学的研究、教育、传播与行业发展的各位同行致敬！

刘哲

天津大学北洋园

目录

第一章 从医学影像到可视化医学的演进   001

一、概述与发展里程碑   003

二、传统医学影像   003

  （一）X射线和计算机断层扫描   003

  （二）磁共振成像   005

  （三）核医学成像   005

  （四）超声成像   006

三、分子影像   006

  （一）光学分子影像   006

  （二）放射性核素分子影像   008

  （三）磁共振分子影像   008

  （四）多模态分子影像   008

四、可视化医学   010

  （一）VR/AR辅助技术   011

  （二）人工智能个性化诊断   012

  （三）影像引导机器人精准手术   012

  （四）智能中医   013

五、未来展望   014

参考文献   015

第二章 传统医学影像与成像对比剂   023

一、磁共振成像   027

  （一）磁共振成像的基本原理   027

  （二）磁共振成像对比剂   028

二、X射线和计算机断层扫描（CT）   030

  （一）X射线和CT成像的基本原理   030

  （二）CT成像对比剂   032

三、放射性核素成像   034

  （一）正电子发射断层扫描   035

  （二）单光子发射计算机断层扫描   037

四、超声成像   039

（一）超声成像的基本原理 039

（二）超声成像对比剂 041

五、光学成像 043

（一）光学成像的基本原理 043

（二）光学成像对比剂 045

参考文献 046

第三章　分子影像与分子影像探针 061

一、单模态分子影像 063

（一）磁共振分子影像 063

（二）超声分子影像 067

（三）光学分子影像 069

（四）核医学分子影像 074

（五）X射线及CT分子影像 075

二、双模态与多模态分子影像 075

（一）光声成像 077

（二）热声成像 079

（三）其他多模态分子影像 080

三、分子影像探针 082

（一）分子影像探针的设计 082

（二）分子影像探针的合成 083

（三）分子影像探针的修饰 085

（四）分子影像探针的生物医学应用 088

四、新一代分子影像探针 097

（一）可视化诊疗多功能分子探针 097

（二）影像导航手术分子探针 101

（三）细菌检测的纳米影像探针 103

参考文献 106

第四章　影像引导精准治疗 125

一、化学治疗 127

二、放射治疗 128

（一）3D 适形放射治疗 129

（二）调强放疗 129

（三）影像引导放射治疗 129

三、热疗 130

（一）光热治疗 130

（二）磁热治疗 131

（三）热消融 133

四、动力学治疗 135

（一）光动力治疗 137

（二）声动力治疗 137

（三）化学动力治疗 139

（四）其他动力治疗 142

五、气体治疗 145

（一）一氧化氮治疗 146

（二）氢气治疗 147

（三）硫化氢治疗 148

（四）一氧化碳治疗 150

参考文献 151

第五章　影像导航手术 161

一、内镜 163

（一）内镜的发展历程 164

（二）内镜的临床应用 172

二、手术机器人 174

（一）国外手术机器人的发展 177

（二）国内手术机器人的最新进展 179

（三）手术机器人的临床应用与未来展望 183

三、纳米机器人 185

（一）靶向给药与精准治疗 187

（二）微手术 188

（三）纳米机器人的未来发展 189

参考文献 190

第六章　人工智能影像诊断与疾病预测　201

一、人工智能的定义和发展历程　203
　　（一）人工智能的定义　203
　　（二）人工智能的发展历程　203

二、医疗人工智能产业体系　205
　　（一）可视化医学人工智能技术体系　205
　　（二）医疗健康产业生态中的人工智能　206
　　（三）人工智能医疗健康产业格局　208

三、人工智能在医学中的应用　209
　　（一）神经系统疾病　210
　　（二）心脏疾病　211
　　（三）肺部疾病　212
　　（四）眼科疾病　214
　　（五）肿瘤　216

四、人工智能的局限性和未来前景　218

参考文献　219

第七章　可视化医学传感与检测　225

一、酶联免疫吸附测定　227
　　（一）酶联免疫吸附测定的技术背景与定义　227
　　（二）酶联免疫吸附测定的基本原理　228
　　（三）酶联免疫吸附测定的生物医学应用　231

二、荧光检测　235
　　（一）荧光检测概述　235
　　（二）荧光检测的基本原理　236
　　（三）荧光检测的生物医学应用　239

三、电化学发光检测　243
　　（一）电化学发光机理　244
　　（二）电化学发光体　246
　　（三）电化学发光的生物医学应用　246

四、即时检测　251
　　（一）酶联免疫即时检测　251

（二）荧光即时检测　254

（三）电化学发光即时检测　256

（四）可穿戴即时检测　261

参考文献　264

第八章　器官芯片与生物体系可视化　275

一、器官芯片概述　277

二、器官芯片的底层技术　281

（一）微流控技术　281

（二）细胞三维培养技术　282

（三）生物标志物检测技术　284

三、器官芯片的种类　286

（一）单器官芯片　286

（二）多器官芯片　291

（三）器官芯片与类器官　293

四、器官芯片的应用与挑战　294

（一）器官芯片的应用　294

（二）器官芯片研究中存在的问题　296

参考文献　297

第九章　可视化脑机接口　307

一、脑机接口概述　309

二、脑机接口系统的构成　309

（一）神经信号采集　309

（二）信号处理　310

（三）设备输出　311

（四）用户反馈　311

三、用于脑机接口的脑信号　312

（一）不同神经信号特征的概述　312

（二）用于脑机接口的电生理信号　313

（三）用于脑机接口的磁信号　316

（四）用于脑机接口的代谢信号　317

四、用于运动康复的脑机接口技术 319
（一）第一代 BrainGate 系统实现二维运动控制 319
（二）第二代 BrainGate 系统实现三维运动控制 320
（三）神经肌肉电刺激套 320
（四）"神工"系列神经康复机器人用于运动康复 321
（五）植入式脑机接口系统实现三维运动控制 322
五、用于交流的脑机接口研究 322
（一）用于打字言语交流的完全植入式脑机接口 322
（二）非侵入式脑机接口系统通过打字实现言语交流 323
（三）通过大脑皮质神经信息合成语音用于直接英文交流 324
（四）面向汉语言语交流的声调语言解码研究 325
六、脑机接口神经活动模式的可视化及其应用 326
（一）用于可视化大脑活动的模式概述 326
（二）可视化脑机接口通过游戏促进神经康复 329
（三）可视化脑机接口多场景下的人机交互 330
参考文献 331

第十章 可视化医学的未来 337
一、药械结合的可视化 339
（一）药械结合的定义 339
（二）药械结合的发展 339
（三）药械结合的医学应用 351
二、外科手术的可视化规划 352
（一）脊柱手术规划的重要性与可视化需求 352
（二）脊柱手术规划的相关技术 352
（三）脊柱手术规划可视化应用 355
三、中医可视化 359
（一）中医的基本概念与主要难点问题 359
（二）可视化技术在中医学研究中的应用 361
（三）可视化技术在中医临床中的应用 365
参考文献 367

附录 缩略词中英对照表 376

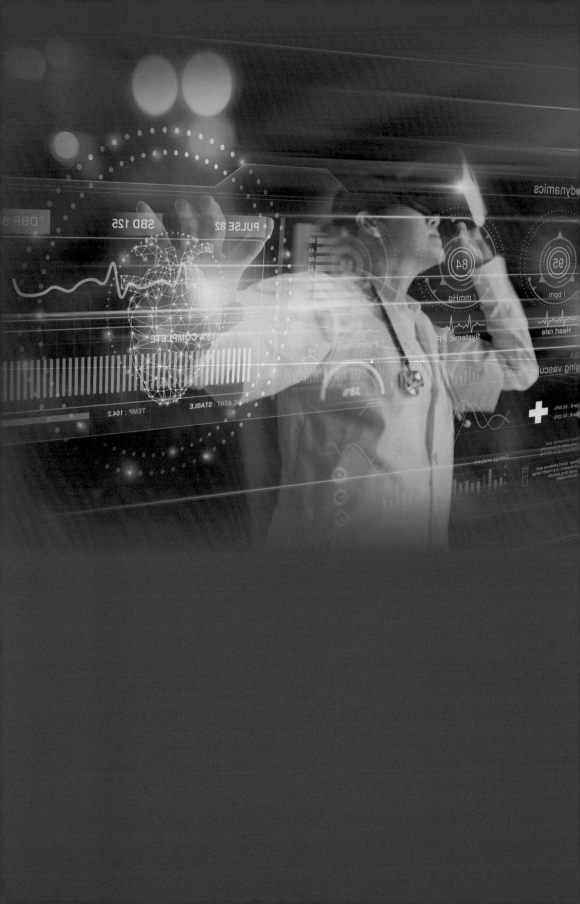

第一章

从医学影像到
可视化医学的演进

【 本章概要 】

　　早在 1895 年，德国物理学家威廉·康拉德·伦琴发现了 X 射线，获得了人类第一张 X 射线影像，即伦琴夫人的手骨影像，这一发现开启了放射医学和医学影像研究的新纪元。迄今为止，传统医学影像已经发展了一个多世纪，它以清晰的解剖信息与结构视图推动着人类医学科学的发展，包括人类重大疾病的检测、诊断与治疗。在二十世纪九十年代后期，随着分子生物学、生物医学工程等科学技术的不断发展，麻省总医院的 Ralph Weissleder 博士提出了"分子影像学"这一概念，从而直接催生了针对癌症和心脑血管疾病靶向治疗的精准医学。从斑马鱼到人类，各种有关生理、病理变化的活体成像的发展为医学影像辅助治疗奠定了坚实基础。如今，医学影像学、分子影像学已成为临床医师诊疗决策的重要参考和有力工具。随着柔性传感器、医学大数据分析、脑科学、外科手术机器人、虚拟现实与增强现实（VR/AR）等先进智能技术的不断涌现，医学诊断和治疗发生了革命性的改变，创造出越来越多先进的方法及前沿技术，使得现代医学已从传统医学影像学、分子影像学向可视化医学演进。作为本书的引论章节，本章将阐述从传统医学影像学到可视化医学的发展历史和里程碑事件，特别是具有代表性的可视化医学的学科进展，包括其在新型冠状病毒感染（COVID-19）流行病中的应用，展望其对现代医学发展的重要贡献与未来前景。

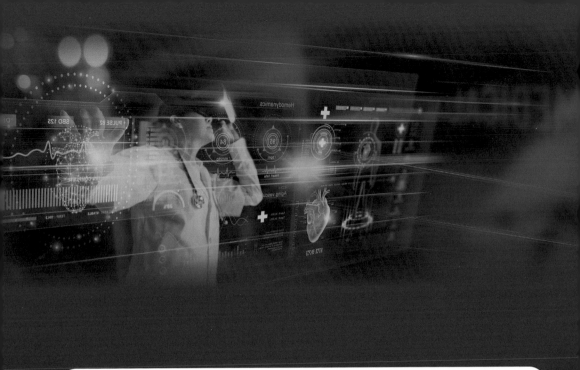

【编者介绍】

刘 哲

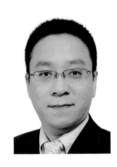

　　天津大学"北洋英才"长聘教授，现任天津大学医学部医学科学与技术学院副院长、智能医学材料系主任，医学工程与转化医学研究院教授，博士研究生导师。2007年博士毕业于中国科学院化学研究所，先后在美国斯坦福大学医学院、德国亚琛工业大学亥姆霍兹生物医学工程研究所任博士后学者、项目负责人，研究方向为基于智能生物材料的疾病可视化诊疗新策略、新方案，基于微纳机器人的手术影像导航等。现为北美放射学会（RSNA）会员、世界分子影像学会（WMIS）会员、中国抗癌协会肿瘤与微生态专委会常务委员、中国医师协会超声分子影像与人工智能专委会委员等。

　　本章编者：刘哲（天津大学医学部），石钰（天津大学医学部），杨焱惜（天津大学医学部），任雪利（天津大学医学部），孔欣茹（天津大学医学部）。

　　说明：本章得到国家自然科学基金（21575106、82072057）、教育部第二批国家级新工科研究与实践项目（E-YGJH20202801）、天津大学研究生教育国际教学资源建设项目（ENT20019）等课题经费的大力资助，在此致以诚挚感谢。

一、概述与发展里程碑

医学影像常用于人体内部结构成像以进行临床病症分析、疾病诊断、实时监测，以及器官、组织的生理、生化过程的可视化，是一种常见的临床诊断技术[1]。医学影像的根本原理是通过捕捉或计算所得到的信号，推断成像对象的生理或病理信息。医学影像大多基于被成像物体与机械或电磁力的相互作用，进而通过测量吸收、折射或散射所引起的信号变化重构图像[2]。图1.1概述了从传统医学成像学、分子成像学到可视化医学的发展进程中若干重大科学发现、技术突破与里程碑事件。

二、传统医学影像

传统医学影像的成像模态通常包括X射线、计算机断层扫描（CT）、磁共振成像（MRI）与核医学成像。其中，X射线与计算机断层扫描产生电离辐射，患者在频繁受到X射线辐射的情况下患癌风险较高。同样，借助放射性核素的核医学成像虽具有较高的成像灵敏度，但患者暴露于放射性环境中较易发生细胞突变，增加致癌的潜在风险。相比而言，不产生电离辐射的磁共振成像对人体具有较为可靠的安全性，并对软组织具有较好的图像对比度与分辨率，能够获得详细的解剖学与组织学等信息。

（一）X射线和计算机断层扫描

传统医学影像学的起源可追溯到1895年，德国物理学家威廉·康拉德·伦琴偶然间发现了X射线辐射现象。在圣诞节前一天，他的妻子参观了他的实验室，妻子的手骨受X射线照射得到了X射线衰减后的影像。1901年，伦琴因这一划时代的发现及后续应用获得了第一个诺贝尔物理学奖。此后，英国X射线治疗学先驱John Hall Edwards在伯明翰的临床手术中首次使用了X射线[3]。作为最早使用的医学影像技术，X射线可根据在不同组织中的衰减情况提供灰度图像。相比之下，计算机断层扫描（computed tomography，CT），也称为计算机轴向断层扫描（computed axial tomography，CAT），通过不同角度的多个X射线投影和计算算法获得精确的全体三维解剖结构。非裔美国物理学家艾伦·科马克（Allan Cormack）于1963年通过精确计算X射线由不同角度穿透软组织的衰减值创建了世界上第一台医用CT扫描仪。在二十世纪七十年代初，高弗雷·豪斯费尔德（Godfrey Hounsfield）发明了第一台商业化的CT扫描仪并完成了第一次人脑扫描，此后研制出了第一台全身CT扫描仪。为此，科马克和豪斯费尔德两人共同获得了1979年的诺贝尔生理学或医学奖。计算机断层扫描在毫米、亚毫米尺度上拥有出色的空间解剖分辨率，在计算机辅助下，CT图像的灵敏度、分辨率与量化值都有了较大的提升[4]。

可视化医学

虚拟现象/增强现实（VR/AR）辅助技术

人工智能（AI）个性化诊断

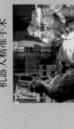

机器人精准手术

智能中医

分子影像

光学成像
1993 迈红外光（NIR）拉曼和荧光成像（FLI）用于肿瘤诊断
1994 绿色荧光蛋白（GFP）作为生物标志物的光学基因表达

分子核医学成像
1986 ^{99m}Tc/^{111}In标记抗体用于黑色素瘤诊断
1991 ^{111}In标记趋化肽类似物用于感染诊断

磁共振分子成像
1988 Ga标记的造影剂用于活体靶向的MRI
1999 通过MRI进行细胞内标记

多模态成像
1996 第一台SPECT/CT扫描仪问世
1998 第一台PET/CT扫描仪问世
2007 PET/CT/生物炎光成像用于肿瘤诊断

医学影像

X射线与CT
1895 Röntgen发现X射线
1896 在爱尔兰X射线第一次用于手术操作
1963 通过截面重建实现第一次CT成像*
1971 第一台CT扫描仪问世并实现脑部扫描成像*
1972 第一台商业可用的CT扫描仪问世

核成像
1934 人工放射元素被发现*
1936 人工放射元素第一次用于医学
1963 David与Roy发明了SPECT
1975 Michael与Edward发明了PET

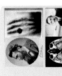

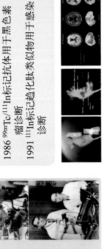

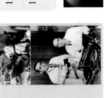

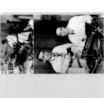

磁共振成像（MRI）
1946 发现核磁共振（NMR）现象*
1973 2D/3D MRI重建，MRI用于活体小鼠，线性梯度场用于NMR信号定位
1978 第一台用于人的MRI扫描仪问世

超声成像（USI）
1941 获得人脑的第一张超声图
1949 超声用于评估组织厚度
1973 手持医用超声扫描仪问世
1986 CO$_2$微泡作为超声造影剂用于肿瘤诊断

1895　1986　2015　2020

图1.1　传统医学影像学的发展历程与重要里程碑
*表示与医学影像相关的诺贝尔奖

（二）磁共振成像

1937年，美国犹太裔物理学家伊西多·艾萨克·拉比（Isidor Isaac Rabi）提出了测定原子核磁共振的方法，即通过测量锂化合物的磁矩来描述原子核在振荡磁场中的自旋取向。他发现原子核在磁场中会沿磁场方向呈正向或反向有序平行排列，但无线电波会使原子核的自旋方向发生翻转[5,6]。作为磁共振成像（magnetic resonance imaging，MRI）理论的奠基人，拉比于1944年获得了诺贝尔物理学奖[7,8]。1973年，纽约州立大学科学家保罗·劳特布尔（Paul Lauterbur）在活体小鼠中进行了第一次磁共振成像的验证，进而发展了二维与三维（2D/3D）磁共振成像技术。自此，磁共振成像被广泛用于生物体精细解剖结构成像[9,10]。与此同时，英国诺丁汉大学物理学家彼得·曼斯菲尔德（Peter Mansfield）用线性梯度磁场为核磁共振信号定位，在1977年首次拍摄到人体的磁共振影像，1978年开发了世界上第一台磁共振成像扫描仪[11-13]。基于保罗·劳特布尔与彼得·曼斯菲尔德两位科学家在磁共振医学影像方面的杰出贡献，2003年他们获得了诺贝尔生理学或医学奖。1980年，美国FONAR公司生产了第一个商业化的人体磁共振成像系统[14]。

（三）核医学成像

核医学成像始于法国物理学家亨利·贝克勒尔（Henri Becquerel）1896年对铀元素的发现，而人造元素放射性由法国物理学家、化学家、放射性研究的先驱者皮埃尔·居里和玛丽·居里于1898年发现，放射性的定义由此而来[15]。作为核医学领域的先驱，以上三位科学家于1903年分享了诺贝尔物理学奖。1934年，法国物理学家让·弗雷德里克·约里奥·居里（Jean Frederic Joliot Curie）和法国原子物理学家伊雷娜·约里奥·居里（Irene Joliot Curie）通过正电子发射或β衰变（如：$^{27}Al+^4He \longrightarrow ^{30}P+^1n$）将一种元素转化为另一种元素，这使得放射性核素的大规模生产成为可能[16]。因此，核医学成像被视为人工放射性的开端，1935年约里奥·居里夫妇被授予诺贝尔化学奖[17]。在发现磷的放射性核素后，美国物理学家与医师约翰·汉代尔·劳伦斯（John Hundale Lawrence）在1936年使用磷核素（^{32}P）治疗白血病，这是放射性核素的第一个医学应用，因此劳伦斯获得了"核医学之父"的称号[18]。1946年，碘的放射性核素（^{131}I）开始用于甲状腺癌的成像和治疗[19,20]，另一个放射性核素锝-99m（^{99m}Tc）于1937年由意大利巴勒莫大学的卡罗·佩里尔（Carlo Perrier）和罗马大学物理学教授埃米利奥·吉诺·塞格雷（Emilio Gino Segre）发现，并在二十世纪六十年代投入大规模生产用于核医学成像[21,22]。此后的几年，随着直线扫描仪和闪烁相机的发明，单光子发射计算机断层扫描（single photon emission computed tomography，SPECT）和正电子发射断层扫描（positron emission tomography，PET）相继问世。PET/CT和SPECT/CT双模态成像扫描仪分别由美国匹兹堡大学放射学教授David Townsend和美国加州大学旧金山分校 Bruce Hasegawa 教授在二十世纪九十年代设计，并于二十世纪末被广泛应用于临床成像。

（四）超声成像

超声成像（ultrasound imaging，USI），医学上也常称作超声检查，是一种非电离辐射的相当安全的医学影像技术。超声成像利用血流或不同组织对一定超声频率特有的声阻抗超声波反射来重建图像，普遍用于妊娠和血管、骨盆、腹部等疾病的临床诊断[23]。1940 年，超声回波装置首次用于心理缺陷疾病检测[24]；1941 年，超声影像开始用于脑疾病诊断；1949 年，享有"医学超声之父"之称的英国科学家约翰·怀尔德（John Wild）将超声影像用于肠组织厚度的评估[25]。直到 1961 年，世界上第一台商业化超声成像设备才研制成功；1973 年，一种易于使用的手持式超声扫描仪问世；1986 年，美国科学家提出了二氧化碳（CO_2）微泡可作为超声成像对比增强（ultrasound contrast enhancement，US CE）的肝肿瘤诊断对比剂（contrast agents，CAs）[26]。

三、分子影像

医学影像技术的快速发展与临床对重大疾病早期诊断、早期干预的迫切需求，推动了分子影像概念的提出。麻省总医院 Ralph Weissleder 教授在 *Molecular Imaging: Exploring the Next Frontier Presented* 文章中指出：分子成像在体外与体内、分子与细胞水平上均具有高分辨率图像质量。1999 年美国国立卫生研究院（National Institute for Health，NIH）举办了第二届生物医学成像研讨会和北美放射学会（Radiology Society of North America，RSNA）年会，均对分子影像这一概念达成了共识[27]。由此，分子影像学开启了一个疾病精确诊断与治疗的新时代，通过直观且特异性地展现基本生物学过程、阐明生物结构和功能的关系赋予了人类对疾病实施早期诊疗的新能力。分子成像要求将分子探针与靶向配体结合，将其引导至病变组织高表达的特定受体蛋白，以高灵敏度和高生物特异性检测分子或细胞水平在时空上的生理或病理变化，从而揭示疾病或相关分子机制以提高疾病诊断的准确性与治疗精确性[28,29]。此外，它还能够通过特定生物标志物的识别发现慢性疾病的早期发生与发展，实时评估疾病的疗效与预后情况（图 1.2）[30]。

（一）光学分子影像

光学分子影像最早发生在 1993 年，利用近红外光（NIR）拉曼光谱和荧光光谱得以区分正常和病变组织[31]。此后，美国哥伦比亚大学神经生物学教授 Martin Lee Chalfie

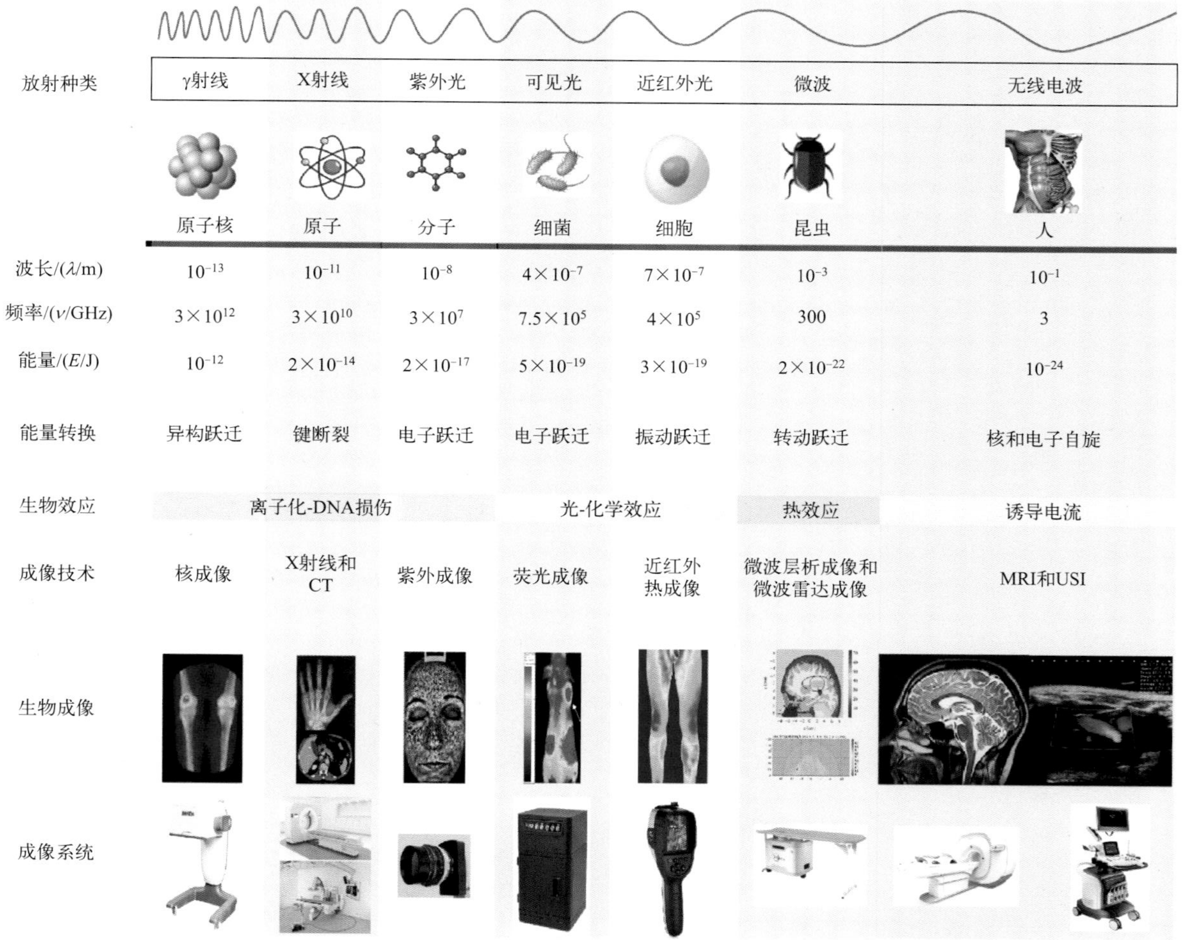

图1.2 分子影像的模态、特点与成像设备 [30]

放射种类	γ射线	X射线	紫外光	可见光	近红外光	微波	无线电波
	原子核	原子	分子	细菌	细胞	昆虫	人
波长(λ/m)	10^{-13}	10^{-11}	10^{-8}	4×10^{-7}	7×10^{-7}	10^{-3}	10^{-1}
频率(ν/GHz)	3×10^{12}	3×10^{10}	3×10^{7}	7.5×10^{5}	4×10^{5}	300	3
能量(E/J)	10^{-12}	2×10^{-14}	2×10^{-17}	5×10^{-19}	3×10^{-19}	2×10^{-22}	10^{-24}
能量转换	异构跃迁	键断裂	电子跃迁	电子跃迁	振动跃迁	转动跃迁	核和电子自旋
生物效应	离子化-DNA损伤		光-化学效应			热效应	诱导电流
成像技术	核成像	X射线和CT	紫外成像	荧光成像	近红外热成像	微波层析成像和微波雷达成像	MRI和USI
生物成像							
成像系统							

利用维多利亚多管发光水母（*Aequorea victoria*）中的绿色荧光蛋白（GFP），由原核大肠杆菌（*E. coli*）或真核秀丽隐杆线虫（*C. elegans*）细胞表达，无需外源辅助因子即可以光学手段检测到生物活体中的基因表达与定位蛋白[32]。目前，光学分子影像包括荧光成像（fluorescence imaging，FLI）与生物发光成像（bioluminescence imaging，BLI），采用荧光发色团或生物酶（例如荧光素酶等）的生化反应作为成像探针中光学显像基团。由于光线在生物组织中的穿透力有限（通常为 1～2mm），以及光线本身不可避免的散射、反射、折射与吸收等特性，光学分子影像在人体全身成像中的应用受到了很大限制，目前仅用于浅表疾病的影像诊断。然而，荧光成像技术在影像导航手术等方面得到了很好的应用，为术中微小肿瘤病灶的发现、肿瘤病灶的切除、肿瘤边界的精准确定提供了非常便利的诊断方法（图 1.3）[33]。

（二）放射性核素分子影像

放射性核素分子影像通常选择具有不同分子量的小分子、多肽、单克隆抗体、亲和体、适配体或蛋白质分子作为靶向配体，经由生物偶联与放射性核素构成核素成像分子探针。锝 -99m（^{99m}Tc）和铟 111（^{111}In）标记的单克隆抗体片段于 1986 年成功合成并首次用于黑色素瘤诊断[34]。之后，具有较小分子量但较高特异性亲和力、血液代谢较快的多肽配体成为新一代放射性药物开发的候选材料[35]。目前，包括 PET 和 SPECT 在内的放射性核素成像模态已在基础研究中被广泛探讨，由于它能够动态地、高灵敏度地反映病理学信息并跟踪潜在的癌变组织，现已成为多种癌症早期发现、治疗与评估的主流影像技术[36,37]。

（三）磁共振分子影像

磁共振分子影像在组织中呈现出高空间分辨率与深组织穿透性，自 1980 年以来，为了进一步提高磁共振影像的图像对比度和灵敏度，相继开发出了多种具有良好生物相容性与靶向性能的磁共振造影剂，如钆（gadolinium，Gd）基纳米颗粒及超顺磁性氧化铁纳米粒子等，用于磁共振 T_1 和 T_2 加权成像[38]。例如：1988 年合成的 Gd- 顺磁性脂质体可用于 Balb/c 小鼠的肝脏靶向磁共振成像，其体内 T_1 信号增强了约 150%[39]。1999 年，Sipe 小组报道了一种用于细胞内标记的基于铁（Fe）的磁共振成像分子探针，该探针专门模拟了急性炎症病变中血管周围单个核细胞的浸润情况[40]。如今，多功能新型磁共振成像探针的开发与医学转化一直是基础研究、医学应用与产业开发等领域的热门话题。

（四）多模态分子影像

单模态分子影像在成像灵敏度、图像分辨率、成像成本与医学应用等方面各有

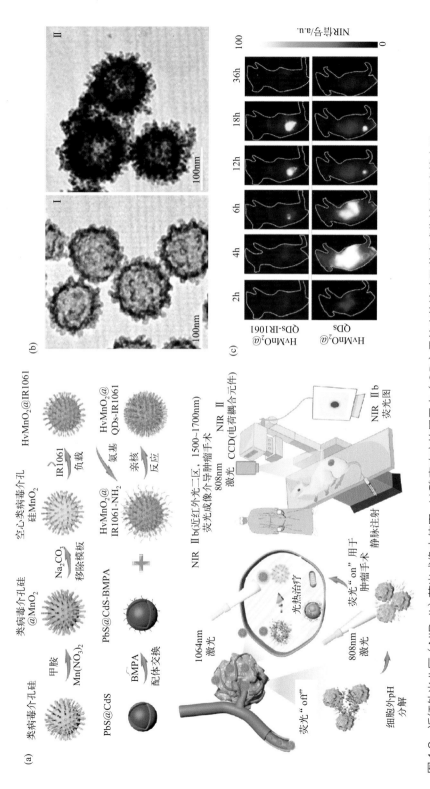

图1.3 近红外光 II 区（NIR-II）荧光成像中使用 pH 酸度响应的量子点（QD）导航光热治疗及荧光成像辅助手术等应用

（a）基于量子点的荧光探针的构建；（b）透射电镜（TEM）表征图像；（c）乳腺癌细胞 4T1 荷瘤小鼠在不同时间点的 NIR-II 荧光图像[33]

其优点与不足（表1.1）[41]。在此意义上，多模态分子影像有利于结合并发挥双模态或多个模态的成像互补优势，并在单一模态成像过程中综合分析生理或病理信息，从而得出更加科学、全面与客观的诊疗结果[42]。近年来，相应的商用多模态分子影像扫描设备已广泛应用于临床诊疗中，美国加州大学旧金山分校 Bruce Hasegawa 教授及同事在 1990 年做出了开拓性的贡献[43,44]。他们将单光子发射计算机断层扫描与 X 射线断层扫描结合，研制出了世界上第一个 SPECT/CT 双模态成像设备[45-47]。而世界上第一台 PET/CT 原型扫描仪则由美国 CTI PET Systems 公司于 1998 年在诺克斯维尔制造[48,49]。随着影像重构的准确性和可信度的提高，双模态分子影像的扫描持续时间明显缩短[50]。2007 年，Deroose 等[51] 首次将光学分子影像与放射性核素成像相结合用于基因表达，不久便开发出了可用于黑色素瘤转移监测的 PET/CT/BLI 三模态成像系统，并具有预期的图像配准效能。目前，多模态分子影像技术已在临床医学应用的许多方面发挥着巨大作用，成为医学诊断与治疗的强大工具，在新型冠状病毒感染（COVID-19）等流行病的快速诊断中扮演着重要角色[52,53]。

表1.1　单模态与多模态分子影像技术的比较

成像类型	优势	缺点	成像应用
X射线	高灵敏度、组织穿透较深	电离辐射	骨骼、血管、肺、消化道
计算机断层扫描	3D解剖学信息、高组织分辨率	电离辐射	肿瘤、胸部、心脏
放射性核素成像	高灵敏度	核素辐射风险、空间分辨率差	肿瘤、胸部、头部
磁共振成像	组织穿透较深、分辨率高	成像时间长、灵敏度低	肌肉、骨骼、神经系统
超声成像	成本低、速度快、操作容易	重现性不稳定	妊娠、血管、骨盆、腹部等
光学成像	高灵敏度、低成本、可实时导航	无法实现全身人体成像、组织穿透性差	浅表肿瘤
多模态分子影像	多种成像优势互补	—	疾病早期诊断与疗效评价

四、可视化医学

"精准医学计划"由美国原总统奥巴马于 2014 年发起。次年，第八届世界分子影像大会（World Molecular Imaging Congress）以"精准医学可视化"为主题展望了分子影像的未来发展趋势[54]。精准医学将分子影像用于病灶导向的精准检测和定位，是一种记录个性化医学诊断与治疗过程的可视化策略，以及医学设备与医疗仪器介导的疾病靶向治疗方案。因此，分子影像作为可视化医学的发展基础，提供了在细胞或分子层面开展疾病诊疗的可能性，为融合近年来涌现的先进人工智能（如人工智能影像分析与疾病预测、医疗大数据管理、影像导航手术、VR/AR 辅助模拟、脑成像和脑认知等）

技术搭建了桥梁[55]。最早的人工智能辅助医学应用是 1972 年美国斯坦福大学建立的用于感染诊断的人工智能引导专家系统（MYCIN）[56]。如今，分子影像与人工智能的结合将重塑个性化诊断、健康管理和机器人精准手术的未来。人工智能辅助影像诊断将让临床医师从海量的图像数据分析中解脱出来，仅仅将有深度分析价值的图像交由医师做进一步的判断和最终决策。与机器人精准手术类似，人工智能辅助图像模拟在术前安排、术中图像导航中发挥着关键作用[57]。此外，与柔性生物传感器相关的医学健康管理设备将实现术后疾病康复的有序、合理和远程可视化。患者服药剂量与体征数据等健康信息将由柔性传感器动态收集，并以实时可视化的方式无线、远程传输给患者、家属及医护人员等终端。因此，可视化医学与众多新兴技术深度融合，为现代医学的发展与变革带来前所未有的新机遇。

（一）VR/AR 辅助技术

虚拟现实（virtual reality，VR）和增强现实（augmented reality，AR）等数字技术可作为 3D 医学可视化的全新工具，在很大程度上将临床医生的视野扩展至复杂外科手术方案制定与虚拟式医学教育[58]。虚拟现实通过计算机软件模拟真实医学诊疗情境，生成实时动态的三维立体动画，操作者可通过外配装置操纵、控制环境输出，最终实现自然模拟和感知模拟。增强现实是一种现实影像上的叠加图像技术，即将现实世界与虚拟世界嵌套互动以实现增强现实的目的[59]。如图 1.4 所示，从虚拟现实到增强现实可被概念化为模拟现实发展的连续体[60]。VR/AR 辅助技术自二十世纪九十年代初开始应用于医学，极大改变了现代医学的诊疗方式，特别对于可视化医学的发展与医学可视化技术的应用意义重大[61,62]。VR/AR 辅助技术还可用于介入治疗与外科手术，从而帮助临床医生对公共卫生管理做出及时、快速、关键性的决策方案[63]。

混合现实

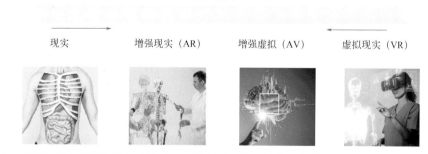

图 1.4　虚拟现实 / 增强现实（VR/AR）辅助技术及模拟现实连续体

例如，Miura 等建立了一个增强现实辅助医疗系统用于腹腔镜缝合手术中的精确深度感知[64]。该系统可通过模拟虚拟阴影来估计镊子尖端与平面之间的距离和角度，通过图像处理，虚拟阴影的颜色和方向随着操作者在显示器上的方位而动态变化。原理验证试验证实，该系统能够有效降低缝合误差，并为 3D 内镜下的机器人手术提供重要帮助。此外，Zhang 等还建立了一个同轴投影成像（CPI-2）系统，用于皮肤癌手术中增强现实辅助手术的远程指导[65]。该系统实现了虚拟注释的手术图像在远程经验丰富的专家与本地经验不足的医疗保健人员之间的无线、快速远程传输。与监视器辅助的远程医学指导相比，该系统由于减少了焦点偏移，消除了主观映射，在远程图像医学指导中体现出更高的效率与操作精度。

（二）人工智能个性化诊断

随着基于机器学习算法的人工智能（artificial intelligence，AI）技术前所未有的突破，人工智能个性化医疗的应用程序已用于临床疾病的早期诊断、图像分割和结果预测[66-68]。机器学习，传统上可分为无监督学习、监督学习和强化学习[69]，是指一种算法通过训练数据库的模型构建，以提高在预测或决策方面的性能[70,71]。深度学习是机器学习的一个子集，具有分层组织和多个级别，可自动提取有意义的特征。传统上，疑似病灶需要对人眼以外的放射影像进行合理和系统的判断，从这个意义上说，机器学习可与电子病历共同用于病灶诊断、放射性治疗剂量的预测、治疗方案制定、图像分割以及患者分型分类[71,72]。此外，人工智能辅助放射组学比计算机辅助诊断显示了更高的准确性，已广泛应用于面向肿瘤学的医学影像分析[57]。例如，脑出血（intracerebral hemorrhage，ICH）通常通过 X 射线或 CT 诊断，以确定出血位置和出血量大小。然而，仅仅因为手动分割，这个过程通常相当耗时且容易出错。Anupama 等通过基于 GrabCut 的分割和深度学习（GCS-DL）的协同作用，开发了脑出血诊断模型[73]。该模型利用 Gabor 滤波来去除噪声以提高图像质量。当 Softmax 层作为分类器被切断时，它被应用于病变的识别。该模型在脑出血诊断中表现出了与预期相吻合的可行性（灵敏度：94.01%；特异性：97.78%；精确度：95.79%；准确度：95.73%）。

（三）影像引导机器人精准手术

手术机器人于 2000 年首先在美国获批用于临床，一般由医生操作控制模块，机械臂进行精细的外科手术，例如内镜观察、切割、缝合、固定和治疗等。因此，影像或可视化模块是手术机器人三个模块中最重要的一环，手术机器人可在控制模块和操作臂终端之间传输高清图像、视频和检测信号，从监控系统读取术前手术规划方案，有助于手术机器人在精准手术中进行实时图像引导或导航[74]。2020 年，考文垂和沃里克郡大学医院（University Hospital Coventry and Warwickshire NHS Trust，UHCW）的胃肠外科主任查尔斯·埃文斯（Charles Evans）使用手术机器人为七名患有严重肠癌的患者提供了紧急手术[75]。手术机器人不仅提高了复杂外科手术的成功率，还以最小的创伤切口避免了术后感染风险，缩短了患者的住院康复时间。自2000年以来，全球已研发出多款商用手术机器人投入国际市场，例如CMR Surgical、Medtronic、Verb Surgical、Auris Health等多家公司生产了一系列可用于临床外科手术或软组织微创手术的机器人。结合先进的人工智能技术，未来手术机器人有望以先进的自动化和智能化拓宽其临床应用范围，扩大图像引导和可视化应用情境，增强其辅助判断与决策能力，更多地用于中枢神经系统等精准手术治疗。

（四）智能中医

"中医药学是中国古代科学的瑰宝，也是打开中华文明宝库的钥匙。"中医在经历了数千年的变革发展后，近年来与现代科学与技术相结合，焕发出新的生机。望、闻、问、切是经典的中医四诊法[76]。在二十世纪七十年代，中医与人工智能技术相结合，开启了人工智能辅助的中医诊疗法，即人工智能通过先进的医学数据采集、元数据分析和医学健康管理，架起了中医由现代医学到循证医学的桥梁[56]。例如，中国中医科学院西苑医院的郭艳医师提出了"CM Rule-Deep"的学习模型，将深度学习与人工智能辅助中医诊断规则相结合，实现了伴随呼吸困难和咳嗽的肺炎诊断[77]。

人体脉搏的脉形、频率、节律、流畅性、波动幅度等反映了人体脏腑功能、血流、生理状态的综合健康信息。脉搏的产生与心跳、血液循环及各脏腑的协调密切相关，对脉搏的特征识别和显著性分析可作为指导临床辨证治疗的具体指标。天津大学周鹏教授团队设计了一种智能脉搏检测装置，拥有先进的切脉传感器和高精度抗过载传感器（图1.5）。该仪器精准地模拟中医切脉，收集脉搏位置和呼吸次数，分析脉搏

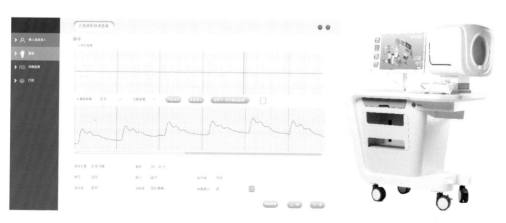

图1.5　一种基于中医的智能可视化脉搏检测仪
（用于脉搏参数分析、脉搏映射输出、脉搏特征跟踪和疾病情况评估，图片由天津大学精密仪器与光电工程学院周鹏教授惠赠）

参数和类型，并输出标准脉搏图。此外，它还能够记录并追踪不同时段的脉搏变化，对患者病情的评估和疗效评判颇具科学价值。随着人工智能辅助中医诊断需求的不断增长，以及越来越多的中医临床数据库的建立，人们有理由相信智能中医将与医学可视化技术相融合，大显身手，并极大丰富可视化医学的学科内涵与临床应用。

五、未来展望

可视化医学超越了传统的医学影像学、分子影像学，不仅能够提供丰富的解剖生理学或病理学信息，而且能够融合人工智能、大数据分析等新兴技术，为人类重大疾病的诊断与治疗提供新一代有效方案与策略（图1.6）。在此过程中，最先进的医疗影像仪器将与智能大数据管理、多功能化生物材料高度集成，为可视化医学创造出疾病诊疗新路径。近年来，全球新型冠状病毒感染疫情（简称新冠疫情）的暴发极大地推动了可视化医学在疫情快速诊断、大数据分析与共享、人工智能药物研发等方面的发展。正如我们所见，虚拟现实技术为医生提供了模拟教育和交流互动的机会[78,79]。余洪刚教授团队建立了一个基于深度学习的COVID-19诊断系统，该系统可通过CT图像检测到微小的肺部病变，结果可与放射科专家的判断相媲美[80]。手术机器人在新冠疫情期间代替了人与人之间的直接接触，在中国武汉方舱医院中实现了对新冠病毒感染患者的远程诊断与治疗[81]。此外，一种利用深度学习技术的预测框架（OSPF）已被开发，用来评估中药处方对新冠病毒的抑制效果与潜在治疗副作用的评估[82]。如今，医学可视化技术已被广泛用于医学的各个领域，并发挥着越来越大的作用，其全新的基础研究、工程技术、设备开发与临床应用必将重塑现代医学的未来，让可视化医学这门交叉型、应用型学科变得更加多姿多彩。

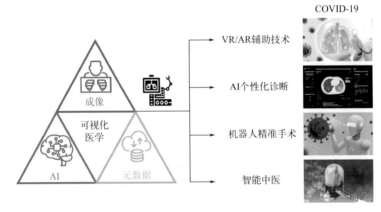

图1.6　可视化医学在新冠疫情中的应用及未来发展

参考文献

[1] Doi K . Diagnostic imaging over the last 50 years: research and development in medical imaging science and technology[J]. Physics in Medicine & Biology, 2006, 51(13):R5-R27.

[2] Appel A A,Anastasio M A,Larson J C, et al. Imaging challenges in biomaterials and tissue engineering[J]. Biomaterials, 2013, 34(28): 6615-6630.

[3] Banerjee A K. John Francis Hall-Edwards—a radiology pioneer[EB/OL].2020[2022-11-09].https://hekint.org/2020/06/23/john-francis-hall-edwards-a-radiology-pioneer/.

[4] Pichler B J, Wehrl H F, Judenhofer M S. Latest advances in molecular imaging instrumentation[J]. Journal of Nuclear Medicine, 2008, 49(2): 5S-23S.

[5] Rabi I I, Millman S, Kusch P, et al. The molecular beam resonance method for measuring nuclear magnetic moments. the magnetic moments of $_3Li^6$, $_3Li^7$ and $_9F^{19}$[J]. Physical Review, 1939, 55 (6): 526.

[6] Rabi I I. Space quantization in a gyrating magnetic field[J]. Physical Review, 1937, 51(8): 652.

[7] Shampo M A, Kyle R A, Steensma D P. Isidor Rabi—1944 Nobel laureate in physics[J]. Mayo Clinic Proceedings, 2012, 87(2): e11.

[8] Rabi I I, Zacharias J R, Millman S, et al. A new method of measuring nuclear magnetic moment[J]. Physical Review, 1938, 53(4): 318.

[9] Mansfield P, Grannell P K. NMR' diffraction' in solids?[J]. Journal of Physics C: Solid State Physics, 1973, 6(22): L422-L426.

[10] Lauterbur P C. Image formation by induced local interactions: examples employing nuclear magnetic resonance[J]. Nature, 1973, 242(5394): 190-191.

[11] Mansfield P. Multi-planar image formation using NMR spin echoes[J]. Journal of Physics C: Solid State Physics, 1977, 10(3): L55-L58.

[12] Damadian R. Apparatus and method for detecting cancer in tissue: US 3789832[P]. 1974-02-05.

[13] Damadian R, Goldsmith M, Minkoff L. Nmr in cancer: ⅩⅥ. FONAR image of the live human body[J]. Physiological Chemistry and Physics, 1977, 9(1): 97-100.

[14] Damadian R. Field focusing nmr (FONAR) and the formation of chemical images in man[J]. Philosophical Transactions of the Royal Society of London. B, Biological Sciences, 1980, 289(1037): 489-500.

[15] Curie I. Un nouveau type de radioactivité[J]. Comptes Rendus des Seances de L'Academie des Sciences, 1934, 198: 254-256.

[16] Jacquemond L P. Irène Joliot-Curie and the Discovery of "Artificial Radioactivity" [M]//Annette L, Brigitte V T. Women in their Element: Selected Women's Contributions to the Periodic System. Washington: World Scientific, 2019: 361-373.

[17] Joliot F, Curie I. Artificial production of a new kind of radio-element[J]. Nature, 1934, 133(3354): 201-202.

[18] Lawrence J H, Tuttle L W, Scott K G, et al. Studies on neoplasms with the aid of radioactive phosphorus. I. The total phosphorus metabolism of normal and leukemic mice[J]. The Journal of Clinical Investigation, 1940, 19(2): 267-271.

[19] Hertz S, Roberts A. Radioactive iodine in the study of thyroid physiology: Ⅶ. The use of radioactive iodine therapy in hyperthyroidism[J]. Journal of the American Medical Association, 1946, 131(2): 81-86.

[20] Seidlin S M, Marinelli L D, Oshry E. Radioactive iodine therapy: effect on functioning metastases of adenocarcinoma of the thyroid[J]. Journal of the American Medical Association, 1946, 132(14): 838-847.

[21] Bonte F J, Curry T S, Oelze R E. Tumor Scanning with Intravenous I-131 HSA[J]. Radiology, 1966, 86(4): 742-743.

[22] Williams J E. Donner Laboratory: the birthplace of nuclear medicine[J]. The Journal of Nuclear Medicine, 1999, 40(1): N16.

[23] Donald I, Macvicar J, Brown T G. Investigation of abdominal masses by pulsed ultrasound[J]. The Lancet, 1958, 271(7032): 1188-1195.

[24] Dussik K T. On the possibility of using ultrasound waves as a diagnostic aid[J]. Neurol Psychiat, 1942, 174: 153-168.

[25] Watts G. John Wild[J]. British Medical Journal, 2009, 339: b4428.

[26] Matsuda Y, Yabuuchi I. Hepatic tumors: US contrast enhancement with CO_2 microbubbles[J]. Radiology, 1986, 161(3): 701-705.

[27] Lanza G M, Abendschein D R, Yu X, et al. Molecular imaging and targeted drug delivery with a novel, ligand-directed paramagnetic nanoparticle technology[J]. Academic Radiology, 2002, 9(2): S330-S331.

[28] Weissleder R, Mahmood U. Molecular imaging[J]. Radiology, 2001, 219(2): 316-333.

[29] Wickline S A, Lanza G M. Nanotechnology for molecular imaging and targeted therapy[J]. Circulation, 2003, 107(8): 1092-1095.

[30] Weissleder R. Molecular imaging: exploring the next frontier[J]. Radiology, 1999, 212(3): 609-614.

[31] Liu C H, Das B B, Glassman W S, et al. NIR Raman and fluorescence spectroscopies diagnose cancer![C]. Physiological Imaging, Spectroscopy, and Early-Detection Diagnostic Methods. Bellingham: SPIE, 1993: 188-194.

[32] Chalfie M, Tu Y, Euskirchen G, et al. Green fluorescent protein as a marker for gene expression[J]. Science, 1994, 263(5148): 802-805.

[33] Wang P Y, Li J Q, Wei M, et al. Tumor-microenvironment triggered signal-to-noise boosting nanoprobes for NIR-IIb fluorescence imaging guided tumor surgery and NIR-II photothermal therapy[J]. Biomaterials, 2022, 287: 121636.

[34] Siccardi A G, Buraggi G L, Callegaro L, et al. Multicenter study of immunoscintigraphy with radiolabeled monoclonal antibodies in patients with melanoma[J]. Cancer Research, 1986, 46(9):4817.

[35] Liu S, Edwards D S, Barrett J A. ^{99m}Tc labeling of highly potent small peptides[J]. Bioconjugate Chemistry, 1997, 8(5): 621-636.

[36] Thakur M L. Radiolabelled peptides: now and the future[J]. Nuclear Medicine Communications, 1995, 16(9): 724-732.

[37] Tian J, Bai J, Yan X P, et al. Multimodality molecular imaging[J]. IEEE Engineering in Medicine and Biology Magazine, 2008, 27(5): 48-57.

[38] Moats R A, Fraser S E, Meade T J. A "smart" magnetic resonance imaging agent that reports on specific enzymatic activity[J]. Angewandte Chemie International Edition in English, 1997, 36(7): 726-728.

[39] Kabalka G W, Buonocore E, Hubner K, et al. Gadolinium-labeled liposomes containing paramagnetic amphipathic agents: targeted MRI contrast agents for the liver[J]. Magnetic Resonance in Medicine, 1988, 8(1): 89-95.

[40] Sipe J C, Filippi M, Martino G, et al. Method for intracellular magnetic labeling of human mononuclear cells using approved iron contrast agents[J]. Magnetic Resonance Imaging, 1999, 17(10): 1521-1523.

[41] Kim E E. Targeted molecular imaging[J]. Korean Journal of Radiology, 2003, 4(4): 201-210.

[42] Townsend D W. Multimodality imaging of structure and function[J]. Physics in Medicine & Biology, 2008, 53(4): R1.

[43] Moseley M, Donnan G. Multimodality imaging: introduction[J]. Stroke, 2004, 35(11_suppl_1): 2632-2634.

[44] Hasegawa B H, Stebler B, Rutt B K, et al. A prototype high-purity germanium detector system with fast photon-counting circuitry for medical imaging[J]. Medical Physics, 1991, 18(5): 900-909.

[45] Lang T F, Hasegawa B H, Liew S C, et al. Description of a prototype emission transmission computed tomography imaging system[J]. Journal of Nuclear Medicine, 1992, 33(10): 1881-1887.

[46] Blankespoor S C, Xu X, Kaiki K, et al. Attenuation correction of SPECT using X-ray CT on an emission-transmission CT system: myocardial perfusion assessment[J]. IEEE Transactions on Nuclear Science, 1996, 43(4): 2263-2274.

[47] Tang H R, Da Silva A J, Matthay K K, et al. Neuroblastoma imaging using a combined CT scanner–scintillation camera and ^{131}I-MIBG[J]. Journal of Nuclear Medicine, 2001, 42(2): 237-247.

[48] Beyer T, Kinahan P E, Townsend D W, et al. The use of X-ray CT for attenuation correction of PET data[C]. Proceedings of 1994 IEEE Nuclear Science Symposium-NSS'94. New York: IEEE, 1994, 4: 1573-1577.

[49] Kinahan P E, Townsend D W, Beyer T, et al. Attenuation correction for a combined 3D PET/CT scanner[J]. Medical Physics, 1998, 25(10): 2046-2053.

[50] Meltzer C C, Luketich J D, Friedman D, et al. Whole-body FDG positron emission tomographic imaging for staging esophageal cancer: comparison with computed tomography[J]. Clinical Nuclear Medicine, 2000, 25(11): 882-887.

[51] Deroose C M, De A, Loening A M, et al. Multimodality imaging of tumor xenografts and metastases in mice with combined small-animal PET, small-animal CT, and bioluminescence imaging[J]. Journal of Nuclear Medicine, 2007, 48(2): 295-303.

[52] Casas G, Rodríguez-Palomares J F. Multimodality cardiac imaging in cardiomyopathies: from diagnosis to prognosis[J]. Journal of Clinical Medicine, 2022, 11(3): 578.

[53] Overcast W B, Davis K M, Ho C Y, et al. Advanced imaging techniques for neuro-oncologic tumor diagnosis, with an emphasis on PET-MRI imaging of malignant brain tumors[J]. Current Oncology Reports, 2021, 23(3): 34.

[54] Manning H C. World molecular imaging congress 2015: precision medicine visualized[J]. Molecular Imaging and Biology, 2015, 17(3): 295-296.

[55] Pragya J. AI and the future of work in the United States[EB/OL]. 2021[2022-11-09].https://www.american.edu/sis/centers/security-technology/ai-and-the-future-of-work-in-the-united-states.cfm.

[56] Feng C, Zhou S, Qu Y, et al. Overview of artificial intelligence applications in Chinese medicine therapy[J]. Evidence-based Complementary and Alternative Medicine, 2021, 2021: 6678958.

[57] Davenport T, Kalakota R. The potential for artificial intelligence in healthcare[J]. Future Healthcare Journal, 2019, 6(2): 94.

[58] Sutherland J, Belec J, Sheikh A, et al. Applying modern virtual and augmented reality technologies to medical images and models[J]. Journal of Digital Imaging, 2019, 32(1): 38-53.

[59] Milgram P, Takemura H, Utsumi A, et al. Augmented reality: a class of displays on the reality-virtuality continuum[C]. Telemanipulator and Telepresence Technologies. Bellingham: SPIE, 1995: 282-292.

[60] Milgram P, Kishino F. A taxonomy of mixed reality visual displays[J]. IEICE Transactions on Information and Systems, 1994, 77(12): 1321-1329.

[61] Chinnock C. Virtual reality in surgery and medicine[J]. Hospital Technology Series, 1994, 13(18): 1-48.

[62] Phillips J R. Virtual reality: a new vista for nurse researchers?[J]. Nursing Science Quarterly, 1993, 6(1): 5-7.

[63] Borad A. The future role of augmented reality and virtual reality in medical imaging[EB/OL]. 2021[2022-11-09]. https://www.american.edu/sis/centers/security-technology/ai-and-the-future-of-work-in-the-united-states.cfm.

[64] Miura S, Seki M, Koreeda Y, et al. Virtual shadow drawing system using augmented reality for laparoscopic surgery[J]. Advanced Biomedical Engineering, 2022, 11: 87-97.

[65] Zhang F, Contreras C M, Shao P, et al. Co-axial projective imaging for augmented reality telementoring in skin cancer surgery[J]. Annals of Biomedical Engineering, 2022, 50(12): 1846-1856. DOI: 10.1007/s10439-022-03000-4.

[66] Singh R, Wu W, Wang G, et al. Artificial intelligence in image reconstruction: the change is here[J]. Physica Medica, 2020, 79: 113-125.

[67] Wang M, Zhang Q, Lam S, et al. A review on application of deep learning algorithms in external beam radiotherapy automated treatment planning[J]. Frontiers in Oncology, 2020, 10: 580919.

[68] Wang Y, Gou K, Guo X, et al. Advances in regulating physicochemical properties of mesoporous silica nanocarriers to overcome biological barriers[J]. Acta Biomaterialia, 2021, 123: 72-92.

[69] Koza J R, Bennett F H, Andre D, et al. Automated design of both the topology and sizing of analog electrical circuits using genetic programming[M]. John S G, Fay S. Artificial intelligence in design'96. Dordrecht: Springer, 1996: 151-170.

[70] Snoek J, Hugo L, Ryan P A. Practical Bayesian optimization of machine learning algorithms[J]. Advances in Neural Information Processing Systems, 2012, 25: 2960-2968.

[71] Barragán-Montero A, Javaid U, Valdés G, et al. Artificial intelligence and machine learning for medical imaging: a technology review[J]. Physica Medica, 2021, 83: 242-256.

[72] Vial A, Stirling D, Field M, et al. The role of deep learning and radiomic feature extraction in cancer-specific predictive modelling: a review[J]. Translational Cancer Research, 2018, 7(3): 803-816.

[73] Anupama C S S, Sivaram M, Lydia E L, et al. Synergic deep learning model–based automated detection and classification of brain intracranial hemorrhage images in wearable networks[J]. Personal and Ubiquitous Computing, 2020: 1-10.

[74] Davenport T H, Glaser J. Just-in-time delivery comes to knowledge management[J]. Harvard Business Review, 2002, 80(7): 107-111, 126.

[75] Medical Professionals. Virtual and Augmented Reality in Medical Imaging[EB/OL]. 2022[2022-11-09]. https://www.medical-professionals.com/en/virtual-augmented-reality-medical-imaging/.

[76] Ma D, Wang S, Shi Y, et al. The development of traditional Chinese medicine[J]. Journal of Traditional Chinese Medical Sciences, 2021, 8: S1-S9.

[77] Guo Y, Ren X, Chen Y, et al. Artificial intelligence meets Chinese medicine[J]. Chinese Journal of Integrative Medicine, 2019, 25(9): 648-653.

[78] Londei R, Esposito M, Diotte B, et al. Intra-operative augmented reality in distal locking[J]. International Journal of Computer Assisted Radiology and Surgery, 2015, 10(9): 1395-1403.

[79] Singh R P, Javaid M, Kataria R, et al. Significant applications of virtual reality for COVID-19 pandemic[J]. Diabetes & Metabolic Syndrome: Clinical Research & Reviews, 2020, 14(4): 661-664.

[80] Chen J, Wu L, Zhang J, et al. Deep learning-based model for detecting 2019 novel coronavirus pneumonia on high-resolution computed tomography[J]. Scientific Reports, 2020, 10(1): 19196.

[81] Shen Y, Guo D, Long F, et al. Robots under COVID-19 pandemic: a comprehensive survey[J]. Ieee Access, 2020, 9: 1590-1615.

[82] Wang Z, Li L, Song M, et al. Evaluating the traditional chinese medicine (TCM) officially recommended in China for COVID-19 using ontology-based side-effect prediction framework (OSPF) and deep learning[J]. Journal of Ethnopharmacology, 2021, 272: 113957.

本章由同一编者英文著作翻译：
Visualized Medicine
by Zhe Liu
Copyright © Springer Nature Singapore Pte Ltd. 2021. All Rights Reserved.

【"可视"书角】

外科手术机器人

二十世纪六十年代以来，机器人已广泛用于工业化生产当中。直到二十世纪八十年代中叶，机器人才开始应用于医疗领域。从机器人辅助神经系统定位活检到外科微创手术，手术机器人由于准确度高、创口小、操控性好、高度智能等优点，在临床医学疾病治疗中受到了高度重视，得到了越来越广泛的应用。

外科手术机器人通常由三部分构成：第一部分是机械臂，即手术操作的实施端，部分或完全代替了临床医师及护理人员的操作；第二部分是控制端，即由少量临床医师操控机械臂即可完成整个手术，动作精细且准确，便于医生实施长时间、高难度的细微操作与精准手术处理；第三部分是影像模块，即实时呈现手术操作区域的高分辨率影像与视频，便于医护人员观察手术操作的动态全过程，实现手术过程的可视化。进一步地，高清影像与虚拟现实或增强现实等技术相融合，有利于提升手术区域的立体视觉效果，使深度感知成为可能。机器人机械臂终端配置内镜摄像头，对手术操作区域能够提供显微成像。整个机器人系统备有震颤消除功能，防止由于临床医生的微小手部震颤带来的操作误差，特别是对于神经外科手术，这些先进的技术确保了病灶部位的精准清除，也有力地保证了对正常神经组织的保护，为患者创伤最小化、术后最佳康复奠定了基础。

按照操作部位与应用场景来分，手术机器人的种类一般包括骨科手术机器人、神经外科手术机器人、内镜手术机器人及介入手术机器人等。据相关数据统计，全球手术机器人的市场在2021年已达到200亿美元，年均复合增长率将维持在30%左右。目前，国外手术机器人的发展独占鳌头，以美国为代表的欧美国家在技术上处于领先地位。我国手术机器人产业近年来进入快速发展通道，已展现出广阔的市场前景和发展活力。国家对手术机器人行业的研发加大了支持力度，部分地区已将机器人手术列入了医保支付目录，对手术机器人在临床上的普及与应用在政策上给予大力扶持。可以预见在不久的将来，手术机器人的临床应用会更多地惠及普通百姓，为我国人民生命健康事业的不断发展保驾护航。

外科手术机器人
【视频】

虚拟现实与增强现实

虚拟现实（VR）与增强现实（AR）是可视化医学的一类新技术，通常应用于术前方案制定或术中影像导航等领域。以医学影像为重要工具，融合虚拟现实或增强现实技术开展术前规划，能够提前设计手术路线，避开有可能对患者产生伤害的正常组织或器官，为手术的顺利开展做先先推演，对手术中潜在问题和风险作出评估，从而使手术的实操方案更加科学、可靠、合理，保障手术的顺利进行与圆满完成。而术中影像导航则可以融合虚拟现实或增强现实，实时对手术部分及周边组织的相对位置与结构进行判断，为临床医生精准操作提供重要的、直观的可视化参考。通过虚拟现实或增强现实形成的3D高清影像，医生对手术的实施路径可以做到心中有数，对术后疗效与患者康复情况也能进行综合评估。

在医学领域，虚拟现实及增强现实均以医学影像为基本载体，提供集视觉、听觉、触觉、嗅觉、味觉等多维度感知。同时，利用这些技术能够实现虚拟化的医学教学或实验，模拟人体内环境或条件进行仿真诊断与治疗，为从业人员提供虚拟仿真医学教学或专业培训等。目前，临床微创手术虽借助于手术机器人，在精准度方面有了很大提升，但仍主要依赖二维平面影像，缺少有限操作空间丰富景深信息的呈现。实现虚拟现实或增强现实融合技术的关键点在于提升虚拟仿真的准确程度，即如何精确地将仿真模型和人体真实情况结合起来。这些技术一旦突破，虚拟现实或增强现实将完全颠覆传统临床手术模式，真正实现临床治疗全过程的可视化、立体化。

总之，虚拟现实或增强现实等可视化医学新技术为人类重大疾病的精准治疗提供了强大工具，对现代医学的发展必将产生深远影响，对医学影像技术的演进也将起到革命性的推动作用，使未来的医学诊疗策略"运筹帷幄，决胜千里"。

虚拟现实（VR）与
增强现实（AR）【视频】

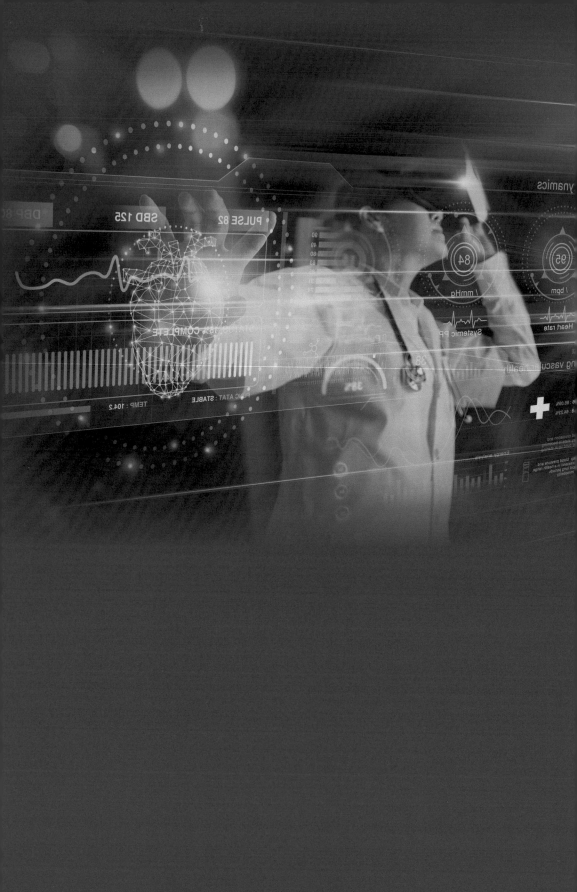

第二章

传统医学影像与
成像对比剂

【本章概要】

    传统医学成像是研究人体与超声波、磁场、放射性射线等辐射之间相互作用与影像重建的技术，通过辐射的衰减变化以图像灰度等形式反映人体器官及软组织、硬组织的解剖结构信息。通过分析与处理这些医学影像，临床医生能够判断患者的健康状况，获得疾病诊断所需信息，以确定后续的治疗方法或评价治疗的效果。本章将系统地介绍磁共振成像、超声成像、光学成像、放射性核素成像（PET/SPECT）、X射线成像和CT成像等传统医学影像的模态、分类、基本原理、特点及生物医学应用，以及与各成像模态对应的成像对比剂（或影像探针）的种类、构成和主要特点。

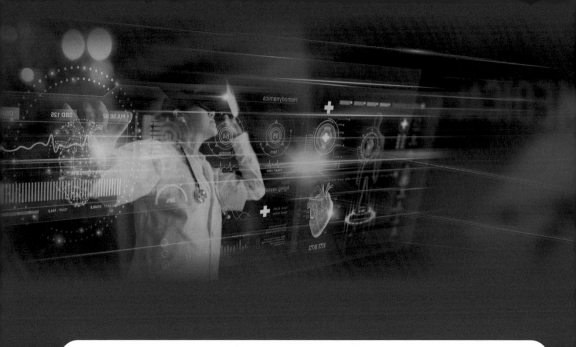

【编者介绍】

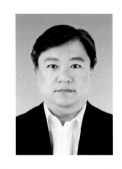

何　峰

博士，教授，博士生导师。天津大学医学部教学责任教授、医学科学与工程学院院长、精密仪器与光电子工程学院生物医学工程与科学仪器系主任、全国智能医学工程教育联合体秘书长、天津脑科学与类脑研究中心副主任、国家级重大科技项目首席科学家、中华医学会医工分会学组委员、中国生物医学工程学会高级会员、天津市生物医学工程学会理事、中国人工智能学会会员。长期从事神经工程、生物医学信号检测与处理、嵌入式医学仪器相关的教学和科研工作，2015年获天津市科技进步二等奖，2016年获天津市科技发明一等奖，2017年获黄家驷生物医学工程奖二等奖。

本章编者：何峰（天津大学，精密仪器与光电子工程学院），乔欢欢（天津大学医学部），余方芳（温州医科大学附属第二医院），石钰（天津大学医学部），吴婕婷（天津大学医学部）。

说明：本章得到中国博士后科学基金（2019M661027）、浙江省基础公益研究计划项目(LSY19H180008)、温州市科技局科研基金资助项目(Y20160155)等课题经费的大力支持，在此致以诚挚感谢。

随着医学影像学的不断发展，医学影像技术在临床实践中的重要性日益凸显[1-6]。随着医学影像技术与成像设备的不断创新，临床影像精度不断提高，对于临床疾病诊断的准确性有了较大的改善（图 2.1）[7]。

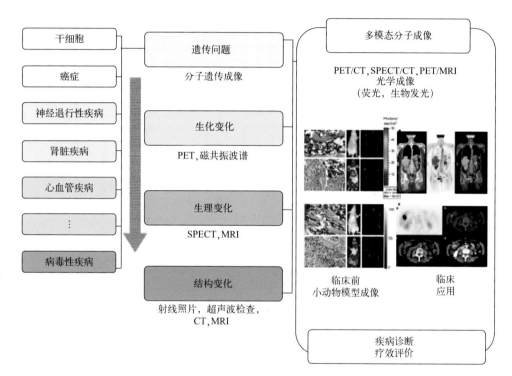

图 2.1　临床前医学影像的多模态成像模式 [7]

自 1895 年德国物理学家伦琴发现 X 射线以来，医学影像设备的开发已成为一个高科技领域，包括磁共振成像（MRI）、计算机断层扫描（CT）、光学成像（OI）、正电子发射断层扫描（PET）、单光子发射计算机断层扫描（SPECT）和超声成像（USI）[8-12]。每一种医学成像模态在影像分辨率、灵敏度、组织穿透深度、对比度量化等方面都有各自的优点与不足。图 2.2 总结归纳了传统医学影像用于疾病诊断的一般特征[13]，表 2.1 分别列举了医学成像方式的量化信息，例如常见的成像对比剂、影像空间分辨率、组织穿透深度、成像灵敏度等[11]。本章将根据传统医学影像的分类详细介绍各个医学成像的模态、技术原理与医学应用。

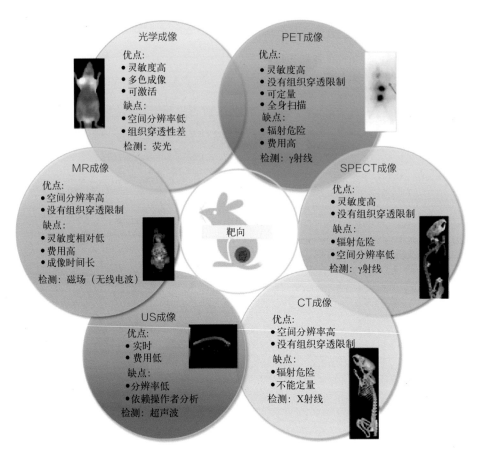

图2.2　传统医学影像用于疾病诊断的一般特征[13]

表2.1　医学成像技术特征概述[11]

成像技术	成像对比剂	能量形式	空间分辨率①	组织穿透深度	灵敏度②	成像时间③
磁共振成像（MRI）	氧化铁、钆（GdⅢ）等纳米粒子	交变磁场	10～100μm	无限制	$10^{-9}～10^{-6}$	分钟—小时量级
超声成像（USI）	载气微泡	声波	50μm	厘米量级	10^{-8}	秒—分钟量级
计算机断层扫描（CT）	含碘物质、重金属等	X射线	50μm	无限制	10^{-6}	分钟量级
正电子发射断层扫描（PET）	放射性核素标记探针	正电子	1～2μm	无限制	10^{-15}	秒—分钟量级
单光子发射计算机断层扫描（SPECT）	放射性核素标记探针	γ射线	1～2μm	无限制	10^{-14}	分钟量级
光学成像（OI）	含发色基团的有机分子、光学染料、量子点等	可见及近红外光	1～3μm	<1cm	10^{-12}	秒—分钟量级

① 空间分辨率是指成像模态可以区分两个独立测量物体的最小距离。

② 灵敏度指以摩尔每升单位区分成像对比剂的能力。

③ 成像时间是指获取所需的足够生物事件以形成图像动态过程所需的持续时间。

一、磁共振成像

1946 年，美国物理学家费利克斯·布洛赫（Felix Bloch）和爱德华·珀塞尔（Edward Purcell）发现，在高频电磁场的刺激下，磁场中的原子核自旋会发生倾斜。当高频电磁场关闭时，原子核释放吸收的能量并恢复到原来的状态，由此他们发现了以前仅用于化学分析的核磁共振（nuclear magnetic resonance，NMR）现象。费利克斯·布洛赫和爱德华·珀塞尔于 1952 年分享了诺贝尔物理学奖。

在磁共振成像发展初期，其应用范围受到了很大限制。直到 1968 年，理查德·罗伯特·恩斯特（Richard Robert Ernst）改进了触发脉冲序列和算法分析，极大地提高了磁共振信号的灵敏度与成像速度，使得核磁共振技术日渐成熟，理查德因此而获得了 1991 年诺贝尔化学奖。1973 年，保罗·劳特伯（Paul Lauterbur）和彼得·曼斯菲尔德（Peter Mansfield）进一步改进了最初的磁共振成像系统，保罗和彼得因其在磁共振成像方面的卓越工作分享了 2003 年诺贝尔生理学或医学奖。

磁共振成像以其非侵入性、非电离性等显著特性成为临床诊断中应用最广泛的工具之一 [14]。此外，由于磁共振成像的解剖图像具有较高的空间分辨率和组织对比度，它被认为是脑 [15-17]、心脏 [18-20]、血管 [21-22] 和肿瘤检测方面最重要的诊断方式之一 [23-27]。

（一）磁共振成像的基本原理

众所周知，磁场可以穿过人体组织，不会对生物体造成负面影响，因而磁场的应用扩展到医学诊断和治疗等领域，例如药物与基因传递 [28-30]、癌症的热疗与磁疗等 [31-33]。

磁共振技术用于检测具有核自旋性质的分子，当暴露于强磁场（$B_0 > 2.0T$）时，原子核因其中子和质子数量不等，它们在核自旋时会与磁场平行或反平行排列。然而，这种排列不是静态的，原子核在自旋时会围绕磁场方向旋转，这种现象称为旋进，其拉莫尔频率由磁场和原子核的性质决定。振荡射频磁场（radio frequency，RF）在拉莫尔频率上的应用将导致旋转原子核从低能态（平行）跃迁到高能态（非平行）。最终，转到高能态的原子核自旋回到低能态，强磁场作用下引起磁矩的变化或质子沿波轴（Z 轴）旋转 [34]，也就是在磁共振成像中检测到的随射频信号在拉莫尔频率的发射而产生的弛豫。这一过程在短时间内发生，称为（纵向或横向）弛豫时间（relaxation time）[35]。进一步地，接收线圈中会产生电压，该电压幅度随时间发生变化，因此，测量弛豫时间，然后通过傅里叶变换处理，即可构建三维图像（图 2.3），即磁共振成像 [36,37]。

磁共振成像装置由主永磁体、梯度系统、射频系统、数据处理系统和辅助设备组成（图 2.4）。超导主永磁体在成像物体内部形成强而稳定的磁场。医学成像的磁场强度通常为 0.35 ~ 3.0T。梯度系统由 X、Y、Z 三个梯度线圈组成，为磁共振信号提供梯

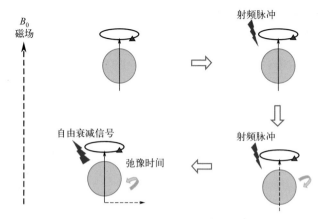

图 2.3 磁共振成像的基本原理（即磁共振对组织中所含水分子的氢核磁矩产生影响而重建图像）

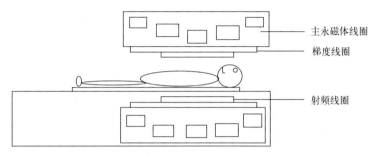

图 2.4 磁共振成像装置的结构与组成

度磁场和三维空间方向的编码条件，因此该模块确定了磁共振图像的分辨率。在磁共振成像的临床应用中，患者平躺于扫描仪上，应用的无线电波重新调整和排列患者体内大量的氢原子核，而不会引起组织的化学变化。当氢原子核恢复到平衡状态时，就会释放能量，这些能量被磁共振扫描仪捕捉到，重建成磁共振图像。组织中水分子固有的弛豫时间取决于周围的物理条件，这有利于监测疾病的变化，如疾病的改善或消退[38,39]。

（二）磁共振成像对比剂

尽管磁共振成像能够提供软组织的详细医学信息，但由于其难以克服的灵敏度问题，在区分正常组织与病变组织方面限制了其应用[40]。磁共振成像可以借助成像对比剂作为成像探针，通过改变弛豫过程在感兴趣的成像区域提供对比度增强的图像[41,42]。大多数磁共振成像对比剂分为两类：一类为纵向弛豫即 T_1 加权的对比剂（以顺磁性钆离子化合物为代表），另一类为横向弛豫即 T_2 加权的对比剂（以超顺磁性氧化铁颗粒为代表）[43]。

1.纵向弛豫即 T_1 加权的对比剂

T_1 加权的成像对比剂可以增加热储层和核自旋系统之间的能量交换速率，减少纵

向弛豫时间 T_1，增加自旋数，具有从下一个振荡射频脉冲吸收能量的能力[44]。因此 T_1 加权的成像对比剂在磁共振影像上产生一个正对比度，归因于每单位时间增加的信噪比（signal to noise ratio，SNR）[45-48]。在临床实践中，T_1 加权的成像对比剂通常为过渡金属离子（如三价钆离子 Gd^{3+}、镝离子 Dy^{3+} 等）与大环化合物螯合形成的大环配合物，以及过渡金属锰离子（Mn^{2+}）。因为钆离子的磁矩较高，是最稳定的不成对电子离子，顺磁性钆对比剂可缩短邻近水质的 T_1 和 T_2 弛豫时间，增加 T_1 加权图像的信号强度并降低 T_2 加权图像的信号强度[49,50]。但由于钆离子血液循环时间较短，弛豫率相对较低，为了达到一个有效的检测水平则需要大剂量、高浓度的 Gd（Ⅲ）螯合物。另外，一旦 Gd（Ⅲ）从其复合物中脱螯合，将使得对比剂的生物相容性降低，随之带来生物毒性[51]，这些都限制了钆类对比剂在临床上的应用。

传统的成像对比剂通常是有毒的、非特异性的，难以跨越生物屏障并且代谢时间短，排出迅速[52,53]。为了增加其体内稳定性，增强图像对比度，降低对比剂的生物毒性，四氮杂环十二烷四乙酸（Gd-DOTA）、二乙烯三胺五乙酸等大环分子配体常作为钆螯合分子[52,54]。此外还有许多具有不同结构的纳米聚合物，如脂质体[55-56]、树状大分子[57-58]、量子点[59-60]、介孔二氧化硅纳米粒子[61-62] 等，皆可以作为载体材料用以改善 Gd（Ⅲ）螯合物的体内稳定性，提高 Gd（Ⅲ）的有效载荷并显著增强磁共振成像的对比度。

Tsourkas 等开发了可生物降解的多聚二硫醚聚合物纳米团簇作为磁共振成像的对比剂，这个对比剂不仅可以有效地延长体内循环时间，增强图像的对比度，也可以最大限度地减少钆离子的组织滞留，这有助于减轻与肾源性系统纤维化（nephrogenic systemic fibrosis，NSF）有关的生物安全问题[63]。Annapragada 等制造了三种类型的脂质体对比剂：核心包封的钆脂质体（CE-Gd）、表面缀合的钆脂质体（SC-Gd）和双模式负载的钆脂质体（Dual-Gd）［图 2.5（a）］[64]。其中，双模式负载的钆脂质体在纳米颗粒基础上表现出很高的 T_1 弛豫率和超过 2000～8000 倍的图像对比度增强效果。从体外试验可以看出，双模式负载的钆脂质体在对比增强磁共振血管成像（contrast enhanced MR angiography，CE-MRA）的研究中呈现很高的信噪比和对比度噪声比［图 2.5（b）］。

2. 横向弛豫即 T_2 加权的对比剂

通过引入磁场扰动，提高核自旋系统内的能量损失率可增强 T_2 加权图像的对比度，即横向弛豫 T_2 加权对比剂在磁共振影像上产生一个负信号增强。超顺磁性氧化铁纳米粒子（superparamagnetic

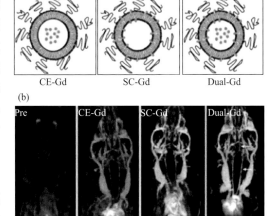

图 2.5　试验结果

（a）不同负载类型的钆脂质体对比剂示意图；

（b）各种钆脂质体对比剂的体内图像增强效果比较[64]

iron oxide nanaparticles，SPIONs）和超小型超顺磁性氧化铁纳米粒子（ultrasmall superparamagnetic iron oxide nanoparticles，USPIONs）是目前成功应用于临床 T_2 加权对比剂的代表性例子[65-67]。例如，基于超顺磁性锰与氧化铁的纳米复合材料（Mn-SPIO）通过将疏水性纳米颗粒包载于亲水性 mPEG-b-PCL 胶束中得到。这种纳米粒子聚类胶束平均粒径仅为 79.6 ± 29.4nm，显示出较高的横向弛豫率 [270（Mn+Fe）/（mmol·L^{-1}·s）]，在静脉注射后能够显著增强肝脏的图像对比度。并且，其高敏感度有助于识别极微小的肝脏病变，用以评估肝硬化的恶性程度，同时也可对其他肝脏疾病进行鉴别诊断[68]。

二、X射线和计算机断层扫描（CT）

伦琴发现 X 射线后不久，医学上就开始用 X 射线检测人类疾病。但对于很多疾病来说，常规 X 射线成像都是重叠图像的光体结构，无法提供精确、细致的解剖扫描结果[69]。因此，科学家们开始寻找新的途径来弥补 X 射线检查疾病的不足。1967 年，Allan Macleod Cormack 完成了 CT 重建相关的数学问题。1972 年，Godfrey Newbold Hounsfield 开发了 CT 扫描仪，标志着医学影像设备发生了革命性进展，由此奠定了现代医学影像设备的基础。1979 年，Allan Macleod Cormack 和 Godfrey Newbold Hounsfield 因对 CT 医学应用的贡献获得了当年的诺贝尔生理学或医学奖[70,71]。1974 年，美国乔治城医疗中心的工程师罗伯特·莱德利设计了第一台全身 CT 扫描仪，开启了 X 射线全身扫描时代。

（一）X 射线和 CT 成像的基本原理

X 射线，又称伦琴（Röetgen）射线，可穿透物质、发生电离、导致细胞或生物组织的破坏。人体的骨骼密度最高，软骨、肌肉、神经和实质器官为中等密度，肺组织、胃肠道密度最低。因此，根据生物组织或器官的密度不同和厚度差异，X 射线穿透人体后产生不同程度的吸收和衰减，在背景图上反映为黑白对比的图像。基于这一原理，X 射线已成为近半个世纪以来应用最为广泛的非侵入性疾病诊断的影像学检查方式[72,73]。

CT 是一种构建由一系列平行横截面组成的身体三维结构的成像技术。X 射线传感器与计算机影像重构是生成 CT 图像的前提条件。随着 X 射线的产生，探测器将围绕成像对象旋转多个角度，以收集各个角度的 X 射线成像数据。不同组织或器官吸收的 X 射线辐射量由传感器捕获并测量，随后经计算机重构为每一横截面的断层图像[74,75]。其工作原理与步骤如图 2.6 所示[76]：（a）X 射线光子由高压电子束产生，电子束在真空室中加速并指向重金属阳极；（b）X 射线产生的电磁辐射穿透成像对象后，密度不同的物质或生物组织与 X 射线相互作用，导致 X 射线发生吸收、反射或散射而衰减；（c）使用输出的 X 射线束检测体积的总衰减，使组织的不透明度在二维断层图像上显示[77]，通过算法叠加获得截面重建的三维 CT 图像[78]。

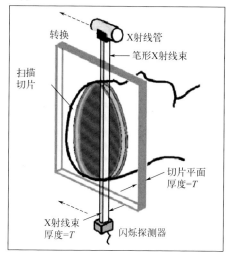

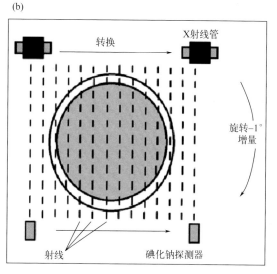

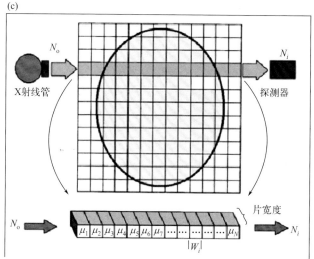

图 2.6 计算机断层扫描原理图[76]

（a）当连接的 X 射线管检测器设备以线性平移方式扫描患者时，通过患者的轴向切片被 X 射线束扫出；（b）在管射线和检测器的平移期间，在不同位置获得 X 射线透射测量值，对应每个测量的 X 射线路径被指定为射线，并且在平移期间测量的一组射线被指定为视图；（c）扫描切片由称为体素的组织矩阵组成，每个体素具有衰减系数 μ，X 射线传输测量值（N_i）可以表示为沿 N_i 射线路径在体素中出现的衰减值的总和

一般来说，临床上有两种 CT 扫描模式用于医学检查：①常规平扫，即没有任何增强对比的一般扫描，这种模式通常用来获得全面的可视化信息；②增强扫描，即一种以静脉注射含碘成像对比剂来增强成像对比度的方法。由于正常器官和病变组织中对比剂浓度不同，CT 图像的对比度增强更便于鉴别恶性肿瘤或微小肿瘤的存在。

（二）CT 成像对比剂

CT 成像对比剂最初是作为荧光透视和 X 射线摄影的安全剂开发的，许多试剂有类似 CT 成像增强的效果。CT 对比剂的引入可以获得更高的空间分辨率，常用于深部组织的检测。由于碘元素具有高 X 射线吸收系数，含碘的化合物小分子常用于临床以增强体内的对比度。被碘元素或含碘化合物负载的脂质体是有效的 CT 成像对比剂，即使在小动物尾静脉注射后的第 7 天，CT 成像信号仍呈现明显增强[79,80]。其他 CT 成像对比剂常为较高原子序数的金属元素，如金[81,82]、银[83]、铋[84,85]、钽[86]等。Weissleder 报道了聚合物包覆的 Bi_2S_3 纳米粒子作为注射用 CT 对比剂，用于小鼠的血管、肝脏和淋巴结的体内 CT 成像[84]。这些 Bi_2S_3 纳米颗粒表现出一种比含碘试剂高出 10 倍的 X 射线吸收与衰减，体内血液循环半衰期较长，同时与碘化造影剂相比，具有更好的稳定性与安全性，表明其可用于临床 CT 成像[87]。

CT 已成为临床医学成像的主流技术，已有各种含碘或重金属材料的成像对比剂见诸报道，表现出令人满意的体内半衰期、较少的肾脏毒性，以及可接受的成像窗口。理想的 CT 对比剂要求无毒，不含有有害的物理、化学成分，与高浓度药物输送相容，并且可在短时间内从体内清除[88]。

含碘化合物分子可通过物理封装或共价键与聚合物结合，获得含碘聚合物纳米粒子。例如，硫酸钡悬浮液和水溶性芳香族碘化物被用作 CT 对比剂[89]。由于 Ba^{2+} 具有毒性，硫酸钡的使用仅限于胃肠道成像。由于 CT 成像需要注入大剂量对比剂，离子型对比剂的高渗透压成为人们关注的焦点[90]。可注射的 CT 对比剂也大多由碘化物组成，多数碘化物对比剂是 1,3,5- 三碘苯。将羧酸和胺等官能团引入碘化芳环以提高其生物相容性和水溶性[91]。非离子型水溶性碘对比剂也已开发出来[92]。此外，选择适当的聚合物，确保它们具有良好的生物降解性与生物相容性，使它们成为 CT 成像的候选分子。Yin 等研制了生物相容性良好的聚碘海醇纳米粒子，与碘海醇和六亚甲基二异氰酸酯用于乳腺癌的 CT 成像（图 2.7）[93]。向 MCF-7 荷瘤裸鼠瘤内注射聚碘己醇纳米粒子，对照组给予等剂量的商用碘对比剂。研究结果显示，注射后 4h 肿瘤的 CT 强度是对照组的 36 倍。此外，含碘聚合物纳米粒子表现出较长的血液循环时间（$T_{1/2}$=15.9h）。代谢研究表明，它们降解成小分子，通过肾脏途径排出体外，从而证实了它们具有良好的生物相容性，降低了它们对正常组织的累积毒性。

与含碘化合物相比，重金属 CT 成像对比剂在生物体中更为稳定，更易通过免疫屏障进入目标癌症部位。Jakhmola 修饰了三氧化钨（WO_3）纳米粒子的表面，将它们与聚己内酯（PCL）偶联，当以较低剂量注射以获得更好的成像对比度时，它们显示出显著的成像灵敏度（图 2.8）[94]。

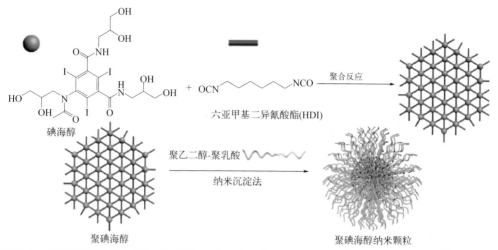

图 2.7 用于乳腺癌 CT 成像对比剂的含碘交联聚碘己醇（Iohexol）纳米粒子的合成 [93]

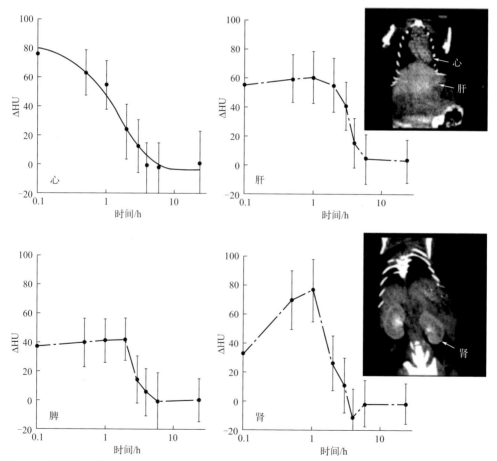

图 2.8 经静脉向小鼠体内注射 PCL 包裹的 WO₃ 纳米粒子后，将小鼠左心室（心脏）、肝实质（肝脏）、脾脏和左肾作为目标区进行小动物 CT 成像 [94]

三、放射性核素成像

以放射性同位素或放射性核素为基础的核医学影像，包括正电子发射断层扫描（PET）和单光子发射计算机断层扫描（SPECT），已经经过了数十年的发展。PET 最早由 Phelps 和 Ter-Pogossian 于 1975 年开发，被认为是唯一一种能够追踪生物分子代谢和通过短寿命放射性核素标记检测各种受体或神经递质活性的医学成像技术[95,96]。目前 PET 非常适用于宏观病变出现前对早期分子变化的检测，也能够监测与评价治疗后疾病的进展和预后，如肿瘤对治疗的反应等[97-99]。PET 成像中常用的放射性核素有 ^{11}C、^{13}N、^{15}O、^{18}F、^{64}Cu、^{68}Ga、^{76}Br 和 ^{94m}Tc 等[100-101]。它们在放射性衰变中释放过量的正电子，一旦在体内遇到电子，两者立即发生湮灭，两束能量相等的 γ 射线会以相反的方向发射。探测器设置为围绕成像主体的环形线圈，通过捕获两束 γ 射线，进行可识别的 PET 图像重建［图2.9（a）］[102-105]。

SPECT 在 1963 年作为另一种放射性核素成像方式被引入，它拥有许多核心优势，例如：允许全三维图像和面外信息去除，而非简单的模糊成像[106-108]；可提供改进的心功能定量、肿瘤和器官体积的测定以及放射性核素的吸收；允许精确的全光谱原位三维肿瘤成像、炎症显像和甲状腺成像等[109-112]。SPECT 成像中使用的放射性核素仅发射单个高能 γ 光子，因此探测结构及原理与 PET 成像有所不同［图2.9（b）］[113]。长半衰期的放射性核素如 ^{133}Xe、^{99m}TC 和 ^{123}I 等是 SPECT 成像使用的普通核素[114,115]，其他用于 PET 和 SPECT 成像的常用放射性核素参见表 2.2。

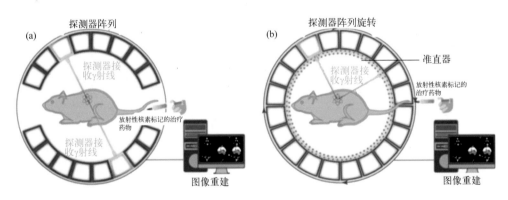

图 2.9　放射性核素成像 PET 和 SPECT 的基本原理[113]
　　（a）将放射性核素标记的探针注入小鼠体内，核酸衰变发射出正电子与体内电子相遇发生湮灭，产生两束高能 γ 射线，通过探测器测量将其转换成 PET 断层图像；（b）放射性核素标记的探针注入小鼠体内，放射出的单个高能 γ 光子由围绕成像对象旋转的探测器阵列收集，对角线入射的 γ 射线则由准直仪过滤

表2.2 用于PET和SPECT核素成像的常用放射性核素

放射性核素	半衰期	发射类型	(E_β^+/E_γ) /MeV	放射性核素	半衰期	发射类型	(E_β^+/E_γ) /MeV
^{11}C	20.3min	β^+	0.97	^{76}Br	16.2h	β^+/电子捕获	4.00
^{13}N	10min	β^+	1.20	^{86}Y	14.7h	β^+/电子捕获	1.22
^{15}O	2min	β^+	1.74	^{124}I	41.8d	β^+/电子捕获	2.14
^{18}F	110min	β^+	0.64	^{133}Xe	5d	β^-	0.08
^{64}Cu	12.7h	β^+/电子捕获	0.66	^{99m}Tc	6min	同核异能跃迁	0.14
^{68}Ga	68.1min	β^+/电子捕获	1.90	^{123}I	13.2min	电子捕获	0.16

（一）正电子发射断层扫描

正电子发射断层扫描基于代谢成像和定量分析通过使用短寿命放射性核素（如^{11}C、^{13}N、^{15}O、^{18}F等正电子核素示踪剂）来研究人体生理、生化、神经递质受体和遗传改变[116]，既是一种医学成像技术，也是一种定量示踪工具，可用于观察放射性药物的分布模式，在分子水平上动态观察机体的生理、生化变化或药物代谢物，帮助医生制定治疗方案。PET已获得广泛的临床认可，其协同氟代脱氧葡萄糖（2-[^{18}F] fluoro-2-deoxy-D-glucose，2-[^{18}F]-FDG）成为治疗多种恶性肿瘤感染[117-120]和炎症[121-122]的关键工具。

1. 正电子发射断层扫描的基本原理

将化合物分子或药物分子与放射性元素偶联，标记为正电子发射断层扫描用的放射性核素标记的分子，正电子发射断层扫描通过使用这些放射性示踪剂来实现图像的获取和重构。正电子发射断层扫描主要由回旋加速器产生的^{11}C、^{13}N、^{15}O和^{18}F等短寿命正电子发射核素，或发电机产生的镓-68（^{68}Ga）和铷-82（^{82}Rb）等组成。正电子是带正电的核粒子，其质量与电子相同（图2.10）[123]。当发射的正电子与相邻组织中的电子碰撞时，会以相反的方向发射两条能量相等的γ射线。正电子发射断层扫描探测器的设计目的是在射线到达较窄的时间窗口（通常为3～15ns）时记录与探测器相对的射线对，这称为符合探测[123-125]。

2. 正电子发射断层扫描的成像对比剂

正电子放射性核素标记的分子对比剂为正电子发射断层扫描在体内的生物学分布、药代动力学的无创监测提供了可能。在过去的数十年中，正电子发射断层扫描因其在疾病诊断、预后评估和治疗监测方面的高灵敏度和定量分析的优势而得到了广泛的认可。如今，正电子发射断层扫描用的核素标记纳米粒子已被广泛研究和临床使用。许多正电子发射放射性核素已用于PET成像[126,127]。根据核素的物理半衰期，正电子发射断层扫描放射性核素可分为两类：短寿命正电子核素，包括^{15}O、^{13}N、^{11}C、^{18}F

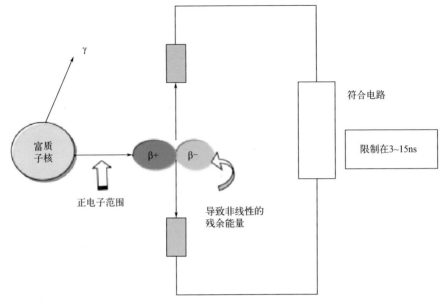

图 2.10　正电子发射断层扫描的原理：湮没辐射和符合探测[123]

和 ^{68}Ga 等[128]；半衰期为数小时或数天的长寿命正电子核素，包括 ^{64}Cu、^{76}Br、^{89}Zr、^{124}I 和 ^{74}As 等[129]。在这些常见的放射性核素中，^{18}F 有着最佳的正电子能量（Eb_β^+，最大值，635keV）和高 β^+ 强度（97%），因而是最常用的正电子核素。同时，它的半衰期为 109.8min，使其可以广泛地用于 ^{18}F- 放射性药物的合成、运输等。例如，氟脱氧葡萄糖（^{18}F-FDG）是正电子发射断层扫描最常用的临床显像剂，也是对摄取葡萄糖活跃的组织进行 PET 显像的常用示踪剂，已广泛用于肿瘤和炎症的 PET 显像[130]。此外，只有少数放射性金属核素适合临床正电子发射断层扫描成像，包括 ^{64}Cu、^{68}Ga 和 ^{89}Zr，主要通过双功能螯合剂（bi-functional chelates，BFCs）附着在聚合物和纳米粒子上，广泛用于癌症诊断和多种模态成像[131-134]。标记聚合物或纳米粒子有三种通用方法，即与金属放射性核素在放射性标记前、后和直接放射性标记（图 2.11）[135-137]。然而，与临床对比剂有限的磁共振成像不同，正电子发射断层扫描示踪剂可用于完全不同的生物医学工程的分子影像。例如 ^{18}F- 氟化物对羟基磷灰石（hydroxy apatite，HAP）具有高亲和力，羟基磷灰石是骨骼和钙化组织的主要成分，有助于利用医学影像手段对骨骼的代谢和血管的钙化进行研究[138,139]。

　　正电子核素标记的纳米粒子已被广泛用于电渗领域。可螯合或结合纳米粒子的放射性核素（类似于磁共振成像中的钆离子等），包括 ^{18}F、^{11}C、^{15}O、^{13}N、^{64}Cu、^{124}I、^{68}Ga、^{82}Rb 和 ^{86}Y 等[69]。Almutairi 等报道了一种用于构建血管生成正电子发射断层扫描成像的 ^{76}Br 标记的可生物降解树状大分子[140]。该纳米材料以季戊四醇为树枝状核心，并用酪氨酸基团进行功能化，用于标记 ^{76}Br 并形成异功能聚环氧乙烷链（PEO）的保护壳，以防止体内脱卤。^{76}Br 标记的树状大分子在 48h 内在 PBS 缓冲液和小鼠血清中表现出良好的稳定性，药代动力学可以通过适当的树状分支水平和 PEO 长度来调节。

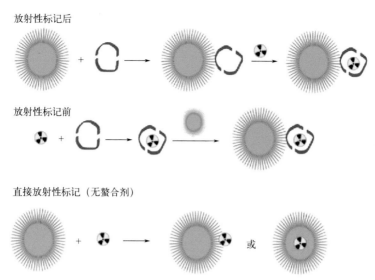

放射性标记后

放射性标记前

直接放射性标记（无螯合剂）

或

图 2.11　三种金属核素与纳米粒子的放射性标记方法 [135]

（二）单光子发射计算机断层扫描

单光子发射计算机断层扫描是广泛使用的另一种核素成像方法，该技术在二十世纪八十年代初被引入，作为评估局部脑灌注和受体密度研究的工具。它比正电子发射断层扫描成像便宜，并且在大多数神经科中具有很大的可用性[141]。单光子发射计算机断层扫描成像的优势在于它可以从平面中移除信息，而不是像 X 射线断层扫描在早期核医学中所做的那样简单地将其模糊[142,143]。单光子发射计算机断层扫描的另一个优点是它改善了心脏功能的量化、肿瘤 / 器官体积的测量以及放射性核素摄取的量化[144]。

1. 单光子发射计算机断层扫描的基本原理

单光子发射计算机断层扫描被视为横断面、矢状面或冠状面的切片，这些切片重定向到倾斜的短轴和 / 或长轴切片[145,146]。了解单光子发射计算机断层扫描的原理不仅是为了产生高质量的扫描图像，而且是为了识别图像伪影。

单光子发射计算机断层扫描成像基于在专用 γ 相机中检测光子。该光子是由单个光子放射性核素在其放射性衰变过程中发射的。在 γ 相机晶体中，在 γ 射线能量被转换为光之后，光子被转换为包含关于入射光线的位置和能量的信息的电脉冲[147]。这种相互作用的最终分布是在围绕成像对象的圆形轨道上获得的，随后数字化并重建成 SPECT 断层图像（图 2.12）[148]。

2. 单光子发射计算机断层扫描的成像对比剂

利用半衰期较长的放射性核素，如 ^{111}In（$T_{1/2}$=2.8d）、^{99m}Tc（$T_{1/2}$=6h）、^{123}I（$T_{1/2}$=13.3h）和 ^{131}I（$T_{1/2}$=8d），单光子发射计算机断层扫描示踪可以根据放射性核素的分布以及体内重要的表征参数如放射性标记的稳定性、表面锚定作用和酶活性等，提供有关体内

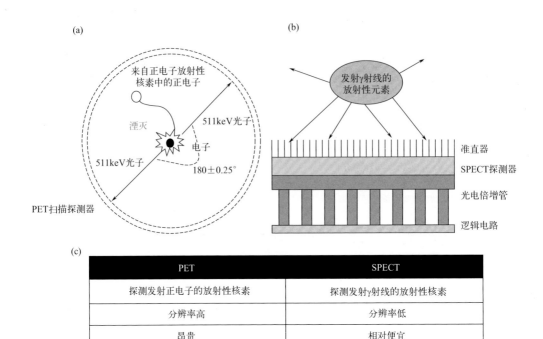

图 2.12　PET 和 SPECT 的成像原理与对比剂 [148]

（a）PET 成像原理示意图；（b）SPECT 成像原理示意图；（c）PET 和 SPECT 的异同点对比

器官的局部功能信息 [149,150]。与正电子发射断层扫描示踪剂相比，单光子发射计算机断层扫描示踪剂的半衰期较长，更适合慢动力学成像。在临床实践中，可使用即时套件在场内生产一系列单光子发射计算机断层扫描用放射性治疗药物，而无需像正电子发射断层扫描示踪剂一样需要昂贵的回旋加速器或放射化学生产设备，故单光子发射计算机断层扫描的示踪剂成本较低且易获取 [151,152]。单光子发射计算机断层扫描用放射性核素最为典型的是 ^{99m}Tc，其物理半衰期为 6h，由于其主要 g 线在 140 keV，故可避免过量辐射且允许最佳成像。此外，^{99m}Tc 易于通过淋洗生成柱获取，不会对患者提供额外放射剂量或使图像模糊 [153, 154]。除 ^{99m}Tc 外，单光子发射计算机断层扫描用放射性核素还包括铟（^{111}In）、铊（^{201}Tl）、钬（^{166}Ho）、镱（^{169}Yb）、钐（^{153}Sm）和镝（^{165}Dy），可用于短程疗法 [154]。

当具有较长半衰期的放射性核素与纳米粒子偶联时，单光子发射计算机断层扫描成像示踪可提供有关体内局部器官功能的信息，这有助于了解放射性核素的体内组织分布以及放射性标记的稳定性、表面锚定作用和酶活性等表征。^{99m}Tc 已与氧化铁纳米粒子、银纳米粒子、金纳米粒子、硫纳米粒子等结合使用。如 ^{99m}Tc- 硫纳米胶体颗粒可用于前列腺癌的固体脂质纳米粒子 SPECT 成像 [155]。在临床研究中发现，将过滤的 ^{99m}Tc- 硫纳米胶体应用于前哨淋巴结（SLNs）的定位与 ^{99m}Tc-Nanocol 人血清白蛋白制剂作用相当 [156]。2010 年，Chrastina 和 Schnitzer 开发了一种快速放射性标记方法，即根据放射性比活度通过单光子发射计算机断层扫描，将 ^{125}I 标记的银纳米粒子（AgNPs）示踪其体内组织摄取情况，显示了静脉给药后肝脏和脾脏中 AgNPs 摄取的突出特点[157]。Perrier 等设计了 $^{201}Tl^+$ 标记的超小型普鲁士蓝纳米粒子，与商业放射性示踪剂 $^{201}TlCl$ 相比具有相似的半衰期和不同的生物学分布，在肺部的活体成像中有着巨大应用潜力[158]。

四、超声成像

美国国家标准与技术研究院将医学超声定义为频率大于 20MHz 的声波。超声成像具有非侵入性、实时性、低成本、较高时空灵敏度、兼具结构和功能成像等特点，便于临床检查，并为患者提供短时间、较为舒适的治疗，实时操作可以轻松快速地接近人体的任何部位。传统的超声成像利用换能器产生的声波通过软组织传输。由于声学阻抗不匹配（失配），超声波遇到组织密度差异较大的区域回波反射到换能器，在超声图像中通常表现为较亮的区域[159]。超声成像具有许多临床应用，例如肝脏疾病的检测和表征[160,161]、心肌灌注和室壁运动[162-164] 以及脑血管的成像和灌注[165,166]。

二十世纪四十年代后期，A 型（振幅模式，amplitude mode）超声诊断仪应用于临床，用来测量界面距离、内脏直径值，识别病变的物理性质。此后，B 型（亮度模式，brightness mode）和 M 型（运动模式，motion mode）超声诊断仪合并。按扫描方式分类，B 型超声诊断仪已经发展了四代，包括手动线扫描、机械扫描、电子线扫描和电子扇形扫描等。M 型超声诊断仪是在亮度调制型中加入慢锯齿波，使回波点自动从左向右扫描，故又称超声波点扫描法。1982 年，日本 Aloka 公司研制出第一台二维彩色多普勒成像仪。基于多普勒效应的 D 型（多普勒模式，Doppler mode）超声诊断仪开始出现，并应用于显示血流、心脏运动等信息。

（一）超声成像的基本原理

诊断用超声成像通常以 2 ～ 15MHz（每秒 10^6 个周期）的频率使用，血管内换能器通常使用频率高达 30MHz，而超声生物显微成像系统的频率高达 100MHz[167,168]。在这些频率下，超声波的声阻抗通过软组织传播，特定组织的声阻抗是声波传播速度与组织密度的乘积。在大多数软组织和血液中，声波传播速率几乎相同[169]。因此，大多数软组织的声阻抗主要是组织密度的函数。当两个不同密度的组织相邻时，会发生声阻抗失配，超声波会通过失配而反射[170]。超声波的物理效应通常有三类：多普勒效应、热效应和空化效应。

1. 多普勒效应

多普勒效应是指当声源移动时传输声波的频率发生改变或偏移（图 2.13）[171]。当界面向探头移动时，回波频率将增加（正频移），当界面背离探头移动时，回波频率将减少（负频移）。频移的水平与移动界面的速度成正比，因此多普勒效应可以用于超声成像，以确定移动界面的位置，并测量血流的方向和速度。

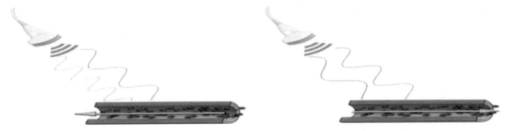

图 2.13　超声波的多普勒效应[171]

2. 热效应

超声波在介质中传播时，部分超声能量被介质吸收转化为热能。随着热能的不断积累，超声辐照使得局部组织的温度升高，导致生物热效应，可用于医学物理治疗和组织消融[172]。

3. 空化效应

空化效应是超声机械波的一种特征现象。当超声脉冲发射时，超声载气微泡反复振荡（即压缩和膨胀）对周期性的声压变化做出响应。空化效应的表现形式有两种：稳态空化和惯性空化（图 2.14）[173]。

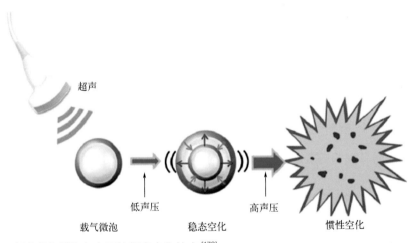

超声

低声压　　　高声压

载气微泡　　　稳态空化　　　惯性空化

图 2.14　超声载气微泡存在下的超声空化效应[173]

稳态空化（stable cavitation）：指在低声压下，载气微泡在平衡半径附近剧烈振荡，每次振荡都伴随着辐射压力、微射流和微束流的产生，但微泡本身不发生损坏或解体。

惯性空化（inertial cavitation）：指当声压逐渐增大时，载气微泡膨胀、收缩进入非稳定状态，载气微泡的振荡在压力临界点最终崩溃。载气微泡的爆炸伴随着明显的湍流、剪切力和高水平的能量释放[174]。稳态空化和惯性空化都会引起生物体内外组织的生物、化学变化[175,176]。

（二）超声成像对比剂

为了进一步提高超声成像诊断的灵敏度和特异性，尤其是对于微血管的显像，利用超声成像对比剂（US CAs）可以实现对比度增强的超声成像（contrast-enhancement ultrasonography，CE-US）。超声成像对比剂可以在超声波波束中产生共鸣，随声压的变化其外壳发生压缩和膨胀，产生谐波，由此表现出优良的对比度增强效应。在过去几十年中，超声成像对比剂在疾病诊断与治疗方面发展迅速。第一个有关超声成像对比剂的报道可以追溯到1968年，Gramiak等在超声心动图检查中发现了自由气泡能够显著增强反向散射回声，但由于高表面张力，这些盐水泡沫当时并不能长时间稳定存在[177]。1990年，美国食品药品管理局（FDA）首次批准商业使用的超声成像对比剂Albunex，它是一种稳定的白蛋白和空气填充的超声载气微泡[178]。随着生物材料的发展，目前已开发出具有多种气核与外壳化学结构的商业化超声成像对比剂，表2.3中列举了过去几十年临床诊断用超声载气微泡对比剂的详细信息[179-182]。超声成像对比剂是超声分子影像的物质基础[183]。超声成像对比剂的特殊重要性在于其内部气体产生强烈的超声散射与回波，当载气微泡对比剂进入人体血液循环时，能够与超声波共同作用，改变人体组织的特定声学特性（如回波散射系数、衰减系数、声速、共振频率、非线性效应等）。

表2.3　用于临床的商业化超声成像对比剂

超声对比剂	生产厂商	外壳材料	气核材料	粒径/μm	主要应用
Albunex	Molecular Biosystems	白蛋白	空气	4.3	心血管成像
Optison	GE healthcare/ Amersham	白蛋白	C_3F_8	2～4.5	心血管成像、心肌灌注
Definity/ Luminity	Lantheus Medical Imaging	脂质体、表面活性剂	C_3F_8	1.1～3.3	心血管成像、心肌灌注和溶栓
SonoVue	Bracco Diagnostics	脂质体	SF_6	2～3	血管成像、颈动脉斑块成像、溶栓
Sonazoid	GE Healthcare/ Amersham	脂质体	C_4F_{10}	2.6	肿瘤成像、超声治疗
Levovist	Shering AG	脂质体、半乳糖	空气	2～4	血管成像、颈动脉斑块成像

1. 基于载气微泡的超声成像对比剂

载气微泡（air-filled microbubbles）极大地改善了人体组织与器官超声成像的效果与医学应用。许多超声载气微泡已获得美国食品药品管理局的临床使用批准，在临床上用于心脏、肝脏和静脉的超声成像与诊断[184, 185]。虽然超声成像对比剂的研究较为热门，但其内在的物理特性在一定程度上限制了其在体内定量成像的进一步发展，例如载气微泡壳在体内的降解会导致声信号的衰减，气泡尺寸的较大差异使得定量较为困难。随着气体溶解到周围的组织环境中，超声成像对比剂的粒径逐渐变小并坍塌。此外，由于超声成像大多仅限于血液循环系统，这种应用导致对超声对比剂的研究主要集中在微米级生物材料，而对其他尺度的材料研究相对较少。

常见超声成像对比剂载气微泡是由脂质体、蛋白质或聚合材料外壳包载惰性气核组成的气液乳液，典型直径为 1 ～ 10μm。外壳材料不仅决定了载气微泡的稳定性与回波效应，降低气体的可压缩性，也提供了通过改变黏弹性定制特定应用的超声成像对比剂的可能性[187,188]。其中，硬壳超声成像对比剂（hard-shelled microbubbles，HS-MBs）受涂层材料（如聚合物或变性蛋白质）的保护，可增加体内循环时间，同时由于其较强的稳定性，在超声应用中广泛使用。被磷脂或表面活性剂稳定的软壳超声成像对比剂（soft-shelled microbubbles，SS-MBs）显示出更高的回波反射能力，适合低机械指数（mechanical index，MI）的超声检查[189]。设计与构建载气微泡用作超声成像对比剂须考虑以下几个因素：①生物安全性和使用便捷性；②足够的体内稳定性用于持续超声成像；③超声回波散射性能好，对比度强、图像分辨率高；④无明显副作用、无免疫原性、无长期滞留体内引起的毒性等。截至目前，已有多种商业化的超声载气微泡经批准用于临床超声成像及更广阔的生物医学领域。例如：超声成像对比剂应用于肿瘤诊断，Wei 等在肾细胞癌原位模型构建了血管内皮生长因子受体 2（VEGFR₂）靶向的超声成像对比剂用于新生血管生成成像[190]。Hu 等开发了对表达整合素受体（$\alpha_v\beta_3$）的内皮细胞具有显著黏附作用的 RGD 三肽偶联的超声微泡。体内试验显示：其在小的肝细胞癌肿瘤异种移植物上表现出很高的声强值，可用于实现无创的体内超声可视化肿瘤生长过程中的肿瘤血管生成监测[191]。

2. 基于功能纳米粒子 / 纳米气泡的超声成像对比剂

几乎所有市售的商业化超声成像对比剂都是微米级的，这一固有尺寸限制了载气微泡在血管内皮系统的进一步应用，导致无法评估血管分布等功能参数[192]，也使得载气微泡靶向特定组织比较困难。例如，肿瘤的特征是血液循环系统发育不完全，血管内皮细胞间隙较大，允许直径小于 700nm 的纳米粒子渗出血管进入组织[193,194]。因此，为了超声载气微泡的广泛应用，基于功能纳米材料构建纳米尺度的载气微泡很有必要。

与超声成像对比剂类似，具有完整气核的纳米粒子，即纳米气泡（nanobubbles，NBs）已被应用于超声成像及超声辅助治疗。超声纳米气泡很容易通过有缺陷的肿瘤血管中的微小内皮细胞间隙到达肿瘤实质，而超声载气微泡则无法在肿瘤中通过[195]。研究表明，超声纳米气泡的图像增强作用与载气微泡如 SonoVue 或 Definity 相似，但纳米气泡在肿瘤组织内的滞留时间比载气微泡更长[196-198]，且信号增强主要归因于肿瘤血管组织中的纳米气泡的大量渗出。研究还发现，添加脂质体 DSPE-PEG₂₀₀₀ 可防止纳米气泡被网状内皮系统清除，从而有效延长了其保留时间。纳米气泡的另一个优点是静脉注射后不会被困在血液中。相比之下，超声载气微泡通常会在血液中积聚，不会像预期的那样自由循环，这是它们应用于肿瘤靶向成像的主要限制。同时，纳米气泡能够长期保持原有化学结构与形态。2010 年，Kwon 团队提出了一种"产气"聚合物纳米粒子系统（GGPNPS）[199]。通过透射电子显微镜（TEM）可以观察到，随着碳酸酯侧链的缓慢水解，CO_2 气泡在表面形成，随后膨胀或聚结成载气微泡。一旦 GGPNP 分散瘤内注射到携带移植瘤的 BALB/c 小鼠体内，回声强度增加了 58%。然而，这种 GGPNP 纳米粒子仍然有一个在肿瘤靶向成像中不可逾越的缺陷，那就是气体生成过程不是由一个特定的肿瘤样环境引发的。为了克服这个障碍，他们利用了碳酸钙矿化纳米粒子（$CaCO_3$-MNP），它可以在肿瘤特定微酸性环境（pH 6.8 ~ 7.2）下产生 CO_2 气泡并释放抗癌药物，这将超声成像和治疗有机地结合在了一起。碳酸钙能够在酸性微环境中与质子反应产生 CO_2，这种在微酸性环境下导致微小尺寸的载气微泡聚集和原位产生已被实验证实。肿瘤内注射 $CaCO_3$-MNP 对鳞状细胞癌（SCC-7）表现出很强的超声信号，其中信号强度是时间的函数。超声治疗后，DOX-$CaCO_3$-MNP 使肿瘤生长抑制了 85%，而单纯化学药物阿霉素（又称多柔比星）（doxorubicin，DOX）使肿瘤体重减少了 61% 且副作用明显 [200]。

五、光学成像

光学成像（optical imaging，OI）是一种利用近红外光（near infrared，NIR，波长 700 ~ 1000nm）和可见光（visible light，VIS，波长 400 ~ 700nm）照射，提供分子、组织形态与功能信息以检测细胞或生物组织的吸收、散射和荧光特性的技术 [104]。二十世纪九十年代，组织光学特性的鉴定和确定组织成分的发展开启了光学成像的新时代，使得识别组织中结构变化和功能异常成为可能。与其他成像方式相比，光学成像是最直观的成像方式 [201]，以其丰富的光学染料物质的选择、非侵入性、优异的灵敏度、全身实时读出、低廉的成像费用等突出优势在药物开发、基因治疗和肿瘤治疗中得到了广泛应用 [202-204]。

（一）光学成像的基本原理

光学成像首先通过外部光源激发特定的内源性或外源性发色团，光子撞击发色团将所有能量释放到分子的电子轨道中，这种光吸收只在分子特定能级上发生 [205]，其中，发色团是指生物组织中可与光发生相互作用（包括吸收和散射等）的分子。随后发射光被电荷耦合器件（charge-coupled device，CCD）捕获、过滤和检测，重构得到光学成像的图像（图 2.15）[206]。

光学成像主要包括荧光成像（FLI）和生物发光成像（BLI）[207]。在荧光成像方面，注入动物体内的特定光学探针（或荧光生色团）在适当波长的光照下受到激发，通过 CCD 摄像机对其发射光进行过滤和检测 [图 2.16（a）][208-212]。相比之下，生物发光成像不需要外部光照，因为生物发光是由荧光素与荧光素酶氧化产生的，基因转染使得将多种荧光素酶基因引入生物系统成为可能 [图 2.16（b）][213]。在不受自发荧光和内源性物质生物发光干扰的情况下，生物发光成像比荧光成像具有更好的信噪比和更高的成像灵敏度。

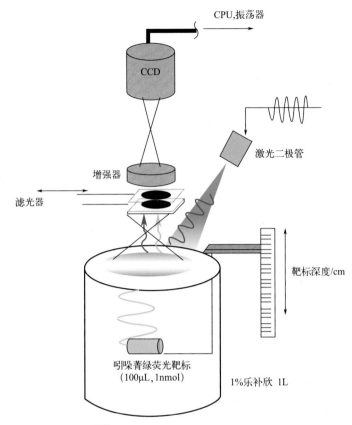

图 2.15　光学成像的基本原理[206]

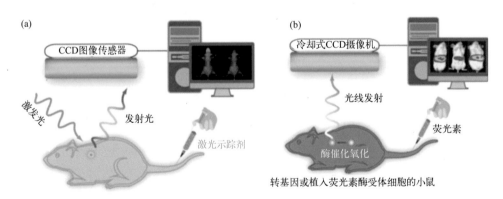

图 2.16　荧光成像和生物发光成像的基本原理[208]
（a）注射一种荧光标记的治疗药物，在特定波长下照射成像对象，导致荧光分子激发，利用CCD 传感器对发射光进行检测，最终重建荧光信号和动物成像图像；（b）将小鼠植入荧光素酶 (Luc) 标记的癌细胞，底物荧光素通过酶催化氧化产生荧光素 - 荧光素酶相互作用，产生的生物荧光由冷却式 CCD 摄像机检测，得到重构的影像

（二）光学成像对比剂

不同于传统的成像方法，光学成像作为一种非电离辐射方法具有非侵入性、高时空分辨率、高灵敏度等特点[214]。光信号可能对干扰信号很敏感，例如荧光共振能量转移（fluorescence resonance energy transfer，FRET）、光电子转移和自猝灭、较短的组织穿透深度、体内光散射引起的背景信号等都阻碍了光学成像的医学应用。

光学成像对比剂有助于克服上述局限[215]，各种荧光染料被广泛用作光学成像对比剂[216]。近红外光与反斯托克斯（anti-Stokes）成像技术可最大程度克服穿透深度的局限，并最小化背景信号的干扰[217]。此外，通过开发基于纳米粒子的光学探针能够克服传统荧光染料分子光漂白和吸收系数不足等问题。当组织深度穿透不是限制因素时，负载有荧光染料的纳米粒子可用于图像引导的外科开放式肿瘤手术[218-220]。例如，荧光包载的核壳结构硅纳米粒子（康奈尔点或 C 点）的试验已获得 FDA 研究性新药的批准用于靶向分子成像[221]。支持纳米粒子材料的光学成像检测有望继续成为功能纳米材料在癌症诊断与治疗中的重要应用。

作为一种适用于荧光成像的无机材料，量子点（quantum dots，QDs）具有优异的光学特性，包括高量子产率、强吸收系数和较好的光学稳定性，可实现长时间荧光成像而不会发生光漂白现象。此外，量子点具有较高的多光子吸收系数，可以减少离焦激发，实现高分辨率荧光成像。额外的涂层可以进一步保护量子点内核免受氧化，表面修饰会改善量子点的聚集倾向，尤其是在生物溶液中作用更为明显（图 2.17）[222]。无镉量子点已被开发为无毒荧光探针，为了进一步提高其组织穿透深度，近红外 II 区（波长 1000 ~ 1700nm）作为光激发窗口的研究非常活跃。迄今为止，Ag_2S 和 Ag_2Se 等量子点以及碳纳米管材料已被广泛报道用于近红外 II 区生物医学成像[221,223,224]。

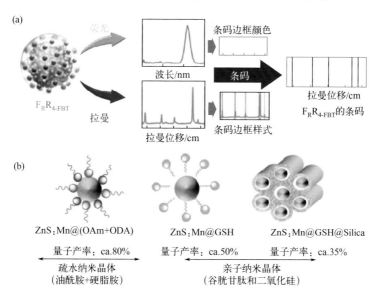

图 2.17

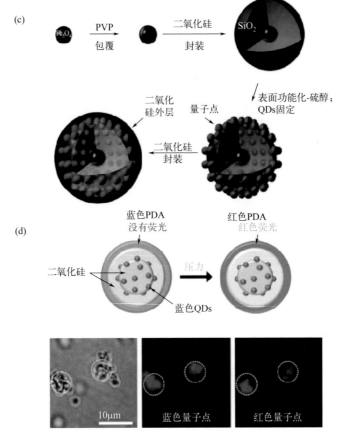

图 2.17　量子点核壳结构的构建与表征[222]

（a）用于荧光成像与表面增强拉曼光谱（SERS）的量子点纳米探针；（b）锰掺杂的 ZnS(ZnS：Mn) 量子点结合亲水性谷胱甘肽（GSH）及二氧化硅双配体；（c）氧化铁内核 - 二氧化硅壳层结构的量子点双功能纳米探针；（d）基于二氧化硅与量子点的聚多巴胺纳米探针（SiO₂@QDs@PDA）

　　上转换（up-coversion）是一种独特的反斯托克斯发射机制，其中多个低能光子通过一个真正的电子中间态被吸收，发射一个高能光子[225]。由于其效率较高，基于上转换的纳米材料（up-coversion nanoparticles，UCNP）不需要高功率脉冲激光。此外，由于上转换纳米材料的发光寿命长，时间门控成像可用于去除组织的散射光[226]。几种镧系元素掺杂的基于上转换的纳米材料已被用于提高组织穿透深度、减小组织损伤、最小化生物体自发荧光，并用于临床前体内光热成像（photothermal imaging，PTI）及肿瘤光热治疗（photothermal therapy，PTT）等[227,228]。

参考文献

[1]　潘瑶, 陈洁瑜, 余日胜. 胰腺癌的影像学精准诊断与评估[J]. 浙江大学学报(医学版), 2017,

46(5): 462-467.

[2] Jacobson J T. Role of imaging in the management of ventricular arrhythmias[J]. Cardiology in Review, 2019, 27(6): 308-313.

[3] 李玉琴, 游金辉. 医学影像技术在慢性肾脏病早期肾功能评估中的研究与应用进展[J]. 生物医学工程学杂志, 2019, 36(3): 511-514.

[4] Liu Z, Wang S, Dong D, et al. The applications of radiomics in precision diagnosis and treatment of oncology: opportunities and challenges[J]. Theranostics, 2019, 9(5): 1303-1322.

[5] George E, Wortman J R, Fulwadhva U P, et al. Dual energy CT applications in pancreatic pathologies[J]. The British Journal of Radiology, 2017, 90(1080): 20170411.

[6] Kooraki S, Assadi M, Gholamrezanezhad A. Hot topics of research in musculoskeletal imaging: PET/MR imaging, MR fingerprinting, dual-energy CT scan, ultrashort echo time[J]. PET Clinics, 2019, 14(1): 175-182.

[7] Youn H, Hong K J. *In vivo* noninvasive small animal molecular imaging[J]. Osong Public Health and Research Perspectives, 2012, 3(1): 48-59.

[8] Balkay L, Emri M, Krizsán K Á, et al. New trends and novel possibilities in functional medical imaging: imaging methods[J]. Magyar Onkologia, 2014, 59(1): 4-9.

[9] Dierolf M, Menzel A, Thibault P, et al. Ptychographic X-ray computed tomography at the nanoscale[J]. Nature, 2010, 467(7314): 436-439.

[10] Schröder L, Lowery T J, Hilty C, et al. Molecular imaging using a targeted magnetic resonance hyperpolarized biosensor[J]. Science, 2006, 314(5798): 446-449.

[11] Weissleder R, Pittet M J. Imaging in the era of molecular oncology[J]. Nature, 2008, 452(7187): 580-589.

[12] Wang L V, Hu S. Photoacoustic tomography: in vivo imaging from organelles to organs[J]. Science, 2012, 335(6075): 1458-1462.

[13] Lee D E, Koo H, Sun I C, et al. Multifunctional nanoparticles for multimodal imaging and theragnosis[J]. Chemical Society Reviews, 2012, 41(7): 2656-2672.

[14] Brown M A, Semelka R C. MRI: Basic Principles and Applications[M]. 4th ed. New York: John Wiley & Sons, Inc., 2011.

[15] Devuyst G, Bogousslavsky J, Ruchat P, et al. Prognosis after stroke followed by surgical closure of patent foramen ovale: a prospective follow-up study with brain MRI and simultaneous transesophageal and transcranial Doppler ultrasound[J]. Neurology, 1996, 47(5): 1162-1166.

[16] Tang H, Wu E X, Ma Q Y, et al. MRI brain image segmentation by multi-resolution edge detection and region selection[J]. Computerized Medical Imaging and Graphics, 2000, 24(6): 349-357.

[17] Heckemann R A, Hajnal J V, Aljabar P, et al. Automatic anatomical brain MRI segmentation combining label propagation and decision fusion[J]. NeuroImage, 2006, 33(1): 115-126.

[18] Osman N F, McVeigh E R, Prince J L. Imaging heart motion using harmonic phase MRI[J]. IEEE Transactions on Medical Imaging, 2000, 19(3): 186-202.

[19] Larson A C, White R D, Laub G, et al. Self-gated cardiac cine MRI[J]. Magnetic Resonance in Medicine: An Official Journal of the International Society for Magnetic Resonance in Medicine, 2004, 51(1): 93-102.

[20] Otazo R, Kim D, Axel L, et al. Combination of compressed sensing and parallel imaging for highly accelerated first-pass cardiac perfusion MRI[J]. Magnetic Resonance in Medicine, 2010, 64(3): 767-776.

[21] Haacke E M, Masaryk T J, Wielopolski P A, et al. Optimizing blood vessel contrast in fast three-

dimensional MRI[J]. Magnetic Resonance in Medicine, 1990, 14(2): 202-221.

[22] Stalder A F, Russe M F, Frydrychowicz A, et al. Quantitative 2D and 3D phase contrast MRI: optimized analysis of blood flow and vessel wall parameters[J]. Magnetic Resonance in Medicine: An Official Journal of the International Society for Magnetic Resonance in Medicine, 2008, 60(5): 1218-1231.

[23] Degani H, Gusis V, Weinstein D, et al. Mapping pathophysiological features of breast tumors by MRI at high spatial resolution[J]. Nature Medicine, 1997, 3(7): 780-782.

[24] Lewin J S, Connell C F, Duerk J L, et al. Interactive MRI-guided radiofrequency interstitial thermal ablation of abdominal tumors: clinical trial for evaluation of safety and feasibility[J]. Journal of Magnetic Resonance Imaging, 1998, 8(1): 40-47.

[25] Sipkins D A, Cheresh D A, Kazemi M R, et al. Detection of tumor angiogenesis *in vivo* by αvβ3-targeted magnetic resonance imaging[J]. Nature Medicine, 1998, 4(5): 623-626.

[26] Gillies R J, Raghunand N, Karczmar G S, et al. MRI of the tumor microenvironment[J]. Journal of Magnetic Resonance Imaging: An Official Journal of the International Society for Magnetic Resonance in Medicine, 2002, 16(4): 430-450.

[27] Barrett T, Brechbiel M, Bernardo M, et al. MRI of tumor angiogenesis[J]. Journal of Magnetic Resonance Imaging: An Official Journal of the International Society for Magnetic Resonance in Medicine, 2007, 26(2): 235-249.

[28] Salegio E A, Bringas J, Bankiewicz K S. MRI-guided delivery of viral vectors[M]. Gene Therapy for Neurological Disorders. New York: Humana Press, 2016: 217-230.

[29] Noroozian Z, Xhima K, Huang Y, et al. MRI-guided focused ultrasound for targeted delivery of rAAV to the brain[M]. Adeno-Associated Virus Vectors. New York: Humana Press, 2019: 177-197.

[30] Li S K, Lizak M J, Jeong E K. MRI in ocular drug delivery[J]. NMR in Biomedicine: An International Journal Devoted to the Development and Application of Magnetic Resonance *In vivo*, 2008, 21(9): 941-956.

[31] Curtis W A, Fraum T J, An H, et al. Quantitative MRI of diffuse liver disease: current applications and future directions[J]. Radiology, 2019, 290(1): 23-30.

[32] Peters M, Moerland M A, Noteboom J L, et al. MRI-guided brachytherapy in prostate cancer[J]. Nederlands Tijdschrift voor Geneeskunde, 2017, 161: D1708.

[33] Hola K, Markova Z, Zoppellaro G, et al. Tailored functionalization of iron oxide nanoparticles for MRI, drug delivery, magnetic separation and immobilization of biosubstances[J]. Biotechnology Advances, 2015, 33(6): 1162-1176.

[34] Gadian D G. NMR and its applications to living systems[J]. Journal of Magnetic Resonance-Series B, 1996, 113(2): 201.

[35] Callaghan P T. Principles of nuclear magnetic resonance microscopy[M]. Oxford: Oxford University Press, 1993.

[36] Wallyn J, Anton N, Akram S, et al. Biomedical imaging: principles, technologies, clinical aspects, contrast agents, limitations and future trends in nanomedicines[J]. Pharmaceutical Research, 2019, 36(6): 78.

[37] Nagahama H, Shonai T, Takashima H, et al. MRI of perfusion: principles and clinical applications[J]. Japanese Journal of Medical Physics: an Official Journal of Japan Society of Medical Physics, 2016, 36(2): 103-109.

[38] Padmanabhan P, Kumar A, Kumar S, et al. Nanoparticles in practice for molecular-imaging applications: an overview[J]. Acta Biomaterialia, 2016, 41: 1-16.

[39] Boesch C. Molecular aspects of magnetic resonance imaging and spectroscopy[J]. Molecular

Aspects of Medicine, 1999, 20(4-5): 185-318.

[40] Gadian D G. NMR and its applications to living systems[M]. Oxford: Oxford University Press, USA, 1995.

[41] Ogawa S, Tank D W, Menon R, et al. Intrinsic signal changes accompanying sensory stimulation: functional brain mapping with magnetic resonance imaging[J]. Proceedings of the National Academy of Sciences, 1992, 89(13): 5951-5955.

[42] Cassidy P J, Radda G K. Molecular imaging perspectives[J]. Journal of the Royal Society Interface, 2005, 2(3): 133-144.

[43] Hao D, Ai T, Goerner F, et al. MRI contrast agents: basic chemistry and safety[J]. Journal of Magnetic Resonance Imaging, 2012, 36(5): 1060-1071.

[44] Jacobs R E, Papan C, Ruffins S, et al. MRI: volumetric imaging for vital imaging and atlas construction[J]. Nature Reviews Molecular Cell Biology, 2003, 4(Supp. 9): SS10-SS15.

[45] Artemov D. Molecular magnetic resonance imaging with targeted contrast agents[J]. Journal of Cellular Biochemistry, 2003, 90(3): 518-524.

[46] Gandhi S N, Brown M A, Wong J G, et al. MR contrast agents for liver imaging: what, when, how[J]. Radiographics, 2006, 26(6): 1621-1636.

[47] Shokrollahi H. Contrast agents for MRI[J]. Materials Science and Engineering: C, 2013, 33(8): 4485-4497.

[48] Yurt A, Kazancı N. Investigation of magnetic properties of various complexes prepared as contrast agents for MRI[J]. Journal of Molecular Structure, 2008, 892(1-3): 392-397.

[49] Mitchell D G. Liver Ⅰ: currently available gadolinium chelates[J]. Magnetic Resonance Imaging Clinics of North America, 1996, 4(1): 37-51.

[50] Wood M L, Hardy P A. Proton relaxation enhancement[J]. Journal of Magnetic Resonance Imaging, 1993, 3(1): 149-156.

[51] Meng Q, Wu M, Shang Z, et al. Responsive gadolinium (Ⅲ) complex-based small molecule magnetic resonance imaging probes: design, mechanism and application[J]. Coordination Chemistry Reviews, 2022, 457: 214398.

[52] Tang J, Sheng Y, Hu H, et al. Macromolecular MRI contrast agents: structures, properties and applications[J]. Progress in Polymer Science, 2013, 38(3-4): 462-502.

[53] Korkusuz H, Ulbrich K, Welzel K, et al. Transferrin-coated gadolinium nanoparticles as MRI contrast agent[J]. Molecular Imaging and Biology, 2013, 15(2): 148-154.

[54] Lim J, Turkbey B, Bernardo M, et al. Gadolinium MRI contrast agents based on triazine dendrimers: relaxivity and in vivo pharmacokinetics[J]. Bioconjugate Chemistry, 2012, 23(11): 2291-2299.

[55] Kabalka G W, Davis M A, Moss T H, et al. Gadolinium-labeled liposomes containing various amphiphilic Gd-DTPA derivatives: targeted MRI contrast enhancement agents for the liver[J]. Magnetic Resonance in Medicine, 1991, 19(2): 406-415.

[56] Guenoun J, Koning G A, Doeswijk G, et al. Cationic Gd-DTPA liposomes for highly efficient labeling of mesenchymal stem cells and cell tracking with MRI[J]. Cell Transplantation, 2012, 21(1): 191-205.

[57] Cheng Z, Thorek D L J, Tsourkas A. Gadolinium-conjugated dendrimer nanoclusters as a tumor-targeted T_1 magnetic resonance imaging contrast agent[J]. Angewandte Chemie, 2010, 122(2): 356-360.

[58] Krishnan R R, Chandran S R, Johnson E, et al. Biomedical applications of dendrimer

functionalized magnetic nanoparticles[J]. Chemistry Select, 2022, 7(27): e202201401.

[59] Yang H, Santra S, Walter G A, et al. GdⅢ-functionalized fluorescent quantum dots as multimodal imaging probes[J]. Advanced Materials, 2006, 18(21): 2890-2894.

[60] Yang W, Guo W, Gong X, et al. Facile synthesis of Gd—Cu—In—S/ZnS bimodal quantum dots with optimized properties for tumor targeted fluorescence/MR in vivo imaging[J]. ACS Applied Materials & Interfaces, 2015, 7(33): 18759-18768.

[61] Vivero-Escoto J L, Taylor-Pashow K M L, Huxford R C, et al. Multifunctional mesoporous silica nanospheres with cleavable Gd (Ⅲ) chelates as MRI contrast agents: synthesis, characterization, target-specificity, and renal clearance[J]. Small, 2011, 7(24): 3519-3528.

[62] Huang C C, Tsai C Y, Sheu H S, et al. Enhancing transversal relaxation for magnetite nanoparticles in MR imaging using Gd^{3+}-chelated mesoporous silica shells[J]. ACS Nano, 2011, 5(5): 3905-3916.

[63] Huang C H, Nwe K, Al Zaki A, et al. Biodegradable polydisulfide dendrimer nanoclusters as MRI contrast agents[J]. ACS Nano, 2012, 6(11): 9416-9424.

[64] Ghaghada K B, Ravoori M, Sabapathy D, et al. New dual mode gadolinium nanoparticle contrast agent for magnetic resonance imaging[J]. PloS One, 2009, 4(10): e7628.

[65] Mao X, Xu J, Cui H. Functional nanoparticles for magnetic resonance imaging[J]. Wiley Interdisciplinary Reviews: Nanomedicine and Nanobiotechnology, 2016, 8(6): 814-841.

[66] Cassidy P J, Radda G K. Molecular imaging perspectives[J]. Journal of the Royal Society Interface, 2005, 2(3): 133-144.

[67] Babes L, Denizot B, Tanguy G, et al. Synthesis of iron oxide nanoparticles used as MRI contrast agents: a parametric study[J]. Journal of Colloid and Interface Science, 1999, 212(2): 474-482.

[68] Lu J, Ma S, Sun J, et al. Manganese ferrite nanoparticle micellar nanocomposites as MRI contrast agent for liver imaging[J]. Biomaterials, 2009, 30(15): 2919-2928.

[69] Abdallah Y M Y. An Introduction to PACS in Radiology Service: Theory and Practice[M]. London: Lambert Academic Publishing, 2012.

[70] Brown R A. The mathematics of three N-localizers used together for stereotactic neurosurgery[J]. Cureus, 2015, 7(10): e341.

[71] Peshkovsky A S, Peshkovsky S L, Bystryak S. Scalable high-power ultrasonic technology for the production of translucent nanoemulsions[J]. Chemical Engineering and Processing: Process Intensification, 2013, 69: 77-82.

[72] Hyafil F, Cornily J C, Feig J E, et al. Noninvasive detection of macrophages using a nanoparticulate contrast agent for computed tomography[J]. Nature Medicine, 2007, 13(5): 636-641.

[73] Jakhmola A, Anton N, Vandamme T F. Inorganic nanoparticles based contrast agents for X-ray computed tomography[J]. Advanced Healthcare Materials, 2012, 1(4): 413-431.

[74] Archana R, Sushma P, Ashok L, et al. Cone-beam computed tomography: small cone big scoop! [J]. Interational Poster Journal of Dentistry and Oral Medicine, 2010, 12(3):501.

[75] Pysz M A, Gambhir S S, Willmann J K. Molecular imaging: current status and emerging strategies[J]. Clinical Radiology, 2010, 65(7): 500-516.

[76] Goldman L W. Principles of CT and CT technology[J]. Journal of Nuclear Medicine Technology, 2007, 35(3): 115-128.

[77] Johns H E, Battista J, Bronskill M J, et al. Physics of CT scanners: principles and problems[J]. International Journal of Radiation Oncology, Biology, Physics, 1977, 3: 45-51.

[78] Willemink M J, Persson M, Pourmorteza A, et al. Photon-counting CT: technical principles and clinical prospects[J]. Radiology, 2018, 289(2): 293-312.

[79] Kong W H, Lee W J, Cui Z Y, et al. Nanoparticulate carrier containing water-insoluble iodinated oil as a multifunctional contrast agent for computed tomography imaging[J]. Biomaterials, 2007, 28(36): 5555-5561.

[80] Badea C T, Athreya K K, Espinosa G, et al. Computed tomography imaging of primary lung cancer in mice using a liposomal-iodinated contrast agent[J]. PloS One, 2012, 7(4): e34496.

[81] Kim D, Park S, Lee J H, et al. Antibiofouling polymer-coated gold nanoparticles as a contrast agent for in vivo X-ray computed tomography imaging[J]. Journal of the American Chemical Society, 2007, 129(24): 7661-7665.

[82] Xiao M, Nyagilo J, Arora V, et al. Gold nanotags for combined multi-colored Raman spectroscopy and X-ray computed tomography[J]. Nanotechnology, 2010, 21(3): 035101.

[83] Huo D, Ding J, Cui Y X, et al. X-ray CT and pneumonia inhibition properties of gold—silver nanoparticles for targeting MRSA induced pneumonia[J]. Biomaterials, 2014, 35(25): 7032-7041.

[84] Rabin O, Manuel Perez J, Grimm J, et al. An X-ray computed tomography imaging agent based on long-circulating bismuth sulphide nanoparticles[J]. Nature Materials, 2006, 5(2): 118-122.

[85] Kinsella J M, Jimenez R E, Karmali P P, et al. X-ray computed tomography imaging of breast cancer by using targeted peptide-labeled bismuth sulfide nanoparticles[J]. Angewandte Chemie International Edition, 2011, 50(51): 12308-12311.

[86] Jin Y, Li Y, Ma X, et al. Encapsulating tantalum oxide into polypyrrole nanoparticles for X-ray CT/photoacoustic bimodal imaging-guided photothermal ablation of cancer[J]. Biomaterials, 2014, 35(22): 5795-5804.

[87] Ai K, Liu Y, Liu J, et al. Large-scale synthesis of Bi_2S_3 nanodots as a contrast agent for *in vivo* X-ray computed tomography imaging[J]. Advanced Materials, 2011, 23(42): 4886-4891.

[88] Willmann J K, Van Bruggen N, Dinkelborg L M, et al. Molecular imaging in drug development[J]. Nature Reviews Drug Discovery, 2008, 7(7): 591-607.

[89] Yu S B, Watson A D. Metal-based X-ray contrast media[J]. Chemical Reviews, 1999, 99(9): 2353-2378.

[90] Singh J, Daftary A. Iodinated contrast media and their adverse reactions[J]. Journal of Nuclear Medicine Technology, 2008, 36(2): 69-74.

[91] Hallouard F, Anton N, Choquet P, et al. Iodinated blood pool contrast media for preclinical X-ray imaging applications-a review[J]. Biomaterials, 2010, 31(24): 6249-6268.

[92] Wang C L, Cohan R H, Ellis J H, et al. Frequency, management, and outcome of extravasation of nonionic iodinated contrast medium in 69 657 intravenous injections[J]. Radiology, 2007, 243(1): 80-87.

[93] Yin Q, Yap F Y, Yin L, et al. Poly (iohexol) nanoparticles as contrast agents for in vivo X-ray computed tomography imaging[J]. Journal of the American Chemical Society, 2013, 135(37): 13620-13623.

[94] Jakhmola A, Anton N, Anton H, et al. Poly-ε-caprolactone tungsten oxide nanoparticles as a contrast agent for X-ray computed tomography[J]. Biomaterials, 2014, 35(9): 2981-2986.

[95] Phelps M E, Hoffman E J, Mullani N A, et al. Application of annihilation coincidence detection to transaxial reconstruction tomography[J]. Journal of Nuclear Medicine, 1975, 16(3): 210-224.

[96] Ter-Pogossian M M, Phelps M E, Hoffman E J, et al. A positron-emission transaxial tomograph for nuclear imaging (PETT)[J]. Radiology, 1975, 114(1): 89-98.

[97] Soret M, Bacharach S L, Buvat I. Partial-volume effect in PET tumor imaging[J]. Journal of Nuclear Medicine, 2007, 48(6): 932-945.

[98] Cascini G L, Avallone A, Delrio P, et al. 18F-FDG PET is an early predictor of pathologic tumor response to preoperative radiochemotherapy in locally advanced rectal cancer[J]. Journal of Nuclear Medicine, 2006, 47(8): 1241-1248.

[99] Kwee R M. Prediction of tumor response to neoadjuvant therapy in patients with esophageal cancer with use of 18F FDG PET: a systematic review[J]. Radiology, 2010, 254(3): 707-717.

[100] Phelps M E. Positron emission tomography (PET)[M]// Mazziottan J, Gilman S. Clinical Brain Imaging: Principles and Applications. Philadelphia: FA Davis-Company, 1992: 71-107.

[101] Sharma V, Luker G D, Piwnica-Worms D. Molecular imaging of gene expression and protein function in vivo with PET and SPECT[J]. Journal of Magnetic Resonance Imaging: An Official Journal of the International Society for Magnetic Resonance in Medicine, 2002, 16(4): 336-351.

[102] Kirsch M, Wannez S, Thibaut A, et al. Positron emission tomography: basic principles, new applications, and studies under anesthesia[J]. International Anesthesiology Clinics, 2016, 54(1): 109-128.

[103] Zanzonico P. Positron emission tomography: a review of basic principles, scanner design and performance, and current systems[C]//Seminars in Nuclear Medicine. Philadelphia: WB Saunders, 2004, 34(2): 87-111.

[104] Schwinger J. Source theory analysis of electron-positron annihilation experiments[J]. Proceedings of the National Academy of Sciences, 1975, 72(12): 4725-4728.

[105] Mirabello V, Calatayud D G, Arrowsmith R L, et al. Metallic nanoparticles as synthetic building blocks for cancer diagnostics: from materials design to molecular imaging applications[J]. Journal of Materials Chemistry B, 2015, 3(28): 5657-5672.

[106] Kuhl D E, Edwards R Q. Image separation radioisotope scanning[J]. Radiology, 1963, 80(4): 653-662.

[107] Groch M W, Erwin W D. SPECT in the year 2000: basic principles[J]. Journal of Nuclear Medicine Technology, 2000, 28(4): 233-244.

[108] Groch M W, Ali A, Erwin W D, et al. Focal plane dual head longitudinal tomography[M]// Ahluwalia B P. Tomographic Methods in Nuclear Medicine: Physical Principles, Instruments, and Clinical Applications. Boca Raton: CRC Press, 2020: 123-150.

[109] Murphy P H, Thompson W L, Moore M L, et al. Radionuclide computed tomography of the body using routine radiopharmaceuticals. I. System characterization[J]. Journal of Nuclear Medicine, 1979, 20(2): 102-107.

[110] Keidar Z, Israel O, Krausz Y. SPECT/CT in tumor imaging: technical aspects and clinical applications[C]. Seminars in Nuclear Medicine. Philadelphia: WB Saunders, 2003: 205-218.

[111] Heiba S I, Kolker D, Mocherla B, et al. The optimized evaluation of diabetic foot infection by dual isotope SPECT/CT imaging protocol[J]. The Journal of Foot and Ankle Surgery, 2010, 49(6): 529-536.

[112] Spanu A, Solinas M E, Chessa F, et al. 131I SPECT/CT in the follow-up of differentiated thyroid carcinoma: incremental value versus planar imaging[J]. Journal of Nuclear Medicine, 2009, 50(2): 184-190.

[113] Uematsu T, Yuen S, Yukisawa S, et al. Comparison of FDG PET and SPECT for detection of bone metastases in breast cancer[J]. American Journal of Roentgenology, 2005, 184(4): 1266-1273.

[114] Mandl S, Schimmelpfennig C, Edinger M, et al. Understanding immune cell trafficking patterns via in vivo bioluminescence imaging[J]. Journal of Cellular Biochemistry, 2002, 87(S39): 239-

248.

[115]   Lu F M, Yuan Z. PET/SPECT molecular imaging in clinical neuroscience: recent advances in the investigation of CNS diseases[J]. Quantitative Imaging in Medicine and Surgery, 2015, 5(3): 433.

[116]   Raichle M E. Positron emission tomography[J]. Annual Review of Neuroscience, 1983, 6(1): 249-267.

[117]   Pollak P T, Brar G, Poinen K, et al. Treatment decisions in geriatric cardiac lymphoma facilitated by serial cardiac magnetic resonance imaging and positron emission tomography[J]. CJC Open, 2019, 1(3): 153-157.

[118]   Wu Q, Liu J, Zhang Y, et al. Predictive value of positron emission tomography for the prognosis of immune checkpoint inhibitors (ICIs) in malignant tumors[J]. Cancer Immunology, Immunotherapy, 2020, 69(6): 927-936.

[119]   Can T, Uzan G. Comparison of the diagnostic accuracy of diffusion-weighted magnetic resonance imaging and positron emission tomography/computed tomography in pulmonary nodules: a prospective study[J]. Polish Journal of Radiology, 2019, 84: 498-503.

[120]   Kim S K, Ahn S G, Mun J Y, et al. Genomic signature of the standardized uptake value in 18F-Fluorodeoxyglucose positron emission tomography in breast cancer[J]. Cancers, 2020, 12(2): 497.

[121]   Bilodeau A, Thériault S, Nadeau M, et al. Lipoprotein (a), oxidized phospholipids, and aortic valve microcalcification assessed by 18F-sodium fluoride positron emission tomography and computed tomography[J]. CJC Open, 2019, 1:131.

[122]   Şengöz T, Yüksel D, Yaylalı O, et al. Quantitative volumetric metabolic measurement of solitary pulmonary nodules by F-18 fluorodeoxyglucose positron emission tomography-computed tomography[J]. Turkish Journal of Thoracic and Cardiovascular Surgery, 2019, 27(4): 557-564.

[123]   Basu S, Hess S, Braad P E N, et al. The basic principles of FDG-PET/CT imaging[J]. PET Clinics, 2014, 9(4): 355-370.

[124]   Disselhorst J A, Bezrukov I, Kolb A, et al. Principles of PET/MR imaging[J]. Journal of Nuclear Medicine, 2014, 55(Supplement 2): 2S-10S.

[125]   Townsend D W. Physical principles and technology of clinical PET imaging[J]. Annals-Academy of Medicine Singapore, 2004, 33(2): 133-145.

[126]   Decristoforo C. Gallium-68-a new opportunity for pet available from a long shelf-life generator-automation and applications[J]. Current Radiopharmaceuticals, 2012, 5(3): 212-220.

[127]   Jødal L, Le Loirec C, Champion C. Positron range in PET imaging: non-conventional isotopes[J]. Physics in Medicine & Biology, 2014, 59(23): 7419.

[128]   Mirshojaei S F, Ahmadi A, Morales-Avila E, et al. Radiolabelled nanoparticles: novel classification of radiopharmaceuticals for molecular imaging of cancer[J]. Journal of Drug Targeting, 2016, 24(2): 91-101.

[129]   Qaim S M, Scholten B, Spahn I, et al. Positron-emitting radionuclides for applications, with special emphasis on their production methodologies for medical use[J]. Radiochimica Acta, 2019, 107(9-11): 1011-1026.

[130]   Patel D, Kell A, Simard B, et al. The cell labeling efficacy, cytotoxicity and relaxivity of copper-activated MRI/PET imaging contrast agents[J]. Biomaterials, 2011, 32(4): 1167-1176.

[131]   Yang X, Hong H, Grailer J J, et al. cRGD-functionalized, DOX-conjugated, and ^{64}Cu-labeled superparamagnetic iron oxide nanoparticles for targeted anticancer drug delivery and PET/MR imaging[J]. Biomaterials, 2011, 32(17): 4151-4160.

[132] Pressly E D, Pierce R A, Connal L A, et al. Nanoparticle PET/CT imaging of natriuretic peptide clearance receptor in prostate cancer[J]. Bioconjugate Chemistry, 2013, 24(2): 196-204.

[133] Locatelli E, Gil L, Israel L L, et al. Biocompatible nanocomposite for PET/MRI hybrid imaging[J]. International Journal of Nanomedicine, 2012, 7: 6021.

[134] Kim S, Chae M K, Yim M S, et al. Hybrid PET/MR imaging of tumors using an oleanolic acid-conjugated nanoparticle[J]. Biomaterials, 2013, 34(33): 8114-8121.

[135] Stockhofe K, Postema J M, Schieferstein H, et al. Radiolabeling of nanoparticles and polymers for PET imaging[J]. Pharmaceuticals, 2014, 7(4): 392-418.

[136] Lee D E, Na J H, Lee S, et al. Facile method to radiolabel glycol chitosan nanoparticles with ^{64}Cu via copper-free click chemistry for MicroPET imaging[J]. Molecular Pharmaceutics, 2013, 10(6): 2190-2198.

[137] Liu Y, Welch M J. Nanoparticles labeled with positron emitting nuclides: advantages, methods, and applications[J]. Bioconjugate Chemistry, 2012, 23(4): 671-682.

[138] Yankeelov T E, Peterson T E, Abramson R G, et al. Simultaneous PET-MRI in oncology: a solution looking for a problem?[J]. Magnetic Resonance Imaging, 2012, 30(9): 1342-1356.

[139] Bodet-Milin C, Eugène T, Bailly C, et al. FDG-PET in the evaluation of myeloma in 2012[J]. Diagnostic and Interventional Imaging, 2013, 94(2): 184-189.

[140] Hou S, Choi J, Garcia M A, et al. Pretargeted positron emission tomography imaging that employs supramolecular nanoparticles with in vivo bioorthogonal chemistry[J]. ACS Nano, 2016, 10(1): 1417-1424.

[141] Mascalchi M, Vella A, Ceravolo R. Movement disorders: role of imaging in diagnosis[J]. Journal of Magnetic Resonance Imaging, 2012, 35(2): 239-256.

[142] Vogel R A, Kirch D, LeFree M, et al. A new method of multiplanar emission tomography using a seven pinhole collimator and an Anger scintillation camera[J]. Journal of Nuclear Medicine, 1978, 19(6): 648-654.

[143] Groch M W, Erwin W D. Single-photon emission computed tomography in the year 2001: instrumentation and quality control[J]. Journal of Nuclear Medicine Technology, 2001, 29(1): 12-18.

[144] Meikle S R, Kench P, Kassiou M, et al. Small animal SPECT and its place in the matrix of molecular imaging technologies[J]. Physics in Medicine & Biology, 2005, 50(22): R45.

[145] Faber T L, Stokely E M, Templeton G H, et al. Quantification of three-dimensional left ventricular segmental wall motion and volumes from gated tomographic radionuclide ventriculograms[J]. Journal of Nuclear Medicine: Official Publication, Society of Nuclear Medicine, 1989, 30(5): 638-649.

[146] Groch M W, Schippers D J, Marshall R C, et al. Quantitative gated blood pool SPECT: analysis of 3-dimensional models for the assessment of regional myocardial wall motion[J]. Journal of Nuclear Cardiology, 2002, 9(3): 271-284.

[147] Zanzonico P. Principles of nuclear medicine imaging: planar, SPECT, PET, multi-modality, and autoradiography systems[J]. Radiation Research, 2012, 177(4): 349-364.

[148] Kong F L, Ford R J, Yang D J. Managing lymphoma with non-FDG radiotracers: current clinical and preclinical applications[J]. BioMed Research International, 2013, 2013: 626910.

[149] Wang J, Mi P, Lin G, et al. Imaging-guided delivery of RNAi for anticancer treatment[J]. Advanced Drug Delivery Reviews, 2016, 104: 44-60.

[150] Black K C L, Akers W J, Sudlow G, et al. Dual-radiolabeled nanoparticle SPECT probes for

bioimaging[J]. Nanoscale, 2015, 7(2): 440-444.

[151] Cherry S R. In vivo molecular and genomic imaging: new challenges for imaging physics[J]. Physics in Medicine & Biology, 2004, 49(3): R13.

[152] Fullerton G D, Hazle J D, Orton C G. The development of technologies for molecular imaging should be driven principally by biological questions to be addressed rather than by simply modifying existing imaging technologies[J]. Medical Physics, 2005, 32(5): 1231-1233.

[153] McVeigh E R. Emerging imaging techniques[J]. Circulation Research, 2006, 98(7): 879-886.

[154] Varani M, Bentivoglio V, Lauri C, et al. Methods for radiolabelling nanoparticles: SPECT use (part 1)[J]. Biomolecules, 2022, 12(10): 1522.

[155] Seo Y, Aparici C M, Chen C P, et al. Mapping of lymphatic drainage from the prostate using filtered ^{99m}Tc-sulfur nanocolloid and SPECT/CT[J]. Journal of Nuclear Medicine, 2011, 52(7): 1068-1072.

[156] Black K C L, Akers W J, Sudlow G, et al. Dual-radiolabeled nanoparticle SPECT probes for bioimaging[J]. Nanoscale, 2015, 7(2): 440-444.

[157] Chrastina A, Schnitzer J E. Iodine-125 radiolabeling of silver nanoparticles for in vivo SPECT imaging[J]. International Journal of Nanomedicine, 2010: 653-659.

[158] Perrier M, Busson M, Massasso G, et al. ^{201}Tl^{+}-labelled Prussian blue nanoparticles as contrast agents for SPECT scintigraphy[J]. Nanoscale, 2014, 6(22): 13425-13429.

[159] Cootney R W. Ultrasound imaging: principles and applications in rodent research[J]. Ilar Journal, 2001, 42(3): 233-247.

[160] Imai Y. The state of ultrasound technology in the diagnosis and treatment of liver diseases now and in the future[J]. Journal of Medical Ultrasonics, 2018, 45(2): 199-203.

[161] Mokhtari-Dizaji M, Gorji-Ara T, Ghanaeati H, et al. Ultrasound monitoring of temperature change in liver tissue during laser thermotherapy: 10℃ intervals[C]//2007 29th Annual International Conference of the IEEE Engineering in Medicine and Biology Society. New York: IEEE, 2007: 2130-2133.

[162] Porter T R, Xie F. Myocardial perfusion imaging with contrast ultrasound[J]. JACC: Cardiovascular Imaging, 2010, 3(2): 176-187.

[163] Schneider M. Design of an ultrasound contrast agent for myocardial perfusion[J]. Echocardiography, 2000, 17: s11-s16.

[164] Vejdani-Jahromi M, Nagle M, Trahey G E, et al. Ultrasound shear wave elasticity imaging quantifies coronary perfusion pressure effect on cardiac compliance[J]. IEEE Transactions on Medical Imaging, 2014, 34(2): 465-473.

[165] de Lange C, D Saugstad O, Solberg R. Assessment of cerebral perfusion with contrast-enhanced ultrasound during constriction of the neck mimicking malposition of the BD Odon Device™: a study in newborn piglets[J]. BJOG: An International Journal of Obstetrics & Gynaecology, 2017, 124: 26-34.

[166] Vinke E J, Eyding J, Korte C, et al. Quantification of macrocirculation and microcirculation in brain using ultrasound perfusion imaging[M]//Thomas H. Intracranial Pressure & Neuromonitoring ⅩⅥ. Switzerland: Springer, Cham, 2018: 115-120.

[167] Foster F S, Pavlin C J, Harasiewicz K A, et al. Advances in ultrasound biomicroscopy[J]. Ultrasound in Medicine & Biology, 2000, 26(1): 1-27.

[168] Turnbull D H, Bloomfield T S, Baldwin H S, et al. Ultrasound backscatter microscope analysis of early mouse embryonic brain development[J]. Proceedings of the National Academy of Sciences,

1995, 92(6): 2239-2243.

[169] Ihnatsenka B, Boezaart A P. Ultrasound: basic understanding and learning the language[J]. International Journal of Shoulder Surgery, 2010, 4(3): 55.

[170] Aldrich J E. Basic physics of ultrasound imaging[J]. Critical Care Medicine, 2007, 35(5): S131-S137.

[171] Pearlman A S, Stevenson J G, Baker D W. Doppler echocardiography: applications, limitations and future directions[J]. The American Journal of Cardiology, 1980, 46(7): 1256-1262.

[172] Izadifar Z, Babyn P, Chapman D. Mechanical and biological effects of ultrasound: a review of present knowledge[J]. Ultrasound in Medicine & Biology, 2017, 43(6): 1085-1104.

[173] Ter Haar G. Therapeutic applications of ultrasound[J]. Progress in Biophysics and Molecular Biology, 2007, 93(1-3): 111-129.

[174] Miller M W, Miller D L, Brayman A A. A review of in vitro bioeffects of inertial ultrasonic cavitation from a mechanistic perspective[J]. Ultrasound in Medicine & Biology, 1996, 22(9): 1131-1154.

[175] Gourevich D, Volovick A, Dogadkin O, et al. In vitro investigation of the individual contributions of ultrasound-induced stable and inertial cavitation in targeted drug delivery[J]. Ultrasound in Medicine & Biology, 2015, 41(7): 1853-1864.

[176] Sierra C, Acosta C, Chen C, et al. Lipid microbubbles as a vehicle for targeted drug delivery using focused ultrasound-induced blood-brain barrier opening[J]. Journal of Cerebral Blood Flow & Metabolism, 2017, 37(4): 1236-1250.

[177] Gramiak R, Shah P M. Echocardiography of the aortic root[J]. Investigative Radiology, 1968, 3(5): 356-366.

[178] Feinstein S B, Cheirif J, Ten Cate F J, et al. Safety and efficacy of a new transpulmonary ultrasound contrast agent: initial multicenter clinical results[J]. Journal of the American College of Cardiology, 1990, 16(2): 316-324.

[179] Kaneko O F, Willmann J K. Ultrasound for molecular imaging and therapy in cancer[J]. Quantitative Imaging in Medicine and Surgery, 2012, 2(2): 87.

[180] Appis A W, Tracy M J, Feinstein S B. Update on the safety and efficacy of commercial ultrasound contrast agents in cardiac applications[J]. Echo Research and Practice, 2015, 2(2): R55-R62.

[181] Unger E, Porter T, Lindner J, et al. Cardiovascular drug delivery with ultrasound and microbubbles[J]. Advanced Drug Delivery Reviews, 2014, 72: 110-126.

[182] Lindner J R. Microbubbles in medical imaging: current applications and future directions[J]. Nature Reviews Drug Discovery, 2004, 3(6): 527-533.

[183] Perera R, Nittayacharn P, Cooley M, et al. Ultrasound contrast agents and delivery systems in cancer detection and therapy[J]. Advances in Cancer Research, 2018, 139: 57-84.

[184] Porter T R, Xie F, Kricsfeld A. The mechanism and clinical implication of improved left ventricular videointensity following intravenous injection of multi-fold dilutions of albumin with dextrose[J]. The International Journal of Cardiac Imaging, 1995, 11(2): 117-125.

[185] Leen E, Ceccotti P, Kalogeropoulou C, et al. Prospective multicenter trial evaluating a novel method of characterizing focal liver lesions using contrast-enhanced sonography[J]. American Journal of Roentgenology, 2006, 186(6): 1551.

[186] Tang M X, Mulvana H, Gauthier T, et al. Quantitative contrast-enhanced ultrasound imaging: a review of sources of variability[J]. Interface Focus, 2011, 1(4): 520-539.

[187] Hoff L, Sontum P C, Hoff B. Acoustic properties of shell-encapsulated, gas-filled ultrasound

contrast agents[C]//1996 IEEE Ultrasonics Symposium. New York: IEEE, 1996: 1441-1444.

[188] Kiessling F, Mertens M E, Grimm J, et al. Nanoparticles for imaging: top or flop?[J]. Radiology, 2014, 273(1): 10.

[189] Paefgen V, Doleschel D, Kiessling F. Evolution of contrast agents for ultrasound imaging and ultrasound-mediated drug delivery[J]. Frontiers in Pharmacology, 2015, 6: 197.

[190] Wei S, Fu N, Sun Y, et al. Targeted contrast-enhanced ultrasound imaging of angiogenesis in an orthotopic mouse tumor model of renal carcinoma[J]. Ultrasound in Medicine & Biology, 2014, 40(6): 1250-1259.

[191] Hu Q, Wang X Y, Kang L K, et al. RGD-targeted ultrasound contrast agent for longitudinal assessment of Hep-2 tumor angiogenesis in vivo[J]. PLoS One, 2016, 11(2): e0149075.

[192] Yuan B, Rychak J. Tumor functional and molecular imaging utilizing ultrasound and ultrasound-mediated optical techniques[J]. The American Journal of Pathology, 2013, 182(2): 305-311.

[193] Xu J S, Huang J, Qin R, et al. Synthesizing and binding dual-mode poly (lactic-co-glycolic acid) (PLGA) nanobubbles for cancer targeting and imaging[J]. Biomaterials, 2010, 31(7): 1716-1722.

[194] Campbell R B. Tumor physiology and delivery of nanopharmaceuticals[J]. Anti-Cancer Agents in Medicinal Chemistry, 2006, 6(6): 503-512.

[195] Agarwal A, Ng W J, Liu Y. Principle and applications of microbubble and nanobubble technology for water treatment[J]. Chemosphere, 2011, 84(9): 1175-1180.

[196] Cai W B, Yang H L, Zhang J, et al. The optimized fabrication of nanobubbles as ultrasound contrast agents for tumor imaging[J]. Scientific Reports, 2015, 5(1):13725.

[197] Rapoport N, Nam K H, Gupta R, et al. Ultrasound-mediated tumor imaging and nanotherapy using drug loaded, block copolymer stabilized perfluorocarbon nanoemulsions[J]. Journal of Controlled Release, 2011, 153(1): 4-15.

[198] Wu H, Rognin N G, Krupka T M, et al. Acoustic characterization and pharmacokinetic analyses of new nanobubble ultrasound contrast agents[J]. Ultrasound in Medicine & Biology, 2013, 39(11): 2137-2146.

[199] Kang E, Min H S, Lee J, et al. Nanobubbles from gas-generating polymeric nanoparticles: ultrasound imaging of living subjects[J]. Angewandte Chemie International Edition, 2010, 49(3): 524-528.

[200] Min K H, Min H S, Lee H J, et al. pH-controlled gas-generating mineralized nanoparticles: a theranostic agent for ultrasound imaging and therapy of cancers[J]. ACS Nano, 2015, 9(1): 134-145.

[201] Smith B R, Gambhir S S. Nanomaterials for *in vivo* imaging[J]. Chemical Reviews, 2017, 117(3): 901-986.

[202] Sevick-Muraca E M, Houston J P, Gurfinkel M. Fluorescence-enhanced, near infrared diagnostic imaging with contrast agents[J]. Current Opinion in Chemical Biology, 2002, 6(5): 642-650.

[203] Ntziachristos V, Ripoll J, Wang L V, et al. Looking and listening to light: the evolution of whole-body photonic imaging[J]. Nature Biotechnology, 2005, 23(3): 313-320.

[204] Wang C, Wang Z, Zhao T, et al. Optical molecular imaging for tumor detection and image-guided surgery[J]. Biomaterials, 2018, 157:62-75.

[205] Solomon M, Liu Y, Berezin M Y, et al. Optical imaging in cancer research: basic principles, tumor detection, and therapeutic monitoring[J]. Medical Principles and Practice, 2011, 20(5): 397-415.

[206] Licha K, Olbrich C. Optical imaging in drug discovery and diagnostic applications[J]. Advanced

Drug Delivery Reviews, 2005, 57(8): 1087-1108.

[207] Jiang Y, Pu K. Molecular probes for autofluorescence-free optical imaging[J]. Chemical Reviews, 2021, 121(21): 13086-13131.

[208] Wang J, Mi P, Lin G, et al. Imaging-guided delivery of RNAi for anticancer treatment[J]. Advanced Drug Reviews, 2016, 104: 44-60.

[209] Cutler M. Transillumination of the breast[J]. Annals of Surgery, 1931, 93(1): 223.

[210] Geslien G E, Fisher J R, DeLaney C. Transillumination in breast cancer detection: screening failures and potential[J]. American Journal of Roentgenology, 1985, 144(3): 619-622.

[211] Etrych T, Lucas H, Janoušková O, et al. Fluorescence optical imaging in anticancer drug delivery[J]. Journal of Controlled Release, 2016, 226: 168-181.

[212] Qian X, Xu Z. Fluorescence imaging of metal ions implicated in diseases[J]. Chemical Society Reviews, 2015, 44(14): 4487-4493.

[213] O'Neill K, Lyons S K, Gallagher W M, et al. Bioluminescent imaging: a critical tool in pre-clinical oncology research[J]. The Journal of Pathology: A Journal of the Pathological Society of Great Britain and Ireland, 2010, 220(3): 317-327.

[214] Arranz A, Ripoll J. Advances in optical imaging for pharmacological studies[J]. Frontiers in Pharmacology, 2015, 6: 189.

[215] Martelli C, Dico A L, Diceglie C, et al. Optical imaging probes in oncology[J]. Oncotarget, 2016, 7(30): 48753.

[216] Miao Q, Pu K. Organic semiconducting agents for deep-tissue molecular imaging: second near-infrared fluorescence, self-luminescence, and photoacoustics[J]. Advanced Materials, 2018, 30(49): 1801778.

[217] Kim D, Lee N, Park Y I, et al. Recent advances in inorganic nanoparticle-based NIR luminescence imaging: semiconductor nanoparticles and lanthanide nanoparticles[J]. Bioconjugate Chemistry, 2017, 28(1): 115-123.

[218] Hill T K, Kelkar S S, Wojtynek N E, et al. Near infrared fluorescent nanoparticles derived from hyaluronic acid improve tumor contrast for image-guided surgery[J]. Theranostics, 2016, 6(13): 2314.

[219] Hill T K, Abdulahad A, Kelkar S S, et al. Indocyanine green-loaded nanoparticles for image-guided tumor surgery[J]. Bioconjugate Chemistry, 2015, 26(2): 294-303.

[220] Bradbury M S, Phillips E, Montero P H, et al. Clinically-translated silica nanoparticles as dual-modality cancer-targeted probes for image-guided surgery and interventions[J]. Integrative Biology, 2013, 5(1): 74-86.

[221] Medintz I L, Uyeda H T, Goldman E R, et al. Quantum dot bioconjugates for imaging, labelling and sensing[J]. Nature Materials, 2005, 4(6): 435-446.

[222] Pham X H, Park S M, Ham K M, et al. Synthesis and application of silica-coated quantum dots in biomedicine[J]. International Journal of Molecular Sciences, 2021, 22(18): 10116.

[223] Zhang Y, Hong G, Zhang Y, et al. Ag_2S quantum dot: a bright and biocompatible fluorescent nanoprobe in the second near-infrared window[J]. ACS Nano, 2012, 6(5): 3695-3702.

[224] Hong G, Lee J C, Robinson J T, et al. Multifunctional in vivo vascular imaging using near-infrared II fluorescence[J]. Nature Medicine, 2012, 18(12): 1841-1846.

[225] Chatterjee D K, Gnanasammandhan M K, Zhang Y. Small upconverting fluorescent nanoparticles for biomedical applications[J]. Small, 2010, 6(24): 2781-2795.

[226] Zheng X, Zhu X, Lu Y, et al. High-contrast visualization of upconversion luminescence in mice using time-gating approach[J]. Analytical Chemistry, 2016, 88(7): 3449-3454.

[227] Chen G, Qiu H, Prasad P N, et al. Upconversion nanoparticles: design, nanochemistry, and applications in theranostics[J]. Chemical Reviews, 2014, 114(10): 5161-5214.

[228] Lv R, Wang D, Xiao L, et al. Stable ICG-loaded upconversion nanoparticles: silica core/shell theranostic nanoplatform for dual-modal upconversion and photoacoustic imaging together with photothermal therapy[J]. Scientific Reports, 2017, 7(1): 15753.

【"可视"书角】

脊柱外科手术O型臂导航系统

外科手术导航系统指利用患者术前或术中的医学影像获取病灶区域细致的解剖结构，通过计算机呈现三维立体影像，为医生的手术操作提供实时、清晰的位置导航，以提高手术的安全性与精确性。O型臂导航系统就是临床应用最多的一个例子，近年来在外科手术中的应用越来越广泛。外科手术O型臂利用3D立体影像系统为医师提供术中实时路径导航，结合术前手术方案规划模拟的融合影像，为指导医师依照最佳手术路径操作提出重要参考。术中的CT影像可显示人体软硬组织与不同器官的相对位置、关联关系以及影响生理功能的重要部位，可协助医生即时校正手术路径，避免伤害手术周边区域的神经、血管等重要组织与脏器，从而有效提高了手术的安全性、准确性，降低了患者的损伤风险及并发症的发生率，凸显了医学可视化技术在影像导航手术领域的巨大应用价值。

以O型臂导航下经椎间孔入路腰椎体融合术为例，脊柱及周围组织的解剖结构复杂，毗邻重要的中枢神经及血液循环系统，使用O型臂导航系统进行手术可获取脊柱螺钉置钉全过程的动态高清晰度三维CT影像与视频，在患者麻醉后切开背部软组织，做脊柱螺钉置钉前准备。而后，O型臂导航系统对术中所用置钉器械进行位置识别，对脊柱部位进行重建扫描。最终依据扫描影像，术中对脊柱螺钉置钉进行精准定位与导航规划，医生依系统规划的脊柱螺钉置钉路径操作，与传统开放式手术相比，准确度从80%提升至97%，同时降低了经椎间孔入路腰椎体融合手术对患者潜在的致残、致瘫等风险。由此可见，O型臂导航系统的临床应用为外科手术的精准操作提供了重要保障，也为患者术后及早康复与保持良好生活质量提供了可能。

脊柱外科O型臂
导航系统【视频】

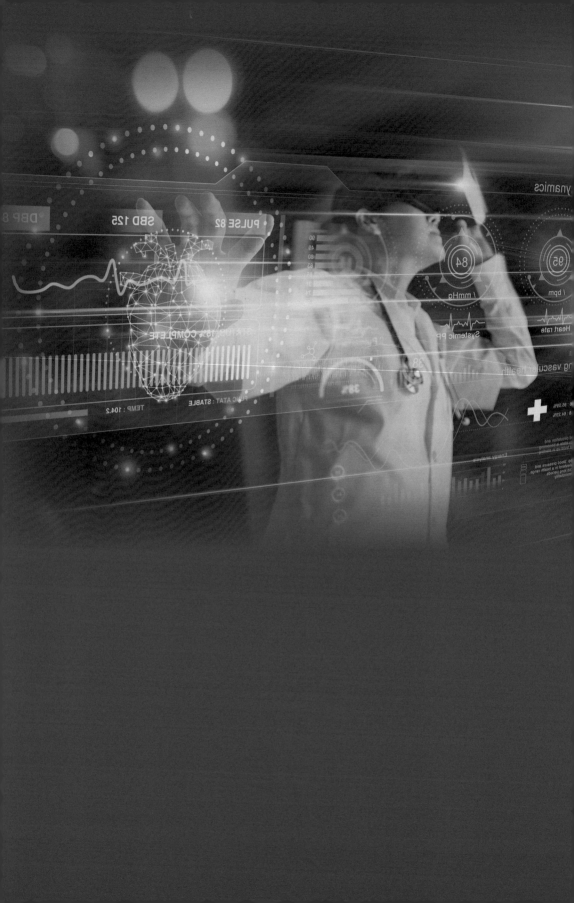

第三章

分子影像与分子影像探针

【本章概要】

　　随着细胞生物学与分子生物学等学科的发展，结合传统医学影像技术，在细胞与分子层面运用靶向分子探针进行实时示踪与精准治疗的分子影像学应运而生。分子影像学是运用影像技术对体内生理或病理过程可视化并定量分析的学科，被誉为"21世纪的医学影像学"。分子影像技术包括磁共振分子影像、超声分子影像、光学分子影像、核医学分子影像等，以及建立双模态、多模态分子影像。它们将基因表达、蛋白质间相互作用、信号转导和细胞代谢等生命系统中疾病发生、发展的过程可视化，为分子生物学与临床医学架起了一座桥梁，为各种疾病的早期诊断与治疗评价提供了强大工具。本章将详细讲述各种分子影像技术及其分子影像探针的类型与制备，阐述不同分子影像模态的临床应用，并展望这一学科未来的发展趋势。

【编者介绍】

本章编者：刘哲（天津大学医学部），杨琰（温州医科大学附属第二医院），余方芳（温州医科大学附属第二医院），张阔（天津大学医学部），石钰（天津大学医学部），杨焱惜（天津大学医学部），孔欣茹（天津大学医学部）。

说明：本章得到国家自然科学基金（21575106、82072057）、教育部第二批国家级新工科研究与实践项目（E-YGJH20202801）、天津大学研究生教育国际教学资源建设项目（ENT20019）、浙江省基础公益研究计划项目（LSY19H180008）、温州市科技局科研基金资助项目（Y20160155）等课题经费的大力资助，在此致以诚挚感谢。

一、单模态分子影像

分子影像学是将传统医学影像学与靶向分子探针结合，对特异性识别的生物标志物进行实时定性或定量成像，在细胞或分子水平上研究生命活体的生理或病理过程，进行疾病诊断与治疗的学科。传统医学影像技术通常基于生命体解剖结构和功能代谢进行成像，呈现的多为组织或器官的形态学变化或生理功能的改变，凭借病理部位的物理学或组织生理学来诊断疾病的发生和发展。在此基础上，分子影像能够探测活体内早期的生理或病理过程，识别疾病早期发生的分子或细胞结构与功能的异常变化，用于人类重大疾病的早期精准诊断及治疗方案的选择和优化。传统医学影像学和分子影像学的主要区别参见表 3.1。

表3.1　传统医学影像学与分子影像学的主要区别

项目	传统医学影像学	分子影像学
成像对象	解剖结构、功能代谢	细胞或分子水平上生物标志物的特异性识别与表征
成像功能	组织或器官形态学的改变、生理或病理功能的变化	早期生理或病理生化过程的异常与分子机制的断定
成像特点	组织或器官形态学检查	特征生物标志物的实时定性、定量分析与检测
成像应用	疾病中晚期诊断与治疗方案规划	重大疾病的早期精准诊断及治疗方案的选择与优化

（一）磁共振分子影像

1. 磁共振分子影像探针

磁共振分子影像探针通常为超顺磁性纳米粒子（superparamagnetic nanoparticles），超顺磁性是指铁磁性物质被磁化后在外加磁场环境下完全丧失内禀磁性的特性[1]。常见的超顺磁性纳米粒子包括超顺磁性氧化铁（superparamagnetic iron oxide，SPIO）和超小超顺磁性氧化铁（ultrasmall superparamagnetic iron oxide，USPIO），目前已广泛应用于磁共振分子影像，它们具有独特的磁性，能够显著地缩短纵向弛豫（T_1）和横向弛豫（T_2）时间。在二十世纪八十年代中期超顺磁性粒子首次被用于医学磁共振成像[2]。超顺磁性粒子通过影响自旋-晶格（T_1）和自旋-自旋（T_2）弛豫过程，缩短弛豫时间 T_1、T_2 或 T_2^*。超顺磁性粒子的局部累积导致 T_1 信号增强（正对比），或 T_2、T_2^* 的弛豫信号降低（负对比）。超顺磁性粒子的粒径只有几纳米到几微米，造成了 T_2/T_2^* 或 T_1 加权序列信号衰减效应的多样性。一般而言，T_2/T_2^* 加权序列信号衰减效应随超顺磁性粒子粒径的增大而增大，T_1 加权序列的信号衰减效应随超顺磁性粒子粒径的增大而减小[3]。

超顺磁性氧化铁纳米粒子以 Fe_3O_4 为核心，外层包被单层或多层生物相容性材料以确保粒子具有良好的稳定性、粒径分布、表面反应性等[4,5]。铁和亚铁盐的水相共沉淀法（温度 < 100℃）是合成氧化铁纳米粒子的一种常见方法[6]。因超顺磁性纳米粒子在生物环境中极易聚集而失去固有磁性，因此构建合成稳定的胶体对于提高其体内稳定

性与生物相容性非常重要，右旋糖酐、聚乙二醇（PEG）、白蛋白、脂质体等壳层材料可作为单晶或多晶超顺磁性纳米粒子的稳定剂[7-9]。图3.1描述了超顺磁性纳米粒子作为磁共振分子影像探针用于临床前研究、临床应用的设计思路与构建方法[10]。

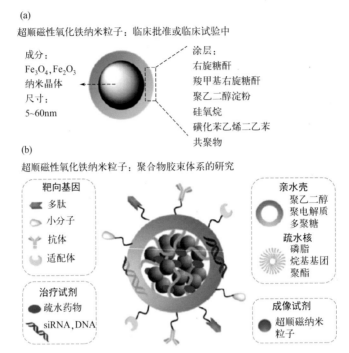

图 3.1　具有代表性的超顺磁性纳米粒子作为磁共振分子影像探针的构建方法及其生物医学应用[10]
（a）经临床批准或处于临床试验中的超顺磁性纳米粒子，它们具有超顺磁性氧化铁内核与生物相容性壳层；（b）用于临床前研究的多功能化的超顺磁性纳米粒子，它们由两亲性聚合物形成纳米胶束结构，具有亲水性壳层与疏水性内核，内部包裹了疏水稳定剂，表面层偶联了靶向配体，作为功能载体可以携带治疗性药物分子

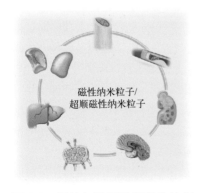

图 3.2　锰基与铁基超顺磁性纳米粒子的临床应用

超顺磁性氧化铁纳米粒子在静脉注射后能被单核吞噬细胞系统（mononuclear phagocytic system，MPS）或网状内皮系统（reticulo endothelial system，RES）摄取捕获。在二十世纪八十年代后期，超顺磁性氧化铁纳米粒子成为使用频率较高的磁共振成像对比剂，在脑、肝脏、脾脏、淋巴结、骨髓的疾病及动脉粥样硬化斑块、肿瘤的诊断和疗效评估中应用广泛[11-16]（图3.2）。截至目前，一些基于超顺磁性纳米粒子的分子影像探针已经被欧洲国家和美国批准用于临床成像，表3.2详细总结了商业化超顺磁性纳米粒子家族在临床前试验和临床应用的情况。

表3.2 商业化超顺磁性氧化铁纳米粒子的研发现状

名称	商品名	生产厂家	成像模式	主要成分	内核材料	壳层包被材料	医学应用
Ferumoxide	Feridex® Endorem®	AMAG Pharmaceuticals Guerbet	T_2	SPIO	Fe^{3+}/Fe^{2+}	右旋糖酐	肝、脾、骨髓
Ferucarbotran	Resovist® Cliavist®	Bayer Healthcare Pharmaceuticals	T_2	SPIO	Fe^{3+}/Fe^{2+}	羧基葡聚糖	肝、脾、骨髓
Ferumoxtran-10	Sinerem® Combidex®	AMAG Pharmaceuticals Guerbet	$T_2(T_1)$	USPIO	Fe^{3+}/Fe^{2+}	右旋糖酐	肝、脾、骨髓
Ferucarbotran	Supravist®	Bayer Healthcare Pharmaceuticals	$T_2(T_1)$	USPIO	Fe^{3+}/Fe^{2+}	羧基葡聚糖	血管、淋巴结
Ferumoxytol	Feraheme® Rienso®	AMAG Pharmaceuticals Takeda Pharmaceutical	T_1	USPIO	Fe^{3+}/Fe^{2+}	羧甲基葡聚糖	血管
Ferumoxil	Gastro- MARK® Lumirem®	AMAG Pharmaceuticals Guerbet	T_2	SPIO	Fe^{3+}/Fe^{2+}	硅	胃肠道
Ferristene	Abdoscan®	GE Healthcare	T_2	SPIO	Fe^{2+}	苯乙烯/二乙烯基苯	胃肠道

2. 磁共振分子影像探针的生物医学应用

超顺磁性分子探针利用其自身的特点，在炎症、肿瘤、肝脾疾病的诊断等方面有着十分广泛的临床应用。

（1）炎症检测

炎症是机体对有害刺激（如病原体或刺激物等）的复杂生物反应的一部分，涉及免疫细胞、血管和分子介质。E-选择素（E-selectin）靶向的超顺磁性氧化铁纳米粒子（SPIO）已用于检测外伤性脑损伤小鼠模型的内皮激活[17]。另外，将超顺磁性氧化铁纳米粒子与血管细胞黏附分子1（VCAM-1）的特异性环状多肽偶联，可实现对动脉粥样硬化小鼠模型的血管炎症的动态可视化，用于检测早期动脉粥样硬化斑块的存在与发展状态[18]。

（2）肿瘤诊断

由于超顺磁性氧化铁纳米粒子在肿瘤病灶的聚集以及增强渗透与滞留效应（enhanced permeability and retention，EPR），基于超顺磁性氧化铁纳米粒子的磁共振分子影像探针可用于肝转移肿瘤病灶或脑胶质瘤病灶的早期临床诊断[19,20]。此外，超顺磁性氧化铁纳米粒子还可用于乳腺癌、头颈癌、食管与支气管癌、直肠癌、胃癌，盆腔及泌尿外科疾病的辅助诊断[21-26]。功能化超顺磁性氧化铁纳米粒子可特异性地靶向癌细胞表面过表达的受体蛋白，常用于早期肿瘤微小病灶的靶向成像。例如，人表皮生长因子受体2（HER-2/Neu）是乳腺癌靶点之一，超顺磁性氧化铁纳米粒子结合人源抗HER-2/Neu单克隆抗体（Herceptin）可用于磁共振分子影像的早期乳腺癌检测[27]。由于乳腺癌组织中叶酸受体（folate receptor，FR）的过表达，叶酸分子（folic acid，

FA）成为另一种常用于特异性靶向乳腺癌的配体分子，共价偶联叶酸分子的超顺磁性氧化铁纳米粒子可用于叶酸受体阳性表达的人乳腺癌细胞的特异性识别，并在活体肿瘤组织内呈现选择性累积[28]。钆塞酸二钠（Gd-EOB-DTPA）是一种磁共振成像分子探针，也是商业化磁共振对比剂 Eovist 的主要成分，常用于检测原发性肝细胞癌（hepato-cellular carcinoma，HCC）。正常肝细胞表达有机阴离子转运多肽 1B3（organic anion transporting polypeptide 1B3，OATP1B3，睾酮膜转运体的一种），而大多数肝癌细胞呈现低表达[29,30]。Eovist 通过检测作为报告基因的 OATP1B3 的表达水平，可进一步评估前列腺癌的分级和转移。一项利用 Eovist 来判断不同类型前列腺癌的 II 期临床试验已于 2013 年开始。而胆管癌是一种发源于胆管上皮细胞的恶性肿瘤，发病率在肝脏恶性肿瘤中居第二位[31]。目前，一项利用 Evoist 进行增强双能 CT 检查（高分辨率与高敏感度）诊断肝门周围胆管癌的临床 I 期试验已经开展。

自从 2007 年美国肿瘤协会建议乳腺癌高危人群应每年接受乳腺核磁共振成像以进行早期筛查以来，乳腺核磁共振逐渐受到重视并被大众广泛接受[32]。乳腺核磁共振成像不仅用于乳腺癌的术前检查与化疗疗效的评估，还可用于乳腺癌术后腋窝淋巴结的转移判断，以及乳房成型术后假体状态的临床随访[33]。

（3）肝脏及脾脏疾病诊断

直径介于 100～150nm 的顺磁性氧化铁纳米粒子被肝脏实质 Kupffer 细胞摄取后会导致摄取部位的肝脏组织 T_2/T_2^* 信号减弱。原发或继发性肝脏恶性肿瘤由于 Kupffer 细胞缺乏，使之在注射顺磁性氧化铁纳米粒子后不会出现 T_2/T_2^* 信号减低[34]，从而使病变肝脏肿瘤组织显像更为清晰[35,36]。同样地，顺磁性氧化铁纳米粒子亦可用于脾脏的原发和继发性肿瘤以及异位脾脏组织的磁共振影像诊断。

（4）淋巴结和骨髓成像

由于超顺磁性氧化铁纳米粒子在网状内皮系统中集聚较少，且从脉管渗出后易被淋巴组织巨噬细胞摄取，淋巴组织 T_2/T_2^* 信号减低现象通常容易被观察到，因此被广泛用于淋巴结磁共振成像。这一特点还可用于诊断和评估乳腺癌、食管癌、支气管癌和胃癌[37-39]。此外，通过超顺磁性氧化铁纳米粒子注射可以用于造血骨髓和再转化骨髓的鉴别诊断，其表现为炎症髓腔病变在骨髓巨噬细胞的存在下摄取超顺磁性氧化铁纳米粒子的量增多，最终导致 T_2/T_2^* 信号减低[40]。

（5）动脉粥样硬化斑块评估

超顺磁性氧化铁纳米粒子静脉注射后，软性斑块引发的急性动脉粥样硬化血栓闭塞表现出 T_2/T_2^* 信号减低，因此临床上可利用超顺磁性氧化铁纳米粒子进行动脉粥样斑块的状态评估[41,42]。

（6）肺部疾病显像与肺灌注

肺灌注的磁共振成像是指通过磁共振影像的形态学改变来评估肺的血流异常情况[43]。同时，通过肺部血流灌注可定量评估肺癌术后的肺功能变化。此外，肺部磁共振成像还包括单肺移植术后评估、Fontan 循环评估、肺气肿术后评估、肺减容手术评估、射频消融术后肺静脉栓塞的评估等[44,45]。

（二）超声分子影像

1. 载气微泡作为超声成像对比剂与功能药物载体

自 1968 年以来，载气微泡就已被合成，并用于增强超声影像的对比。这类载气微泡通常由惰性气核和一层脂质体、蛋白质或聚合物类的外壳组成，典型的微泡直径为 $0.5 \sim 10\mu m$（图 3.3）[46]。载气微泡的气核则由惰性或无毒气体组成，如空气、氮气、六氟化硫（SF_6）或全氟化碳等。其中，六氟化硫和全氟化碳由于体内溶解度和扩散度较低、稳定性可靠、能够长时间地参与血液循环等特性，近年来受到了持续关注。与血液或其他组织相比，气体的声阻抗是它们的 1/4000 ~ 1/1000，反射率高达 99.6%。因此，载气微泡可以很容易地增强超声成像的对比度。载气微泡的壳层材料主要包括白蛋白、半乳糖、脂质体和表面活性剂，外部壳层能够有效保护微泡的气核，并能保护其封装的物质不受外部组织微环境的影响，在体内保持稳定的物化性质。外壳材料要具有良好的生物相容性，无免疫原性或毒副作用，符合生物医用材料体内降解等要求 [47]。与软壳载气微泡相比，由人工合成的聚合物或变性蛋白制成的硬壳载气微泡具有更好的稳定性，其较厚的壳层具备增药负载的能力，对破坏性高强度超声具有良好的耐受性，而且更便于微泡结构的生物化学修饰，在科学研究与产业界都受到了普遍关注 [48]。

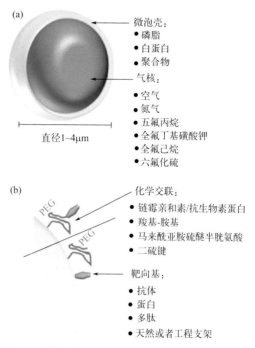

图 3.3　载气微泡作为超声对比剂与功能药物载体的设计与结构 [46]

受体分子特异性靶向的载气微泡可通过在微泡表面偶联配体分子来构建，常用的生物偶联（bioconjugation）技术包括共价偶联、静电吸引、偶极 - 偶极相互作用、氢键、生物素 - 链霉素亲和偶联等。基于上述思路，载气微泡的设计与构建用于超声分子成像探针，须考虑以下几方面的因素：

① 生物安全性和使用的便捷性；

② 载气微泡的体内稳定性与超声成像时间窗口；

③ 超声微泡壳层的回波散射性能要好，以有效提高成像的对比度与分辨率；

④ 超声气核与壳层材料无明显毒副作用，无免疫原性及长期滞留体内引起的毒性。

目前，世界上已有多种商业化的超声载气微泡被相继开发，作为超声成像对比剂或功能化药物载体，广泛用于血流灌注、心脏超声、超声溶栓治疗及肿瘤药物的可控递送等 [49-56]（表 3.3）。

表3.3　临床使用的商用超声对比剂

商品名	制造商	壳层材料	气核	粒径/μm	主要应用
Albunex	美国分子生物学系统公司（Molecular Biosystems）	白蛋白	空气	3.8±2.5	心血管成像、心肌灌注、肿瘤热消融
Optison	美国安玛西亚公司（Amersham）	白蛋白	C_3F_8	1.0~2.3	心血管成像、腹部内脏检查、超声辅助溶栓
Levovist	德国拜耳先灵公司（Schering AG）	脂质体/半乳糖	空气	2~4	心血管成像、腹部内脏检查、超声辅助溶栓
SonoVue	意大利博莱克公司（Bracco Diagnostics）	脂质体	SF_6	2~3	血管成像、颈动脉斑块显像、基因转染治疗、药物递送
Definity	美国百时美施贵宝医学成像公司（Bristol-Myers Squibb Medical Imaging）	脂质体/表面活性剂	C_3F_8	1.1~3.3	心血管成像、心肌灌注、肿瘤诊断治疗、超声辅助溶栓
Sonazoid	丹麦奈科明公司/美国安玛西亚公司（Nycomed/Amersham）	脂质体	C_4F_{10}	2~2.8	超声影像引导的肿瘤治疗与疗效评估

2. 超声介导的载气微泡的生物医学应用

在超声作用下，载气微泡可用于靶向药物可控递送、影像导航疾病治疗等。在靶向药物可控递送方面，载气微泡的声孔作用（sonoporation）与空化效应（cavitation）被认为是有效开放细胞间隙、促进胞内药物递送的主要因素[57]。载气微泡的声孔效应指微泡在超声作用下，靠近细胞边界的惯性空化会促使微泡壳层破裂，从而引起胞外的激波和微射流，导致细胞膜间隙的瞬态开放。载气微泡动力学的研究发现：空化效应所形成的胞液的快速流动与液体微射流能够造成细胞膜局部表面损伤，在细胞膜上形成直径约 16μm 的孔洞[58]。研究证明，超声介导的细胞膜瞬时开放有助于实现药物分子由胞外向胞内的可控递送。

基于此，超声靶向微泡击破技术（ultrasound targeted microbubble destruction，UTMD）目前已成为临床超声介导治疗与载气微泡靶向给药递送的常用策略。Fuji 等利用该技术提高了大鼠体内心肌梗死干细胞因子（stem cell factor，SCF）和基质细胞衍生因子（stromal cell derived factor，SDF）的递送效率，并观察到靶向组织聚集药物浓度的增加与组织修复能力的增强[59]。此外，载气微泡还可用于非病毒基因的功能载体，包载递送转染质粒，如 DNA、siRNA、mRNA 等，用于靶向特异组织的基因治疗。Bekerdejian 验证了质粒 DNA 与载气微泡结合联合超声可将质粒高度特异性地释放到心脏部位[60]。Chertok 报道了用肝素修饰、DNA 负载的载气微泡与纳米材料，利用超声靶向微泡击破技术高效转染肝素抑制基因，使得肿瘤组织的基因转染效率提高了 10 倍（图 3.4）[61]。

在成像方面，超声载气微泡已广泛用于炎症和心血管疾病的临床前诊断研究。Machtaler 利用偶联 P- 选择素和 E- 选择素（P-Selectin/E-Selectin）的双靶点探针进行超声成像，用于评估急性炎症的发生。载气微泡注射后，观察小鼠的炎症发生状态，研究发现小鼠急性炎症发生时第 0、1、3 天的超声回声强度增强，同时免疫荧光实验中 P- 选择素和 E- 选择素阳性的血管组织占比升高。该方法已被证实可以准确评估临床相关的慢性炎症性肠病（IBD）模型小鼠的急性炎症[62]。由于确定微小血栓的位置比较困难，

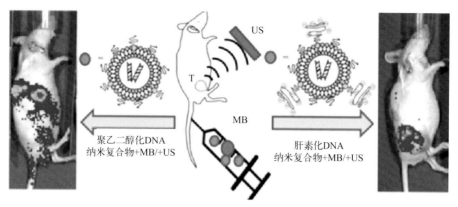

图3.4 荷瘤小鼠静脉注射肝素修饰、DNA 负载的载气微泡与纳米材料 DNAlipHep 和
DNAlipPEG，结合超声靶向微泡击破技术高效转染肝素抑制基因，用于肿瘤组织的基
因治疗[61]

US：超声；MB：微泡；T：肿瘤

血管或心腔内血栓的早期诊断一直具有挑战性。利用超声分子成像，联合用于特异性
血栓诊断的靶向载气微泡，Hu 等研制了功能微泡以检测动脉血栓，研究证明富含血小
板的微小血栓处，超声回声强度增强，腹主动脉血栓强度比对照组高出 3.2 倍[63]。

在疾病治疗方面，功能载气微泡联合超声分子影像得到了更广泛的应用。在 H22
肝癌移植瘤模型中，Zhu 等在注射阿霉素（DOX）时联合使用了超声靶向微泡击破技
术。DOX +UTMD 处理的实验组中，动物肿瘤抑制率和治疗后的生存率最高，表明这
一联合策略的肿瘤抑制作用良好，治疗方案未显示明显的副作用[64]。在另一项类似的
研究中，Aryal 等应用聚焦超声（focus ultrasound，FUS）对荷胶质肉瘤细胞的大鼠（9L/
lacZ）进行了三周的干预治疗，研究发现 FUS +DOX 组实验鼠的生存时间最长，而未
提示明显的副作用[65]。

（三）光学分子影像

光学成像，特别是荧光成像，与其他成像模式相比有着较高的成像分辨率和检测
灵敏度[66]。然而，传统的荧光染料亮度较低，在光漂白性与肿瘤非特异靶向性等方面
存在固有缺点[67]。因此，发展基于功能纳米材料和荧光纳米颗粒的分子影像探针吸引
了研究者更多的关注，其中上转换发光、近红外发光与聚集诱导发光等技术近年来得
到了高度关注，相关研究与应用较为活跃。

1.上转换发光

上转换发光（up-conversion luminescence，UCL），即反斯托克斯（anti-stokes）发光，
是一种非线性发光效应，通常指具有较低能量的光子受到低能量的光激发而发射出较高
能量的光，该过程须满足能量守恒原理，并确保每次发射的高能光子需要两个或更少的
光子激发[68]。上转换发光涉及光物理学的多个概念与应用，如能量转移（energy transfer，

ET）、基态吸收（ground state absorption，GSA）、激发态吸收（excited state absorption，ESA）和替代能量转移（alternative energy transfer，AET）等。上转换发光纳米粒子可用于肿瘤组织的靶向成像和细胞示踪[69-74]。Li 等开发了精氨酸 - 甘氨酸 - 天冬氨酸（arginine-glycine-aspartic acid，RGD）环状三肽标记的上转换发光纳米材料用于肿瘤组织的靶向成像。环状三肽 c（RGDFK）由于对人胶质母细胞瘤细胞 U87MG 上的整合素 $\alpha_v\beta_3$ 受体具有亲和力，赋予了上转换发光纳米粒子特异性肿瘤靶向能力，即使在注入小鼠体内 24h 后，U87MG 接种的肿瘤部位仍呈现高荧光信号，而整合素 $\alpha_v\beta_3$ 受体阴性表达的乳腺癌细胞 MCF-7 接种的肿瘤组织未检测到信号，因此这一上转换发光的纳米材料可用于高对比度荧光成像，并实现肿瘤特异性靶向影像与高荧光活体动物的可视化示踪[70-75]。

2. 近红外发光

近红外发光（near infrared fluorescence，NIR FL，700nm ＜ λ ＜ 900nm）的荧光分子影像具有优越的光学灵敏度、较深的生物组织穿透性与较低的光毒性，目前已发展了数十年时间[76]。近红外发光成像包括光子迁移断层扫描（photon migration tomography，PMT）、扩散光学断层扫描（diffusion optical tomography，DOT）、光学相干断层扫描（optical coherence tomography，OCT）和医学光学断层扫描（medical optical tomography，MOT）等[77]。用于近红外发光的荧光分子探针在临床前小动物光学成像中有着广泛的应用。随着近红外发光染料的不断发展，与传统化学治疗、放射治疗或外科开放式手术相比，光敏物质参与的疾病无创 / 微创治疗策略［如光动力治疗（PDT）、光热治疗（PTT）和声动力治疗（SDT）等］为重大疾病的先进治疗方案带来了更好的便捷性、良好的预后与最小化的治疗副作用。在声学（如超声）或光学（如激光）手段的刺激下，光敏或声敏物质分子受激发，产生对肿瘤细胞具有诱导凋亡作用的单线态活性氧簇（ROS）。Zheng 等制备了包载化疗药物阿霉素和光敏剂吲哚菁绿（ICG）的嵌段共聚物 PLGA- 卵磷脂 -PEG 纳米粒子（DINPs），用于肿瘤高效的化学 - 光热联合治疗（图 3.5）[78]。同时，研究发现在激光照射下，化疗药物分子阿霉素的释放速率得到提升，由此提高了联合治疗的疗效。

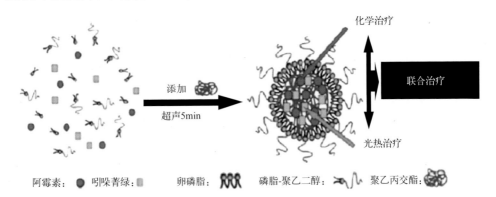

图 3.5　包载化疗药物阿霉素和光敏剂吲哚菁绿的嵌段共聚物 PLGA- 卵磷脂 -PEG 纳米粒子用于化疗 - 光热联合治疗[78]

Punganuru 等设计构建了近红外光激活的 NAD（P）H 醌氧化还原酶 1（NQO1）型荧光分子探针（NIR-ASM），用于内源性 NQO1 的在体检测与三种肿瘤（A549 肺癌、Lewis 肺癌和乳腺癌 MDA-MB231）荷瘤小鼠的活体荧光成像。肿瘤组织的荧光强度在探针静脉注射后 30min 时到达最大值，呈现出较高的图像信噪比（图 3.6）[79]。

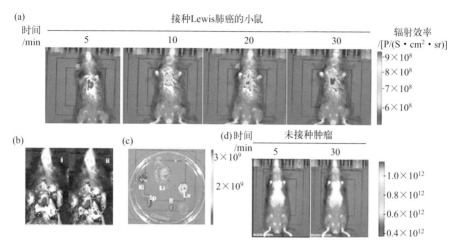

图 3.6　荧光分子探针 NIR-ASM（5mg/kg，50μL）静脉注射后，Lewis 肺癌（LLC）荷瘤小鼠的体内实时荧光成像 [79]

Sp：脾；Lu：肺；H：心；Ki：肾；Li：肝

量子点（quantum dots，QDs）通常是由 Ⅱ～Ⅵ、Ⅳ～Ⅵ、Ⅲ～Ⅴ族元素化合物组成的核壳结构纳米晶体，如 CdSe、CdTe、HgTe、PbS、PbSe 和 PbTe 等 [80-82]。因其具有高荧光强度、良好稳定性、较宽光谱范围等独特的光学性质受研究者的青睐，用于近红外发光，特别是近几年，近红外 Ⅱ 区量子点因具有较高组织穿透深度与较低的自发荧光，常作为新型荧光分子探针用于活细胞在体标记与示踪，以及临床前小动物的活体成像 [83-88]。例如，Nie 等开发了多功能量子点分子探针，用于活体动物肿瘤病灶的靶向成像 [89]。该量子点探针由高分子共聚物层包封（QD-COOH），修饰靶向肿瘤的前列腺特异性膜抗原（PSMA）配体，外壳层用亲水性聚乙二醇（PEG）修饰其生物相容性。偶联 PSMA 抗体的量子点探针与肿瘤抗原蛋白结合后，表现出肿瘤病灶部位的特异性聚集，实现探针的主动靶向，与非特异性探针 QD-COOH 和 QD-PEG 相比，主动靶向的 QD-PSMA 探针荧光成像时呈明显荧光信号。

然而，量子点结构中通常含有重金属，对于生物组织具有潜在的细胞毒性，因此研究人员开发了碳量子点（carbon quantum dots，CQDs）和碳纳米点（carbon nanodots，CNDs），改进了其化学结构与生物相容性，进一步提升了胶体的稳定性，其结构易于实现化学修饰与功能化，特别在光学稳定性方面普遍优于传统有机染料分子，因此能够在保持较高量子效应的同时避免光漂白和闪烁伪影等作用 [90-93]。使用碳量子点作为体内荧光分子成像探针的开创性工作是由 Sun 等在 2009 年首次报道的。他们制备了两种不同类型的碳量子点材料，即用聚乙二醇钝化的碳量子点，以及掺杂硫化锌（ZnS）碳核的碳量子点（如图3.7）[94]。这两种分子探针经皮下注射后都表现出很强的荧光信号，其中ZnS碳量子点可用于成像示踪，在皮内注射到前部末端后，ZnS碳量子点能够沿前臂移动。将碳量子点溶液静脉注射到小鼠体内以研究全身循环与体内代谢，发现3h后尿液中呈现明亮的荧光信号，由此证明静脉注射的碳量子点体内代谢的主要路径是经肾脏、膀胱后由尿道排出。

此外，碳量子点作为荧光分子成像探针拓展了其在生物医学方面的应用，Huang等利用柔软薄膜制作高制冷光的碳量子点，不仅显著增强了材料的细胞渗透性，还明显降低了细胞毒性，可直接用于斑马鱼的活体成像，以及评估血脑屏障开放状态用于脑部肿瘤的成像示踪[95,96]。

3. 聚集诱导发光

传统的有机染料化合物在溶液中因具有大 π 键共轭体系的平面刚性结构，电子吸收能量后充分离域、跃迁而产生荧光。但在高浓度或者聚集状态下，荧光经常发生猝灭或强度减弱，这被称为聚集诱导猝灭现象。我国物理化学科学家唐本忠院士等发现，噻咯（silole）类衍生物在低浓度溶液状态下不发光，而在高浓度聚集状态下会发出荧光，这一现象被称为聚集诱导发光现象（aggregation-induced emission，AIE）[97,98]。研究人员设计了一系列噻咯类衍生物来探讨影响聚集诱导发光现象的物理、化学等因素（图3.8），这些分子结构均通过单键将噻咯环单元与周围芳香环取代基连接，在低浓度溶液中，这些芳香环取代基围绕单键轴心自由旋转，以消耗激发态的能量，因此极少产生荧光[99]。而当溶液浓度较高（即处于固态或者聚集状态）时，由于分子中单键的空间位阻限制，轴向旋转受到限制，激发态分子的能量不能释放后回到基态，因此导致荧光信号显著增强。这一分子内旋转受限而导致的聚集诱导发光的分子机制已在许多噻咯类衍生物中得到了证实。

易于化学合成的四苯基乙烯（tetraphenylethylene，TPE）环系被认为是聚集诱导发光分子探针中最常见的结构[100]，图3.9列出了四苯基乙烯分子与由自由单键连接的四苯基乙烯二聚体的分子结构，具有这类化学结构的化合物在溶液中几乎不呈现荧光，却在结晶固态时呈现近乎100%的荧光量子产率。

相比于传统的荧光分子探针，基于聚集诱导发光特性的探针其优点在于聚集诱导发光分子与生物大分子结合可获得高强度荧光，而不必担心传统荧光染料分子的荧光猝灭现象，且聚集诱导发光分子探针由于聚集后呈现尖锐荧光，可用作荧光信号放大或倍增的生物大分子或特征标记物的定量检测。例如，传统的DNA检测必须在水溶液中进行，由于聚集诱导发光类分子不溶于水，必须通过表面改性以引入亲水基团，Jin等设计合成了一种含有四苯基乙烯基的水溶性聚集诱导发光分子探针，用于活体检测 ctDNA[101]。在聚集诱导发光分子探针中引入吡啶基团（DNA-TPEDPyMe），水中溶解时由于吡啶基团带正电荷，与DNA结构中带负电荷的磷酸基团产生静电吸引作用，筛选不同浓度的 DNA-TPEDPyMe 溶液，发现在 Tris-HCl 缓冲液中当 pH 接近 7.2 时，TPEDPyMe 的荧光强度增强，而当 DNA 浓度增加时发射光谱出现蓝移现象。

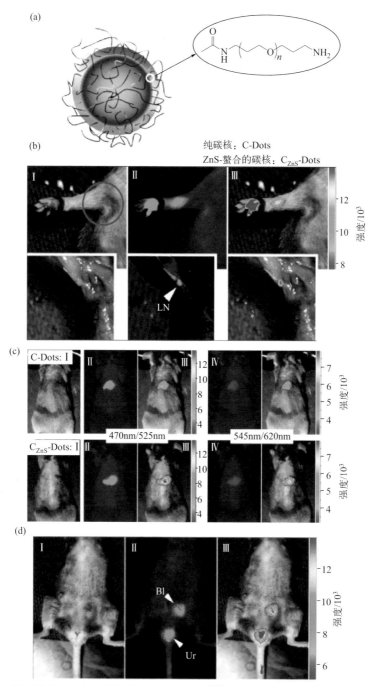

图 3.7　不同类型的碳量子点及其体内荧光分子影像[94]

（a）经聚乙二醇（PEG）钝化和硫化锌（ZnS）掺杂的碳量子点结构示意图；（b）荧光探针经皮下注射后在明场、荧光视场中成像；（c）荧光探针经皮内注射后在明场、荧光视场中成像；（d）荧光探针经静脉注射后在明场、荧光视场中成像

LN：淋巴结；Bl：膀胱；Ur：尿液

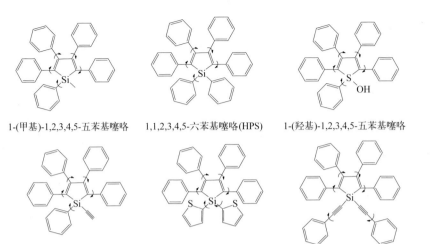

1-(甲基)-1,2,3,4,5-五苯基噻咯　　1,1,2,3,4,5-六苯基噻咯(HPS)　　1-(羟基)-1,2,3,4,5-五苯基噻咯

1-(苯乙炔基)-1,2,3,4,5-五苯基噻咯　　1,1-双(噻吩基)2,3,4,5-四苯基噻咯　　1,1-双(苯乙炔基)-2,3,4,5-四苯基噻咯

图 3.8　噻咯类衍生物作为聚集诱导发光（AIE）影像探针的内在分子机制

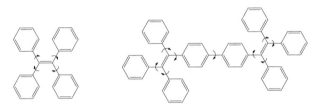

图 3.9　四苯基乙烯（TPE）及四苯基乙烯二聚体的化学结构

（四）核医学分子影像

正电子发射核素标记的纳米粒子在电渗透领域中广泛应用，其可螯合的常见放射性核素包括 ^{18}F、^{11}C、^{15}O、^{13}N、^{64}Cu、^{124}I、^{68}Ga、^{82}Rb 和 ^{86}Y 等[102]。Almutairi 等构建了一种由 ^{76}Br 标记的树状大分子纳米探针用于肿瘤新生血管生成（neoangiogenesis）的正电子发射断层扫描成像[103]。这种可生物降解的纳米探针以季戊四醇为树枝状分子的内核，以 ^{76}Br 放射性核素标记并酪氨酸基团功能化，外层以聚环氧乙烷链（PEO）为保护壳防止体内脱卤。^{76}Br 标记的树状大分子在 PBS 缓冲液和小鼠血清中具有良好的稳定性，药代动力学可以通过适当的树状分支水平和 PEO 链的长度来调节。

^{18}F 标记的氟代脱氧葡萄糖（^{18}F-FDG）参与磷酸化并通过质膜葡萄糖转运蛋白被捕获在细胞中，由于肿瘤细胞上调了葡萄糖转运和糖酵解，^{18}F-FDG 在肿瘤组织的积累比正常组织多，故可用于多种恶性肿瘤（如乳腺癌、肺癌、结直肠癌、淋巴瘤和黑色素瘤等）的放射性核素分子影像[104]，但由于其在膀胱和大脑等正常器官中也呈现较高的摄取率，因此限制了其在前列腺癌和神经脑胶质瘤等恶性肿瘤中的影像学应用。^{18}F 标记的氟胆碱（^{18}F-FCH）作为另一种放射性核素分子探针，可用于临床对肝脏恶性肿瘤结

节的影像学诊断。2010 年，研究人员报道了联合使用 ^{18}F-FCH 与 ^{18}F-FDG 对肝脏恶性肿瘤的阳性检出率为 80% ～ 90%[105]。

（五）X 射线及 CT 分子影像

计算机断层扫描以其无创、高效、低成本而著称，在临床上已普遍使用。与临床现有含碘分子探针相比，基于重金属的 CT 分子探针理化性质更为稳定，因此更易穿过免疫屏障到达靶向癌变组织，用于胆囊、血液、排泄性尿路等疾病的成像诊断。截至目前，临床使用的商业化 X 射线 /CT 分子探针见表 3.4。三氧化钨（WO$_3$）修饰的荧光拉曼纳米探针（fluorescent Raman nanoparticles，FR NPs）与聚 -ε- 己内酯（PCL）结合，可凭低剂量获得较高的 CT 成像对比度，表现出显著的成像灵敏度[106]。乳腺癌细胞株 MCF-7 荷瘤裸鼠瘤内注射聚碘海醇 FR NPs，研究显示注射后 4h 肿瘤部位 CT 强度比对照组高出 36 倍。此外，含碘聚合物纳米粒子表现出更长的体内循环时间（$T_{1/2}$=15.9h）。代谢实验显示，探针材料降解为小分子化合物，经肾脏途径随尿液排出体外，证明了它们具有良好的生物相容性与最小化的体内累积毒性。

表3.4　商业化应用的X射线/CT分子探针

商品名	生产厂家	输注方式	批准时间	主要应用
Iopamidol	Baxter　Healthcare	静脉注射	1996年	肿瘤成像、心血管系统造影
Optiray	Liebel-Flarsheim	静脉注射	1988年	血管、心脏、头颅等成像
Oxilan	Guerbet	静脉注射	1995年	头颅成像、排泄性尿路造影
Bilopaque	Guerbet	口服	1969年	胆囊造影

二、双模态与多模态分子影像

多种分子影像模态的融合克服了单一分子影像模态的劣势与局限，有利于呈现更为丰富的生理与病理组织学、功能学信息，实现各种分子影像模态之间的互补与协同。精准医学为人类重大疾病如恶性肿瘤等的早期诊断与治疗带来了新的机遇。随着医学影像与分子影像技术的发展，多模态成像将多种分子影像融合到同一系统，通过影像处理与分析，能够将具有更高时空分辨率的解剖学信息与细胞 / 分子水平上高灵敏度的病理功能信息结合起来，获取比传统成像更精确、更直观的临床影像细节。装载多种分子影像探针的功能材料不仅能有效确保其体内稳定的药代动力学性质以及影像信号的共定位，也能够避免多次重复性注射给生物体带来的潜在毒性，有效提高其生物利用度[107]。

PET/CT 是第一台应用于临床的多模态分子影像设备，由西门子医疗于 1998 年成功研发[108,109]，它在 360° 内连续获取每个 X 射线探头和每个放射性核素射线感应器的信号，将获取信号重构为单模态影像后，再合并为单个叠加图像。与 PET/CT 类似的另一多模态分子影像设备 PET/MRI 成像系统已经商业化[110]。PET/MRI 可使用单一类型的多模态对比剂同时采集影像数据，这与使用不同类型对比剂的 PET/CT 成像的顺序采集形成对比。磁共振成像能够分辨出明显的软组织对比度，以更高的空间分辨率解析生物细胞与分子水平的病理学信息，如恶性肿瘤的侵袭或代谢[111-113]。此外，PET 与光学成像的双模态成像弥补了 PET 较差的空间分辨率与光学成像较低的组织穿透深度[114,115]。常见的双模态分子影像有光声成像、光热成像等，而多模态分子影像还包括 SPECT/CT、MRI/CT 等[116-119]。

以微纳米材料构建分子影像探针是多模态分子影像的一个理想选择，微纳米材料具有较高的比表面积，通过不同的制备工艺可调节其尺寸大小，改变其表面形貌与物化性质，进而影响它们在生物医学成像中的性质。微纳米材料通过表面吸附、壳层包封或化学基团共价 / 非共价缀合的能力较强，可通过生物偶联靶向配体实现功能化多模态分子影像，用于药物分子的体内生物学分布、活体示踪、代谢与治疗效果等评价[120]。Lin 等通过螯合剂将放射性核素 ^{64}Cu 和有机染料分子 Cy5.5 附着在铁蛋白纳米笼表面，形成可用于 PET 与光学成像的分子探针[121]。同样，Blanco 等开发了 $^{124/127}I$ 放射性核素标记和有机染料功能化的 sapC-DOPS 纳米颗粒，用于靶向脑胶质瘤的 PET 成像与定量分析，有机染料分子可作为外科手术中的荧光标记物，以确保在开放性脑外科手术中准确识别肿瘤组织边界，辨认微小肿瘤病灶及精准切除肿瘤组织，以提高手术成功率，降低脑胶质瘤复发的风险[122]。

聚合物微纳米胶束因其具有较窄的粒径分布、易实现化学修饰等特点，常用于多模态分子影像探针[123]。其亲水壳层不仅在水相中提供了高化学稳定性，而且还能够经生物偶联，提供特异性受体的靶向结合位点[124,125]。Kataoka合成了一种新型嵌段共聚物，即聚乙二醇 -b- 聚（γ- 苄基 L- 谷氨酸），与 1,4,7,10- 四氮杂环十二烷 -1,4,7,10- 四乙酸（DOTA-PEG-b-PBLG）偶联后自组装，形成直径为 30nm 的聚合物胶束，可渗透到纤维变性的肿瘤组织中，包括硬胃癌（scirrhous gastric cancer，SGC），用于 SPECT/MRI 双模态分子影像（图 3.10）[125]。螯合放射性核素的大环化合物 $^{111}In/Gd$-DOTA 标记的纳米胶束，实现了靶向硬胃癌的多模态 SPECT/MRI 成像。在 Colon-26 肿瘤（具有高通透性的小鼠结肠癌）和 OCUM-2 MLN 肿瘤（低渗透性的硬胃癌）中，也可清楚地看到该分子探针的靶向集聚。

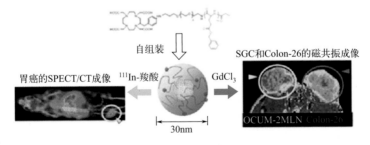

图 3.10　用于 SPECT/MRI 双模态分子影像的聚合物纳米胶束[125]

（一）光声成像

光声成像（photoacoustic imaging，PAI）提供了一种以高检测灵敏度和空间分辨率来呈现细胞和分子功能的成像方式。光声成像的主要优势在于以高灵敏度的激光作为激发源，通过光敏物质的光致声波效应，产生超声波信号，被正交方向的超声探头获取，以实现完整生物组织的成像。因此光声成像兼有光学成像的高灵敏度与声学成像的良好组织穿透性和空间分辨率，无散斑伪影或电离辐射。在过去 20 年中，人们在光声成像技术方面取得了较大进步，如今它已成为基础生命科学研究、药物研发及临床前医学实验的有力工具[126]。

光声成像巧妙地融合了光的高灵敏度和超声的高空间分辨率等优势，将光能转化为声能，生物组织吸收光子后，在激光脉冲辐照下短暂升温而引起热弹性膨胀，使用超声波或压电传感器可检测到产生的声波信号（图 3.11）[126,127]。因此，光声成像可用于精细的解剖结构成像、测量液体流速，以及评价组织光学、生理和力学特性等信息。

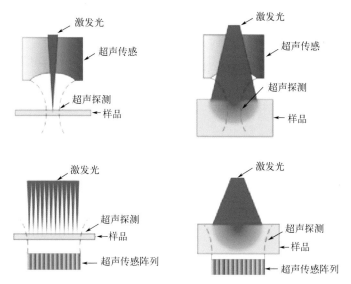

图 3.11　光声成像的基本原理与装置示意图[126]

光声成像分子探针须由可产生成像信号的光敏化合物与可特异性结合靶标受体蛋白的配体基团偶联组成[128,129]。许多组织在光声成像中表现出固有对比度，但这种情况中正常组织和病变组织之间的差异不足以被充分检测到。光敏物质的高光子吸收率与光热转换能力是构建理想的光声成像探针的先决条件，常见的光声成像探针材料由有机染料分子或无机纳米粒子构成，如金纳米材料、过渡金属构成的量子点、稀土上转换纳米材料、碳纳米管及其他半导体无机纳米粒子等，已广泛用于临床前小动物的肿瘤可视化研究[130-137]。

尽管光声效应由苏格兰裔美国发明家 Alexander Graham Bell 于 1880 年首次提出，

但只有在最近几十年才受到广泛关注，并得以在肿瘤学及影像学等领域迅速发展[138,139]。Roberts 等构建了一种针对乳腺癌酸性环境的非侵入性光声成像分子探针（图 3.12）[140]。pH 低插入肽（pH low insertion peptide，pHLIP）与暗猝灭剂 QC1 共轭偶联，在原位小鼠乳腺癌模型中，pHLIP 靶向的光声影像图以高信噪比来区分健康组织和乳腺癌组织，相比于荧光分子 ICG 与 pH 低插入肽偶联的探针（ICG-pHLIP），在尾静脉注射 24h 前后对比肿瘤轴向断层切片显示两种探针（ICG-pHLIP 和 QC1-pHLIP）呈现不同的信号分布，QC1-pHLIP 在肿瘤中的靶向聚集产生了 96% 的信号增强，而 ICG-pHLIP 仅为 35%。

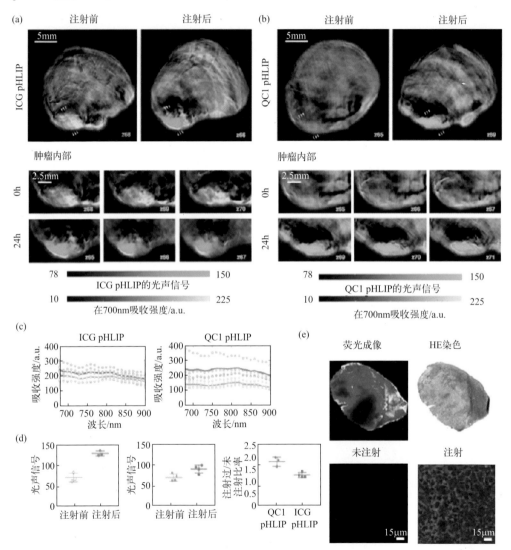

图 3.12　暗猝灭剂与 pH 低插入肽偶联的光声成像探针（QC1-pHLIP）用于小鼠乳腺癌模型[140]
　　　　（a.u. 为任意单位，是相对值）

Wang 等开发了金属纳米壳对比剂用于血管的光声成像，并探索了它们在活体动物成像中的可行性。大鼠脑脉管系统的体内光声成像具有较高的空间分辨率，这是首次利用纳米壳实现光声成像对比度增强的研究[141]。为克服碳纳米管的近红外光低吸收系数等问题，Kim 通过薄金沉积在碳纳米管壁上得到金碳纳米管，可显著增强近红外光吸收，并与淋巴管内皮透明质酸受体 -1 特异性结合，用于淋巴管内皮细胞（lymphatic endothelial cells，LECs）的光声成像，其功能活动与肿瘤转移、细胞迁移和炎症发生等重要生理过程密切关联[142,143]。

此外，吲哚菁绿作为 FDA 批准临床使用的一种药物分子，也是光声成像最常用的对比剂之一，可封装在功能纳米载体中[144]。Cai 等开发了包载 ICG 的人血清白蛋白（human serum albumin，HSA）纳米颗粒（HSA-ICG NPs）（图 3.13）[145]。其中人血清白蛋白作为药物递送的载体，呈现很好的生物相容性，HSA-ICG 纳米颗粒呈现球形外貌，平均直径为 25 ～ 35nm，呈单分散性，ICG 在人血清白蛋白中的包载效率很高。当静脉注射后，HSA-ICG 纳米颗粒有效增强了肿瘤部位的光声信号，具有高空间分辨率，是能够用于临床转化的光声分子探针。

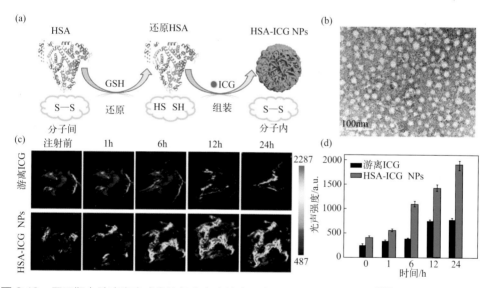

图 3.13　用于靶向肿瘤光声成像的复合人血清白蛋白纳米颗粒 HSA-ICG[145]
（a）HSA-ICG 纳米颗粒的合成示意图；（b）HSA-ICG 纳米颗粒电镜图像；（c）注射游离的 ICG 与复合人血清白蛋白纳米颗粒 HSA-ICG 的 4T1 荷瘤小鼠的光声图像；（d）在注射后不同时间点（0h、1h、6h、12h、24h）肿瘤部位的平均光声强度

（二）热声成像

热声成像（thermoacoustic imaging，TAI）的激发源涉及远红外光或微波，可提供

比微波成像更高的空间分辨率，并比大多数光学成像具有更深的组织穿透性[146]。从广义上讲，热声成像是光声效应的另一种应用，但是热声成像基于不同的光吸收机制，它可捕获组织内相关生理与病理介电特性的信息（例如某些极性分子和离子的分布差异），可用于早期癌症检测和异物检测[147]。在热与压力等条件限制下，脉冲微波照射生物组织可刺激生物组织的极性分子在离子（如钠离子、钾离子等）发生器中进行高速转动和定向移动。极性分子和带电离子吸收能量后与周围组织碰撞产生热量传递，实现微波能向热能的转化，从而导致局部热胀冷缩，产生超声波信号（热声信号）。超声波换能器可接收生物组织微波吸收差异的热声信号，由数据采集模块采集并存储在计算机中，再由图像重建算法重建相应图像，实现生物组织的热声成像（图 3.14）[148]。

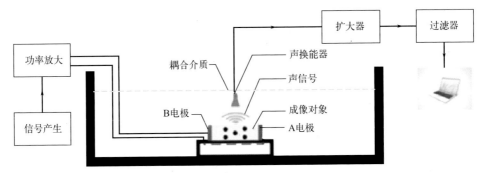

图 3.14　热声成像的原理与系统装置图[148]

　　Wen 等制备了超顺磁性氧化铁纳米粒子用于超短脉冲微波介导的热声成像与治疗（图 3.15）[149]。研究人员将人血清白蛋白功能化的超顺磁性氧化铁纳米粒子（HSA-SPIO）用作多功能化纳米探针，可同时实现磁共振与热声成像，人血清白蛋白的非免疫原性及超顺磁性氧化铁材料使得这一多功能化探针呈现临床应用潜力。除用于肿瘤定位的对比剂外，这一复合探针还可吸收脉冲微波能量，通过热弹性效应将其转化为冲击波。因此，通过检测热声信号可以得到热声影像图。更为重要的是，由于这一复合探针在肿瘤组织中的选择性保留，以及在细胞水平上吸收热声冲击波，在微波脉冲辐射下诱导的热声效应可用于高效杀死癌细胞并有效抑制肿瘤生长。此外，具有高激发效率和生物组织深穿透性的超短脉冲微波使热声治疗这一高效抗肿瘤策略能够利用复合探针得以实现。总之，人血清白蛋白功能化的超顺磁性氧化铁纳米粒子介导的磁共振与热声成像能够提供全面的诊断信息，实现肿瘤组织分子探针的动态可视化，并为肿瘤的靶向治疗提供捷径。

（三）其他多模态分子影像

　　已进入临床应用的其他多模态分子影像，如以 [18]F 标记的氟昔洛韦为分子探针，同时采集磁共振和 PET 影像数据，能够提供肿瘤病灶的解剖学和分子生物学信息，包括可能被已建立的解剖学成像和大小测量遗漏的转移病灶信息等。增加 PET/MRI 数据的联合配准，可用于评估全身和局域 PET/MRI 扫描的示踪剂动态实时摄取和清除信息，

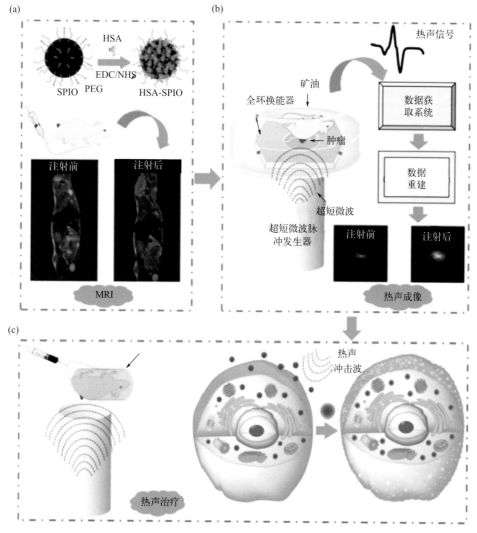

图 3.15　超顺磁性氧化铁纳米粒子用于超短脉冲微波介导的热声成像与治疗

（a）人血清白蛋白功能化的超顺磁性氧化铁纳米粒子（HSA-SPIO）合成示意图及小鼠尾静脉注射后的磁共振成像；（b）热声成像的原理与系统示意图；（c）HSA-SPIO 作为热声成像探针与热声治疗剂用于肿瘤靶向治疗 [149]

这对于实施微小病灶的早期筛查和获取复杂区域的解剖学信息具有非常重要的价值。一项已进入临床试验阶段的研究以 ^{18}F-FCH 为分子探针，结合 PET/MRI 双模态成像研究肿瘤循环微粒（circulating microparticles，CMPs）或循环肿瘤细胞（circulating tumor cells，CTCs）的数量，并与前列腺特异抗原（prostate specific antigen，PSA）水平相比较，利用这些生物标志物在治疗前可以更加科学地评估病变类型，在治疗期间可以评价治疗的效果，在治疗后期可用于判断病情的预后，从而为男性去势抵抗性前列腺癌（castration-resistant prostate cancer，CRPC）提供更好的临床治疗策略 [150]。

尽管多模态成像已在成像设备的组合技术或多幅影像数据融合等方面取得了重要进展，但多模态成像在临床应用方面进展有限。单一模态成像技术的发展或因优化不当而变得更为复杂，多模态成像探针构建的标准也尚未建立。新型微纳米材料将通过功能基团的引入，推动更多不同成像模态的组合与应用。虽然当前多模态分子成像设备仅处于早期阶段，距离最终的临床应用尚有一段路要走，但可以预期多模态分子影像结合功能分子探针未来具有很高的临床应用价值，将成为疾病的早期诊断、治疗与预测的重要工具。

三、分子影像探针

（一）分子影像探针的设计

　　分子影像探针从基础研究走向临床应用，从结构设计、合成工艺到性能修饰，要求应严格符合临床需要，与相应的分子影像设备相匹配，与临床成像技术规范相适应，并遵守临床药物研发的一般性原则。一般来讲，应考虑以下几方面因素（图3.16）。

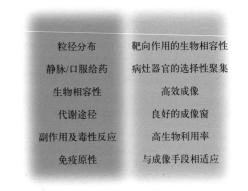

粒径分布　　　　靶向作用的生物相容性
静脉/口服给药　　病灶器官的选择性聚集
生物相容性　　　高效成像
代谢途径　　　　良好的成像窗
副作用及毒性反应　高生物利用率
免疫原性　　　　与成像手段相适应

图3.16　分子影像探针的设计与选择的先决条件

　　第一，分子探针应能够显著增强成像的对比度，通过内核封装、壳层包被、表面结合或其他偶联手段包载多功能性对比剂。例如，锰纳米粒子能够通过与邻近质子的相互作用增强磁共振成像的对比度[151,152]。超声载气微泡注入体内后引起血管与周围组织间的声阻抗不匹配，导致显著增强的超声信号和信噪比，可用作超声影像探针以提高图像对比度[153,154]。功能微纳米材料具有较大的比表面积，其表面、壳层及内核的物化性质决定了其能够高效率地负载多种亲、疏水分子探针，并有效地将它们运载递送至病灶部位[155,156]。

　　第二，分子探针应具备良好的生物相容性与确定的体内代谢途径，避免因探针材料的体内蓄积引发毒副作用，造成重要脏器的损伤和无关脏器内的异常集聚。一些小分子探针材料的溶解度较差，可以通过化学修饰提高其在水相中的溶解度和疏水性，从而降低有效剂量下的生物毒性，确保它们在血液循环与组织分布中有足够的成像时间窗口[157]。

　　第三，分子探针应具备适宜的粒径尺寸与分布，呈现稳定的物化性质和非免疫原性，选择合适的制备工艺以适应临床静脉注射或口服应用。其中，探针材料的粒径大小、形貌、负载电荷及与之偶联的配体稳定性将对其体内生物学分布和代谢产生实质性影响，继而间接地影响其生物毒性和体内降解。

第四，分子探针应对成像病灶或组织具有良好靶向性，在特异性聚集靶标病变组织成像的同时，不在健康组织或器官大量分布，以提高其生物利用度。分子探针的组织靶向和病变部位选择性聚集为功能与结构成像提供了适宜窗口，特别是纳米探针的粒径分布有助于透过血管内皮细胞间隙进入病灶组织，实现被动靶向[158]。而探针表面化学基团经与配体生物偶联后能够自主地引导探针在病灶区域中实现主动靶向[159]。常用的生物偶联配体如环状三肽 RGD、叶酸分子、透明质酸等，对于肿瘤血管或细胞表面过表达的受体蛋白如整合素受体、叶酸受体等特异性亲和，极大地改善了体内循环的半衰期和代谢周期，在靶向区域高度浓集和延长保留的特点，有助于显著提高成像的对比度和分子探针的生物利用度，从而减少其成像所需的注射剂量[160]。

第五，功能分子探针应有利于实现诊疗一体化。将用于诊断的分子影像探针与具有治疗功能的药物载体材料相结合，构建多功能微纳米诊疗一体化探针，有助于通过单次注射同时实现影像诊断与药物治疗的双重目的[161-163]。一些分子影像模态的激发方式也同时是现有临床疾病的治疗方法，如光学 / 声学理疗、放射治疗、光热治疗等，构建诊疗一体化功能材料，实现诊疗一体同步完成，对于降低诊疗的毒副作用、减轻患者的痛苦、改善预后具有重要意义[164]。

（二）分子影像探针的合成

生物医学材料科学已建立了成熟、多样化的分子探针及微纳米功能材料核壳结构合成路线与表面化学修饰方法[165,166]，如合成金属微纳米粒子的常用物理方法有真空沉积法和热共沉淀法，金银纳米粒子大多通过高温等离子体气氛加热，而后冷凝在固体基材上制备。合成金属微纳米粒子常用的化学方法有氧化还原法，如以还原剂柠（檬酸钠、硼氢化钠、草酸、抗坏血酸等）将金属阳离子还原为所需分散尺度的微纳米粒子，制备过程中常需添加稳定剂（如 Triton 和 Span 等表面活性剂）以提高微纳米粒子的稳定性，避免集聚以利于长期保存。例如，各向异性的金纳米粒子通过氯金酸在异辛烷和脱水山梨糖醇单油酸酯（Span 80）的混合微乳液中还原来制备，异辛烷是气溶胶和表面活性剂，不仅可作为表面涂层材料，而且还可作为所得金纳米粒子的稳定剂，防止粒子间的聚集和沉淀（图 3.17）[167]。

半导体量子点核壳结构的构建常用有机相合成的方法。以三辛基膦（TOP）作为溶剂和还原剂，三辛基氧化膦（TOPO）作为金属离子络合剂，在 TOPO 存在下，量子点的内核可以在 350℃ 条件下快速形成。当温度急剧降低时，量子点颗粒以受控方式缓慢生长，因此可以形成具有极窄尺寸分布的量子点粒子体系。量子点也可以在水相中合成，由于水相合成毒性较低、成本经济、操作方便、具有良好的重复性和生物相容性，所以在制备工艺上比有机相合成更有吸引力。溶胶 - 凝胶法是合成量子点的另一种方案，Spanhel 等通过多功能无机 - 有机溶胶 - 凝胶处理制备了硫化镉（CdS）纳米复合量子点，将含有 $Si(OC_2H_5)_4$ 和乙醇的溶液与镉盐混合，逐渐加入硫盐以产生 CdS 纳米颗粒。除此之外，还可通过将硫化氢（H_2S）气体通入镉溶胶中合成 CdS 量子点，这种方法是获得 CdS 量子点的一种温和且高效的合成工艺（图 3.18）[168]。

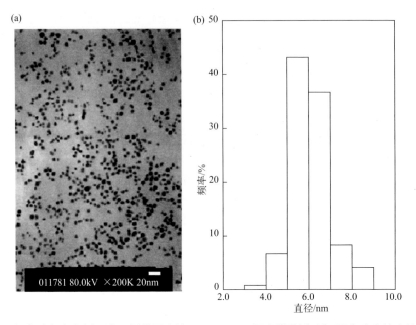

图 3.17　氯金酸在稳定剂和涂层剂的异辛烷和 Span 80 混合微乳液中还原合成金纳米粒子的透射电子显微镜图像（a）和粒径分布（b）[167]

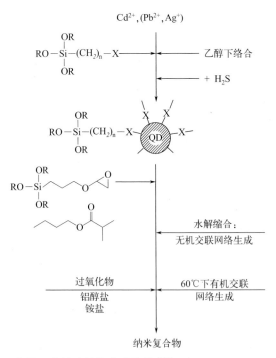

图 3.18　硫化镉（CdS）量子点核壳结构合成路线 [168]

微乳化合成法是另一种温和而有效的微纳米分子探针合成工艺[169-171]。将油相（O）和水相（W）物质与表面活性剂/辅助表面活性剂混合，在高于临界胶束浓度（critical micelle concentration，CMC），油相与水相形成具有反胶束结构的油包水（W/O）或水包油（O/W）微乳液，具有各向同性的热力学形态的分散均匀的微乳液可以作为微反应器，用于高效率、单分布合成微纳米探针。金属盐可以溶解在水相中，加入沉淀剂之后，形成的微纳米探针转移至水相，进行稳定化、表面修饰、纯化等步骤。目前，文献已报道了多种复合微乳化方法（W/O/W 或 O/W/O）构建具有多重络合或复合结构的微纳米探针材料[172]。

（三）分子影像探针的修饰

1. 靶向性修饰

为了使分子影像探针特异性识别生物标志物、选择性结合病变组织，在体内使用微纳米成像探针之前应在其结构中引入特异性识别生物标志物受体的靶向配体，以进行靶向生物医学成像。对生物标志物具有特异性亲和作用的生物大分子，包括蛋白（protein）、抗体（antibody）、多肽（peptide）、亲和体（affibody）、适配体（aptamer）等，以及有亲和作用的配体小分子等，均可通过共价或非共价作用与分子探针偶联。目前，文献或工具书中已报道了丰富、成熟、高效的生物偶联（bioconjugation）技术，研究者可以根据具体材料、具体条件选择合适的靶向性修饰方法（图3.19）[173,174]。

叶酸分子（FA）是常用的生物偶联配体，由于许多肿瘤细胞膜表面过表达叶酸受体（FR），偶联叶酸分子的探针可被叶酸受体特异性识别而实现靶向成像。一些常用的

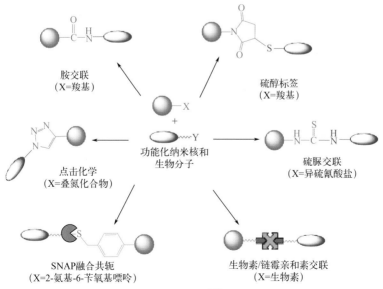

图 3.19　分子影像探针靶向性修饰的生物偶联策略[173]

偶联试剂如 1- 乙基 -3-（3- 二甲基氨基丙基）碳二亚胺（EDC）和 *N*- 羟基琥珀酰亚胺（NHS）可用于制备叶酸分子标记的 Mn 掺杂硫化锌（ZnS）量子点，用于靶向乳腺癌的荧光分子影像[175]。在合成体系中加入乙醇可将官能化的量子点沉淀，与未偶联的叶酸溶液分离。与 T47D 肿瘤细胞共孵育的实验结果表明，由于量子点探针与肿瘤细胞的特异性配体 - 受体识别作用，量子点的细胞摄取明显高于非靶向量子点。

适配体通常由 DNA 或 RNA 序列中的一个片段构成，可与各种靶向探针特异性亲和，在生物体靶标位点提供高特异性成像。适配体也广泛用作生物传感器或生物芯片中的识别配体，用于生物标志物的体外分析与检测。Zhang 等将适配体修饰过的分子探针与聚集诱导发光（AIE）材料结合，制备了适配体修饰的自组装 AIE 有机纳米点，用于乳腺癌细胞示踪，呈现较高的成像灵敏度、图像对比度和光学稳定性[176]。

亲和体，例如葡萄球菌蛋白 A 的 IgG 结构域的衍生物，能够以高亲和力和化学稳定性与蛋白受体结合。Su 等开发了新一代 [18]F 标记的亲和体分子探针，用于肿瘤细胞过表达的表皮生长因子受体（EGFR）的 PET 成像。动物体内生物学分布与 PET 研究表明，分子探针 Al（18）F-NOTA-ZEGFR:1907 呈现较高的体内外稳定性及肿瘤高摄取率，而肝脏、肾脏等大多数正常器官对探针的摄取率相对较低。因此，这些亲和体标记的 PET 探针能够作为 PET 分子探针清晰识别 EGFR 阳性表达的肿瘤病灶，成为临床动物实验及医学转化的有效候选探针材料[177]。

γ- 氨基丁酸（GABA）在大脑中作为抑制性神经递质，在调节花粉管生长和定向中起重要作用。Yu 等合成了 GABA 偶联的 CdSe/ZnS 量子点，发现潜在的 GABA 受体存在于原生质体膜上（图 3.20）[178]。Akerman 等将肺靶向肽与巯基乙酸修饰的 CdSe/ZnS 量子点偶联，小鼠静脉注射后，肺部呈现出特异性的积累增强[179]。

2. 生物相容性修饰

分子影像探针的生物相容性和生物安全性是临床应用评估的关键因素和前提条件。在此前提下，依靠其稳定的理化性质和体内药物学行为，以及病灶区域特异性成像才能反映出有价值的生理与病理学信息。生物相容性包括组织相容性与血液相容性，材料表面涂层修饰是提高生物相容性常用的改性方法，而聚乙二醇、硅氧烷等则是常用的改性试剂。

对于金属纳米粒子，表面改性的主要目的是控制粒径均匀分布，避免金属纳米颗粒的体内聚集，提高其血液相容性。例如，作为传统再生医学材料的纳米二氧化钛（TiO_2）具有强极性，难以介质中形成单分散相。为了解决这个问题，使用水合氧化铝（Al_2O_3）、二氧化硅（SiO_2）、氧化铁（Fe_2O_3）等无机化合物通过共沉淀反应在纳米二氧化钛表面形成包被层，有助于改善它们的粒径分布、分散性和体内稳定性[180]。通常用到的化学改性方法包括酯化、酰胺化等偶联和表面接枝方法。酯化能够将材料的亲水性转化为疏水性（或从疏油性至亲脂性），这在具有弱酸或中性表面的纳米粒子（例如 Fe_2O_3 和 TiO_2）改性中经常用到。通常对高表面活性的纳米粒子化学改性的方法是偶联，如将硅烷长链偶联至还有羟基的纳米粒子表面。此外，可通过硅烷长链的偶联解决碳量子点因较大的比表面积和高表面活性而造成的易聚集等问题。物质形态学

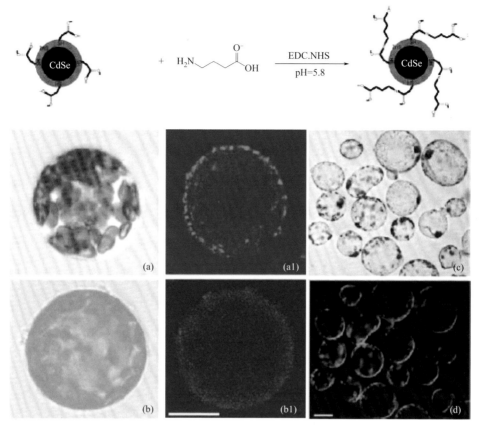

图 3.20　偶联 γ - 氨基丁酸（GABA）的 CdSe/ZnS 量子点用于非肿瘤原生质体的体外靶向 [178]

研究表明，碳量子点表面形貌不光滑且有许多缺陷，会降低其发光效率，引入化学核壳涂层有助于克服这一难题。量子点的核壳结构明显地隔离保护了粒子内核并降低其表面活性 [181]，因此，具有核壳结构的碳量子点可以均匀分散，它们的理化性质能够长期保持稳定，以利于体外细胞共孵育或体内长期参与血液循环。

稀土纳米粒子（例如上转换纳米粒子）的表面改性不仅需要改善其水分散性，还需要引入官能团如氨基、羧基等，以增加其生物医学成像的高量子产率和发光强度。硅烷化是稀土纳米粒子最普遍的化学改性方法之一。二氧化硅通过产生保护分子探针免受氧化的二氧化硅壳层，已被广泛用于微纳米粒子的表面改性。此外，二氧化硅壳层具有良好的亲水性和生物相容性，显著提高了纳米粒子的体内稳定性，同时使其生物毒性最小化。二氧化硅壳层提供了丰富的硅烷醇基团，可以与含有官能团的硅烷化试剂（如氨基、羧基、硫醇等）偶联，从而再与抗体、蛋白或其他生物活性大分子结合。Kumar 报道了通过羧基修饰二氧化硅纳米粒子实现与转铁蛋白、单克隆抗体和抗间皮素纳米粒子的结合 [182]。Ren 制备了有二氧化硅涂层的 Mn 掺杂、富载 S_2 的 ZnS 量子点（SiO_2-S_2-Mn-ZnS QDs），其中二氧化硅涂层有效地避免了 S_2 的泄漏，并刺激了分子探针的细胞内吞作用 [183]。Ma 等构建了基于锰纳米粒子的复合量子点分子探针，发现多重二氧化硅改性改善了材料的生物相容性，提高了生物标志物检测的灵敏度[184]。

磁性纳米粒子因其较大的比表面积和极高活性，非常容易聚集和被氧化。通过共沉淀法或水解合成的 Fe_3O_4 纳米晶体的表面通常含有残羟基，在进一步使用之前需要进行表面改性。多种生物相容性聚合物如聚乙二醇、聚丙烯酸、聚乙烯吡咯烷酮（PVP）、聚乙烯醇（PVA）等可用于聚合物的表面改性[185-187]。Huang 等开发了多功能 PEG 化超声分子探针（HMONs-MnPpIX-PEG），由中空的有机硅纳米粒子（HMONs）和原卟啉环系（PpIX）组成，PEG 支链的存在显著增强了探针的生物降解性和生物相容性，声动力治疗的效率也有明显增强，表面 PEG 接枝延长了探针在体内的血液循环时间，并逃避了网状内皮系统（RES）的识别和捕捉[188]。

此外，一些有机小分子也可用作分散剂和稳定剂，通过修饰微纳分子探针的化学结构改变其生物相容性。Takami 报道将癸酸或癸胺用作稳定剂，制备具有窄尺寸分布的 Fe_3O_4 纳米粒子[189]。这一方法用于锑掺杂氧化锡材料，可有效减缓微纳分子探针成核速度，便于控制粒子的尺寸和形貌[190]。

（四）分子影像探针的生物医学应用

1.恶性肿瘤的早期诊断

光学分子影像凭借光学染料物质来源丰富、高灵敏度、无创成像、实时示踪、价格低廉等优点，在恶性肿瘤的早期诊断领域得到了巨大的应用。荧光成像首先通过分子探针特异性识别过表达的靶标受体靶向肿瘤病灶，而后响应肿瘤微环境的变化激活，因此能够在分子与细胞水平上呈现早期肿瘤的发生、发展与转移。Lu 等研究了叶酸修饰的硅纳米粒子分子探针在异种移植肿瘤小鼠的生物学分布，发现尾静脉注射后肿瘤病灶呈现高强度荧光信号，提示分子探针靶向病灶的高浓度聚集，表明该荧光探针通过识别肿瘤表面过表达的叶酸受体主动靶向肿瘤细胞[191]。Ju 等制备了一种基于右旋糖酐的 pH 激活 NIR 荧光纳米探针，该探针在肿瘤组织中显示出较高的荧光水平，通过响应肿瘤酸性微环境可在体内显示人脑胶质瘤移植瘤[192]。Suchetan 等设计并优化了荧光-拉曼双模态分子探针，将拉曼光谱的特异性与荧光成像的多功能性和高灵敏度巧妙结合。该分子探针还能够选择性地积聚在荷瘤小鼠的肿瘤组织，通过荧光成像实时示踪微小肿瘤病灶的边缘，对荧光导航下实施肿瘤手术术中病灶检测、准确切除，以及术后基于拉曼成像的肿瘤边缘清除验证非常有帮助（图3.21）[193]。

超声成像在乳腺癌早期检测中具有巨大应用潜力。Du 等基于全氟丙烷（C_3F_8）填充的聚乳酸-乙醇酸共聚物（PLGA）构建了针对血管内皮生长因子受体2（VEGFR2）和人体表皮生长因子受体2（HER2）的新型双靶向超声纳米分子探针，体外细胞与活体动物实验证明了该类分子探针对于早期乳腺癌检测的可行性，以及探针对超声影像对比度的显著增强，提供了针对乳腺癌生物标志物的双靶向特异性超声分子成像的新途径[194]。

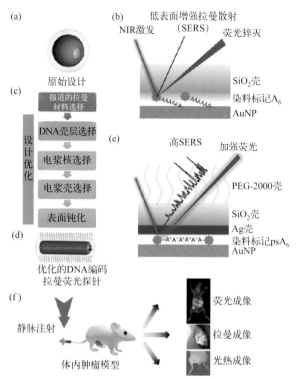

图 3.21　荧光－拉曼双模态分子探针（FR NPs）的设计、优化与原理图（a～e），以及该探针用于肿瘤病灶的拉曼－荧光双模态成像、术中导航与光热治疗（f）[193]

^{18}F-FDG 是目前临床最具代表性的放射性核素标记的 PET 分子探针，但其对于缓慢生长的肿瘤或转移瘤的敏感性相对较低[195]。研究人员发展了 ^{18}F 标记的新型分子探针氟甲基胆碱（^{18}F-FCH），Ⅲ期临床试验显示，应用这一分子探针对于恶性肝脏肿瘤的阳性识别率可提高到 80%～90%[196]。除此之外，^{18}F-FCH 也是一种有效诊断早期肝癌转移病灶的成像探针。作为一种胆碱的类似物，^{18}F-FCH 常用于诊断肝脏肿瘤、前列腺癌、脑部肿瘤、细支气管肺泡癌等。由于肿瘤恶性结节比良性结节显示出更高的胆碱代谢水平，基于 ^{18}F-FCH 的 PET 成像在诊断肝脏肿瘤方面，表现出比 ^{18}F-FDG 更高的敏感性（88%～94%）[197-200]。

流行病学研究显示，前列腺癌现已成为北美地区 50 岁以上男性死亡率最高的恶性肿瘤之一[201]。PET/CT 双模态分子影像已作为一种有效的临床成像技术，广泛用于前列腺癌早期诊断与评估。^{18}F-FCH 用于 PET/CT 成像对比 ^{18}F-FDG 来说，患者注射的剂量相近甚至更低，因此能够降低患者临床诊断过程中潜在的不良反应。^{18}F 标记的氟甲基胆碱结合 PET 成像用于评估早期前列腺癌，于 2012 年 9 月已进入临床Ⅳ期试验，联合磁共振成像用于 ^{18}F 标记的氟甲基胆碱对早期乳腺结节的诊断准确性研究。

2. 心脑血管类疾病的早期诊断

基于顺磁性分子探针的磁共振影像是动脉粥样硬化早期诊断、预后评价与影像引导治疗的重要平台。通过钆基分子探针或对比剂（gadolinium-based contrast agents，GBCAs）进行延迟性钆增强（late Gd enhancement）成像，目前已成为心肌梗死后心肌损伤评估的"金标准"。由于正常心肌组织的钆基分子探针较病变区域消退明显减慢，使得心肌梗死受累区域磁共振成像的信号出现延迟性强化（注射后 10 ～ 20min）[202]。此外，钆基分子探针或对比剂的首过图像可以用来评估心肌血流的灌注情况，心脏部位血管的磁共振成像还可用于心脏良、恶性肿瘤的鉴别性诊断[203]。

使用长循环顺磁性氧化铁纳米粒子（USPIO 和 VSOP）可以观察静脉血管中血栓的形成以及进行血管血栓的诊断。通过将 USPIO 与血管细胞黏附因子 1（VCAM-1）、特异性环肽等偶联得到的分子探针，可用于动脉粥样硬化小鼠血管炎症的可视化[204]。软斑块中巨噬细胞的含量较高，具有诱发急性动脉粥样硬化血栓栓塞的可能，在使用顺磁性氧化铁纳米粒子后 T_2W 和 T_2^*W 的信号损失。因此，动脉粥样硬化斑块的产生及存在可由临床磁共振成像监测[205-208]。

更为清晰的组织及血液界面图像可由载气微泡参与的超声成像获得，载气微泡有助于增强超声图像的对比度，并清晰地显示器官结构，从而在疾病早期发现血液异常现象。例如，对组织结构显示至关重要的超声心动图能够检测到心壁变薄、变厚或形状不规则等情况，以便及时给予临床干预或治疗。对比增强超声图像用于评估器官或感兴趣区域的血容量及血液灌注，当与多普勒超声联合使用时，载气微泡可以帮助测量心肌部位的血流速度，以诊断心脏瓣膜的状态[209]。由于小血栓难以准确定位，血管或心腔血栓的诊断一直具有挑战性。靶向血栓斑块的超声载气微泡已用于超声分子成像[210]。Hu 等开发了超声微泡检测动脉血栓，显示出良好的血小板 GP Ⅱ b/ Ⅲ a 的靶向结合能力。该研究还表明，富含血小板血栓的回声在体外得到增强，腹主动脉血栓的强度在体内比对照组高 3.2 倍[211]。通过评估颈动脉夹层（CAD）的血流动力学意义，证实心肌灌注评估对缺血性心肌病患者的诊断和预后具有重要价值。超声对比剂 AI-700 临床改进计划的主要目的就是验证这一静脉注射超声对比剂对疑似心肌灌注缺陷患者的安全性和有效性。研究人群包括接受诱导性缺血评估并建议进行冠状动脉造影的患者。临床Ⅲ期试验使用冠状动脉造影 / 左心室造影（ANGIO/LVG）作为检测的"金标准"，以确定使用 AI-700 对比剂的增强超声心动图对于颈动脉夹层检测的准确性、灵敏度和特异性。

在缺血性心力衰竭情况下，存活心肌通常表现出底物利用从有氧（游离脂肪酸）到无氧（葡萄糖）代谢的转变，因此，以 ^{18}F 标记的氟代脱氧葡萄糖（^{18}F-FDG）为分子探针进行 PET 成像提供了心肌糖酵解活性的体内测定方法，并可用于评估缺血引起的左心室功能障碍时的心肌活力。^{18}F-FDG 结合心血管代谢 PET 成像不仅用于心肌过程研究，还可通过评估与动脉粥样硬化斑块内巨噬细胞活性相关的葡萄糖代谢的增加诊断动脉粥样硬化的发生[212]。McArdle 等发现利用 ^{18}F-FDG 进行 PET 成像是心脏结节病的诊断、治疗与监测活检的重要工具，局灶性、斑片状心肌摄取模式通常提示心脏结节病的发生[213]。一项分别使用延迟增强磁共振成像、^{18}F-FDG PET 成像、组织学分析对冠状动脉结扎小鼠的研究发现，结扎后 5 天，血栓梗塞区域脱氧葡萄糖的摄取量增加了 4 倍，同时发现单核细胞浸润在非缺血性远端心肌中，并在血栓梗塞后 10 天达到最大值，由此证明血栓梗塞后的炎症成像的临床应用是可行的[214,215]。

放射性 SPECT 成像现已用于临床评估心肌代谢，但其实际使用频率远低于 PET 成像。SPECT 成像的分子探针包括放射性碘标记的直链或支链脂肪酸类似物，如 15- 对碘苯基十五烷酸（[123]IIPPA）或 ^{123}I-β- 乙基甲基 - 对碘苯基十五烷酸（[123]IBMIPP）等。临床上 SPECT 代谢成像主要使用 [123]IBMIPP，然而这种试剂不会像直链脂肪酸那样反映 β 氧化[216-219]，使用 [123]IIPPA 的 SPECT 成像却能够评估局部心肌缺血条件下 β 氧化的变化（图 3.22）[220]。此外，临床研究验证了利用 [123]IIPPA 进行 SPECT 成像对于预测冬眠心肌的价值[221]。

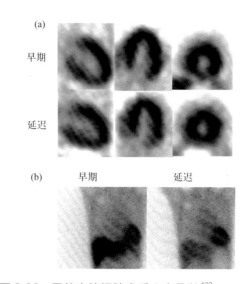

图 3.22　甲状旁腺切除术后 6 个月以 ^{123}I-BMIPP 为分子探针进行 SPECT 成像[220]
（a）早期 SPECT 图像显示下侧区域示踪剂摄取适度减少，延迟图像显示下侧区域出现冲洗；（b）甲状旁腺切除术后 6 个月的 ^{123}I-BMIPP-SPECT 心肌图像

[99m]Tc 通常可由商业化发生器母核素 [99]Mo 的衰变中获得，比其他回旋加速器产生的放射性核素获取更加容易。[99m]Tc 标记的放射性药物如 ^{99m}Tc-HMPAO 和 [99m]Tc- 乙基半胱氨酸二聚体（[99m]Tc-ECD）已应用于临床 SPECT 成像，在脑部血流检测及脑损伤、癫痫等脑部疾病的诊断中发挥了重要作用[222]。

3. 消化系统疾病的早期诊断

磁共振成像能够实现实时结构与功能成像，且无电离辐射风险，钆基分子探针的安全性与高影像对比度使得消化系统可以更好地叠加可视化。静脉注射钆基分子探针可用于评估急性克罗恩（Crohn）炎症的高增强区域和相关并发症，如对瘘管、脓肿和窦道的诊断[223]，此外，磁共振成像还可有效检测小肠息肉与评估小肠肿块。顺磁性氧化铁纳米粒子可被肝脏 Kupffer 细胞吸收，导致肝组织 T_2^*W 和 T_2W 信号降低。由于原发与继发性肝癌缺乏 Kupffer 细胞，因此不存在顺磁性氧化铁纳米粒子的肝脏累积与磁共振信号降低现象[224]。除肝部肿瘤外，肝病还包括微生物感染、肝纤维化等[225,226]。由于病变肝区域 Kupffer 细胞减少，健康肝组织比原发或转移性肝肿瘤具有更高的顺磁性氧化铁纳米探针的摄取率，图像上 T_2 加权的磁共振信号降低即意味着病变组织的存在[227]。此外，肝纤维化组织中 Kupffer 细胞也存在缺陷，磁共振成像中呈现低强度信号，并且顺磁性氧化铁纳米探针不在病灶区域积累[228]。与钆基分子探针相比，顺磁性氧化铁纳米粒子对肾功能受限患者更为安全。与此类似，顺磁性氧化铁纳米粒子可用于脾成像，以检测原发性或转移性脾脏瘤灶或异位脾组织。

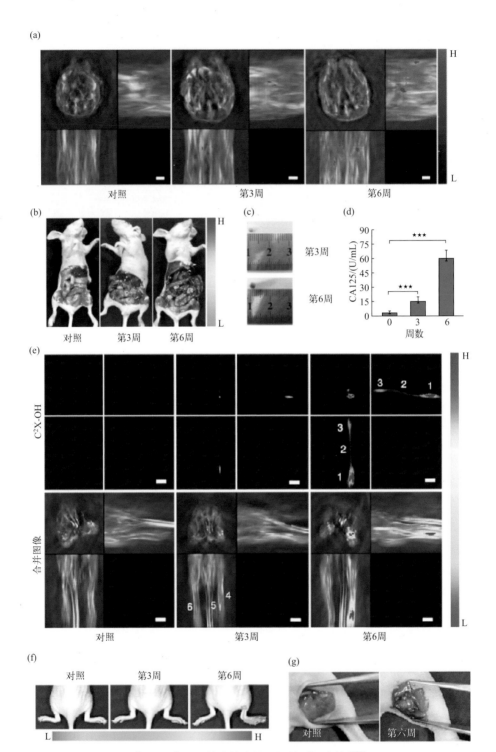

图 3.23　光声成像探针 C^2X-OR^2 用于转移性瘤灶早期检测与定位[230]

1—原发瘤；2—淋巴管；3—前哨淋巴结；4—右后腿；5—尾巴；6—左后腿

碘化合物由于安全性较高，成为目前临床上广泛使用的可注射 CT 对比剂。经静脉注射后，含碘对比剂经由血液循环输送至肾脏，集中在肾脏、输尿管和膀胱中，由于目标区域和周边组织存在密度差异，可通过代谢物成像实现疾病的早期诊断[229]。

含有可激活发色基团的光声分子探针可应用于病灶的早期诊断与定位，特别对于微小病灶或处于较深组织的病灶优势明显。Wu 等报道了两种基于氧杂蒽的光声成像探针（$C^1X\text{-}OR^1$ 和 $C^2X\text{-}OR^2$），用于肝碱性磷酸酶（或 β- 半乳糖苷酶）的高时空分辨成像，实现了药物性肝损伤（或转移性肿瘤）的定位与评估（图 3.23）[230]。光声探针通过吸收近红外光产生显著的光声信号，对疾病区域的特异性生物标志物能够快速成像。使用多光谱光声断层扫描（multispectral optoacoustictomography，MSOT）联合光声探针 $C^1X\text{-}OR^1$，能够精确定位小鼠药物性肝损伤的病灶，而使用探针 $C^2X\text{-}OR^2$ 可以精确定位转移性瘤灶。

4. 中枢神经系统疾病的早期诊断

阿尔茨海默病（Alzheimer's disease，AD）患者代谢减少的典型模式主要涉及顶颞区和楔前叶 / 后扣带复合体（precuneus/posterior cingulate complex，PCC）[231]。Aβ 肽的检测和淀粉样斑块的实时成像是诊断阿尔茨海默病的有效方法。Xia 等制备了一种包载孟加拉玫瑰红（rose bengal，RB）的金纳米粒子（Au NPs）作为双功能分子探针，用于基于表面增强拉曼散射（surface-enhanced Raman scattering，SERS）的 Aβ42 肽的检测和 Tau 蛋白斑块的荧光成像。与单功能分子探针对比，这一双功能分子探针能够提供更加全面的脑区域病理信息（图 3.24）[232]。体内淀粉样蛋白斑块的 PET 成像进一步准确反映了阿尔茨海默病的临床症状和神经退行性病变，可用于捕获阿尔茨海默病患者脑区域的早期变异。

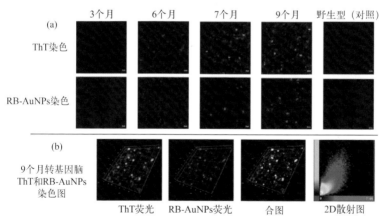

图 3.24　转基因 AD 小鼠脑部切片共聚焦成像[232]

（a）不同年龄转基因 AD 小鼠脑部切片共聚焦图像；（b）用硫磺素 T（ThT）和双功能分子探针（RB-Au NPs）染色的转基因 AD 小鼠脑部切片的共聚焦 z 堆栈图像

目前，研究人员都在用以 Tau 蛋白斑块和 Aβ 为靶标的 PET 成像扫描患有轻度认知障碍或确诊阿尔茨海默病的患者，以试图从影像学上更好地理解两者的复杂关系。迄今为止，一个有意思的新发现是 Tau 蛋白在内侧颞叶皮质焦点区域积累，而淀粉样蛋白在大脑中高度扩散（图 3.25）[233]。Ossenkoppele 等描述了一名 56 岁男性，临床诊断为后皮质萎缩（PCA），疑似存在潜在 AD 病理。该患者淀粉样蛋白已扩散至整个联合新皮质，但 Tau 蛋白选择性地保留在大脑后部区域，PET 成像显示 FDG 摄取量明显降低。经典行为变异型额颞叶痴呆（bvFTD）表现为额叶和前颞叶区域呈现低代谢，而语义变异原发性进行性失语症与双侧（左显性）前颞叶的低代谢密切相关 [234,235]。

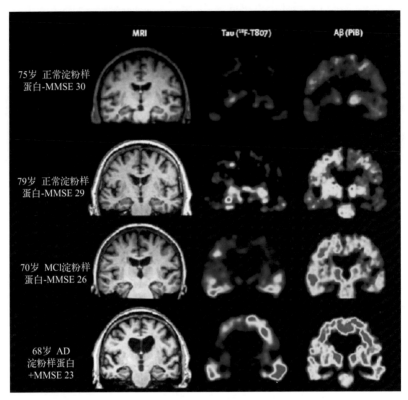

图 3.25　两名健康对照者、一名轻度认知障碍（MCL）者和一名 AD 患者的 MRI 成像和以 Tau、Aβ 为靶标的 PET 成像，Tau 蛋白在内侧颞叶皮质的局部区域积聚，淀粉样蛋白在大脑中高度扩散 [233]

Aβ：淀粉样 β 蛋白；PiB：匹兹堡化合物 B，一种 PET 新型显影药物；[18]F-T807：一种新型的苯并咪唑 - 嘧啶衍生物；MMSE：简易精神状态检查表

　　将顺磁性氧化铁纳米粒子用于靶向中枢神经系统小胶质细胞，结合磁共振成像能够方便地实现血管梗塞、多发性硬化症等神经炎症的早期诊断和脑部肿瘤血管造影及灌注 [236-239]。在慢性神经退行性疾病或急性脑损伤中，易位蛋白在线粒体外膜上过表达。研究人员合成了异喹啉甲酰胺（PK11195），能与易位蛋白特异性结合，放射性核素 [11]C 标记的 PK11195 可用于神经退行性病变及神经精神疾病（如帕金森病、阿尔茨海默病、亨廷顿病等）的功能成像 [240]。为了进一步提高脑部的特异性摄取，PK11195 的衍生物苯氧基芳基乙酰胺与 2- 苯基并咪唑 [1,2-a] 吡啶乙酰胺都被用于与易位蛋白更加有效的结合，从而作为新一代神经退行性病变的 PET 成像探针。此外，[18]F 标记的 THK5351 是一种用于体内 Tau 蛋白神经原纤维质量积累的放射性成像分子探针，目前已开始用于

临床Ⅱ期试验。评估 ^{18}F-THK5351 对 PET/CT 双模态成像的增强作用，以更好地评估阿尔茨海默病的发病机制与治疗方案 [241]。

5. 其他类型疾病的早期诊断

药物性急性肾损伤（acute kidney injury，AKI）是一种高发病率、高死亡率的常见病，在有效药物研发方面评估不足 [242,243]。Huang 等报道了具有高肾脏清除效率的分子探针（molecular renal probes，MRPs），用于药物诱导的急性肾损伤体内成像。MRPs 能够特异性激活近红外发光信号，靶向急性肾损伤前驱生物标志物，如超氧阴离子、N-乙酰基 -β-D- 氨基葡萄糖苷酶、Caspase-3 等，成为示踪活体小鼠肾脏中多个生物学事件的成像探针 [244]。更为重要的是，利用这一分子探针还发现了在急性肾损伤肾小球滤过减少之前所发生的原位氧化应激、溶酶体损伤、细胞凋亡等功能性病变。

Bhatnagar 等研究了在类风湿关节炎动物模型中，以皮下和口服递送偶联整联蛋白的近红外荧光探针的应用（图 3.26）[245]。这项验证性研究表明，与健康关节相比，近

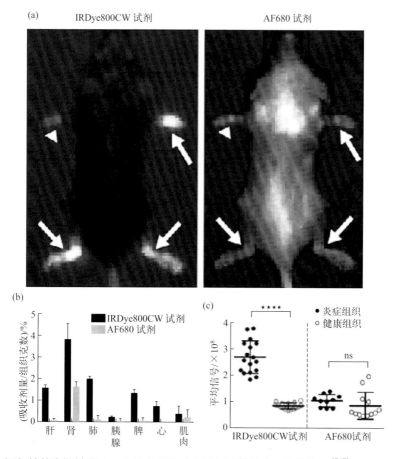

图 3.26 近红外荧光探针 IRDye800CW 和 AF680 试剂的皮下给药结果 [245]
（a）皮下给药后 48h 的活体荧光成像；从小鼠发炎和健康的爪子和脚踝获得的（b）生物学分布及（c）平均荧光强度，提示分子探针 IRDye800CW 具有更好的病灶靶向性

红外荧光探针（IRDye800CW）在胶原蛋白抗体诱导的小鼠发炎关节中存在显著吸收，而这与皮下或口服等给药类型无关，提示这类探针有可能用于临床口服给药后关节炎关节的早期监测。

肺灌注的磁共振成像常用于评估肺的不同流量，特别是通过将灌注测量与形态MRI结合，以表征灌注变化的病因[246]。此外，还可以通过肺灌注磁共振成像评估术后残余肺功能情况，以量化肺癌中的差异肺血流[247,248]。肺灌注磁共振成像的其他应用包括评估单肺移植患者的 Fontan 循环、肺气肿手术、肺减容术以及射频消融引起的肺静脉狭窄等。

基质金属蛋白酶（matrix metalloproteinase，MMP）在肺部炎症与重塑中发挥着重要作用。将仅在肺中表达白介素（IL）-13 和 ^{99m}Tc 标记的 RP805 作为 MMP 靶向示踪剂用于转基因小鼠模型，Golestani 等在 SPECT/CT 双模态成像中发现，这类示踪剂的肺摄取量比野生型小鼠高（图 3.27）[242]。Charles 等利用 ^{99m}Tc-cFLFLF 为成像基团，与一种

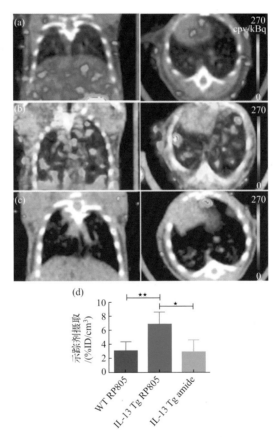

图 3.27　基质金属蛋白酶（MMP）激活的小动物活体 SPECT/CT 成像[242]
（a）注射 RP805 的野生型（WT）小鼠和（b～c）注射 RP805 或其酰胺类似物的小鼠 SPECT/CT 的冠状（左）和横向（右）影像图；（d）小鼠 SPECT 图像中肺对探针的摄取对比
cpv：每体素计数

PEG 化的肽配体及活化中性粒细胞甲酰肽受体 1（FPR1）结合，在左肺缺血 - 再灌注损伤（IRI）的小鼠模型中进行 SPECT/CT 成像研究[243]。研究表明，基于 99mTc-cFLFLF 的 SPECT 成像提供了一种肺缺血 - 再灌注损伤的实时量化与无创诊断新策略，并能对损伤随时间消退的情况进行监测。

四、新一代分子影像探针

新一代分子影像探针将在微纳米功能材料的基础上，实现多功能化，在靶向成像的同时还应便于精准治疗。这些微纳分子成像探针将拓展其医学应用范围，在影像引导治疗、影像导航手术及可视化医学等医学前沿领域整合生物、医学与工程等多个学科、多种技术，促进生物医学材料的原始创新与临床转化[249]。本小节将着重介绍可视化诊疗多功能分子探针、影像导航手术分子探针、细菌检测的纳米影像探针等领域的现状与未来发展。

（一）可视化诊疗多功能分子探针

恶性肿瘤在分子与细胞水平的早期微 / 无创诊断是人类重大疾病诊疗的一大难题，也是新一代分子影像探针结合成像技术攻关的优势所在[250]。目前大多数微纳分子成像探针受限于活体局部成像或原位癌症的早期检测。在成像引导下，多功能诊疗一体化分子探针有望实现对病变组织的精准成像与在体治疗，对于提高疾病诊断及治疗效率具有非常重要的意义。Zheng 等通过多功能载体设计，将化疗药物阿霉素与光敏剂吲哚菁绿包载，构建了复合纳米探针用于化学 - 光动力联合治疗[251]。以荧光药物阿霉素和光敏分子吲哚菁绿引导诊断与治疗过程的可视化，不仅有助于实时、在线监测病灶组织对药物的吸收情况，而且还可以评价其在体内的分布，控制药物精准释放，从而使药物对正常组织的损害降到最低，使靶向治疗的效率最大化。Liang 等利用肿瘤细胞溶酶体的弱酸性微环境，制备了酸度响应的功能药物载体，实现了药物的精准、可控释放[252]。

在肝癌的可视化治疗研究中，Kim 等合成了由聚丙烯酸（poly acrylic acid，PAA）做载体、包载顺磁性氧化铁纳米粒子 USPIO、偶联药物分子氨萘非特（amonafide，AMN）及藻酸盐多糖基质组成的磁性微球，用于磁共振成像引导下的肿瘤治疗（图 3.28）[253]。PAA-USPIO 形成的纳米团簇作为分子探针适用于磁共振成像，而抗肿瘤药物氨萘非特作为靶向肝癌细胞 DNA 的插入剂，能够激活肿瘤细胞遗传物质的断裂而抑制增殖。藻酸盐聚合物由于其良好的生物相容性和生物降解性，适用于载体壳层的改性与修饰。所制得的复合探针在肝癌的诊疗过程中发挥着多重功能，包载氨萘非特的磁性微球表现出持续、长效的药物释放特性，使用啮齿动物模型显示药物体内递送过程，肿瘤部分呈现高信号增强，与 T_2^* 加权的磁共振图像中的周围肝脏组织形成对比。通过经导管磁性微球静脉输注，手术中聚集磁性微球靶向肝叶，经处理的肿瘤组织磁共振成像与组织切片染色进一步证实了磁性微球能够靶向递送并锚定肿瘤病灶。因此，借助磁共振分子探针并在此基础上构建多功能药物载体，为药物可控输送与释药可视化提供了便捷途径，同时在手术中运用荧光成像导航，进一步拓展了荧光成像在临床诊疗中的应用。

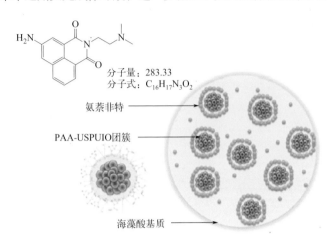

图 3.28　包载抗肿瘤药物氨萘非特（AMN）的磁性微球作为磁共振分子探针与功能药物载体用于肝癌的可视化诊疗[253]

Yang 等制备了荧光蛋白 tfRFP 标记的 KatushkaS158A 四聚体远红外荧光分子探针，用于体内特异性免疫反应的可视化（图 3.29）[254]。将 tfRFP 表达的肿瘤细胞和 GFP 转基因 C57BL/6 小鼠应用于肿瘤微环境免疫应答研究，全视野活体显微可观察到植入 tfRFP 的 B16 肿瘤增强 GFP（EGFP）表达的细胞分布。同时，用含有 KatushkaS158A 基因的质粒转染 tfRFP 表达的 B16 细胞，结果显示大量增强 GFP 免疫细胞浸润到 tfRFP 表达的 B16 肿瘤区域，提示 tfRFP 激活了 C57BL/6 小鼠的免疫应答通路。

除荧光探针外，热敏脂质药物载气也可负载功能分子探针，用于监测药物体内递

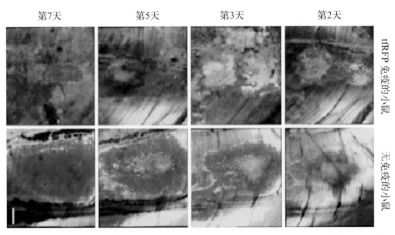

图 3.29　植入 tfRFP 的 B16 肿瘤细胞微环境的特异性免疫反应荧光成像[254]
绿色：EGFP 和宿主免疫细胞；红色：tfRFP-B16 细胞

送过程的可视化（如图 3.30）[255]。阿霉素作为一种荧光化疗模型药物，与聚焦超声（FUS）集成到双光子显微镜（2PM）中，可提供热敏脂质体药物（LTSL-DOX）体内释放的实时成像，动态观察药物释放与后续治疗的全过程。

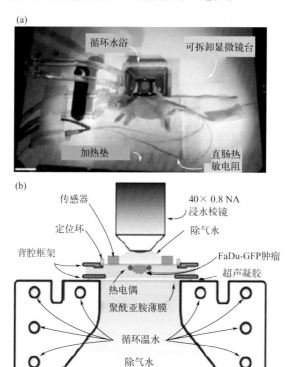

图 3.30 监测药物体内递送过程的可视化
（a）带有背侧皮肤折叠窗室（DSWC）的可移动显微镜载物台上放置裸鼠用于双光子显微成像；
（b）安装 DSWC 后，聚焦超声（FUS）联合热敏脂质体药物（LTSL-DOX）观测体内释放[255]

磁共振成像引导的聚焦超声治疗（MR-guided focused ultrasound，MRgFUS，即磁波治疗）由于呼吸运动、血管冷却限制了其应用，一个有效的解决办法是通过 30s 内将聚焦超声加热至 42℃设计成 MRgFUS 联合热处理（heat treatment，HT）以克服该障碍（图 3.31）[255]。使用该系统结合阿霉素作为荧光分子探针，在最初的 30s 至 5min 内可清楚地观察到阿霉素药物的释放过程，整个可视化过程在药物注射后能够有效持续59min 以上。因此，该治疗方案不仅克服了临床上精确医学可视化的瓶颈性难题，而且还实现了长期、在线成像，以及成像引导下的导航治疗。

巨噬细胞在肿瘤增殖、新生血管生成、瘤灶侵袭与转移等过程中起着关键作用[256,257]。Sun 等证实，巨噬细胞甘露糖受体（MMR、CD206）的近红外荧光成像可在体内实现巨噬细胞的定量与可视化（图 3.32）[258]。通过构建近红外染料分子偶联抗体的探针（Dye-anti-CD206），联合抗巨噬细胞药物唑来膦酸（zoledronic acid，ZA）与抗肿瘤药物多西紫杉醇（DTX）的功能载体，既可以高效抑制肿瘤细胞增殖与病灶组织生长，防止瘤灶的肺部转移，也能同时实现成像引导下的可视化治疗，使诊疗过程变得精准、高效。

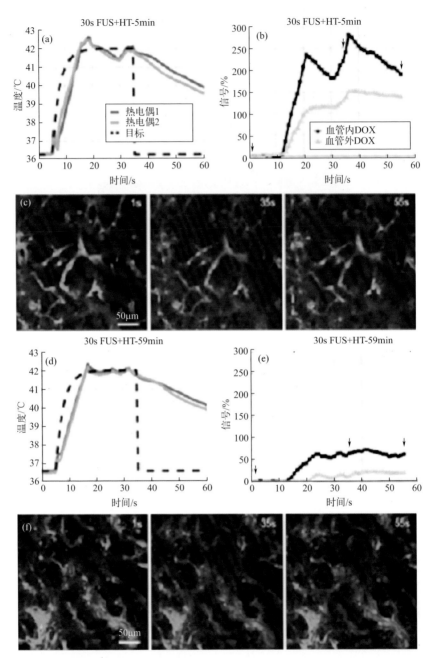

图 3.31　聚焦超声联合热处理，在磁波治疗（MRgFUS）引导下可视化脂质体药物 LTSL-
DOX 的体内释放[255]
（a）治疗 5min 时最初 30s 内温度变化；（b）血管内外 DOX 释放信号；（d）治疗 59min 时
最后 30s 内温度变化；（e）血管内外 DOX 释放信号；（c、f）在黑色箭头对应时间点采集图
像，其中绿色为 FITC 标记的血管，红色为化疗药物 DOX

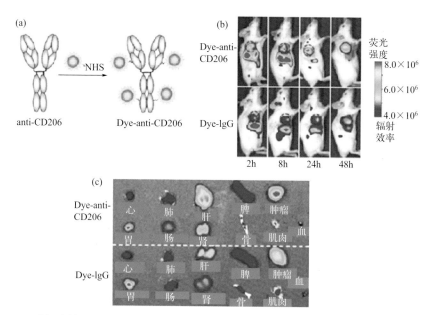

图 3.32　巨噬细胞的定量与可视化

（a）近红外染料分子偶联抗体探针（Dye-anti-CD206）的合成；（b）注射探针后，不同时间点荷 4T$_1$ 瘤裸鼠体内荧光成像；（c）成像 24h 后荷瘤小鼠不同器官的体外成像[258]

（二）影像导航手术分子探针

影像引导治疗或影像导航手术为精准判断肿瘤病灶边界、识别微小病灶、精准手术切除、保证良性预后等提供了重要的影像学手段，同时也为实施隐性恶性结节的微创手术提供了极大便利。Matsui 开发了临床使用的近红外荧光物质亚甲蓝（methylene blue，MB）和吲哚菁绿，它们分别在 700nm 和 800nm 处发出荧光，为临床上肝外胆管类疾病提供了高灵敏、长时效的诊疗方案（图 3.33）[259]。

对于一些荧光成像分子探针，在药物注射与手术操作间的长时间延迟成为其临床使用的巨大障碍。为了解决这个问题，Liu 等开发了一种实时的术中成像装置，与近红外荧光分子探针联合使用，可以清晰识别肿瘤边缘界限，指导手术切除，绘制前哨淋巴结，同时无线传输影像数据到终端，用于远程影像导航手术与病情实时分析（图 3.34）[260]。当用于前哨淋巴结绘图时，使用近红外荧光染料吲哚菁绿体内给药，前哨淋巴结的位置清晰可见；当用于肿瘤切除时，肿瘤边缘与小结节很容易辨别，方便医生的判断和精准切除病灶。

Achilefu 合成了一种可激活的靶向肿瘤的荧光成像分子探针，其具有分子内螺环笼蔽结构，γ- 谷氨酰羟甲基罗丹明（gGlu-HMRG）在肿瘤病灶和组织背景之间形成了高信号对比度[261]。由于它与肿瘤细胞膜上的谷氨酸、谷氨酰转肽酶接触后产生即时、明显的活化作用，这种探针已被批准用于临床外科手术或内镜检查。

(a)

700nm近红外荧光基团	800nm近红外荧光基团
亚甲蓝	吲哚菁绿

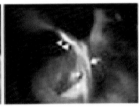
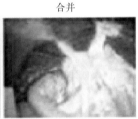

分子量：320Da	分子量：776Da
激发波长：668nm	激发波长：806nm
消光系数：53.3	消光系数：109
猝灭阈值：20μmol/L	猝灭阈值：10μmol/L
量子产率：4.7%	量子产率：4.0%

(b)

70nm近红外荧光基团

彩图	近红外荧光	合并

15min

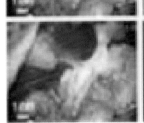
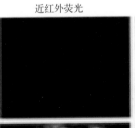
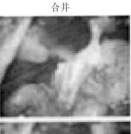

800nm近红外荧光基团

彩图	近红外荧光	合并

注射前

15s

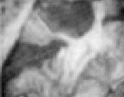

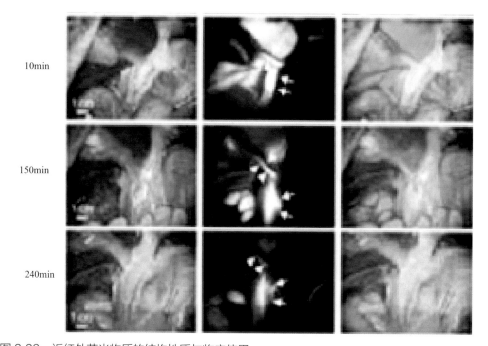

图 3.33　近红外荧光物质的结构性质与临床使用

（a）亚甲蓝（MB）和吲哚菁绿（ICG）的化学结构与光学性质；（b）近红外荧光成像引导下肝外胆管手术[259]

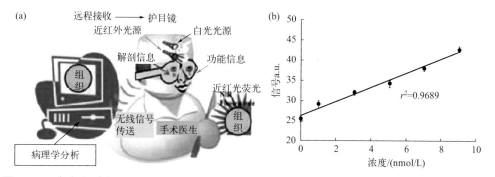

图 3.34　术中实时成像系统

（a）外科医生用一只眼睛捕捉功能信息，同时用另一只眼睛获得解剖信息，实时视频可以无线传输到终端显示器；（b）实时成像系统的高灵敏度[260]

（三）细菌检测的纳米影像探针

细菌污染给食品安全以及人类生命健康领域带来了重大影响，随之而来的经济和社会问题引发了普遍关注。二十世纪九十年代以来，美国和欧盟的新鲜农产品微生物污染事件和由微生物引起的食源性疾病迅速增加，尤其是 2015 年，食源性疾病活动监测网络（Food Net）报道了由食物污染引发的病原体感染病例 20107 个、住院病例 4531 个以及死亡案例 77 个[262,263]。在医疗环境中，导管引发的泌尿道感染等相关感染事件对在医疗机构接受治疗的患者造成了严重影响。尽管在过去的一个世纪里，抗生素治疗成功地抵御了细菌感染，但常规抗生素由于多药耐药（multiple drug resistance，MDR）等问题，无法预防细菌的广泛传播。令人震惊的是，预计到 2050 年细菌抗生素耐药性将导致全球每年约 1000 万人死亡，将超过目前由癌症导致的死亡人数（800 万）[264]。很明显，现有预防模式亟待调整，以实现对病原微生物的早期检测，预防病原体的广泛蔓延。在此方面，开发用于病原菌检测和成像的高灵敏度分子探针将是一个有效的方案，而微纳生物材料的构建与利用将为这一方案提供可靠的实现路径。

在临床上判别细菌感染的方法中，将细菌分离、纯化并接种在基于营养基的琼脂培养基上的平板培养方法已经沿用了近一个世纪[265]。然而，该方法不适用于突发紧急情况或危重疾病案例，同时，由于复杂、耗时等缺点，在实际应用于细菌等病原体的快速诊断时受到很大的限制[266]。通过构建微纳功能材料控制其尺寸、形貌等性质，可以合成具有独特表面特性和较大比表面积的成像探针[267]。较大的比表面积易于实现微纳分子探针的多功能化，例如成像分子探针可用于增强与光的相互作用并增益信号强度[268,269]。此外，分子探针偶联特定配体后，能够特异性锚定细菌或渗透细菌，而细菌大小通常比微纳材料大一个数量级（1～3μm），这样能够对靶标细菌产生更高的检测灵敏度[270]。最后，荧光染料物质包裹微纳探针，可用于实时检测微纳探针的迁移，对保护生态环境免受染料等潜在毒性物质的危害有着重要作用[271]。

金纳米粒子是一种常用的分子影像探针基质，具有独特的光学特性和多种独特的形貌，包括金纳米棒、金纳米球、金纳米星、金纳米笼和金纳米团簇等[272,273]。金纳米粒子在波长为 700～900nm 的近红外光区显示可调节的局部表面等离子体共振（LSPR），由于水的吸收以及生理液体的存在，近红外光可深入渗透到组织中，使得体内光学成像成为可能[274]。与常用染料分子相比，金纳米粒子的优点包括较高的灵敏度、良好的光稳定性等。Chiu 报道了葡聚糖（dextran）包裹的、生物相容性良好的金纳米簇（gold nanocluster，Au NCs）用于高效可视化细菌的成像标记物[275]。通过一锅煮反应合成 AuNCs@Dextran，将葡聚糖和四氯金酸水溶液在 pH 12 的溶液中混合，制备得到的葡聚糖包裹的金纳米簇溶液在自然光下是透明的，但在紫外光（λ_{max}=365nm）照射下呈现绿色荧光，AuNCs @Dextran 的荧光强度与反应体系葡聚糖的浓度成正比。葡聚糖是细菌生物膜构成的必要组分，因此它能够与细菌相互作用，AuNPs@Dextran 可用于荧光标记大肠埃希菌（E. coli）和金黄色葡萄球菌（S. aureus），而未标记的细菌呈弱自发荧光，无法在荧光显微镜下检测得到。此外，脂质体包裹的金纳米簇可以搭载在介孔二氧化硅材料内部，以达到检测和抑制细菌生长的目的。带负电的 AuNCs@Lys 粒径约 2nm，通过脂质体还原 Au（Ⅲ）的方法制备。通过静电自组装将带有正电荷的胺修饰的介孔二氧化硅纳米粒子（MSN）搭载 AuNCs@Lys，当细菌存在时，由于脂质体与细菌膜的相互作用，AuNCs@Lys 与介孔二氧化硅粒子分离，导致 680nm 发射波长处红色荧光信号降低，纳米簇荧光强度的减少与细菌吸附有关，可根据细菌的浓度而量化。大肠埃希菌浓度从 4×10^3 CFU/mL 到 4×10^7 CFU/mL 变化时，荧光强度呈比例变化。此外，MSN-AuNPs@Lys 纳米粒子与聚环氧乙烷/聚对苯二甲酸丁二醇酯（PEO/PBT）混合，可以在 50 μm 厚的牙板上被铸成薄膜，与大肠埃希菌接触时，纳米填料掺杂的薄膜荧光迅速猝灭，表明细菌溶酶体引发的荧光染料释放。虽然这种对细菌敏感的体系目前仅用在 X 射线口腔成像设备上，但后续研究可以将其用于医疗仪器、护理辅助等设备上的细菌快速检测。

磁性纳米粒子（magnetic nanoparticles，MNPs）常被用作标记物以分离、纯化和鉴定特定类型的生物分子和细胞。按照化学构成来分，磁性纳米粒子包括金属氧化物、金属单质和复合磁性纳米粒子等。其中氧化铁磁性纳米粒子由于良好的生物相容性和固有的超顺磁性，在生物医学领域应用最为广泛。对于粒径小于 30 nm 的磁性氧化铁纳米粒子，只有在施加外部磁场时，才会在磁场作用下以高浓度聚集，这有助于避免在体内健康组织产生毒副作用[276]。另外，由于生物组织缺乏固有的磁性成分，磁性纳米粒子的背景信号通常较低，在低背景噪声干扰下，有利于快速检测出优异选择性和特异性的病原体[277]。Yang 等报道了万古霉素（vancomycin，VAN）刷状磁性纳米粒子及其在快速灵敏检测革兰氏阳性单核细胞增生李斯特菌中的应用[278]。为了使氧化铁纳米粒子官能化，以聚-L-赖氨酸（polylysine，PLL）和万古霉素化的聚乙二醇（VAN-PEG）进行表面改性修饰，在纳米粒子表面形成刷状分支。在所得的复合纳米粒子 VAN-PLL-PEG-MNPs 中，VAN 作为靶向基团与细菌膜上的 D-Ala-D-Ala 基团特异性亲和，刷状的纳米粒子能够改善亲和动力学，从而使细菌高效富集。研究发现复合纳米粒子 VAN-PLL-PEG-MNPs 在 20min 内用磁力分离器可以快速分离出细菌，与没有刷状表面结构的 VAN-PEG-MNP 相比，显示出对细菌更高的捕获与分离效率，最低检测出 102 CFU/mL 的细菌。借助电化学发光（electro-chemical luminescence，ECL）技术，该纳米探针甚至可以检测到最低至 10 CFU/mL 浓度的细菌量。

除金属纳米粒子外，基于高分子聚合物的微纳米探针也被用作高性能细菌检测的有效工具。在 X 射线和 CT 成像中，基于钨的材料具有比常规碘化合物更高的 X 射线吸收系数。聚乙二醇化（PEGylation）的 $W_{18}O_{49}$（PEG-$W_{18}O_{49}$）纳米片（nanosheet）可用作多功能成像探针，实现胃肠道（GI）细菌感染的可视化[279]。这些聚合物纳米片表现出优异的胶体稳定性、低毒性和低溶血性，已成为 X 射线和 CT 成像的理想探针。另外，该纳米片用戊二醛修饰后可用于靶向细菌，口服和直肠注射 PEG-$W_{18}O_{49}$ 纳米片后，胃、十二指肠、小肠和盲肠的轮廓在体内 X 射线和 CT 成像中清晰可见。除探针用途外，这一材料对近红外光有高吸光度，产生光热效应选择性地杀死细菌，在近红外光的照射下，戊二醛修饰的 PEG-$W_{18}O_{49}$ 纳米片在感染的小鼠血液样本中表现出超过 50% 的大肠埃希菌杀伤效果。

此外，Li 设计了一种基于无机介孔硅纳米粒子（MSNs）的自组装体系，以减弱细菌对聚集诱导发光效应的影响（图 3.35）[280]。这类自组装探针在高浓度聚集时表现出强荧光信号，而低浓度分散时不显荧光。在这项研究中，介孔硅纳米粒子包载药物分子阿莫西林（AMO），外壳通过逐层自组装的方法由葫芦［7］脲（cucurbit（7）uril，CB［7］）和阳离子聚甘油甲基丙烯酸酯（PGEDA）进行涂覆。最后，将带负电荷的热塑弹性体（即四苯基乙烯，TPE）接枝在介孔硅纳米粒子表面。在溶液中，超分子纳米体系的聚集诱导发光效应可以在323nm的波长下激发，当阴离子细菌膜与PGEDA结合时，纳米粒子释放TPE探针，聚集诱导发光效应减弱，导致TPE发射的荧光瞬时减少。增加细菌（如大肠埃希菌、金黄色葡萄球菌）的浓度，纳米自组装体系的荧光强度降低。研究表明，该体系的浓度检测限为：大肠埃希菌10^6CFU/mL，金黄色葡萄球菌10^6CFU/mL。因此，利用TPE的聚集诱导发光效应，这种基于介孔硅纳米粒子的超分子纳米自组装探针被证实是一种可通过信号衰减来快速、灵敏检测细菌的有效方法。

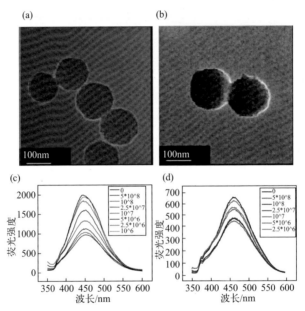

图3.35　基于介孔硅纳米粒子（MSNs）的纳米自组装探针外壳经TPE接枝后借助聚集诱导发光效应快速、灵敏、高效地检测细菌[280]
（a）～（b）TEM图像显示逐层组装与涂层前、后的纳米粒子形貌；（c）～（d）随着大肠埃希菌或金黄色葡萄球菌的浓度增加，纳米探针的荧光强度逐渐降低

参考文献

[1] Bean C P, Livingston J D. Superparamagnetism[J]. Journal of Applied Physics, 1959, 30(4): S120-S129.

[2] Kemsheadl J T, Ugelstad J. Magnetic separation techniques: their application to medicine[J]. Molecular and Cellular Biochemistry, 1985, 67(1): 11-18.

[3] Bulte J W M, Kraitchman D L. Iron oxide MR contrast agents for molecular and cellular imaging[J]. NMR in Biomedicine: An International Journal Devoted to the Development and Application of

Magnetic Resonance In Vivo, 2004, 17(7): 484-499.

[4] Abdulwahid F S, Haider A J, Al-Musawi S. Iron oxide nanoparticles (IONPs): synthesis, surface functionalization, and targeting drug delivery strategies: mini-review[J]. Nano, 2022, 17(11): 2230007.

[5] Calero M, Gutiérrez L, Salas G, et al. Efficient and safe internalization of magnetic iron oxide nanoparticles: two fundamental requirements for biomedical applications[J]. Nanomedicine: Nanotechnology, Biology and Medicine, 2014, 10(4): 733-743.

[6] Massart R, Cabuil V. Effect of some parameters on the formation of colloidal magnetite in alkaline-medium-yield and particle-size control[J]. Journal de Chimie Physique et de Physico-Chimie Biologique, 1987, 84(7-8): 967-973.

[7] Sonvico F, Mornet S, Vasseur S, et al. Folate-conjugated iron oxide nanoparticles for solid tumor targeting as potential specific magnetic hyperthermia mediators: synthesis, physicochemical characterization, and in vitro experiments[J]. Bioconjugate Chemistry, 2005, 16(5): 1181-1188.

[8] Kohler N, Fryxell G E, Zhang M. A bifunctional poly (ethylene glycol) silane immobilized on metallic oxide-based nanoparticles for conjugation with cell targeting agents[J]. Journal of the American Chemical Society, 2004, 126(23): 7206-7211.

[9] Kim D K, Toprak M, Mikhailova M, et al. Surface modification of superparamagnetic nanoparticles for in-vivo bio-medical applications[J]. MRS Online Proceedings Library, 2001, 704: 1121.

[10] Jin R, Lin B, Li D, et al. Superparamagnetic iron oxide nanoparticles for MR imaging and therapy: design considerations and clinical applications[J]. Current Opinion in Pharmacology, 2014, 18: 18-27.

[11] Hemmingsson A, Carlsten J, Ericsson A, et al. Relaxation enhancement of the dog liver and spleen by biodegradable superparamagnetic particles in proton magnetic resonance imaging[J]. Acta Radiologica, 1987, 28(6): 703-705.

[12] Weissleder R, Elizondo G, Wittenberg J, et al. Ultrasmall superparamagnetic iron oxide: an intravenous contrast agent for assessing lymph nodes with MR imaging[J]. Radiology, 1990, 175(2): 494-498.

[13] Schmitz S A, Winterhalter S, Schiffler S, et al. USPIO-enhanced direct MR imaging of thrombus: preclinical evaluation in rabbits[J]. Radiology, 2001, 221(1): 237-243.

[14] Schmitz S A, Coupland S E, Gust R, et al. Superparamagnetic iron oxide-enhanced MRI of atherosclerotic plaques in Watanabe hereditable hyperlipidemic rabbits[J]. Investigative Radiology, 2000, 35(8): 460-471.

[15] Hahn P F, Stark D D, Weissleder R, et al. Clinical application of superparamagnetic iron oxide to MR imaging of tissue perfusion in vascular liver tumors[J]. Radiology, 1990, 174(2): 361-366.

[16] Kent T A, Quast M J, Kaplan B J, et al. Assessment of a superparamagnetic iron oxide (AMI-25) as a brain contrast agent[J]. Magnetic Resonance in Medicine, 1990, 13(3): 434-443.

[17] Chapon C, Franconi F, Lacoeuille F, et al. Imaging E-selectin expression following traumatic brain injury in the rat using a targeted USPIO contrast agent[J]. Magnetic Resonance Materials in Physics, Biology and Medicine, 2009, 22(3): 167-174.

[18] Thayse K, Kindt N, Laurent S, et al. VCAM-1 target in non-invasive imaging for the detection of atherosclerotic plaques[J]. Biology, 2020, 9(11): 368.

[19] Hahn P F, Stark D D, Ferrucci J T. Accumulation of iron oxide particles around liver metastases during MR imaging[J]. Gastrointestinal Radiology, 1992, 17(1): 173-174.

[20] Moore A, Marecos E, Bogdanov J A, et al. Tumoral distribution of long-circulating dextran-coated iron oxide nanoparticles in a rodent model[J]. Radiology, 2000, 214(2): 568-574.

[21] Anzai Y, Prince M R. Iron oxide-enhanced MR lymphography: the evaluation of cervical lymph node metastases in head and neck cancer[J]. Journal of Magnetic Resonance Imaging, 1997, 7(1): 75-81.

[22] Chen C, Ge J, Gao Y, et al. Ultrasmall superparamagnetic iron oxide nanoparticles: a next generation contrast agent for magnetic resonance imaging[J]. Wiley Interdisciplinary Reviews: Nanomedicine and Nanobiotechnology, 2022, 14(1): e1740.

[23] Dadfar S M, Roemhild K, Drude N I, et al. Iron oxide nanoparticles: diagnostic, therapeutic and theranostic applications[J]. Advanced Drug Delivery Reviews, 2019, 138: 302-325.

[24] Koh D M, Brown G, Temple L, et al. Rectal cancer: mesorectal lymph nodes at MR imaging with USPIO versus histopathologic findings——initial observations[J]. Radiology, 2004, 231(1): 91-99.

[25] Harisinghani M G, Saini S, Weissleder R, et al. Differentiation of liver hemangiomas from metastases and hepatocellular carcinoma at MR imaging enhanced with blood-pool contrast agent Code-7227[J]. Radiology, 1997, 202(3): 687-691.

[26] Woo S, Suh C H, Kim S Y, et al. The diagnostic performance of MRI for detection of lymph node metastasis in bladder and prostate cancer: an updated systematic review and diagnostic meta-analysis[J]. American Journal of Roentgenology, 2018, 210(3): W95-W109.

[27] Shamsipour F, Zarnani A H, Ghods R, et al. Conjugation of monoclonal antibodies to super paramagnetic iron oxide nanoparticles for detection of her2/neu antigen on breast cancer cell lines[J]. Avicenna Journal of Medical Biotechnology, 2009, 1(1): 27.

[28] Meier R, Henning T D, Boddington S, et al. Breast cancers: MR imaging of folate-receptor expression with the folate-specific nanoparticle P1133[J]. Radiology, 2010, 255(2): 527-535.

[29] Gatti M , Maino C , Darvizeh F , et al. Role of gadoxetic acid-enhanced liver magnetic resonance imaging in the evaluation of hepatocellular carcinoma after locoregional treatment[J]. World Journal of Gastroenterology, 2022, 28(26): 3116-3131.

[30] Ueno A, Masugi Y, Yamazaki K, et al. OATP1B3 expression is strongly associated with Wnt/β-catenin signalling and represents the transporter of gadoxetic acid in hepatocellular carcinoma[J]. Journal of Hepatology, 2014, 61(5): 1080-1087.

[31] Junking M, Grainok J, Thepmalee C, et al. Enhanced cytotoxic activity of effector T-cells against cholangiocarcinoma by dendritic cells pulsed with pooled mRNA[J]. Tumor Biology, 2017, 39(10): 1010428317733367.

[32] Saslow D, Boetes C, Burke W, et al. American Cancer Society guidelines for breast screening with MRI as an adjunct to mammography[J]. CA: A Cancer Journal for Clinicians, 2007, 57(2): 75-89.

[33] Moon M, Cornfeld D, Weinreb J. Dynamic contrast-enhanced breast MR imaging[J]. Magnetic Resonance Imaging Clinics of North America, 2009, 17(2): 351-362.

[34] Vellinga M M, Oude Engberink R D, Seewann A, et al. Pluriformity of inflammation in multiple sclerosis shown by ultra-small iron oxide particle enhancement[J]. Brain, 2008, 131(3): 800-807.

[35] Shu G, Chen M, Song J, et al. Sialic acid-engineered mesoporous polydopamine nanoparticles loaded with SPIO and Fe^{3+} as a novel theranostic agent for T_1/T_2 dual-mode MRI-guided combined chemo-photothermal treatment of hepatic cancer[J]. Bioactive Materials, 2021, 6(5): 1423-1435.

[36] Fan K, Lu C, Shu G, et al. Sialic acid-engineered mesoporous polydopamine dual loaded with

ferritin gene and SPIO for achieving endogenous and exogenous synergistic T_2-weighted magnetic resonance imaging of HCC[J]. Journal of Nanobiotechnology, 2021, 19(1): 76.

[37] Pultrum B B, Van der Jagt E J, Van Westreenen H L, et al. Detection of lymph node metastases with ultrasmall superparamagnetic iron oxide (USPIO)-enhanced magnetic resonance imaging in oesophageal cancer: a feasibility study[J]. Cancer Imaging, 2009, 9(1): 19-28.

[38] Nguyen B C, Stanford W, Thompson B H, et al. Multicenter clinical trial of ultrasmall superparamagnetic iron oxide in the evaluation of mediastinal lymph nodes in patients with primary lung carcinoma[J]. Journal of Magnetic Resonance Imaging: An Official Journal of the International Society for Magnetic Resonance in Medicine, 1999, 10(3): 468-473.

[39] Tokuhara T, Tanigawa N, Matsuki M, et al. Evaluation of lymph node metastases in gastric cancer using magnetic resonance imaging with ultrasmall superparamagnetic iron oxide (USPIO): diagnostic performance in post-contrast images using new diagnostic criteria[J]. Gastric Cancer, 2008, 11(4): 194-200.

[40] Seneterre E, Weissleder R, Jaramillo D, et al. Bone marrow: ultrasmall superparamagnetic iron oxide for MR imaging[J]. Radiology, 1991, 179(2): 529-533.

[41] Vaalma S, Rahmer J, Panagiotopoulos N, et al. Magnetic particle imaging (MPI): Experimental quantification of vascular stenosis using stationary stenosis phantoms[J]. PloS One, 2017, 12(1): e0168902.

[42] Chan J, Cheung M S H, Gibbs R G J, et al. MRI detection of endothelial cell inflammation using targeted superparamagnetic particles of iron oxide (SPIO)[J]. Clinical and Translational Medicine, 2017, 6(1): 1.

[43] Torres L A, Lee K E, Barton G P, et al. Dynamic contrast enhanced MRI for the evaluation of lung perfusion in idiopathic pulmonary fibrosis[J]. European Respiratory Journal, 2022, 60(5): 2102058.

[44] Ohno Y, Hatabu H, Higashino T, et al. Dynamic perfusion MRI versus perfusion scintigraphy: prediction of postoperative lung function in patients with lung cancer[J]. American Journal of Roentgenology, 2004, 182(1): 73-78.

[45] Iwasawa T, Saito K, Ogawa N, et al. Prediction of postoperative pulmonary function using perfusion magnetic resonance imaging of the lung[J]. Journal of Magnetic Resonance Imaging: An Official Journal of the International Society for Magnetic Resonance in Medicine, 2002, 15(6): 685-692.

[46] Gramiak R, Shah P M. Echocardiography of the aortic root[J]. Investigative Radiology, 1968, 3(5): 356-366.

[47] McCulloch M, Gresser C, Moos S, et al. Ultrasound contrast physics: a series on contrast echocardiography, article 3[J]. Journal of the American Society of Echocardiography, 2000, 13(10): 959-967.

[48] Elsayed M, Kothandaraman A, Edirisinghe M, et al. Porous polymeric films from microbubbles generated using a T-junction microfluidic device[J]. Langmuir, 2016, 32(50): 13377-13385.

[49] Kurup N, Naik P. Microbubbles: a novel delivery system[J]. Asian Journal of Pharmaceutical Research and Health Care, 2010, 2(3): 228-234.

[50] Hitesh J, Parth P, Suraj F, et al. Microbubbles——a potential ultrasound tool in drug delivery[J]. Asian Journal of Pharm aceutical Clin ical Research, 2011, 4(2): 6-11.

[51] Eniola A O, Willcox P J, Hammer D A. Interplay between rolling and firm adhesion elucidated

with a cell-free system engineered with two distinct receptor-ligand pairs[J]. Biophysical Journal, 2003, 85(4): 2720-2731.

[52] Liu Y, Miyoshi H, Nakamura M. Encapsulated ultrasound microbubbles: therapeutic application in drug/gene delivery[J]. Journal of Controlled Release, 2006, 114(1): 89-99.

[53] Dolan M S, Dent J, deFilippi C, et al. Increasing the dose and rate of Albunex infusion leads to superior left ventricular contrast effect[J]. Journal of the American Society of Echocardiography, 1998, 11(5): 426-432.

[54] Drelich-Zbroja A, Jargiello T, Szymanska A, et al. Can Levovist-enhanced Doppler ultrasound replace angiography in abdominal branches of the aorta imaging?[J]. Ultrasound in Medicine and Biology, 2003, 29(5): S195.

[55] Von Herbay A, Haeussinger D, Gregor M, et al. Characterization and detection of hepatocellular carcinoma (HCC): comparison of the ultrasound contrast agents SonoVue (BR 1) and Levovist (SH U 508A)[J]. Ultraschall in der Medizin, 2007, 28(02): 168-175.

[56] Miyamoto Y, Ito T, Takada E, et al. Efficacy of sonazoid (perflubutane) for contrast-enhanced ultrasound in the differentiation of focal breast lesions: phase 3 multicenter clinical trial[J]. American Journal of Roentgenology, 2014, 202(4): W400-W407.

[57] Van Wamel A, Kooiman K, Harteveld M, et al. Vibrating microbubbles poking individual cells: drug transfer into cells via sonoporation[J]. Journal of Controlled Release, 2006, 112(2): 149-155.

[58] Prentice P, Cuschieri A, Dholakia K, et al. Membrane disruption by optically controlled microbubble cavitation[J]. Nature Physics, 2005, 1(2): 107-110.

[59] Fujii H, Li S H, Wu J, et al. Repeated and targeted transfer of angiogenic plasmids into the infarcted rat heart via ultrasound targeted microbubble destruction enhances cardiac repair[J]. European Heart Journal, 2011, 32(16): 2075-2084.

[60] Bekeredjian R, Chen S, Frenkel P A, et al. Ultrasound-targeted microbubble destruction can repeatedly direct highly specific plasmid expression to the heart[J]. Circulation, 2003, 108(8): 1022-1026.

[61] Chertok B, Langer R, Anderson D G. Spatial control of gene expression by nanocarriers using heparin masking and ultrasound-targeted microbubble destruction[J]. ACS Nano, 2016, 10(8): 7267-7278.

[62] Machtaler S, Knieling F, Luong R, et al. Assessment of inflammation in an acute on chronic model of inflammatory bowel disease with ultrasound molecular imaging[J]. Theranostics, 2015, 5(11): 1175-1186.

[63] Hu G, Liu C, Liao Y, et al. Ultrasound molecular imaging of arterial thrombi with novel microbubbles modified by cyclic RGD in vitro and in vivo[J]. Thrombosis and Haemostasis, 2012, 107(1): 172-183.

[64] Zhu F, Jiang Y, Luo F, et al. Effectiveness of localized ultrasound-targeted microbubble destruction with doxorubicin liposomes in H22 mouse hepatocellular carcinoma model[J]. Journal of Drug Targeting, 2015, 23(4): 323-334.

[65] Aryal M, Vykhodtseva N, Zhang Y Z, et al. Multiple treatments with liposomal doxorubicin and ultrasound-induced disruption of blood-tumor and blood-brain barriers improve outcomes in a rat glioma model[J]. Journal of Controlled Release, 2013, 169(1-2): 103-111.

[66] Zhao X, Tapec-Dytioco R, Tan W. Ultrasensitive DNA detection using highly fluorescent bioconjugated nanoparticles[J]. Journal of the American Chemical Society, 2003, 125(38): 11474-

11475.

[67] Herr J K, Smith J E, Medley C D, et al. Aptamer-conjugated nanoparticles for selective collection and detection of cancer cells[J]. Analytical Chemistry, 2006, 78(9): 2918-2924.

[68] Nadort A, Zhao J, Goldys E M. Lanthanide upconversion luminescence at the nanoscale: fundamentals and optical properties[J]. Nanoscale, 2016, 8(27): 13099-13130.

[69] Xiong L Q, Chen Z G, Yu M X, et al. Synthesis, characterization, and in vivo targeted imaging of amine-functionalized rare-earth up-converting nanophosphors[J]. Biomaterials, 2009, 30(29): 5592-5600.

[70] Xiong L, Chen Z, Tian Q, et al. High contrast upconversion luminescence targeted imaging in vivo using peptide-labeled nanophosphors[J]. Analytical Chemistry, 2009, 81(21): 8687-8694.

[71] Wang M, Mi C C, Wang W X, et al. Immunolabeling and NIR-excited fluorescent imaging of HeLa cells by using NaYF4: Yb, Er upconversion nanoparticles[J]. ACS Nano, 2009, 3(6): 1580-1586.

[72] Cheng L, Yang K, Zhang S, et al. Highly-sensitive multiplexed in vivo imaging using PEGylated upconversion nanoparticles[J]. Nano Research, 2010, 3(10): 722-732.

[73] Cheng L, Wang C, Ma X, et al. Multifunctional upconversion nanoparticles for dual-modal imaging-guided stem cell therapy under remote magnetic control[J]. Advanced Functional Materials, 2013, 23(3): 272-280.

[74] Zhao L, Kutikov A, Shen J, et al. Stem cell labeling using polyethylenimine conjugated (α-NaYbF 4: Tm^{3+})/CaF$_2$ upconversion nanoparticles[J]. Theranostics, 2013, 3(4): 249-257.

[75] Min Y, Li J, Liu F, et al. Recent advance of biological molecular imaging based on lanthanide-doped upconversion-luminescent nanomaterials[J]. Nanomaterials, 2014, 4(1): 129-154.

[76] Hielscher A H, Bluestone A Y, Abdoulaev G S, et al. Near-infrared diffuse optical tomography[J]. Disease Markers, 2002, 18(5-6): 313-337.

[77] Low A F, Tearney G J, Bouma B E, et al. Technology insight: optical coherence tomography——current status and future development[J]. Nature Clinical Practice Cardiovascular Medicine, 2006, 3(3): 154-162.

[78] Zheng M, Yue C, Ma Y, et al. Single-step assembly of DOX/ICG loaded lipid-polymer nanoparticles for highly effective chemo-photothermal combination therapy[J]. ACS Nano, 2013, 7(3): 2056-2067.

[79] Punganuru S R, Madala H R, Arutla V, et al. Characterization of a highly specific NQO1-activated near-infrared fluorescent probe and its application for in vivo tumor imaging[J]. Scientific Reports, 2019, 9(1): 8577.

[80] Bamrungsap S, Chen T, Shukoor M I, et al. Pattern recognition of cancer cells using aptamer-conjugated magnetic nanoparticles[J]. ACS Nano, 2012, 6(5): 3974-3981.

[81] Tang X, Kröger E, Nielsen A, et al. Fluorescent metal-semiconductor hybrid structures by ultrasound-assisted in situ growth of gold nanoparticles on silica-coated CdSe-Dot/CdS-Rod nanocrystals[J]. Chemistry of Materials, 2018, 31(1): 224-232.

[82] Jun B H, Hwang D W, Jung H S, et al. Ultrasensitive, biocompatible, quantum-dot-embedded silica nanoparticles for bioimaging[J]. Advanced Functional Materials, 2012, 22(9): 1843-1849.

[83] Wilhelm M, Zhao C L, Wang Y, et al. Poly (styrene-ethylene oxide) block copolymer micelle formation in water: a fluorescence probe study[J]. Macromolecules, 1991, 24(5): 1033-1040.

[84] Yan K, Li H, Li P, et al. Self-assembled magnetic fluorescent polymeric micelles for magnetic

resonance and optical imaging[J]. Biomaterials, 2014, 35(1): 344-355.

[85] Miao Y, Gu C, Zhu Y, et al. Recent progress in fluorescence imaging of the near-infrared II window[J]. ChemBioChem, 2018, 19(24): 2522-2541.

[86] Wang W, Cheng D, Gong F, et al. Design of multifunctional micelle for tumor-targeted intracellular drug release and fluorescent imaging[J]. Advanced Materials, 2012, 24(1): 115-120.

[87] Auzel F. Upconversion and anti-stokes processes with f and d ions in solids[J]. Chemical Reviews, 2004, 104(1): 139-174.

[88] Gu Z, Yan L, Tian G, et al. Recent advances in design and fabrication of upconversion nanoparticles and their safe theranostic applications[J]. Advanced Materials, 2013, 25(28): 3758-3779.

[89] Gao X, Cui Y, Levenson R M, et al. In vivo cancer targeting and imaging with semiconductor quantum dots[J]. Nature Biotechnology, 2004, 22(8): 969-976.

[90] Lim S Y, Shen W, Gao Z. Carbon quantum dots and their applications[J]. Chemical Society Reviews, 2015, 44(1): 362-381.

[91] Liu R, Wu D, Liu S, et al. An aqueous route to multicolor photoluminescent carbon dots using silica spheres as carriers[J]. Angewandte Chemie International Edition, 2009, 48(25): 4598-4601.

[92] Baker S N, Baker G A. Luminescent carbon nanodots: emergent nanolights[J]. Angewandte Chemie International Edition, 2010, 49(38): 6726-6744.

[93] Liu Z, Chen W, Li Y, et al. Integrin $\alpha v \beta 3$-targeted C-dot nanocomposites as multifunctional agents for cell targeting and photoacoustic imaging of superficial malignant tumors[J]. Analytical Chemistry, 2016, 88(23): 11955-11962.

[94] Yang S T, Cao L, Luo P G, et al. Carbon dots for optical imaging in vivo[J]. Journal of the American Chemical Society, 2009, 131(32): 11308-11309.

[95] Zheng M, Ruan S, Liu S, et al. Self-targeting fluorescent carbon dots for diagnosis of brain cancer cells[J]. ACS Nano, 2015, 9(11): 11455-11461.

[96] Ostadhossein F, Pan D. Functional carbon nanodots for multiscale imaging and therapy[J]. Wiley Interdisciplinary Reviews: Nanomedicine and Nanobiotechnology, 2017, 9(3): e1436.

[97] Mei J, Leung N L C, Kwok R T K, et al. Aggregation-induced emission: together we shine, united we soar![J]. Chemical Reviews, 2015, 115(21): 11718-11940.

[98] Gao M, Tang B Z. Fluorescent sensors based on aggregation-induced emission: recent advances and perspectives[J]. ACS Sensors, 2017, 2(10): 1382-1399.

[99] Peng Q, Shuai Z. Molecular mechanism of aggregation-induced emission[J]. Aggregate, 2021, 2(5): e91.

[100] La D D, Bhosale S V, Jones L A, et al. Tetraphenylethylene-based AIE-active probes for sensing applications[J]. ACS Applied Materials & Interfaces, 2017, 10(15): 12189-12216.

[101] Jin J, Chen X, Liu Y, et al. Detection of ctDNA with water soluble tetraphenylene-based fluorescence probe[J]. Acta Polymerica. Sinical, 2011 (9): 1079.

[102] Almutairi A, Rossin R, Shokeen M, et al. Biodegradable dendritic positron-emitting nanoprobes for the noninvasive imaging of angiogenesis[J]. Proceedings of the National Academy of Sciences, 2009, 106(3): 685-690.

[103] Hou S, Choi J, Garcia M A, et al. Pretargeted positron emission tomography imaging that employs supramolecular nanoparticles with in vivo bioorthogonal chemistry[J]. ACS Nano, 2016, 10(1): 1417-1424.

[104] Pimlott S L, Sutherland A. Molecular tracers for the PET and SPECT imaging of disease[J]. Chemical Society Reviews, 2011, 40(1): 149-162.

[105] Weeda Y, Kalisvaart G M, van Velden F H P, et al. Early prediction and monitoring of treatment response in gastrointestinal stromal tumors by means of imaging: a systematic review[J]. Diagnostics, 2022, 12(11): 2722.

[106] Jakhmola A, Anton N, Anton H, et al. Poly-ε-caprolactone tungsten oxide nanoparticles as a contrast agent for X-ray computed tomography[J]. Biomaterials, 2014, 35(9): 2981-2986.

[107] Louie A. Multimodality imaging probes: design and challenges[J]. Chemical Reviews, 2010, 110(5): 3146-3195.

[108] Ell P J. The contribution of PET/CT to improved patient management[J]. The British Journal of Radiology, 2006, 79(937): 32-36.

[109] Tsukamoto E, Ochi S. PET/CT today: system and its impact on cancer diagnosis[J]. Annals of Nuclear Medicine, 2006, 20(4): 255-267.

[110] Beuthien-Baumann B. PET/MRT[J]. Der Radiologe, 2018, 58(3): 211-217.

[111] Plecha D M, Faulhaber P. PET/MRI of the breast[J]. European Journal of Radiology, 2017, 94: A26-A34.

[112] Almansory K O, Fraioli F. Combined PET/MRI in brain glioma imaging[J]. British Journal of Hospital Medicine, 2019, 80(7): 380-386.

[113] Thorp-Greenwood F L, Coogan M P. Multimodal radio-(PET/SPECT) and fluorescence imaging agents based on metallo-radioisotopes: current applications and prospects for development of new agents[J]. Dalton Transactions, 2011, 40(23): 6129-6143.

[114] Cai W, Chen X. Multimodality molecular imaging of tumor angiogenesis[J]. Journal of Nuclear Medicine, 2008, 49(Suppl 2): 113S-128S.

[115] Gálvez N, Kedracka E J, Carmona F, et al. Water soluble fluorescent-magnetic perylenediimide-containing maghemite-nanoparticles for bimodal MRI/OI imaging[J]. Journal of Inorganic Biochemistry, 2012, 117: 205-211.

[116] Tan W, Wang Y, Yang M, et al. Analysis of geometric variation of neck node levels during image-guided radiotherapy for nasopharyngeal carcinoma: recommended planning margins[J]. Quantitative Imaging in Medicine and Surgery, 2018, 8(7): 637-647.

[117] van Oosterom M N, Kreuger R, Buckle T, et al. U-SPECT-BioFluo: an integrated radionuclide, bioluminescence, and fluorescence imaging platform[J]. EJNMMI Research, 2014, 4(1): 56.

[118] Lee C, Han S, Kim S, et al. Combined photoacoustic and optical coherence tomography using a single near-infrared supercontinuum laser source[J]. Applied Optics, 2013, 52(9): 1824-1828.

[119] Xi L, Jiang H. Integrated photoacoustic and diffuse optical tomography system for imaging of human finger joints in vivo[J]. Journal of Biophotonics, 2016, 9(3): 213-217.

[120] Arami H, Khandhar A, Liggitt D, et al. In vivo delivery, pharmacokinetics, biodistribution and toxicity of iron oxide nanoparticles[J]. Chemical Society Reviews, 2015, 44(23): 8576-8607.

[121] Lin X, Xie J, Niu G, et al. Chimeric ferritin nanocages for multiple function loading and multimodal imaging[J]. Nano Letters, 2011, 11(2): 814-819.

[122] Blanco V M, Chu Z, LaSance K, et al. Optical and nuclear imaging of glioblastoma with phosphatidylserine-targeted nanovesicles[J]. Oncotarget, 2016, 7(22): 32866.

[123] Savic R, Luo L, Eisenberg A, et al. Micellar nanocontainers distribute to defined cytoplasmic organelles[J]. Science, 2003, 300(5619): 615-618.

[124] Torchilin V P. Micellar nanocarriers: pharmaceutical perspectives[J]. Pharmaceutical Research, 2007, 24(1): 1-16.

[125] Miura Y, Tsuji A B, Sugyo A, et al. Polymeric micelle platform for multimodal tomographic imaging to detect scirrhous gastric cancer[J]. ACS Biomaterials Science & Engineering, 2015, 1(11): 1067-1076.

[126] Liu C, Gong X, Lin R, et al. Advances in imaging techniques and genetically encoded probes for photoacoustic imaging[J]. Theranostics, 2016, 6(13): 2414-2430.

[127] Hong G, Diao S, Antaris A L, et al. Carbon nanomaterials for biological imaging and nanomedicinal therapy[J]. Chemical Reviews, 2015, 115(19): 10816-10906.

[128] Weber J, Beard P C, Bohndiek S E. Contrast agents for molecular photoacoustic imaging[J]. Nature Methods, 2016, 13(8): 639-650.

[129] Huang X, El-Sayed I H, Qian W, et al. Cancer cell imaging and photothermal therapy in the near-infrared region by using gold nanorods[J]. Journal of the American Chemical Society, 2006, 128(6): 2115-2120.

[130] Everts M, Saini V, Leddon J L, et al. Covalently linked Au nanoparticles to a viral vector: potential for combined photothermal and gene cancer therapy[J]. Nano Letters, 2006, 6(4): 587-591.

[131] Khlebtsov B, Zharov V, Melnikov A, et al. Optical amplification of photothermal therapy with gold nanoparticles and nanoclusters[J]. Nanotechnology, 2006, 17(20): 5167.

[132] De La Zerda A, Zavaleta C, Keren S, et al. Carbon nanotubes as photoacoustic molecular imaging agents in living mice[J]. Nature Nanotechnology, 2008, 3(9): 557-562.

[133] Chamberland D L, Agarwal A, Kotov N, et al. Photoacoustic tomography of joints aided by an Etanercept-conjugated gold nanoparticle contrast agent—an ex vivo preliminary rat study[J]. Nanotechnology, 2008, 19(9): 095101.

[134] Yang X, Stein E W, Ashkenazi S, et al. Nanoparticles for photoacoustic imaging[J]. Wiley Interdisciplinary Reviews: Nanomedicine and Nanobiotechnology, 2009, 1(4): 360-368.

[135] Liu Y, Ma W, Wang J. Theranostics of gold nanoparticles with an emphasis on photoacoustic imaging and photothermal therapy[J]. Current Pharmaceutical Design, 2018, 24(23): 2719-2728.

[136] Ding D, Guo W, Guo C, et al. MoO_{3-x} quantum dots for photoacoustic imaging guided photothermal/photodynamic cancer treatment[J]. Nanoscale, 2017, 9(5): 2020-2029.

[137] Lv R, Jiang X, Yang F, et al. Degradable magnetic-response photoacoustic/up-conversion luminescence imaging-guided photodynamic/photothermal antitumor therapy[J]. Biomaterials Science, 2019, 7(11): 4558-4567.

[138] Erpelding T N, Kim C, Pramanik M, et al. Sentinel lymph nodes in the rat: noninvasive photoacoustic and US imaging with a clinical US system[J]. Radiology, 2010, 256(1): 102-110.

[139] Kim C, Cho E C, Chen J, et al. In vivo molecular photoacoustic tomography of melanomas targeted by bioconjugated gold nanocages[J]. ACS Nano, 2010, 4(8): 4559-4564.

[140] Roberts S, Strome A, Choi C, et al. Acid specific dark quencher QC1 pHLIP for multi-spectral optoacoustic diagnoses of breast cancer[J]. Scientific Reports, 2019, 9: 8550.

[141] Wang Y, Xie X, Wang X, et al. Photoacoustic tomography of a nanoshell contrast agent in the in vivo rat brain[J]. Nano Letters, 2004, 4(9): 1689-1692.

[142] Agarwal A, Huang S W, O'donnell M, et al. Targeted gold nanorod contrast agent for prostate cancer detection by photoacoustic imaging[J]. Journal of Applied Physics, 2007, 102(6): 064701.

[143] Kim J W, Galanzha E I, Shashkov E V, et al. Golden carbon nanotubes as multimodal

photoacoustic and photothermal high-contrast molecular agents[J]. Nature Nanotechnology, 2009, 4(10): 688-694.

[144] Sheng Z, Hu D, Xue M, et al. Indocyanine green nanoparticles for theranostic applications[J]. Nano-Micro Letters, 2013, 5(3): 145-150.

[145] Sheng Z, Hu D, Zheng M, et al. Smart human serum albumin-indocyanine green nanoparticles generated by programmed assembly for dual-modal imaging-guided cancer synergistic phototherapy[J]. ACS Nano, 2014, 8(12): 12310-12322.

[146] Qin H, Yang S, Xing D. Microwave-induced thermoacoustic computed tomography with a clinical contrast agent of NMG2 [Gd (DTPA)][J]. Applied Physics Letters, 2012, 100(3): 033701.

[147] Huang L, Yao L, Liu L, et al. Quantitative thermoacoustic tomography: recovery of conductivity maps of heterogeneous media[J]. Applied Physics Letters, 2012, 101(24): 244106.

[148] Song J, Li Y, Li Y, et al. Three-dimensional model of thermoacoustic tomography with electric excitation[J]. Journal of Applied Physics, 2018, 124(16): 164902.

[149] Wen L, Yang S, Zhong J, et al. Thermoacoustic imaging and therapy guidance based on ultra-short pulsed microwave pumped thermoelastic effect induced with superparamagnetic iron oxide nanoparticles[J]. Theranostics, 2017, 7(7): 1976-1989.

[150] Chandrasekar T, Yang J C, Gao A C, et al. Mechanisms of resistance in castration-resistant prostate cancer (CRPC)[J]. Translational Andrology and Urology, 2015, 4(3): 365-380.

[151] Lu A H, Salabas E L, Schüth F. Magnetic nanoparticles: synthesis, protection, functionalization, and application[J]. Angewandte Chemie International Edition, 2007, 46(8): 1222-1244.

[152] Frimpong R A, Hilt J Z. Magnetic nanoparticles in biomedicine: synthesis, functionalization and applications[J]. Nanomedicine, 2010, 5(9): 1401-1414.

[153] Kaneko O F, Willmann J K. Ultrasound for molecular imaging and therapy in cancer[J]. Quantitative Imaging in Medicine and Surgery, 2012, 2(2): 87-97.

[154] Appis A W, Tracy M J, Feinstein S B. Update on the safety and efficacy of commercial ultrasound contrast agents in cardiac applications[J]. Echo Research and Practice, 2015, 2(2): R55-R62.

[155] Sinha R, Kim G J, Nie S, et al. Nanotechnology in cancer therapeutics: bioconjugated nanoparticles for drug delivery[J]. Molecular Cancer Therapeutics, 2006, 5(8): 1909-1917.

[156] Li J, Wang Y, Liang R, et al. Recent advances in targeted nanoparticles drug delivery to melanoma[J]. Nanomedicine: Nanotechnology, Biology and Medicine, 2015, 11(3): 769-794.

[157] Sailor M J, Park J H. Hybrid nanoparticles for detection and treatment of cancer[J]. Advanced Materials, 2012, 24(28): 3779-3802.

[158] Prabhakar U, Maeda H, Jain R K, et al. Challenges and key considerations of the enhanced permeability and retention effect for nanomedicine drug delivery in oncology[J]. Cancer Research, 2013, 73(8): 2412-2417.

[159] Toy R, Bauer L, Hoimes C, et al. Targeted nanotechnology for cancer imaging[J]. Advanced Drug Delivery Reviews, 2014, 76: 79-97.

[160] Smith B R, Gambhir S S. Nanomaterials for *in vivo* imaging[J]. Chemical Reviews, 2017, 117(3): 901-986.

[161] Kim J, Park S, Lee J E, et al. Designed fabrication of multifunctional magnetic gold nanoshells and their application to magnetic resonance imaging and photothermal therapy[J]. Angewandte Chemie, 2006, 118(46): 7918-7922.

[162] He H, Zhang X, Du L, et al. Molecular imaging nanoprobes for theranostic applications[J].

Advanced Drug Delivery Reviews, 2022, 186: 114320.

[163] Kim J, Kim H S, Lee N, et al. Multifunctional uniform nanoparticles composed of a magnetite nanocrystal core and a mesoporous silica shell for magnetic resonance and fluorescence imaging and for drug delivery[J]. Angewandte Chemie, 2008, 120(44): 8566-8569.

[164] Kelkar S S, Reineke T M. Theranostics: combining imaging and therapy[J]. Bioconjugate Chemistry, 2011, 22(10): 1879-1903.

[165] Freitas R A. Nanomedicine, volume Ⅱ A: Biocompatibility[M]. Boca Raton: CRC Press, 2003.

[166] Jiang S, Win K Y, Liu S, et al. Surface-functionalized nanoparticles for biosensing and imaging-guided therapeutics[J]. Nanoscale, 2013, 5(8): 3127-3148.

[167] Chiang C L. Controlled growth of gold nanoparticles in aerosol-OT/sorbitan monooleate/ isooctane mixed reverse micelles[J]. Journal of Colloid and Interface Science, 2000, 230(1): 60-66.

[168] Spanhel L, Arpac E, Schmidt H. Semiconductor clusters in the sol-gel process: synthesis and properties of CdS nanocomposites[J]. Journal of Non-crystalline Solids, 1992, 147: 657-662.

[169] Yoffe S, Leshuk T, Everett P, et al. Superparamagnetic iron oxide nanoparticles (SPIONs): synthesis and surface modification techniques for use with MRI and other biomedical applications[J]. Current Pharmaceutical Design, 2013, 19(3): 493-509.

[170] Zhao B, Li Y, Zhao Y, et al. A sensing platform based on zinc-porphyrin derinative in hexadecyl trimethyl ammonium bromide (CTAB) microemulsion for highly sensitive detection of theophylline[J]. Spectrochimica Acta Part A: Molecular and Biomolecular Spectroscopy, 2022, 281: 121592.

[171] Mirgorodskaya A B, Koroleva M Y, Kushnazarova R A, et al. Microemulsions and nanoemulsions modified with cationic surfactants for improving the solubility and therapeutic efficacy of loaded drug indomethacin[J]. Nanotechnology, 2022, 33(15): 155103.

[172] Teichmann A, Heuschkel S, Jacobi U, et al. Comparison of stratum corneum penetration and localization of a lipophilic model drug applied in an o/w microemulsion and an amphiphilic cream[J]. European Journal of Pharmaceutics and Biopharmaceutics, 2007, 67(3): 699-706.

[173] Liu Z, Kiessling F, Gätjens J. Advanced nanomaterials in multimodal imaging: design, functionalization, and biomedical applications[J]. Journal of Nanomaterials, 2010: 894303.

[174] Long N V, Yang Y, Teranishi T, et al. Biomedical applications of advanced multifunctional magnetic nanoparticles[J]. Journal of Nanoscience and Nanotechnology, 2015, 15(12): 10091-10107.

[175] Geszke-Moritz M, Piotrowska H, Murias M, et al. Thioglycerol-capped Mn-doped ZnS quantum dot bioconjugates as efficient two-photon fluorescent nano-probes for bioimaging[J]. Journal of Materials Chemistry B, 2013, 1(5): 698-706.

[176] Zhang P, Zhao Z, Li C, et al. Aptamer-decorated self-assembled AIE organic dots for cancer cell targeting and imaging[J]. Analytical Chemistry, 2018,90(2): 1063-1067.

[177] Su X, Cheng K, Jeon J, et al. Comparison of two site-specifically ^{18}F-labeled affibodies for PET imaging of EGFR positive tumors[J]. Molecular Pharmaceutics, 2014, 11(11): 3947-3956.

[178] Yu G, Liang J, He Z, et al. Quantum dot-mediated detection of c-aminobutyric acid binding sites on the surface of living pollen protoplasts in tobacco[J]. Chemistry & Biology, 2006, 13(7): 723-731.

[179] Akerman M E, Chan W C, Laakkonen P, et al. Nanocrystal targeting in vivo[J]. Proceedings of the National Academy of Sciences of the United States of America, 2002, 99(20): 12617-12621.

[180] Wang Y, Yao C, Li C, et al. Excess titanium dioxide nanoparticles on the cell surface induce cytotoxicity by hindering ion exchange and disrupting exocytosis processes[J]. Nanoscale, 2015, 7(30): 13105-13115.

[181] Chatterjee K, Sarkar S, Rao K J, et al. Core/shell nanoparticles in biomedical applications[J]. Advances in Colloid and Interface Science, 2014, 209: 8-39.

[182] Kumar R, Roy I, Ohulchanskyy T Y, et al. Covalently dye-linked, surface-controlled, and bioconjugated organically modified silica nanoparticles as targeted probes for optical imaging[J]. ACS Nano, 2008, 2(3): 449-456.

[183] Ren H B, Wu B Y, Chen J T, et al. Silica-coated S^{2-}-enriched manganese-doped ZnS quantum dots as a photoluminescence probe for imaging intracellular Zn^{2+}ions[J]. Analytical Chemistry, 2011, 83(21): 8239-8244.

[184] Ma Q, Nakane Y, Mori Y, et al. Multilayered, core/shell nanoprobes based on magnetic ferric oxide particles and quantum dots for multimodality imaging of breast cancer tumors[J]. Biomaterials, 2012, 33(33): 8486-8494.

[185] He K, Tang M. Safety of novel liposomal drugs for cancer treatment: advances and prospects[J]. Chemico-biological Interactions, 2018, 295: 13-19.

[186] D'souza A A, Shegokar R. Polyethylene glycol (PEG): a versatile polymer for pharmaceutical applications[J]. Expert Opinion on Drug Delivery, 2016, 13(9): 1257-1275.

[187] Turecek P L, Bossard M J, Schoetens F, et al. PEGylation of biopharmaceuticals: a review of chemistry and nonclinical safety information of approved drugs[J]. Journal of Pharmaceutical Sciences, 2016, 105(2): 460-475.

[188] Huang P, Qian X, Chen Y, et al. Metalloporphyrin-encapsulated biodegradable nanosystems for highly efficient magnetic resonance imaging-guided sonodynamic cancer therapy[J]. Journal of the American Chemical Society, 2017, 139(3): 1275-1284.

[189] Takami S, Sato T, Mousavand T, et al. Hydrothermal synthesis of surface-modified iron oxide nanoparticles[J]. Materials Letters, 2007, 61(26): 4769-4772.

[190] Zheng Y, Cheng Y, Bao F, et al. Synthesis and magnetic properties of Fe_3O_4 nanoparticles[J]. Materials Research Bulletin, 2006, 41(3): 525-529.

[191] Lu J, Liong M, Li Z, et al. Biocompatibility, biodistribution, and drug-delivery efficiency of mesoporous silica nanoparticles for cancer therapy in animals[J]. Small, 2010, 6(16): 1794-1805.

[192] Li C, Xia J, Wei X, et al. pH-activated near-infrared fluorescence nanoprobe imaging tumors by sensing the acidic microenvironment[J]. Advanced Functional Materials, 2010, 20(14): 2222-2230.

[193] Pal S, Ray A, Andreou C, et al. DNA-enabled rational design of fluorescence-Raman bimodal nanoprobes for cancer imaging and therapy[J]. Nature Communications, 2019, 10(1): 1926.

[194] Du J, Li X Y, Hu H, et al. Preparation and imaging investigation of dual-targeted C_3F_8-filled PLGA nanobubbles as a novel ultrasound contrast agent for breast cancer[J]. Scientific Reports, 2018, 8(1): 3887.

[195] Kubota R, Kubota K, Yamada S, et al. Methionine uptake by tumor tissue: a microautoradiographic comparison with FDG[J]. Journal of Nuclear Medicine, 1995, 36(3): 484-492.

[196] Buroni F E, Pasi F, Persico M G, et al. Evidence of ^{18}F-FCH uptake in human T98G glioblastoma cells[J]. Anticancer Research, 2015, 35(12): 6439-6443.

[197] Talbot J N, Fartoux L, Balogova S, et al. Detection of hepatocellular carcinoma with PET/CT:

a prospective comparison of ^{18}F-fluorocholine and ^{18}F-FDG in patients with cirrhosis or chronic liver disease[J]. Journal of Nuclear Medicine, 2010, 51(11): 1699-1706.

[198] How Kit N, Dugué A E, Sevin E, et al. Pairwise comparison of ^{18}F-FDG and ^{18}F-FCH PET/CT in prostate cancer patients with rising PSA and known or suspected second malignancy[J]. Nuclear Medicine Communications, 2016, 37(4): 348-355.

[199] García Vicente A M, Jiménez Aragón F, Villena Martín M, et al. ^{18}F-fluorocholine PET/CT, brain MRI, and 5-aminolevulinic acid for the assessment of tumor resection in high-grade glioma[J]. Clinical Nuclear Medicine, 2017, 42(6): e300-e303.

[200] Balogova S, Huchet V, Kerrou K, et al. Detection of bronchioloalveolar cancer by means of PET/CT and ^{18}F-fluorocholine, and comparison with ^{18}F-fluorodeoxyglucose[J]. Nuclear Medicine Communications, 2010, 31(5): 389-397.

[201] Siegel R L, Miller K D, Jemal A. Cancer statistics, 2015[J]. CA: A Cancer Journal for Clinicians, 2015, 65(1): 5-29.

[202] Weinsaft J W, Klem I, Judd R M. MRI for the assessment of myocardial viability[J]. Magnetic Resonance Imaging Clinics of North America, 2007, 15(4): 505-525.

[203] Sakuma H. Magnetic resonance imaging for ischemic heart disease[J]. Journal of Magnetic Resonance Imaging: An Official Journal of the International Society for Magnetic Resonance in Medicine, 2007, 26(1): 3-13.

[204] Michalska M, Machtoub L, Manthey H D, et al. Visualization of vascular inflammation in the atherosclerotic mouse by ultrasmall superparamagnetic iron oxide vascular cell adhesion molecule-1-specific nanoparticles[J]. Arteriosclerosis, Thrombosis, and Vascular Biology, 2012, 32(10): 2350-2357.

[205] Yang R, Yuan J, Chen X, et al. Vessel wall magnetic resonance imaging of symptomatic middle cerebral artery atherosclerosis: a systematic review and meta-analysis[J]. Clinical Imaging, 2022, 90: 90-96.

[206] Sigovan M, Boussel L, Sulaiman A, et al. Rapid-clearance iron nanoparticles for inflammation imaging of atherosclerotic plaque: initial experience in animal model[J]. Radiology, 2009, 252(2): 401-409.

[207] Ruehm S G, Corot C, Vogt P, et al. Magnetic resonance imaging of atherosclerotic plaque with ultrasmall superparamagnetic particles of iron oxide in hyperlipidemic rabbits[J]. Circulation, 2001, 103(3): 415-422.

[208] Kooi M E, Cappendijk V C, Cleutjens K, et al. Accumulation of ultrasmall superparamagnetic particles of iron oxide in human atherosclerotic plaques can be detected by *in vivo* magnetic resonance imaging[J]. Circulation, 2003, 107(19): 2453-2458.

[209] Amberg J R, Thompson W M, Golberger L, et al. Factors in the intestinal absorption of oral cholecystopaques[J]. Investigative Radiology, 1980, 15(6 Suppl): S136-S141.

[210] 赵元平, 胡广全, 滕中华, 等. 环 RGD 多肽靶向微泡用于动脉血栓成像[J]. 中国医学影像技术, 2013, 29(6): 857-861.

[211] Hu G, Liu C, Liao Y, et al. Ultrasound molecular imaging of arterial thrombi with novel microbubbles modified by cyclic RGD *in vitro* and *in vivo*[J]. Thromb Haemost, 2012, 107(1):172-83.

[212] Tawakol A, Migrino R Q, Bashian G G, et al. In vivo ^{18}F-fluorodeoxyglucose positron emission tomography imaging provides a noninvasive measure of carotid plaque inflammation in

patients[J]. Journal of the American College of Cardiology, 2006, 48(9): 1818-1824.

[213] Mc Ardle B A, Leung E, Ohira H, et al. The role of F18-fluorodeoxyglucose positron emission tomography in guiding diagnosis and management in patients with known or suspected cardiac sarcoidosis[J]. Journal of Nuclear Cardiology, 2013, 20(2): 297-306.

[214] Lee W W, Marinelli B, Van Der Laan A M, et al. PET/MRI of inflammation in myocardial infarction[J]. Journal of the American College of Cardiology, 2012, 59(2): 153-163.

[215] Rischpler C, Nekolla S G, Dregely I, et al. Hybrid PET/MR imaging of the heart: potential, initial experiences, and future prospects[J]. Journal of Nuclear Medicine, 2013, 54(3): 402-415.

[216] Dilsizian V, Bateman T M, Bergmann S R, et al. Metabolic imaging with β-methyl-p-[^{123}I]-iodophenyl-pentadecanoic acid identifies ischemic memory after demand ischemia[J]. Circulation, 2005, 112(14): 2169-2174.

[217] Kida K, Akashi Y J, Yoneyama K, et al. ^{123}I-BMIPP delayed scintigraphic imaging in patients with chronic heart failure[J]. Annals of Nuclear Medicine, 2008, 22(9): 769-775.

[218] Nakamura A, Momose M, Kondo C, et al. Ability of ^{201}Tl and ^{123}I-BMIPP mismatch to diagnose myocardial ischemia in patients with suspected coronary artery disease[J]. Annals of Nuclear Medicine, 2009, 23(9): 793-798.

[219] Shi C Q, Young L H, Daher E, et al. Correlation of myocardial p-^{123}I-iodophenylpentadecanoic acid retention with ^{18}F-FDG accumulation during experimental low-flow ischemia[J]. Journal of Nuclear Medicine, 2002, 43(3): 421-431.

[220] Nanasato M, Goto N, Isobe S, et al. Restored cardiac conditions and left ventricular function after parathyroidectomy in a hemodialysis patient–parathyroidectomy improves cardiac fatty acid metabolism assessed by ^{123}I-BMIPP[J]. Circulation Journal, 2009, 73(10): 1956-1960.

[221] Verani M S, Taillefer R, Iskandrian A E, et al. ^{123}I-IPPA SPECT for the prediction of enhanced left ventricular function after coronary bypass graft surgery[J]. Journal of Nuclear Medicine, 2000, 41(8): 1299-1307.

[222] Chung Y A, Kim J Y, Kim K J, et al. Hypoperfusion and ischemia in cerebral amyloid angiopathy documented by ^{99m}Tc-ECD brain perfusion SPECT[J]. Journal of Nuclear Medicine, 2009, 50(12): 1969-1974.

[223] Fidler J L, Guimaraes L, Einstein D M. MR imaging of the small bowel[J]. Radiographics, 2009, 29(6): 1811-1825.

[224] Kawamori Y, Matsui O, Kadoya M, et al. Differentiation of hepatocellular carcinomas from hyperplastic nodules induced in rat liver with ferrite-enhanced MR imaging[J]. Radiology, 1992, 183(1): 65-72.

[225] Ferrucci J T, Stark D D. Iron oxide-enhanced MR imaging of the liver and spleen: review of the first 5 years[J]. American Journal of Roentgenology, 1990, 155(5): 943-950.

[226] Imai Y, Murakami T, Yoshida S, et al. Superparamagnetic iron oxide-enhanced magnetic resonance images of hepatocellular carcinoma: correlation with histological grading[J]. Hepatology, 2000, 32(2): 205-212.

[227] Araki T. SPIO-MRI in the detection of hepatocellular carcinoma[J]. Journal of Gastroenterology, 2000, 35(11): 874-876.

[228] Lucidarme O, Baleston F, Cadi M, et al. Non-invasive detection of liver fibrosis: Is superparamagnetic iron oxide particle-enhanced MR imaging a contributive technique?[J]. European Radiology, 2003, 13(3): 467-474.

[229] Zhang P, Ma X, Guo R, et al. Organic nanoplatforms for iodinated contrast media in CT imaging[J]. Molecules, 2021, 26(23): 7063.

[230] Wu Y, Huang S, Wang J, et al. Activatable probes for diagnosing and positioning liver injury and metastatic tumors by multispectral optoacoustic tomography[J]. Nature Communications, 2018, 9: 3983.

[231] Laforce Jr R, Soucy J P, Sellami L, et al. Molecular imaging in dementia: past, present, and future[J]. Alzheimer's & Dementia, 2018, 14(11): 1522-1552.

[232] Xia Y, Padmanabhan P, Sarangapani S, et al. Bifunctional fluorescent/Raman nanoprobe for the early detection of amyloid[J]. Scientific Reports, 2019, 9: 8497.

[233] Villemagne V L, Fodero-Tavoletti M T, Masters C L, et al. Tau imaging: early progress and future directions[J]. The Lancet Neurology, 2015, 14(1): 114-124.

[234] Kanda T, Ishii K, Uemura T, et al. Comparison of grey matter and metabolic reductions in frontotemporal dementia using FDG-PET and voxel-based morphometric MR studies[J]. European Journal of Nuclear Medicine and Molecular Imaging, 2008, 35(12): 2227-2234.

[235] Diehl J, Grimmer T, Drzezga A, et al. Cerebral metabolic patterns at early stages of frontotemporal dementia and semantic dementia. A PET study[J]. Neurobiology of Aging, 2004, 25(8): 1051-1056.

[236] Saleh A, Schroeter M, Jonkmanns C, et al. In vivo MRI of brain inflammation in human ischaemic stroke[J]. Brain, 2004, 127(7): 1670-1677.

[237] Jin W N, Yang X, Li Z, et al. Non-invasive tracking of CD_4^+ T cells with a paramagnetic and fluorescent nanoparticle in brain ischemia[J]. Journal of Cerebral Blood Flow & Metabolism, 2016, 36(8): 1464-1476.

[238] Enochs W S, Harsh G, Hochberg F, et al. Improved delineation of human brain tumors on MR images using a long-circulating, superparamagnetic iron oxide agent[J]. Journal of Magnetic Resonance Imaging: An Official Journal of the International Society for Magnetic Resonance in Medicine, 1999, 9(2): 228-232.

[239] Weinstein J S, Varallyay C G, Dosa E, et al. Superparamagnetic iron oxide nanoparticles: diagnostic magnetic resonance imaging and potential therapeutic applications in neurooncology and central nervous system inflammatory pathologies, a review[J]. Journal of Cerebral Blood Flow & Metabolism, 2010, 30(1): 15-35.

[240] Kannan S, Saadani-Makki F, Balakrishnan B, et al. Magnitude of [^{11}C] PK11195 binding is related to severity of motor deficits in a rabbit model of cerebral palsy induced by intrauterine endotoxin exposure[J]. Developmental Neuroscience, 2011, 33(3-4): 231-240.

[241] Kang J M, Lee S Y, Seo S, et al. Tau positron emission tomography using [^{18}F] THK5351 and cerebral glucose hypometabolism in Alzheimer's disease[J]. Neurobiology of Aging, 2017, 59: 210-219.

[242] Golestani R, Razavian M, Ye Y, et al. Matrix metalloproteinase-targeted imaging of lung inflammation and remodeling[J]. Journal of Nuclear Medicine, 2017, 58(1): 138-143.

[243] Charles E J, Chordia M D, Sharma A K, et al. Use of a novel formyl peptide receptor ligand and noninvasive SPECT imaging to diagnose and monitor ischemia-reperfusion injury after lung transplantation[J]. Am J Respir Crit Care Med, 2017, 195: A7617.

[244] Huang J, Li J, Lyu Y, et al. Molecular optical imaging probes for early diagnosis of drug-induced acute kidney injury[J]. Nature Materials, 2019, 18(10): 1133-1143.

[245] Bhatnagar S, Khera E, Liao J, et al. Oral and subcutaneous administration of a near-infrared

fluorescent molecular imaging agent detects inflammation in a mouse model of rheumatoid arthritis[J]. Scientific Reports, 2019, 9: 4661.

[246] Molinari F, Fink C, Risse F, et al. Assessment of differential pulmonary blood flow using perfusion magnetic resonance imaging: comparison with radionuclide perfusion scintigraphy[J]. Investigative Radiology, 2006, 41(8): 624-630.

[247] Ohno Y, Hanamatsu S, Obama Y, et al. Overview of MRI for pulmonary functional imaging[J]. The British Journal of Radiology, 2022, 95(1132): 20201053.

[248] Kumar N, Sharma M, Aggarwal N, et al. Role of various DW MRI and DCE MRI parameters as predictors of malignancy in solid pulmonary lesions[J]. Canadian Association of Radiologists Journal, 2021, 72(3): 525-532.

[249] Nagaya T, Nakamura Y A, Choyke P L, et al. Fluorescence-guided surgery[J]. Frontiers in Oncology, 2017, 7: 314.

[250] Ma Y Y, Jin K T, Wang S B, et al. Molecular imaging of cancer with nanoparticle-based theranostic probes[J]. Contrast Media & Molecular Imaging, 2017, 2017: 1026270.

[251] Zheng M, Yue C, Ma Y, et al. Single-step assembly of DOX/ICG loaded lipid-polymer nanoparticles for highly effective chemo-photothermal combination therapy[J]. ACS Nano, 2013, 7(3): 2056-2067.

[252] Liang X, Gao C, Cui L, et al. Self-assembly of an amphiphilic janus camptothecin-floxuridine conjugate into liposome-like nanocapsules for more efficacious combination chemotherapy in cancer[J]. Advanced Materials, 2017, 29(40): 1703135.

[253] Kim D H, Chen J, Omary R A, et al. MRI visible drug eluting magnetic microspheres for transcatheter intra-arterial delivery to liver tumors[J]. Theranostics, 2015, 5(5): 477-488.

[254] Yang F, Liu S, Liu X, et al. *In vivo* visualization of tumor antigen-containing microparticles generated in fluorescent-protein-elicited immunity[J]. Theranostics, 2016, 6(9): 1453-1466.

[255] Santos M A, Goertz D E, Hynynen K. Focused ultrasound hyperthermia mediated drug delivery using thermosensitive liposomes and visualized with *in vivo* two-photon microscopy[J]. Theranostics, 2017, 7(10): 2718-2731.

[256] Zhou J , Tang Z , Gao S , et al. Tumor-associated macrophages: recent insights and therapies[J]. Frontiers in Oncology, 2020, 10:188.

[257] Pan Y, Yu Y, Wang X, et al. Tumor-associated macrophages in tumor immunity[J]. Front Immunology, 2020, 11:583084.

[258] Sun X, Gao D, Gao L, et al. Molecular imaging of tumor-infiltrating macrophages in a preclinical mouse model of breast cancer[J]. Theranostics, 2015, 5(6): 597-608.

[259] Matsui A, Tanaka E, Choi H S, et al. Real-time intra-operative near-infrared fluorescence identification of the extrahepatic bile ducts using clinically available contrast agents[J]. Surgery, 2010, 148(1): 87-95.

[260] Liu Y, Bauer A Q, Akers W J, et al. Hands-free, wireless goggles for near-infrared fluorescence and real-time image-guided surgery[J]. Surgery, 2011, 149(5): 689-698.

[261] Achilefu S. Rapid response activatable molecular probes for intraoperative optical image-guided tumor resection[J]. Hepatology, 2012, 56(3): 1170-1173.

[262] Pignata C, D'angelo D, Fea E, et al. A review on microbiological decontamination of fresh produce with nonthermal plasma[J]. Journal of Applied Microbiology, 2017, 122(6): 1438-1455.

[263] O'Neill J. Antimicrobial Resistance: Tackling a Crisis for the Health and Wealth of Nations[M].

London: Review on Antimicrobial Resistance, 2014.

[264] O'Neill J. Review on antimicrobial resistance: tackling drug-resistant infections globally: final report and recommendations[R]. London: Wellcome Trust, 2016: 80.

[265] Sismaet H J, Banerjee A, McNish S, et al. Electrochemical detection of Pseudomonas in wound exudate samples from patients with chronic wounds[J]. Wound Repair and Regeneration, 2016, 24(2): 366-372.

[266] Bocher S, Smyth R, Kahlmeter G, et al. Evaluation of four selective agars and two enrichment broths in screening for methicillin-resistant Staphylococcus aurcus[J]. Journal of Clinical Microbiology, 2008, 46(9): 3136-3138.

[267] Geilich B M, Webster T J. Reduced adhesion of Staphylococcus aureus to ZnO/PVC nanocomposites[C]. 2013 39th Annual Northeast Bioengineering Conference. New York: IEEE, 2013: 7-8.

[268] Cai W, Chen X. Nanoplatforms for targeted molecular imaging in living subjects[J]. Small, 2007, 3(11): 1840-1854.

[269] Palmal S, Jana N R. Gold nanoclusters with enhanced tunable fluorescence as bioimaging probes[J]. Wiley Interdisciplinary Reviews: Nanomedicine and Nanobiotechnology, 2014, 6(1): 102-110.

[270] Ray P C, Khan S A, Singh A K, et al. Nanomaterials for targeted detection and photothermal killing of bacteria[J]. Chemical Society Reviews, 2012, 41(8): 3193-3209.

[271] Korzeniowska B, Nooney R, Wencel D, et al. Silica nanoparticles for cell imaging and intracellular sensing[J]. Nanotechnology, 2013, 24(44): 442002.

[272] Chang W T, Chen S J, Chang C Y, et al. Effect of size-dependent photodestructive efficacy by gold nanomaterials with multiphoton laser[J]. ACS Applied Materials & Interfaces, 2015, 7(31): 17318-17329.

[273] Sasidharan A, Monteiro-Riviere N A. Biomedical applications of gold nanomaterials: opportunities and challenges[J]. Wiley Interdisciplinary Reviews: Nanomedicine and Nanobiotechnology, 2015, 7(6): 779-796.

[274] Špringer T, Ermini M L, Špačková B, et al. Enhancing sensitivity of surface plasmon resonance biosensors by functionalized gold nanoparticles: size matters[J]. Analytical Chemistry, 2014, 86(20): 10350-10356.

[275] Chiu W J, Chen W Y, Lai H Z, et al. Dextran-encapsulated photoluminescent gold nanoclusters: synthesis and application[J]. Journal of Nanoparticle Research, 2014, 16(7):2.

[276] Li X, Wei J, Aifantis K E, et al. Current investigations into magnetic nanoparticles for biomedical applications[J]. Journal of Biomedical Materials Research Part A, 2016, 104(5): 1285-1296.

[277] Sanvicens N, Pastells C, Pascual N, et al. Nanoparticle-based biosensors for detection of pathogenic bacteria[J]. TrAC Trends in Analytical Chemistry, 2009, 28(11): 1243-1252.

[278] Yang X, Zhou X, Zhu M, et al. Sensitive detection of Listeria monocytogenes based on highly efficient enrichment with vancomycin-conjugated brush-like magnetic nano-platforms[J]. Biosensors and Bioelectronics, 2017, 91: 238-245.

[279] Liu Z, Liu J, Wang R, et al. An efficient nano-based theranostic system for multi-modal imaging-guided photothermal sterilization in gastrointestinal tract[J]. Biomaterials, 2015, 56: 206-218.

[280] Li Q, Wu Y, Lu H, et al. Construction of supramolecular nanoassembly for responsive bacterial elimination and effective bacterial detection[J]. ACS Applied Materials & Interfaces, 2017, 9(11): 10180-10189.

【"可视"书角】

超声视诊器（掌上超声）

在众多医学影像设备中，超声成像设备有着广泛的临床应用。利用超声波在人体不同组织或器官中传播的声阻抗差异等物理特性，可以从影像上对人体内部脏器、血流及早期病变作诊断分析，帮助医生快速筛查病情，评估发病具体位置与严重程度。同时，医用超声还是一种高效的物理治疗方式，利用超声特有的多普勒效应、热效应、空化效应与声孔作用，可以在病灶区域实施高聚焦、选择性的靶向治疗，以及微创针孔介入治疗等可视化疾病治疗。随着超声成像与治疗设备的小型化、便携化、智能化，超声视诊器（也称为掌上超声）在临床疾病诊疗与应急医学场景中得到了越来越广泛的应用。

超声视诊器是近年来超声成像融合新兴科技而衍生的一种手持便携式掌上超声设备，它将传统的"主机+探头"的超声成像仪简化为单一探头，获取的影像数据通过内置芯片无线传输至手机、平板电脑等终端。与传统的超声成像仪相比，超声视诊器具有体积小、重量轻、易携带、低功耗、通用性强等优点。同时，它性能优异，不仅具备普通医用超声的常用功能，而且特别适合社区诊所、基层医院、偏远山区或户外急救使用，因此其普及性远远好于常用超声医用设备，具有广阔的发展前景与市场潜力。2016年，科技部就已把小型超声成像系统的研发列入了"十三五"重点研发支持项目。经过了几年的技术创新与产品迭代，我国的小型超声成像设备已初具规模，现已在基层医疗机构广泛推广，服务于我国健康中国战略及人民群众的健康筛查与疾病诊疗。

超声视诊器（掌上超声）【视频】

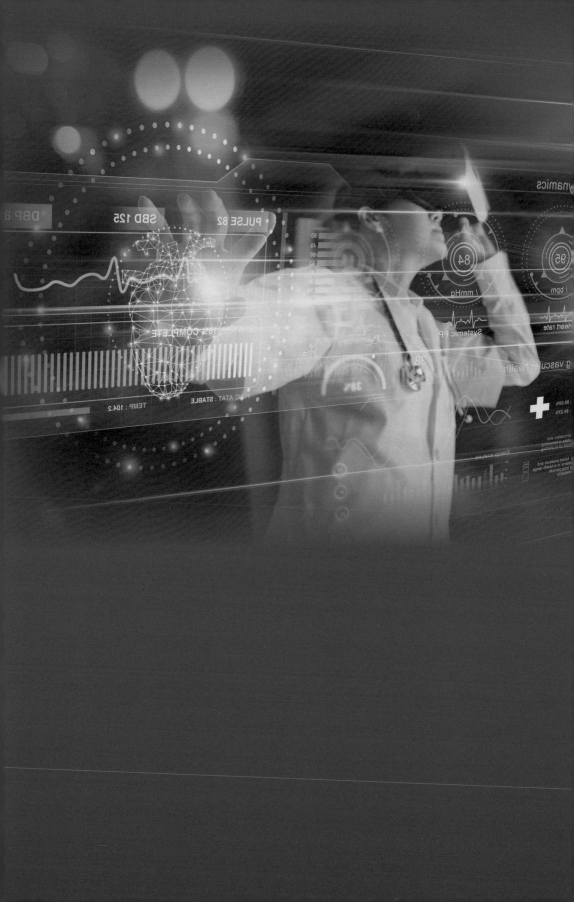

第四章

影像引导精准治疗

【本章概要】

  癌症的传统临床治疗手段目前仍局限于化学治疗、放射治疗和手术切除，它们通常在清除病灶的同时对健康组织或器官产生不可逆的毒副作用，存在潜在的健康风险。理想、可靠的疾病治疗策略要求在提高疗效的同时，尽最大可能降低对患者的毒副作用，最大限度地避免治疗给患者留下后遗症。分子影像服务于疾病精准治疗，对肿瘤等病变组织开展特异性靶向治疗，是解决目前临床疾病诊疗难题的一大突破口。特别地，影像引导能够为病灶情况的实时评估提供便利，影像引导治疗的可视化应用在过去十年中引起了研究人员的广泛关注。随着多功能微纳生物材料与分子影像探针的快速发展，一些先进疾病治疗策略，如热疗、动力治疗、气体治疗等得到了深入研究，并被逐渐运用到肿瘤治疗领域。本章旨在探讨先进的疾病治疗策略，特别关注于可视化医学在影像引导精准治疗中的重要进展与应用。

【编者介绍】

本章编者：刘哲（天津大学医学部），石钰（天津大学医学部），林延带（天津大学医学部），张晨（天津大学医学部），刘晨熙（天津大学医学部）。

说明： 本章得到国家自然科学基金（21575106、82072057）、教育部第二批国家级新工科研究与实践项目（E-YGJH20202801）、天津大学研究生教育国际教学资源建设项目（ENT20019）等课题经费的大力资助，在此致以诚挚感谢。

一、化学治疗

化学治疗是一种典型的临床疾病治疗手段，患者通过摄入一种或多种化学治疗药物并使其在体内发挥药效，在一定程度上减轻症状，根除病因，从而治愈病症，延长生命。然而，大多数化学药物无法区分正常组织（或器官）与病变组织（或器官），体内摄入后表现一定的毒副作用，从而对健康组织（或器官）造成不同程度的伤害。因此，研究人员相继开发了多种对病变组织具有特异靶向性的化疗药物，借助于药物载体对病变部位的识别作用，在体内摄取后实现高浓度聚集于病变组织（或器官），从而减少对其他正常组织的伤害，并能提高化疗药物的生物利用度，改善总体治疗效果，在临床上得到了越来越广泛的应用。

以恶性肿瘤为例，肿瘤的化学治疗指通过抗肿瘤化学药物杀死肿瘤细胞，并抑制肿瘤细胞的增殖、侵袭、浸润和转移。通常，化疗药物杀死肿瘤细胞的机制是通过干扰肿瘤细胞内遗传物质 DNA 或 RNA 的合成，抑制肿瘤细胞的增殖。例如，吉西他滨（gemcitabine）是一种能够破坏肿瘤细胞复制的二氟核苷类抗代谢药物，顺铂（*cis*-platin）可用于抑制肿瘤 DNA 的复制，而紫杉醇（paclitaxel）则是一种用于肿瘤细胞有丝分裂期纺锤体形成的抑制剂 [1,2]。肿瘤化疗的主要方式可分为三种类型：诱导化疗、辅助化疗、新辅助化疗（图4.1）。

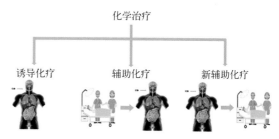

图4.1　肿瘤化疗的三种主要类型：诱导化疗、辅助化疗、新辅助化疗

一般情况下，对原发性和转移性肿瘤均有疗效的全身血液循环系统用药的化学治疗，称为诱导化疗。这种治疗可以快速攻击癌症发病部位，而后进行后续补充治疗。例如，一名患有 B 细胞淋巴瘤的 6 岁男孩，同时被诊断为伴颈胸脊髓空洞症 I 型小脑扁桃体下疝畸形 [3]。根据脑脊液细胞学检查和脑部磁共振成像，枕骨大孔下 19mm 处显示小脑扁桃体异位。他接受了包括 5 剂鞘膜内化学治疗在内的诱导治疗，I 型小脑扁桃体下疝畸形在 6 个月后治愈（＜3mm），两年内完全消退。

辅助化疗一般指第一次手术或放射治疗后的连续性化学治疗，通常适合老年人或体弱多病者，以防止原发性肿瘤病灶复发，并消除微小的转移病灶。辅助化疗已经应用于骨肉瘤、睾丸癌和高危乳腺癌等代表性癌症的术后治疗，它能够显著巩固治疗效果，延长患者的生存率。考虑到脑部肿瘤等中枢神经系统（central nervous system，CNS）疾病放疗或手术的难度较大，有可能导致患者神经系统损伤和失去正常功能，新辅助化疗能够在有限的手术切除范围内首先缩小肿瘤面积，防止肿瘤转移，从而为肿瘤切除做准备。例如，一名 76 岁患有阑尾腺癌的男性，因右半结肠切除并伴淋巴结清扫后局部淋巴结阳性，术后接受了辅助化疗 [4]。然而，肿瘤的转移导致新的腹膜结节和肝脏病变扩大。因此，对患者进行全身化学治疗及 ^{90}Y 放射栓塞联合治疗，后续临床影像学提示病变部位未有复发。

辅助化疗已被用于胶质母细胞瘤、食管癌、喉癌、骨肉瘤和常见的头颈癌。在一个临床病例中，多参数磁共振成像显示一名70岁的男子患有高危局部直肠壁浸润前列腺癌[5]。虽然可以实施手术切除，但新辅助治疗可以保证手术的成功率提高。

如今，多模式联合治疗通常对疾病诊疗与最终治愈是非常有利的。化学治疗与免疫治疗相结合就是多模式联合治疗的一个范例。例如，载有免疫检查点抑制剂（immune checkpoint blockade，ICB）PD-L1的介孔二氧化硅纳米粒子Fe-ICB-UPMS用于磁共振成像引导的前列腺癌联合治疗[6]。其中，纳米氧化铁封装的介孔二氧化硅纳米粒子可以有效延长PD-L1的释放。利用卡巴他赛（cabazitaxel）化疗药物引发机体肿瘤细胞发生免疫原性细胞死亡（immunogenic cell death，ICD），诱导冷肿瘤转化为免疫响应的热肿瘤，然后再通过磁共振成像引导下肿瘤位置释放PD-L1产生肿瘤特异性的免疫治疗。

此外，载有米托蒽醌（mitoxantrone）和透明质酸等化疗药物的金属有机骨架（metal organic framework，MOF）纳米粒子被用于光声/光热成像下肿瘤联合治疗[7]。纳米粒子内核为Fe_3O_4，外壳由α-烯醇化酶靶向肽修饰，联合抗肿瘤药奥沙利铂（oxaliplatin）能够实现磁共振成像引导下针对乳腺癌的免疫原性化疗与化学动力学联合治疗[8]。

二、放射治疗

放射治疗通常指利用高能辐射线破坏肿瘤细胞并消除癌性病变的治疗技术。高能辐射线包括由放射性核素产生的α、β、γ以及X射线，还包括电子或质子束。据世界卫生组织统计，目前临床上大约70%的癌症需要放射治疗，大约40%的癌症可以通过放射治疗治愈。由此，放射治疗在癌症治疗中发挥着越来越重要的作用，已成为恶性肿瘤治疗的主要策略之一。

肿瘤细胞对放射线的敏感性与其增殖周期和病理分级有关。处于活跃增殖周期的肿瘤细胞对放疗更加敏感，同时肿瘤中的氧含量直接影响放射治疗的敏感性。供血状态良好的微小肿瘤灶对放射线敏感性较高，供血不良甚至细胞坏死的成熟肿瘤对放射线敏感性较低。此外，肿瘤局部感染及血液流动性差也会导致放射治疗的敏感性降低。因此，保持放射辐照部位清洁，防止感染与坏死，对于保证放射治疗的敏感性与疗效是十分重要的。各种肿瘤的放射敏感性见表4.1。

表4.1　各种肿瘤的放射敏感性

类别	辐射剂量/Gy	主要应用
高放射敏感性	20～40	淋巴样肿瘤、精原细胞瘤、肾母细胞瘤
中放射敏感性	60～65	鳞状细胞癌、脑部恶性肿瘤和乳腺癌
低放射敏感性	—	高分化腺癌
无放射敏感性	—	纤维肉瘤、骨肉瘤和黑色素瘤

随着精准医学的发展，基于生物放射信息的大数据处理和下一代放射治疗技术已经得到越来越多的认同[9]。精准放疗是放射治疗与计算机科学、生物信息学和大数据分析结合的产物，旨在针对具体的患者实行个性化治疗，期望能够最大程度地减少放射治疗带来的副作用（表 4.2）[10]。未来先进的精准放疗有望实现在目标组织或器官精确投放与分布放射剂量，从而避免放射治疗发生任何潜在的辐射泄漏或损伤重要组织和器官[11]。目前，3D 适形放射治疗（3D-CRT）、调强放疗（IMRT）、影像引导放射治疗（IGRT）以及立体定向放射外科等都是具有代表性的临床精准放疗方式[12]。

表4.2 传统放疗与精准放疗的比较

主要特征	传统放疗	精准放疗
肿瘤位置	模拟器视角	CT模拟器
正常组织反应	无优化（较大副作用）	严格的剂量分布（较小副作用）
治疗精度	10 nm（不准确）	2～3nm（精确控制放疗部位）
肿瘤抑制率	低	高
治疗可靠性	低	高
保形技术	无保形	3D保形
治疗舒适度	多次定位	一次定位

（一）3D 适形放射治疗

3D 适形放射治疗（3-dimensional conformal radiation therapy，3D-CRT）作为一种高精度放射治疗技术，利用 CT 图像构建 3D 肿瘤数字结构，在不同维度设置一系列不同强度的辐射场，通过与肿瘤形状一致的铅屏蔽聚焦区域保护正常组织受到最小化剂量放射线的辐照，同时让高剂量的放射线分布在 3D 模型构建的与目标肿瘤一致的区域。这种方式使它具有高适形度的优点，可以为患者提供安全、有效、个性化的治疗方案。然而，3D 适形放射治疗只适用于形状规则的肿瘤病灶，同时多次放疗、多次定位可能导致误差的产生，限制了其在头、颈、骨盆等不规则肿瘤部位的应用。

（二）调强放疗

作为升级版的 3D 适形放射治疗，调强放疗（intensity modulated radiotherapy，IMRT）可以在治疗过程中及时调整放射线的剂量强度，根据目标癌变区域调整放疗规划，以充分适应形状不规则的肿瘤病灶，从而进一步提高放疗定位的准确性。

（三）影像引导放射治疗

影像引导放射治疗（image-guided radiotherapy，IGRT）无疑是精准放射治疗中最先进的技术，并且还在不断地发展改进。影像引导放射治疗可根据目标区域的变化随时调整治疗方案，同时监测肿瘤部位及关键组织或器官，从而克服在放射治疗过程中生理运动（如呼吸、小肠蠕动、膀胱充盈等）带来的偏差。影像引导放射治疗技术一般包含了 CT、生物发光断层扫描（BLT）、荧光分子断层扫描（FMT）等成像技术与放射治疗的协同作业。在普通放射治疗期间需要进行 2D 或 3D 成像，以确保肿瘤病灶的精准靶向治疗。另外，成像模块监测使医生能够实时校正由于物理运动引起的目标位置偏差。在手术进行过程当中，获取的影像与 CT 数据融合，以便清晰地将病灶目标位置的手术过程可视化。

由于放射治疗非选择性地杀伤肿瘤细胞，表现出不可忽视的毒副作用，研究人员一直致力于开发新的放射治疗增敏剂，以及应用联合治疗作为优化的放射治疗方法[13,14]。例如，一种富含硫化铋（Bi_2S_3）的半导体异质结构 BiOI@Bi_2S_3@BSA 纳米粒子作为诊疗一体化平台已被设计并应用到影像引导放射治疗中[15]。这种具有 X 射线衰减能力的纳米粒子可作为放射治疗的增敏剂。同时，在 X 射线照射下，X 射线激发碘化铋光敏剂产生大量的活性氧簇和热能，可用于光动力治疗和光热治疗。而光动力治疗与光热治疗作为放射治疗的一种补偿性治疗，能有效清除对放疗不敏感的肿瘤细胞，从而将肿瘤微环境转变为对放疗较为敏感的状态，最终实现协同作用清除肿瘤病灶。简而言之，这种半导体异质结构纳米粒子提供了一个多功能诊疗纳米平台，并构建了一种基于放射增敏剂的复合探针，用于影像引导下放疗协同治疗，达到了良好的肿瘤清除效果。

三、热疗

热疗通过可控手段将外部能量转化为局部热效应，从而引发温度升高导致肿瘤细胞或组织的坏死[16]。作为一种有效的肿瘤治疗方法，热疗首先基于光敏物质对肿瘤病灶的特异性靶向和浓集，然后通过外部能量刺激使肿瘤病灶局部过热，引发肿瘤细胞凋亡和坏死[17]。热疗的有效温度通常高达 41 ～ 46℃，并维持 30 ～ 60min 才能有效杀死肿瘤细胞，同时防止对正常组织（耐受温度约为 45℃ ±1℃）的损伤[18]。高温引起的肿瘤病灶坏死包括蛋白质变性、细胞膜解体、细胞核破裂、DNA 链断裂、血管通透性增加等。研究表明，热疗不仅可以直接杀死肿瘤细胞，而且还可以诱导抗肿瘤免疫响应，特别是对于微小的肿瘤病灶尤为明显[19]。此外，热疗、化学治疗和放射治疗的组合有利于进一步提高抗肿瘤治疗效率，增强抗肿瘤免疫响应的发生以抑制肿瘤的转移[20]。根据治疗持续时间和温度的不同，热疗可分为过高热热疗、透热疗法和热消融[21]。过高热热疗通常指光热治疗和磁热治疗，主要用于癌症治疗。而透热疗法指始终适用于有益生理恢复的温和热处理。热消融相对来说是比较传统和方便的，主要包括冷冻消融、射频消融和微波消融三种类型。

（一）光热治疗

光热治疗（photothermal therapy，PTT）是一种典型的光能触发转化为热能的治疗方法，主要通过光热剂（photothermal agent，PTA）收集光能并产生热量以杀死肿瘤细胞[22]。光热治疗以其毒性小、易获得、副作用小、疗效显著等优点，被视为一种新型的临床肿瘤治疗策略。此外，它可以通过调节光热剂的浓度或外部激光照射强度实现远程控制，以满足多种联合治疗的需求。在过去几年里，光热剂的性能得到了极大改善，包括优异的光吸收率、吸收系数、光热转换效率（photothermal conversion efficiency，PCE）、光稳定性、生物相容性等[23]。在这些特征中，光热转换效率是光热治疗的关键因素，它直接决定了所需光的激发强度和热转化能力。至于光源，波长为650～1350nm 的近红外光由于其高组织穿透力和低反向散射等优势，通常被用作外部激发光源[24]。此外，激发光源的发射光照强度可以精确控制，以便获得稳定的光能以持续辐射到病变区域[25]。同时，具有优异近红外吸收性能的有机染料分子及其衍生物，由于改性方便、生物相容性好、生物降解性好等优点，被认为是最具前景的光热剂。

血脑屏障（blood brain barrier，BBB）是脑部特有的一个保护层，它可以阻止外部药物分子或毒物侵入中枢神经系统并维持大脑内稳态。考虑到血脑屏障的渗透性较差，治疗恶性胶质母细胞瘤的药物生物利用度有限，Liu 等报道了一种复合仿生核壳纳米载体，用于脑部肿瘤的早期诊断和光热治疗[26]。所用纳米粒子的核结构由载有吲哚菁绿染料的聚合物纳米颗粒构成，可作为荧光成像和光热治疗的双功能试剂，外壳结构由具有良好体内循环和血脑屏障穿透性能的胶质瘤细胞膜制备。这一仿生纳米颗粒表现出优异的血脑屏障渗透性和高效的肿瘤抑制能力，为新型光热剂的制备、影像引导下开放血脑屏障治疗脑部肿瘤提供了有效的途径。

随着新型功能材料的发展，越来越多的影像引导下的联合治疗方法见诸报道。例如，已研发出用卟啉衍生物改性的空气稳定的锑纳米片（Sb nanosheet）Sb-THPP-PEG[27]。基于锑纳米片的价带和带隙水平，其所制备的 Z 型异质结构锑纳米片具有高活性氧生成和优异的光热转换性能，这些特征使它们具有很好的肿瘤光动力治疗效果。卟啉的组装提高了锑的近红外光热转换效率（高达 44.6%），这种具有特殊光性能的复合锑纳米片已在荧光 - 光声成像引导下的肿瘤光热治疗中得到了广泛应用。

类似地，含异质结构的基于 Bi_2Se_3 的核壳纳米粒子 $Cu_{2-x}Se/Bi_2Se_3$@PEG（CB_3@PEG）能够实现多模态磁共振 -CT- 光热成像，用于影像引导下光热 - 光动力 - 化学动力多模态协同治疗[28]。CB_3@PEG 外壳比纯 Cu_{2-x}Se@PEG 产生活性氧的能力强 6 倍，而带隙更窄的 Bi_2Se_3 可获得更高的近红外光吸收率（光热转换效率高达 60.4%）。铜离子的存在可用于化学动力治疗，以实现实时磁共振监测。这种多模态影像引导下的联合治疗策略在癌症可视化诊疗领域有着巨大的临床转化潜力。

（二）磁热治疗

磁热治疗（magnetic hyperthermia therapy，MHT）是一种利用磁性纳米粒子（MNPs）在高频交变磁场（alternating magnetic field，AMF）下通过 Neel-Brownian 弛豫将磁能转化为热能的治疗方式[29]。实际上，磁热治疗的热量来自磁滞、涡流损耗和肿瘤内磁性材料的弛豫损失[30]。磁热治疗中，病灶处温度升高至42℃以上可有效诱导肿瘤细胞死亡。高频交变磁场没有组织穿透限制，对人体组织影响很小，可借助远程控温等独特优势确保深层组织肿瘤的彻底清除，并结合现有临床设备便于医学转化与应用[31]。由于肿瘤细胞比正常细胞对温度的变化更为敏感，当温度达到42～46℃时肿瘤细胞死亡，而正常细胞安然无恙[32]。例如，通过将近红外光光热剂Ag_2S纳米颗粒和磁性氧化铁材料包裹在磷脂中，制备得到近红外光响应的磁性纳米胶囊（NIR-MNC），可用于多模式成像引导下磁热治疗，高效率地杀死肿瘤细胞[33]。所开发的磁性纳米胶囊能够提供实时、准确的热反馈，其热分辨率为0.2℃，且整个磁热治疗过程中肿瘤病灶部位的二维热成像均可以检测到，避免了对正常组织可能造成的过热损伤。

然而，热敏剂的脱靶加热和实时成像引导是精准磁热治疗在临床应用中的两大挑战。磁流体热疗（magnetic fluid hyperthermia，MFH）和磁粒子成像（magnetic particle imaging，MPI）可以为这些难题提供解决方案[34]。磁流体热疗利用磁性纳米粒子悬浮液产生热效应，特殊的病灶定位保证了最小的背景区域加热[35]。另一方面，Bernhard Gleich于2005年首次提出了核尺寸为4～28nm的超顺磁性氧化铁（SPIO）可用于磁粒子成像[36]。磁粒子成像凭借在外部磁场下具有固有饱和特性的顺磁性氧化铁纳米粒子非线性响应，获取磁共振断层扫描成像，并以3D实时的方式检测顺磁性氧化铁纳米粒子，具有亚毫米级的分辨率，且不产生电离辐射[37]。例如，Tay等提出了一种磁粒子成像引导的诊疗平台解决了传统磁热治疗的难题[38]。顺磁性氧化铁纳米粒子SPIO在脱靶器官（如肝脏、脾脏）中积累，在磁粒子成像的帮助下SPIO向7mm的偏离目标区域提供加热，荧光素酶和组织学评估验证了磁粒子成像能够最大限度地减少对附近肝脏的伤害（图4.2）。磁粒子成像具有良好的图像对比度和高灵敏度，为磁粒子成像引导下的磁热治疗的临床应用奠定了基础。

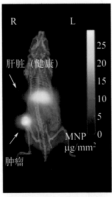
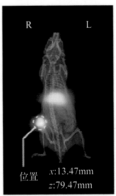

(a) MPI图像扫描　　　　　(b) 用户选择目标

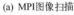

诊断

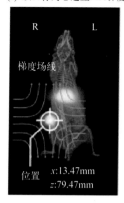
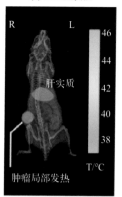

(c) 以目标为心建立MPI梯度 　　　　(d) MPI热扫描

图4.2 肝脏与肿瘤中基于顺磁性氧化铁纳米粒子 SPIO 的脑胶质瘤 U87MG 异种移植小鼠的治疗实验[38]

（a）磁粒子成像实现清晰可视化，SPIO 在病理区域（肿瘤）和正常器官（肝脏）中的生物学分布具有高对比度；（b）选择定位肿瘤区域磁热治疗；（c）将磁粒子成像梯度转移到目标上无场区域（FFR）中心；（d）磁粒子成像梯度打开状态下的热成像

（三）热消融

热消融（thermal ablation，TA）是将热能传递到目标病变组织，触发离子、水分子等物质进行高速运动或相互摩擦，从而产生不可逆的损伤，如细胞凝固、组织坏死和肿瘤破坏等的一种治疗方式[39]。在此过程中，肿瘤组织暴露在极端条件下，热量被肿瘤病灶迅速吸收，导致肿瘤细胞的死亡[40]。尽管热消融的临床操作可能会给患者带来一些轻微的副作用，但仍然是可以接受的，并且热消融后通常具有较好的预后[41]。所以，局部热消融具有微创、经济、安全、治疗周期短等优势。热消融在临床上的应用包括肝癌、肾癌、肺癌、乳腺癌和肾上腺软组织肿瘤的治疗，可以使用包括超声、磁共振和 CT 在内的几种常见成像模式进行可视化监测[42]。常见的热消融类型包括冷冻消融、射频消融和微波消融（表 4.3）[43]。

表4.3　几种热消融类型的比较

主要特征	冷冻消融	射频消融	微波消融
消融周期	25～30min	5～12min	5～12min
消融区温度	>5cm，临界点-80℃	3～5cm，临界点60℃	5～6cm，临界点150℃
成本	高	低	略高
常见应用	肾、肺的软组织肿瘤	肝转移微小病灶	高阻抗组织

1. 冷冻消融

冷冻消融（cryoablation，CA）是通过氩气或氦气经皮针冷冻组织（深度约 3 ～ 5mm，–20 ～ –40℃），然后解冻以诱导细胞死亡或破坏微血管。如图 4.3 所示，一名 65 岁的女性患有 Ⅱ 级子宫内膜癌，左侧腹直肌鞘有复发的症状 ［图 4.3（a）和（b）］[44]。她接受了经皮冷冻消融治疗，在深筋膜处放置导管以替代下方的肠道 ［图 4.3（c）］。随访 6 个月，CT 扫描显示无不良症状发生 ［图 4.3（d）］。

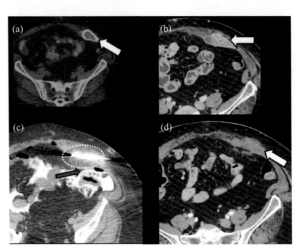

图 4.3　左侧腹直肌鞘有转移性子宫内膜癌的 65 岁女性接受冷冻消融治疗以控制局部病变 [44]
　　　　白色箭头为子宫内膜癌在左侧腹直肌内的转移部位，经治疗后可观测到转移癌变小；白色虚线
　　　　为冷冻探针的位置；红色箭头表示置于肿瘤边缘深处的导管，用以注射对比剂和保护相邻肠道

2. 射频消融

射频消融（radiofrequency ablation，RFA）是临床上最常见的热消融技术。它通过将一个或多个射频电极插入病灶组织产生高频脉冲交变电流（350 ～ 500kHz），并将能量输送到病变部位导致局部升温（60 ～ 100℃），实现病灶部位的靶向消融 [45]。射频消融可用于良性和恶性实体瘤，也能够用于不能轻易手术切除的原发性、转移性和晚期肿瘤，或不能耐受放疗或化疗的患者。例如，伴有腹膜后转移性子宫内膜癌的患者接受了 PET/CT 影像引导下经皮射频消融治疗 [46]。之后，经 PET/CT 影像检查未见肿瘤复发，表明影像引导下经皮射频消融可作为转移性子宫内膜癌的有效治疗方案。

3. 微波消融

微波消融（microwave ablation，MWA）是利用 900 ～ 2500MHz 的电磁波，引发目标病灶组织处水分子振荡诱导温度升高和组织坏死 [47]。经皮微波消融成本低廉，临床上常用于门诊。相比之下，腹腔镜和胸腔镜下的微波消融常用于浅表恶性肿瘤的治疗，如肝癌等。如图 4.4 所示，一名 52 岁患有卵巢癌的女性在接受了手术和铂类化疗后，发生了肝脏转移复发 [44]。接着，她接受了在超声与 CT 影像引导下的微波消融治疗，治疗后肿瘤未见复发。

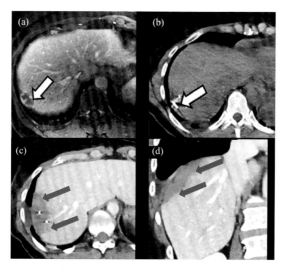

图 4.4　患有卵巢癌的 52 岁女性接受微波消融治疗 [44]

（a）轴向对比磁共振显示 3 cm 右侧肝周围肿瘤转移，白色箭头显示卵巢癌在右侧肝周围的转移；（b）超声 -CT 影像引导下微波天线置入肿瘤，白色箭头显示微波天线；微波消融后立即使用 CT 成像从轴向（c）和冠状（d）两个维度观察消融区域，红色箭头为包括靶向右侧肝肿瘤转移的消融区，并未发现明显残余肿瘤，表明微波消融治疗有效

四、动力学治疗

　　活性氧簇（ROS）作为细胞代谢副产物，主要的成分包括过氧化氢（H_2O_2）、单线态氧（$^1O_2$）、羟自由基（·OH）等。在维持正常健康细胞的氧化还原稳态中发挥着重要作用，并可作为癌变发生的信号分子 [48]。过量的活性氧累积常会造成生物大分子的氧化以及随之产生的氧化应激损伤 [49]。这表明在癌细胞中诱发产生活性氧，能够调节活性氧的浓度，从而实施动力学治疗（dynamic therapy，DT），实现肿瘤病灶的清除 [50]。因此，基于活性氧的动力学治疗是通过原位活性氧的产生，而对健康组织无明显副作用的深部肿瘤治疗的有效方法。构建能够诱导产生活性氧的微纳米材料是实现动力学治疗的关键前提，在病灶区域结合外部激发源（如光、超声、X 射线或内部生化反应等）可有效触发动力学治疗。一般来讲，依赖活性氧的动力学治疗效率与病灶区域氧含量是否充足以及肿瘤的微环境（tumor microenviroment，TME）密切相关 [51]。另一方面，外部刺激源的组织穿透深度也是影响动力学治疗效果的重要因素。值得注意的是，目前动力学治疗已发展为一个庞大的家族，其中包括光动力治疗、声动力治疗、X 射线刺激放射动力治疗、微波触发的微波动力治疗、交变电流触发的电动力治疗以及自发光的光动力治疗等。

　　除活性氧之外，活性氮簇（reavtive nitrogen species，RNS）在疾病治疗中的作用也受到广泛关注。活性氮自由基的种类包括 S- 亚硝基硫醇、氮的高级氧化物、硝酰阴离子、二亚硝基铁络合物、亚硝鎓阳离子等。活性氮常用于调控细胞信号转导，在生理条件下它的产生与消除处于动态平衡，从而保证细胞氧化还原处于稳定状态。活性氮又可作为体内信号传递分子，参与心肌收缩与心血管运动张力的调节，能够抑制血小板活化、黏附和聚集，调控细胞的增殖等。当体内活性氮过量或超过细胞承受能力时，便会诱发亚硝基化应激，导致细胞内脂质、DNA 和蛋白质的氧化损伤，即对细胞产生毒性作用，以损伤细胞活性或诱发细胞凋亡[52]。对于肿瘤细胞而言，处于适宜浓度范围的活性氮可促进肿瘤细胞的侵袭能力、化疗抵抗、免疫逃避，调节肿瘤细胞代谢以保护肿瘤细胞。更为重要的是，当肿瘤细胞内活性氮水平过高时，活性氮会对肿瘤细胞造成不可逆损伤，这为肿瘤治疗提供了新的思路[53]。

影像引导下的可视化动力学治疗进一步拓宽了其生物医学应用。如表 4.4 所示，不同的动力学治疗方式具有其独特的优势与不足，而如何发挥不同动力学治疗的协同优势是研究人员着重关注的焦点问题。多种影像引导下的多模态治疗相融合，为新型疾病诊疗方案的发展开辟了光明前景（图 4.5）[54]。

表4.4　几种常见动力学治疗方式的对比

治疗方式	激发源	优势与特点	局限性
光动力治疗	近红外光	非侵入、便捷有效	穿透深度有限
声动力治疗	超声	穿透性好、安全、毒副作用小	空腔脏器肿瘤需解决超声传导阻碍的瓶颈
化学动力治疗	化学反应	微创、选择性好、保护器官功能	瘤区过氧化氢不足

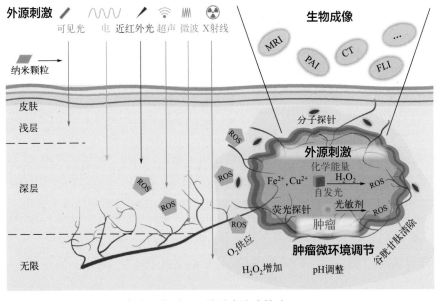

图 4.5　新型疾病诊疗方案中多种影像引导下的融合治疗策略

（一）光动力治疗

光动力治疗（PDT）是一种基于光化学反应通过光触发活性氧的生成，诱导细胞坏死的非侵入性肿瘤治疗策略[55]。其中，光激发源（通常是脉冲激光）、氧气、光敏剂是三个关键要素。光动力治疗作用于肿瘤细胞的原理是：在氧气存在的条件下，通过适当波长的光照射激活在肿瘤病灶中积累的光敏剂，光敏剂将能量传递给氧气产生大量的活性氧，活性氧连续氧化肿瘤细胞的生物分子，致使肿瘤细胞产生氧化应激反应而凋亡。由于光敏剂的功能化可实现在肿瘤病变组织的靶向累积，光动力治疗只对病灶区域产生杀伤作用，而对正常健康组织或器官没有任何副作用，这明显优于传统化学治疗、放射治疗和手术切除等治疗方式[56,57]。此外，光动力治疗使用光敏剂作为单一成像与诱导治疗剂，为影像引导下的可视化治疗提供了一种基于光学成像（如荧光成像或生物发光成像）的诊疗一体化的实现路径。

在各种光敏剂中，卟啉环系及其衍生物于二十世纪五十年代初被首次应用和报道[58,59]。Wu 等构建了一种基于顺铂或钆离子（Gd^{3+}）与四（4-吡啶基）卟啉的功能探针，用于磁共振成像引导下化学治疗与光动力联合治疗，实现了肿瘤的高效抑制与清除（高达 96.6%），Gd^{3+}/Pt 的存在承担了磁共振成像分子探针与联合治疗药物的双重功能，以实时评估肿瘤发病区域的坏死和清除情况[60]。

上转换纳米粒子是另一种很有前景、可用于光动力治疗的新型光敏剂，这种材料可将低能量的近红外光转化为高能量的可见光或紫外光，通过非线性反 Stokes 效应以及由此产生的光子发射激活光敏剂，在肿瘤微环境中原位释放活性氧簇[61]。Huang 等通过简便的水热合成方法报道了一种上转换纳米粒子 $Na_{0.52}YbF_{3.52}$:Er，表现出优异的发光强度和色纯度激发光，在 915nm 波长下实施光动力治疗[62]。此外，由于具有高横向弛豫率（R_2）的 Yb^{3+} 离子的存在，这一上转换纳米粒子可用于磁共振 -CT 双模态成像的分子探针，为依托这一多功能诊疗平台开展影像引导的光动力治疗铺平了道路。

吲哚菁绿是一种经 FDA 批准、可用于临床的近红外光花菁染料[63]。Sheng 的研究团队基于两步微乳化法，设计了一种吲哚菁绿与全氟辛基溴（PFOB）共负载的纳米脂质体（LIP-PFOB-ICG），通过 CT- 光声 - 荧光三模态成像引导，用于光动力与光热协同治疗乳腺癌（图 4.6）[64]。与吲哚菁绿的光声成像和荧光成像相比，全氟辛基溴的 CT 成像为监测肿瘤局部区域提供了详细的解剖学信息。而高氧包封的全氟辛基溴可有效改善肿瘤乏氧环境，增强氧的含量以释放充足的活性氧簇，提升光动力治疗效果，降低热休克蛋白的表达，从而为肿瘤的协同治疗与实时监测提供了理想的功能材料平台。

（二）声动力治疗

与光动力治疗类似，声动力治疗（sonodynamic therapy，SDT）是通过超声波激发，产生活性氧以诱导肿瘤细胞死亡。超声波是一种机械声源，其穿透不同深度生物组织的能力取决于其频率（20kHz ～ 3MHz，约 10cm）[65]。特别对于聚焦超声而言，它可以在不产生创伤的情况下，将超声能量聚焦于深部组织的区域，积累大量的能量触发

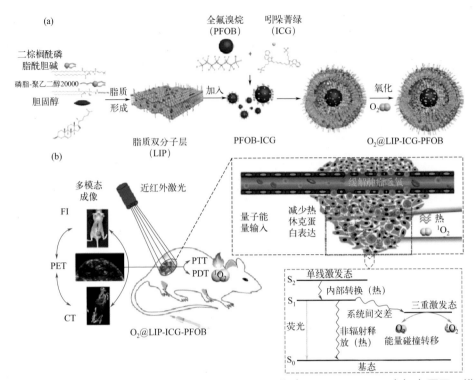

图 4.6　基于吲哚菁绿和全氟辛基溴的共负载纳米脂质体（LIP-ICG-PFOB）（a）用于三模态
　　　　影像引导的光动力与光热协同治疗（b）[64]

　　　　S_0、S_1 和 S_2 分别表示分子的基态、第一和第二电子激发单重态

药物释放，以产生显著的抗肿瘤与清除病灶的效果[66]。此外，超声固有的空化效应、
声孔效应与热效应可以作为互补性的理疗方式，协同发挥抗肿瘤作用。类似地，很多
有机染料分子和无机复合材料声敏剂已被研发出来，作为声能接收器在声动力治疗中
发挥着至关重要的作用[67]。

　　Ho 及其团队设计出一种多功能、超疏水包封阿霉素离子的介孔二氧化硅纳米粒子
（FMSNs-DOX），作为界面纳米气泡（interface nanobubbles，INBs）用于超声成像引导
下的抗新生血管化学动力 - 声动力协同治疗（图 4.7）[68]。研究发现，当这一介孔二氧
化硅纳米粒子累积至肿瘤位置时，它与界面纳米气泡的存在使超声辐照能够在肿瘤部
位形成空化效应，破坏肿瘤新生血管的形成，从而抑制肿瘤的增殖与扩张。最终，这
一介孔二氧化硅纳米粒子受激活逐渐在体内降解，同时化疗药物在肿瘤部位原位释放
出来，达到抗肿瘤联合治疗的功效。

　　Ma 等报道了一种包载氧气与吲哚菁绿的脂质体微泡的新型纳米平台，用于荧光 -
超声影像引导下的声动力治疗，以及气体驱动的同轴流动聚焦（coaxial flow focusing，
CFF）过程的可视化[69]。根据荧光分光光度测量，超声介导的脂质体微泡爆破增强了活
性氧簇的产生，导致细胞毒性和抗肿瘤作用在体外和体内都显著增强。这一发现为低
频范围的超声介导成像与声动力治疗应用于卵巢癌铺平了道路。

　　此外，Liang 等还报道了基于氧化锰纳米粒子的智能纳米诊疗平台 MnO$_2$@Tf-ppIX

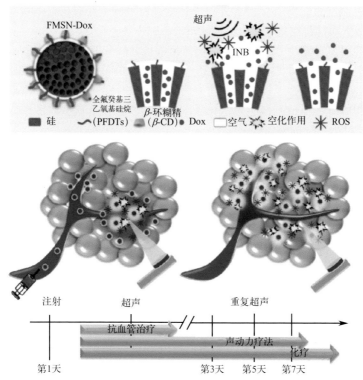

图4.7 介孔二氧化硅纳米粒子（FMSNs-DOX）的制备及与界面纳米气泡联合，通过超声空化效应与化疗药物的受控释放达到化学动力与声动力联合治疗[68]

（TMPs）用于靶向胶质母细胞瘤的实时磁共振成像与声动力治疗研究[70]。这种纳米粒子可以成功穿过血脑屏障，靶向胶质母细胞瘤病变位置。肿瘤微环境的弱酸性和较高浓度的谷胱甘肽（GSH）大大增加了 Mn^{2+} 的原位释放与活性氧簇的产生速度，最终导致原位胶质母细胞瘤的磁共振成像的敏感性更高，并增强了声动力治疗的效果。

（三）化学动力治疗

特定肿瘤微环境下刺激响应的生物材料常被用于潜在的肿瘤治疗，其中具有代表性的一类是芬顿（Fenton）反应，即酒石酸在亚铁离子（Fe^{2+}）存在下被过氧化氢（H_2O_2）氧化，产生活性羟自由基以诱导肿瘤细胞凋亡[71]。在 H_2O_2 过表达及 pH 值相对较低（pH 为 6.5～6.9）的酸性环境下，芬顿或类芬顿反应容易被引发，这种利用体内生物化学反应实施肿瘤治疗的方式被称为化学动力治疗（chemodynamic therapy，CDT）[72]。最初化学动力治疗概念的提出，是源于环境科学中的芬顿反应[73]。化学动力治疗作为一种肿瘤特异性治疗方法，对肿瘤周边的正常组织没有毒性，现已成为过氧化物酶和过渡金属生物催化相关的重要的肿瘤治疗方案。由于亚铁离子的释放效果因不同生物材料而异，同时亚铁离子作为生物催化剂是芬顿反应和化学动力治疗的关键因素。与结晶铁单质相比，无定形铁在微酸性环境中更易释放大量亚铁离子，因此无定形铁常被用作高效化学动力治疗的引发剂[70]。此外，二氧化锰和一些金属有机框架材料可激发类芬顿反应，这些生物材料在化学动力治疗的基础研究中备受关注[74]。

肿瘤微环境中弱酸性（低 pH 值）、高浓度谷胱甘肽和 H_2O_2 为芬顿反应提供适宜条件，也为化学动力治疗的实施提供了前提。作为肿瘤细胞内源性因子，GSH 和 H_2O_2 可通过基因重编程技术获得以提高化学动力治疗的疗效[75]。另一方面，肿瘤内涉及众多生化反应过程的抗坏血酸是产生过氧化氢的主要因素，调节这些内源性因子的含量有助于增强化学动力治疗的整体效果[76]。

最近，研究人员设计并构建了一种由纳米硒涂层、碳酸锰沉积的氧化铁纳米粒子（MCDION-Se），作为多功能诊疗纳米平台用于磁共振成像引导的化学动力治疗（图 4.8）[77]。在肿瘤弱酸性环境中，这种纳米粒子首先被溶解后释放出大量的 Mn^{2+}，为特异性磁共振成像提供了适宜的分子探针。进一步，所产生的 Mn^{2+} 被 H_2O_2 催化释放活性氧自由基·OH，用于类芬顿反应并抑制三磷酸腺苷（ATP）的产生，从而在肿瘤区域实施化学动力治疗与饥饿治疗（starving therapy），因此，这一多功能纳米粒子

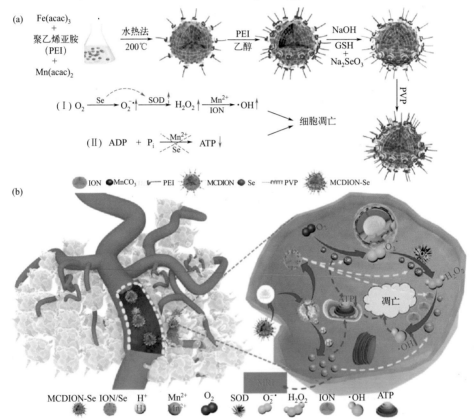

图 4.8　由纳米硒涂层与碳酸锰沉积的多功能诊疗纳米平台 MCDION-Se 的合成（a）及在磁共振成像引导下化学动力治疗的应用（b）[77]
PVP：聚乙烯吡咯烷酮；ATP：三磷酸腺苷；ADP：二磷酸腺苷；ION：氧化铁纳米颗粒；SOD：超氧化物歧化酶；MCDION：碳酸锰沉积的氧化铁纳米颗粒；MCDION-Se：纳米硒涂层碳酸锰沉积的氧化铁纳米颗粒；EPR：（纳米材料在肿瘤的）高渗透长滞留效应

在磁共振成像可视化检测与评估化学动力治疗的疗效中发挥着多重作用。

尽管化学动力治疗的效果会受限于肿瘤微环境内 H_2O_2 的不足，但热疗的参与能够加速类芬顿反应，增加微环境内活性氧的产生和含量，两者相互协同可以起到加速肿瘤细胞消亡、增强化学动力治疗的作用。Liu 等报道了由 Mo_2C 衍生的聚金属氧酸盐（POM）用于肿瘤光热治疗与化学动力联合治疗的研究[78]。由于内部光诱导电荷转移的发生，Mo^{5+} 的还原可以增强光声成像的灵敏度，提高肿瘤光热治疗的效果，而聚金属氧酸盐对酸度和氧化还原条件高度敏感，导致药物能够在肿瘤位置特异性聚集。在肿瘤弱酸性微环境中，聚金属氧酸盐经自组装后靶向病变区域，产生单线态氧 $^1O_2$，消耗还原剂 GSH 以增强化学动力治疗的效果。与此同时，光热能量转换提高了化学动力治疗效率，并实现了肿瘤热消融和病灶位置的近红外光声成像。根据荷瘤小鼠的光声成像可以得知，聚金属氧酸盐的浓度在肿瘤灶内逐渐上升，在注射后 8h 成像信号达到最大值，在此时间点开展化学动力治疗，可以保证联合治疗的最佳效果。

研究人员开发了一种由二氧化硅包被 $ZnFe_2O_4$ 壳层构成的多功能上转换纳米粒子（PEG/Y-UCSZ@DOX）用于磁共振 - 上转换荧光 -CT 三模态成像，以及对应的光动力 - 化学动力及放射联合治疗（图 4.9）[79]。其中，近红外激发的 Yb^{3+}/Tm^{3+} 与共掺杂组分

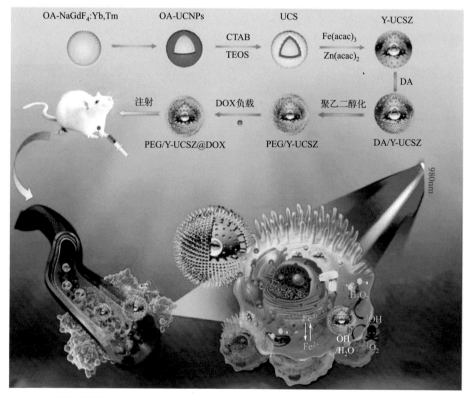

图 4.9　多功能上转换纳米粒子 PEG/Y-UCSZ@DOX 的构建与影像引导下的肿瘤光动力 - 化学动力 - 放射联合治疗[79]

OA：油酸；UCNP：上转换纳米颗粒；TEOS：四乙基正硅酸盐；CTAB：十六烷基三甲基溴化铵；UCS: UCNPs@$mSiO_2$；Y-UCSZ：$ZnFe_2O_4$ 涂覆 UCS；DA：多巴胺

Y-UCSZ 能够有效地吸收近红外光，发出的紫外光激活 $ZnFe_2O_4$ 成分产生化学动力与光动力效应。另一方面，Fe^{3+} 和 Gd^{3+} 的存在为 T_2 加权的磁共振成像提供了适宜的探针，Y-UCSZ 组分还能大容量包载与存储化疗药物阿霉素，多种协同作用促成了在 980 nm 激光照射下，上转换纳米粒子 PEG/Y-UCSZ@DOX 作为多功能诊疗一体化平台，为肿瘤的多模态治疗提供了条件，研究显示肿瘤的生长在两周内得到显著抑制，而未在正常组织发现明显的纳米粒子沉积与细胞毒性。

此外，Wu 课题组开发了一种基于氧化二茂铁新型中空多孔碳涂层并与叶酸分子偶联的纳米材料 HPFeS$_2$@C-TA-PEI-GOx-FA（图 4.10）[80]。以二氧化硅纳米粒子（SiO_2）为模板，二茂铁在其表面被氧化。SiO_2 内核经充分硫化并用氢氟酸彻底销蚀以包封单宁酸。聚乙烯亚胺和葡萄糖氧化酶被修饰后与靶向肿瘤的叶酸分子配体偶联。在近红外光的照射下，这种复合纳米粒子提供热量以加速葡萄糖氧化酶的催化，促使大量 H_2O_2 产生，从而引发后续的化学动力治疗。其二氧化硅中空多孔结构还可用于超声成像，FeS_2 可作为出色的 T_2 加权的磁共振成像分子探针，用作光声成像和光热治疗的增敏剂。

（四）其他动力治疗

除上述几种动力疗法外，其他动力治疗，如 X 射线刺激的放射动力治疗、微波触发的微波动力治疗、交变电流触发的电动力治疗以及自发光化学动力治疗等，在基础研究与转化医学等方面越来越受到关注。

作为电离辐射的一种形式，X 射线具有很强的组织穿透性，在深层组织或器官的肿瘤治疗中具有显著优势。Zhong 等开发了一种掺杂金属铈的荧光闪烁纳米粒子（NaCeF$_4$:Gd,Tb），呈现均匀棒状形貌，可应用于荧光 - 磁共振 -CT 多模态成像引导下的放射动力治疗（radiodynamic therapy，RDT）（图 4.11）[81]。其所含的金属铈（Ce）和铽（Tb）离子的基态电子由于 X 射线照射，吸收二次电子能量后跃迁至激发态，再通过吸收另一个二次电子的能量转移到导电带。导电带的电子与氧反应，产生活性氧并抑制了电子回位，因此表现出良好的荧光发光性质，粒子中镧系元素也可作为 CT 分子探针和放射增敏剂用于同步放射治疗，Gd^{3+} 可作为良好的 T_2 加权磁共振分子探针。实验证实，这一多功能纳米诊疗平台在 X 射线触发下显著抑制了肿瘤细胞的增殖，对于结合现有 CT 成像与放疗设备实施放射动力治疗提供了一个理想的选择方案。

尽管双光子激发的纳米粒子、上转换纳米粒子和近红外纳米光敏剂等均已被用于深部实体瘤的治疗，但外部光源有限的组织穿透深度仍是光学手段在临床诊疗转化中的一大难题[82]。在此方面，自发光的光动力治疗充分利用了生物发光等自发光和原位发光的化学发光作为激发光源，由此产生的光动力治疗可以不依赖于外部光源在深部组织的触发[83]。在这种模式下，可通过生物体内部化学发光或生物发光激发光敏剂（如量子点）与发光蛋白结合，产生足够量的单线态氧，诱导肿瘤细胞凋亡，达到肿瘤病灶完全清除的目的[84]。

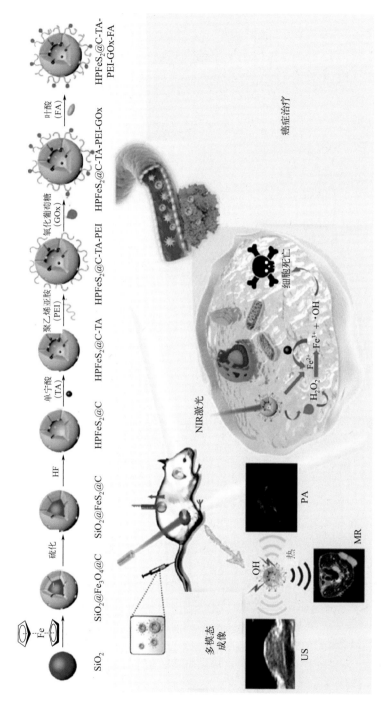

图 4.10 多功能纳米粒子 HPFeS₂@C-TA-PEI-GOx-FA 的构建与修饰，以及在多模态影像导航下的肿瘤联合治疗应用[80]

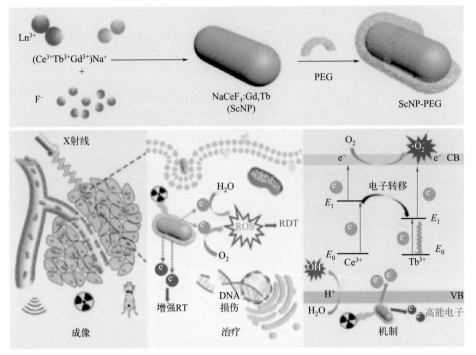

图 4.11　荧光闪烁纳米粒子（NaCeF$_4$:Gd,Tb）作为多功能诊疗平台应用于多模态影像引导下的 X 射线激发放射动力治疗[81]

CB：导带；VB：价带；E_0：低能量子态，E_1：高能量子态，E_0 和 E_1 代表同一物质的不同能量态

在生物发光方面，从蔬菜叶子中提取由类囊体和基质组成的叶绿体成分，类囊体膜与膜内的过氧化氢酶可将过氧化氢转化成氧气，而叶绿素在光的照射下接续产生单线态氧，使得它们成为光动力治疗非常有前途的天然光敏剂[85]。与此相类似，仿生纳米类囊体已经成功地从类囊体膜中以"自上而下"的途径成功合成[86]。过氧化氢酶在仿生纳米类囊体中释放的氧气可充分缓解肿瘤组织内的乏氧状态，而后通过近红外光的照射，叶绿素将氧气转化为能够诱导肿瘤细胞凋亡的单线态氧，达到消除肿瘤病灶的目的。此外，仿生纳米类囊体发出的荧光还可用作成像手段，用于荧光引导下的非侵入性肿瘤光动力治疗。

另一类自发光的光动力治疗的光源刺激来源于化学发光[87]。基于肿瘤微环境中的过氧化氢含量明显比正常组织高，Mao 等报道了一种具有聚集诱导发光效应的远 / 近红外自发光的双（2,4,5- 三氯 -6- 戊氧基羰基 - 苯基）草酸盐纳米粒子，并设计了由 Pluronic F-127 和大豆油共同封装的新型光敏剂（1,5,7- 三叠氮双环［4.4.0］癸 -5- 烯，TBD）（图 4.12）[88]。引入异硫氰酸苯乙酯后可增加过氧化氢的浓度，而这种纳米粒子在过氧化氢存在下产生活性单线态氧，由此产生的强烈化学发光在原发性和腹膜转移性肿瘤成像中可以清晰地观察到，并在细胞的抗肿瘤实验中取得了理想的效果，肿瘤细胞存活率显著降低，为自发光的光动力治疗的后续医学转化提供了可行路径。

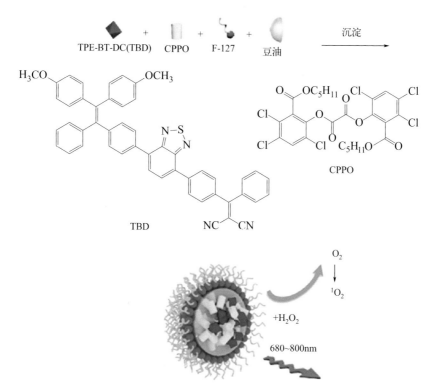

图 4.12　具有聚集诱导发光效应的远 / 近红外自发光的纳米粒子的合成与肿瘤自发光的光动力治
疗应用[88]

CPPO：双（2,4,5- 三氯水杨酸正代酯）草酸酯；F-127：洛沙姆 407

五、气体治疗

一氧化氮（NO）、氢气（H_2）、硫化氢（H_2S）和一氧化碳（CO）等常见气态分子由于具有良好的体内扩散能力，作为信号分子在生物系统中发挥着重要的生理调节作用，而且在许多关键的生化过程和信号转导通路中扮演着次级信使的角色。得益于这些气体分子显著的抗癌效果与较低的毒副作用，气体治疗已被看作一种绿色、高效且非常有发展前景的疾病治疗方案[89,90]。这些气体分子在较高浓度下能够干扰线粒体的正常功能，影响并破坏细胞核遗传物质的复制，并能减轻肿瘤免疫抑制，从而促进与肿瘤相关的巨噬细胞的表型转换[91]。然而，人体对气体的直接摄取具有潜在的系统毒性，而且治疗效率较低，它们在体内良好的扩散性和短暂的半衰期极大影响了抑瘤效果的发挥[92]。但将气体分子负载到功能载体上，经体内靶向递送到肿瘤病灶后原位释放，能够有效克服上述难题，肿瘤病灶区域高浓度的气体浓集为肿瘤的高效治疗带来了新的机遇[93]。此外，气体治疗还能够与其他治疗方式结合，起到抗肿瘤倍增效果，这种协同治疗方式有利于借助多功能载体实现肿瘤病灶的精准清除，而影像引导则可以为

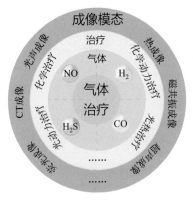

图 4.13　以肿瘤气体治疗为中心的影像
辅助联合或协同治疗方案

肿瘤治疗过程的实时监测、在线评估提供直观可视化的影像辅助手段（图 4.13）。

（一）一氧化氮治疗

一氧化氮（NO）是自然界较小的生物活性分子之一，在超过肿瘤细胞耐受浓度时能够有效抑制肿瘤细胞生长，引起肿瘤细胞凋亡，从而表现出良好的抗肿瘤活性。最初一氧化氮分子被认为是提高放射治疗与光动力治疗效率的辅助分子，而最新研究发现，一氧化氮分子浓度高于 1μmol/L 时可引起线粒体亚硝化并诱

导 DNA 变性，起到抑制肿瘤细胞和治疗癌症的作用[94]。因此，构建特异性靶向肿瘤组织并原位大量释放一氧化氮前药具有广阔的应用前景，现有一氧化氮前药存在水溶性差、生理稳定性低、体内半衰期短及毒副作用明显等问题，使其不能在肿瘤原位释放大量的一氧化氮以实现有效治疗[95]。随着纳米生物材料的发展，利用纳米药物载体不仅可有效提高药物的生物利用度，还能通过实体瘤的高通透性和滞留效应提高药物在肿瘤内的定向积累，达到提高疗效、降低毒副作用的双重目的。

值得注意的是，基于肿瘤微环境的特点，以及与正常组织在酸度、酶、氧化还原电势等方面的差异，如何创建具有刺激响应性药物可控释放特性的智能纳米药物已成为目前该领域的研究热点。Li 等利用含有二硫键的有机 - 无机杂化纳米胶束（PDHN）为载体，负载具有酶响应性新型一氧化氮前药（NPQ），制备了一种具有氧化还原 / 酶双重响应性、能够高浓度释放一氧化氮的纳米前药 QM-NPQ@PDHN[96]。这种纳米前药可有效避免一氧化氮在体内循环时提前释放出药物，提高前药的生理稳定性。当纳米药物靶向积累至肿瘤部位时，会与肿瘤细胞中过量表达的谷胱甘肽和谷胱甘肽转移酶（GST）作用，激活前药并释放大量的一氧化氮分子，从而实现对肿瘤细胞的特异性、高效率杀伤。

肿瘤细胞的无序增殖导致肿瘤血管畸形，而血管状态异常对肿瘤的治疗干预有着重要影响。一氧化氮是可以调节肿瘤新生血管生成并维持血管稳态的小分子，因此递送一氧化氮以使肿瘤脉管系统正常化，可以起到增强肿瘤治疗的效果。Chen 等报道了一种纳米级一氧化氮载体（NanoNO），能够将一氧化氮分子持续、有效地传递至肝癌病变部位，仅需较低剂量的 NanoNO 便可调节肿瘤血管的正常化，并显著提高化疗药物浓度，干预肿瘤坏死因子、凋亡诱导与配体治疗过程[97]。同时，研究还表明，低剂量的 NanoNO 将免疫抑制肿瘤微环境重编程为免疫刺激表型，从而起到提高肿瘤疫苗免疫治疗功效的目的。

作为天然的一氧化氮供体，L- 精氨酸能够通过一氧化氮合成酶合成一氧化氮[98]。L- 精氨酸可以在肿瘤微环境中被过氧化氢氧化，释放大量的一氧化氮分子，对开展气体治疗起到补充、增强的作用。同时，提高肿瘤内过氧化氢的浓度可以加速 L- 精氨酸的氧化，进一步增强气体治疗的疗效[99]。近来，Fan 等报道了一种负载葡萄糖氧化酶 /

L-精氨酸的中空介孔有机二氧化硅纳米粒子（HMON），用于内源性一氧化氮气体治疗结合肿瘤饥饿疗法的协同治疗方案[100]。介孔二氧化硅纳米粒子的孔道可通过选择性蚀刻构建，该孔道允许葡萄糖氧化酶（GOx）和 L- 精氨酸分别封装在多孔表面或具有高负载能力的中空腔中。与对照组相比，这种精心设计的纳米结构显现出三倍增强的 B 模式超声信号。当注射这种二氧化硅纳米粒子后，肿瘤内血氧饱和度在 2h 内迅速降低，肿瘤细胞明显死亡，实验动物的存活时间得以延长至 45 天以上。实验证明，其所开发的二氧化硅纳米粒子能够迅速消耗肿瘤内的葡萄糖，并对肿瘤产生饥饿治疗。这种一氧化氮气体治疗与饥饿疗法的协同治疗方案，为基于体内一氧化氮气体的癌症绿色治疗的研究开辟了新的思路。

一氧化氮的分子特性决定了其在抑制肿瘤生长、提高放化疗疗效等肿瘤治疗的临床前研究中意义重大。同时，一氧化氮与一些抗炎药（如他汀类药物等）联合使用，能够进一步强化抗肿瘤药物的抑瘤效果，一氧化氮与抗炎药的杂交体药物在临床抗肿瘤试验中已得到验证。此外，一氧化氮负载的复合水凝胶纳米材料在肿瘤治疗上表现出比一氧化氮单一使用更优良的抗癌作用，主要原因在于一氧化氮分子的释放取决于水凝胶的水化速度，而非载体材料的化学或酶的催化分解[101]。在这一方面，热敏脂质体也可作为一氧化氮的纳米载体，在热介导等方式下储存、传递一氧化氮或触发一氧化氮的大量释放，作为一氧化氮分子高效负载、有效递送、原位释放、精准治疗肿瘤的又一种策略。

一氧化氮能够与活性氧簇发生化学反应，所得到的活性氮簇呈现出比活性氧簇更强的肿瘤细胞毒性。因此，利用活性氮簇提升肿瘤气体治疗的效率具有巨大的研究与应用潜力。Ding 等设计开发了一种由 α-（硝酸酯）乙酸改性的两亲性共聚物（NO-PLGA-PEG-PLGA-NO），其在水中自组装形成 NO- 纳米胶束，在室温下 NO- 凝胶体系呈胶束悬浮液，而在生理温度下形成具有胶束网络的物理水凝胶。这种水凝胶不仅可以持续释放一氧化氮分子，而且为了将释放的一氧化氮转化为活性氮簇，研究人员将对肿瘤组织高表达的谷胱甘肽响应的 CuCys 纳米颗粒和 β- 拉帕醌（β-lapachone，Lapa）共负载到水凝胶上，使得水凝胶体系具备温度诱导的溶胶 - 凝胶转变能力，在体外连续释放一氧化氮、Lapa 和 CuCys 纳米颗粒的时间长达三周[102]。实验证明，β- 拉帕醌的持续供给有效提高了肿瘤细胞内过氧化氢的浓度，促使谷胱甘肽诱导一氧化氮的快速释放。随着过氧化氢浓度的升高和 CuCys 纳米颗粒活性的增强，铜（Cu Ⅲ）催化的类芬顿反应明显增强，从而产生大量的活性氧簇——羟自由基，而·OH、过氧化氢和一氧化氮之间的级联反应导致更致命的活性氮簇的产生。因此，在肿瘤部位注射这种水凝胶体系后，活性氧簇和活性氮簇的级联效应显著抑制了肿瘤增殖，有效促进了肿瘤细胞的凋亡，成为一氧化氮在肿瘤气体治疗中的代表性应用。

（二）氢气治疗

氢气（H_2）用于医学治疗的报道始于 1975 年，当时研究人员首次揭示了高压氢气能够促进荷瘤无毛白鼠鳞状细胞癌消退这一现象。此前，氢气一直被认为是一种相对惰性的气体，不会促进体内氧化还原代谢反应或活性氧簇等导致细胞凋亡的生化过程产生。最新研究发现，氢气可以与羟自由基和过氧亚硝酸根阴离子（ONOO⁻）等发生作用，如果能够在疾病部位持续产生氢气分子并实现高浓度释放，那么对于生物体内的抗氧化、抗炎症、抗细胞凋亡以及抗肿瘤作用就有了新的途径，氢气就有可能在新型疾病治疗策略中扮演更加重要的角色[103]。

众所周知，恶性肿瘤的发生、发展与氧化应激密切相关，氧化应激破坏了细胞的染色体碱基、蛋白质和脂质，使得细胞正常增殖出现紊乱。作为一种有治疗功效的医用气体，相关研究已证实，氢气简单的化学结构和较小的分子量能够选择性地中和活性氧簇与活泼的自由基，有效抑制恶性肿瘤细胞内的信号转导与关键通路，最终导致肿瘤细胞损伤和凋亡[22,104]。此外，氢气具有选择性抗氧化作用，也可用于帕金森病、类风湿关节炎等氧化损伤类疾病的治疗。随着临床试验的深入开展，氢气治疗已作为一种行之有效的治疗策略进入临床应用[105]。

单位体积氢气的氢释放量是影响氢气疗效的主要因素。He等设计构建了一种超声载气微泡，不仅显著提高了氢气的有效溶解度，同时对心肌缺血再灌注损伤等疾病呈现出良好的治疗效果，并使气体释放与治疗过程的超声实时可视化成为可能[106]。Kong等构建了具有核壳结构的介孔二氧化硅纳米颗粒（Mg@p-SiO₂），通过负载金属镁与水反应产生氢气，可方便地通过控制介孔二氧化硅壳层的厚度来调控氢气的生成速率，纳米粒子通过清除羟自由基实现了对细胞氧化应激的抑制[107]。在以上研究中，需要消耗大量的原料才能产生符合治疗要求的氢气量，针对深层肿瘤治疗或氢气的靶向释放而言，这一要求过于苛刻，因而限制了氢气治疗的实际应用。同时，由于氢气在正常生理条件下易于体内扩散，溶解度差，如何实现氢气在体内的稳定存储、靶向递送和可控释放，始终是一个巨大的挑战[108]。通过新型微纳米功能材料的设计与构建，特别是利用具有更大表面积的氮化硼、石墨烯等二维纳米材料，不仅可实现少量氢气的高效负载，还可利用肿瘤组织的增强渗透与滞留效应提高氢气在肿瘤部位的累积。

近来，有研究报道应用金属钯（Pd）基的纳米材料可实现氢气的体内储存和自催化氢化，立方 PdH₀.₂ 纳米晶体可以在近红外光照射下，激发氢气释放过程，用于肿瘤在光声成像引导下的氢热治疗。类似地，基于氢化钯（PdH）四面体和二氧化锰的蛋黄核壳纳米复合材料可与光敏剂二氢卟吩（Ce6）和透明质酸偶联，用于多模态成像引导下的肿瘤协同治疗（图 4.14）[109]。其中，氢化钯四面体表现出稳定的氢气储存与较高的光热转换效率。光照下，交错能带边缘二氧化锰能加速 Ce6 的电子 - 空穴分离，释放丰富的单线态氧，从而进一步缓解光动力治疗对氧的高度依赖以及肿瘤部位的乏氧特质。透明质酸修饰的纳米粒子能够特异性地靶向 CD44 过表达的黑色素瘤组织，体外与体内试验表明，这种复合纳米材料能够实现氢气的稳定存储、靶向递送和可控释放，在肿瘤病灶原位呈现明显的细胞毒性，诱导肿瘤细胞凋亡，为影像引导下的肿瘤氢气治疗开辟了医学转化的新方案。

（三）硫化氢治疗

硫化氢（H₂S）气体分子是一种内源性生理物质，常用于抗炎症、促进溃疡愈合及

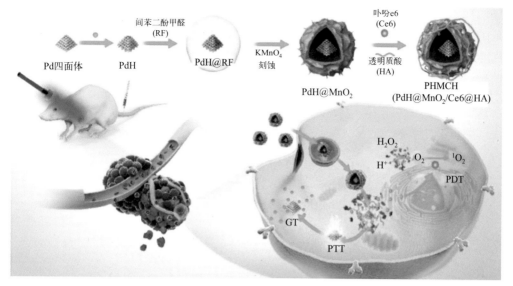

图 4.14　由氢化钯（PdH）四面体和二氧化锰制成的核壳复合纳米材料用于多模态影像引导下的肿瘤氢气治疗 [109]

阿尔茨海默病的治疗 [110]。人血清中硫化氢的生理浓度稳定在微摩尔量级内 [111]。较低水平的硫化氢通过诱导新生血管生成与抗细胞凋亡，加速细胞周期进程，而较高水平的硫化氢能够抑制肿瘤的生长，导致肿瘤细胞内环境的酸化，从而诱导肿瘤细胞凋亡 [112]。在肿瘤治疗方面，硫化氢的抗 Warburg 效应会阻断肿瘤细胞的存活途径 [113]。研究证明，当硫化氢浓度为 0.3 ～ 3.4mmol/L 时，结肠癌细胞中胱硫醚 -β- 合酶的表达得以上调 [114,115]。由此构建了一种基于硫化亚铜的功能纳米材料，以增加内源性硫化氢产生的浓度，应用于结肠肿瘤的硫化氢气体治疗 [116]。同时，硫化亚铜可以原位与硫化氢反应生成 CuS，具有很强的近红外吸收作用，产生明显的光声成像信号，并触发光热效应。因此，利用硫化亚铜功能纳米材料即可以实现结肠癌的体内诊断、在体治疗，并可与近红外影像结合，用于影像引导下的肿瘤光热治疗。

硫化氢的肿瘤治疗机制主要是通过抑制细胞色素 c 氧化酶的活性，重构氧代谢致使线粒体发生功能障碍，从而抑制肿瘤细胞的呼吸和氧合 [117,118]。在传统的硫化氢气体治疗中，高浓度的硫化氢会破坏线粒体功能，不可避免地中和氧气，阻碍肿瘤的氧合。而将细胞内的硫化氢含量调节至合理的低水平时，氧代谢抑制了肿瘤氧合过程，因此硫化氢可作为提升放射治疗效果的佐剂。为了实现基于硫化氢的放射治疗增敏，Li 等设计了一种金属 - 酚醛纳米增敏剂，通过在多酚半导体聚合物上将金属铪与酚基稳定螯合形成 Hf-PSP，再由硫化氢供体——聚乙二醇 - 二硫代氨基甲酸酯共聚物（PEG-DTC）与 Hf-PSP 偶联，所得的两亲性聚合物（PLX）自组装形成金属 - 酚醛纳米增敏剂 Hf-PSP-DTC@PLX [119]。其中，共聚物 PEG-DTC 中的二硫代氨基甲酸酯能够产生并可控释放硫化氢分子。在肿瘤弱酸性微环境中，共聚物 PEG-DTC 释放的硫化氢分子引发线粒体呼吸和氧代谢抑制，从而改善并提升了肿瘤放疗的灵敏度。

另外，考虑到含锰氧化物也会响应肿瘤酸性微环境，He 等通过简便的湿法化学合成了基于硫化锰（MnS）纳米粒子并负载牛血清白蛋白（BSA）的复合纳米材料 MnS@BSA（图 4.15）[120]。实验证实，这一复合纳米粒子在 pH 6.8 的体外模拟环境下逐渐降解，释放足量硫化氢气体和活性氧自由基，呈现显著的抗肿瘤效果。另一方面，同时产生的 Mn^{2+} 为 T_1 加权的磁共振成像引导下的肿瘤化学动力治疗提供了适宜的分子探针。

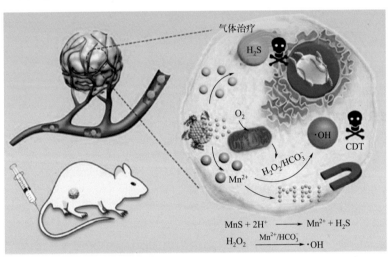

图 4.15　基于硫化锰与牛血清白蛋白的复合纳米材料 MnS@BSA 用于肿瘤化学动力与硫化氢（H_2S）气体联合治疗[120]

（四）一氧化碳治疗

一氧化碳（CO）同样是一种内源性气体分子，其对细胞凋亡具有广泛影响[121]。高浓度的一氧化碳被称为"沉默的癌症杀手"，相较于化疗药物而言，一氧化碳分子具有更为显著的组织选择性和治疗敏感性。它在不伤害正常组织或对心脏、肾脏不呈现任何毒性的前提下能够有效抑制肿瘤的生长[122,123]。一氧化碳的直接使用能够促进肿瘤细胞凋亡，同时降低对正常细胞的毒性[124]。此外，一氧化碳选择性地靶向线粒体以增加氧气消耗，并产生活性氧自由基，导致线粒体功能的崩溃和代谢衰竭，最终导致肿瘤细胞的凋亡[125]。为了将一氧化碳分子运送到目标组织或器官，研究人员报道了不同金属共价形成的一氧化碳供体分子[126,127]。然而，传统的一氧化碳供体分子由于一氧化碳的负载量有限、肿瘤部位的吸收能力较差、对正常组织或器官的毒副作用不可忽视等原因，极大地限制了其临床应用。

近年来，人们相继设计了金属纳米粒子、金属 - 有机框架化合物等二维材料，将大气环境中的二氧化碳转化为包括一氧化碳在内的化学燃料，但这些方法从未扩展到一氧化碳的生物医学应用领域[128]。Zheng 等设计了一种光催化纳米材料（HisAgCCN），能够将人体内源性的二氧化碳转化为一氧化碳，从而消耗内源性二氧化碳气体，产生大量的一氧化碳分子，引发线粒体功能失调，增加肿瘤细胞内氧化应激反应，最终提高了肿瘤的气体治疗效率[129]。这种光催化纳米材料的一氧化碳产率可达到 $65\mu mol/（h\cdot g_{mat}）$，在实现肿瘤气体治疗的同时还能提高常见抗肿瘤药物（如阿霉素等）70% 的细胞毒性。

一氧化碳能够引起正常组织缺氧，足够含量的一氧化碳与血红蛋白紧密结合，生成碳氧血红蛋白，阻碍了血细胞的正常携氧能力，导致组织氧分降低及正常生理功能失常。将这一机制应用于肿瘤组织，则是切断肿瘤能量供给、治疗癌症的有效手段。一氧化碳容易与肿瘤细胞色素氧化酶结合，强烈阻碍电子转移和组织吸收，因此能够使肿瘤组织发生深度缺氧。为此，研究人员构建了基于聚多巴胺的锰基纳米粒子 MnCO@MPDA 用于一氧化碳的体内输送[130]。MnCO 结构包裹于介孔聚多巴胺（MPDA）纳米粒子中，其有效载荷为 1.5mg/g，并且 MnCO 与肿瘤内的 H^+ 和过氧化氢的类芬顿反应，可以原位生成一氧化碳和 Mn^{2+}。而一氧化碳的产生得以诱导活性氧的生成，进一步驱动了肿瘤细胞的凋亡。这种一氧化碳介导的气体治疗比单独使用二氧化碳的气体治疗表现出更有效的抗肿瘤作用。此外，以中空介孔硫化铜纳米粒子替换介孔聚多巴胺，所得纳米粒子 MnCO@CuS 具有近红外光响应性，同时可释放 Mn^{2+} 用于磁共振成像。当使用氮化碳/聚吡咯（CNPpy）替换介孔聚多巴胺时，所得纳米片 MnCO@CNPpy 表现出优异的光催化活性。MnCO@CNPpy 凭借氮化碳/聚吡咯出色的光热转换效能，在光声成像引导下进行近红外光触发的一氧化碳-光热联合治疗，可用于体内一氧化碳气体分子的靶向递送和肿瘤抑制。这些功能纳米材料为肿瘤协同治疗策略的发展与医学转化提供了新的可行方案。

参考文献

[1] Torrisi J M，Schwartz L H，Gollub M J，et al. CT findings of chemotherapy-induced toxicity: what radiologists need to know about the clinical and radiologic manifestations of chemotherapy toxicity [J]. Radiology，2011，258(1): 41-56.

[2] de Oliveira T B，Marta G N，de Castro Junior G，et al. Induction chemotherapy for advanced oral cavity cancer [J]. Current Oncology Reports，2021，23(11): 1-7.

[3] Wong C E, Tsai Y S, Chen J S, et al. Resolution of type Ⅰ Chiari malformation and associated syringomyelia following intrathecal chemotherapy: case report [J]. Journal of Neurosurgery: Pediatrics, 2020, 27(2): 145-150.

[4] Bhat A P, Schuchardt P A, Bhat R, et al. Metastatic appendiceal cancer treated with Yttrium 90 radioembolization and systemic chemotherapy: a case report [J]. World Journal of Radiology, 2019, 11(9): 116.

[5] Brunner R, Buck B, Giffen Z, et al. Neoadjuvant chemotherapy for high-risk prostatic adenocarcinoma[J]. IJU Case Reports, 2019, 2(2): 61-64.

[6] Choi B, Jung H, Yu B, et al. Sequential MR image-guided local immune checkpoint blockade cancer immunotherapy using ferumoxytol capped ultralarge pore mesoporous silica carriers after standard chemotherapy [J]. Small, 2019, 15(52): e1904378.

[7] Ni W, Wu J, Fang H, et al. Photothermal-chemotherapy enhancing tumor immunotherapy by multifunctional metal-organic framework based drug delivery system[J]. Nano Letters, 2021, 21(18): 7796-805.

[8] Chen Q, Liu L, Lu Y, et al. Tumor microenvironment-triggered aggregated magnetic nanoparticles

for reinforced image-guided immunogenic chemotherapy [J]. Advanced Science, 2019, 6(6): 1802134.

[9] Yang W C, Hsu F M, Yang P C. Precision radiotherapy for non-small cell lung cancer [J]. Journal of Biomedical Science, 2020, 27(1): 1-12.

[10] Caudell J J, Torres-Roca J F, Gillies R J, et al. The future of personalized radiotherapy for head and neck cancer [J]. The Lancet Oncology, 2017, 18(5): e266-e273.

[11] Combs S, Schulz-Ertner D, Herfarth K, et al. Fortschritte in der Radioonkologie [J]. Der Chirurg, 2006, 77(12): 1126-32.

[12] Bhide S, Nutting C. Recent advances in radiotherapy [J]. BMC Medicine, 2010, 8(1): 1-5.

[13] Labani-Motlagh A, Ashja-Mahdavi M, Loskog A. The tumor microenvironment: a milieu hindering and obstructing antitumor immune responses [J]. Frontiers in Immunology, 2020, 11: 940.

[14] Dou Y, Guo Y, Li X, et al. Size-tuning ionization to optimize gold nanoparticles for simultaneous enhanced CT imaging and radiotherapy [J]. Acs Nano, 2016, 10(2): 2536-2548.

[15] Guo Z, Zhu S, Yong Y, et al. Synthesis of BSA-coated BiOI@ Bi_2S_3 semiconductor heterojunction nanoparticles and their applications for radio/photodynamic/photothermal synergistic therapy of tumor [J]. Advanced Materials, 2017, 29(44): 1704136.

[16] Mellal I, Oukaira A, Kengene E, et al. Thermal therapy modalities for cancer treatment: a review and future perspectives [J]. Appl Sci Res Rev, 2017, 4(02): 1-11.

[17] Falk M, Issels R. Hyperthermia in oncology [J]. International Journal of Hyperthermia, 2001, 17(1): 1-18.

[18] Sapareto S A, Dewey W C. Thermal dose determination in cancer therapy [J]. International Journal of Radiation Oncology, Biology, Physics, 1984, 10(6): 787-800.

[19] Chao Y, Chen G, Liang C, et al. Iron nanoparticles for low-power local magnetic hyperthermia in combination with immune checkpoint blockade for systemic antitumor therapy [J]. Nano Letters, 2019, 19(7): 4287-4296.

[20] Hegyi G, Szigeti G P, Szász A. Hyperthermia versus oncothermia: cellular effects in complementary cancer therapy [J]. Evidence-Based Complementary and Alternative Medicine, 2013, 2013: 672873.

[21] Kumari S, Sharma N, Sahi S V. Advances in cancer therapeutics: conventional thermal therapy to nanotechnology-based photothermal therapy [J]. Pharmaceutics, 2021, 13(8): 1174.

[22] Zhao P, Jin Z, Chen Q, et al. Local generation of hydrogen for enhanced photothermal therapy [J]. Nature Communications, 2018, 9(1): 1-12.

[23] Sarkar S, Levi-Polyachenko N. Conjugated polymer nano-systems for hyperthermia, imaging and drug delivery [J]. Advanced Drug Delivery Reviews, 2020, 163: 40-64.

[24] Jaque D, Maestro L M, del Rosal B, et al. Nanoparticles for photothermal therapies [J]. Nanoscale, 2014, 6(16): 9494-9530.

[25] Bown S. Phototherapy of tumors [J]. World Journal of Surgery, 1983, 7(6): 700-709.

[26] Wang C, Wu B, Wu Y, et al. Camouflaging nanoparticles with brain metastatic tumor cell membranes: a new strategy to traverse blood-brain barrier for imaging and therapy of brain tumors [J]. Advanced Functional Materials, 2020, 30(14): 1909369.

[27] Kang Y, Li Z, Yang Y, et al. Antimonene nanosheets-based Z-scheme heterostructure with enhanced reactive oxygen species generation and photothermal conversion efficiency for photonic therapy of cancer [J]. Advanced Healthcare Materials, 2021, 10(3): 2001835.

[28] Wang Y, Wang W, Sang D, et al. $Cu_{2-x}Se/Bi_2Se_3$@PEG Z-scheme heterostructure: a multimode

bioimaging guided theranostic agent with enhanced photo/chemodynamic and photothermal therapy [J]. Biomaterials Science, 2021, 9(12): 4473-4483.

[29] Kumar C S, Mohammad F. Magnetic nanomaterials for hyperthermia-based therapy and controlled drug delivery [J]. Advanced Drug Delivery Reviews, 2011, 63(9): 789-808.

[30] Nabavinia M, Beltran-Huarac J. Recent progress in iron oxide nanoparticles as therapeutic magnetic agents for cancer treatment and tissue engineering [J]. ACS Applied Bio Materials, 2020, 3(12): 8172-8187.

[31] Petryk A A, Giustini A J, Gottesman R E, et al. Comparison of magnetic nanoparticle and microwave hyperthermia cancer treatment methodology and treatment effect in a rodent breast cancer model [J]. International Journal of Hyperthermia, 2013, 29(8): 819-827.

[32] Lu Y, Rivera-Rodriguez A, Tay Z W, et al. Combining magnetic particle imaging and magnetic fluid hyperthermia for localized and image-guided treatment [J]. International Journal of Hyperthermia, 2020, 37(3): 141-54.

[33] Ximendes E, Marin R, Shen Y, et al. Infrared-emitting multimodal nanostructures for controlled in vivo magnetic hyperthermia [J]. Advanced Materials, 2021, 33(30): 2100077.

[34] Healy S, Bakuzis A F, Goodwill P W, et al. Clinical magnetic hyperthermia requires integrated magnetic particle imaging [J]. Wiley Interdisciplinary Reviews: Nanomedicine and Nanobiotechnology, 2022: e1779.

[35] Chandrasekharan P, Tay Z W, Hensley D, et al. Using magnetic particle imaging systems to localize and guide magnetic hyperthermia treatment: tracers, hardware, and future medical applications[J]. Theranostics, 2020, 10(7): 2965.

[36] Gleich B, Weizenecker J. Tomographic imaging using the nonlinear response of magnetic particles [J]. Nature, 2005, 435(7046): 1214-1217.

[37] Erbe M. Field free line magnetic particle imaging [M]. New York: Springer Science & Business Media, 2014.

[38] Tay Z W, Chandrasekharan P, Chiu-Lam A, et al. Magnetic particle imaging-guided heating in vivo using gradient fields for arbitrary localization of magnetic hyperthermia therapy [J]. ACS Nano, 2018, 12(4): 3699-3713.

[39] Thomsen S. Pathologic analysis of photothermal and photomechanical effects of laser-tissue interactions [J]. Photochemistry and Photobiology, 1991, 53(6): 825-835.

[40] Ahmed M, Brace C L, Lee Jr F T, et al. Principles of and advances in percutaneous ablation[J]. Radiology, 2011, 258(2): 351.

[41] Webb H, Lubner M G, Hinshaw J L. Thermal ablation[C]//Seminars in roentgenology. Philadelphia: WB Saunders, 2011: 133-141.

[42] Chu K F, Dupuy D E. Thermal ablation of tumours: biological mechanisms and advances in therapy [J]. Nature Reviews Cancer, 2014, 14(3): 199-208.

[43] Delpla A, de Baere T, Varin E, et al. Role of thermal ablation in colorectal cancer lung metastases[J]. Cancers, 2021, 13(4): 908.

[44] Moynagh M R, Dowdy S C, Welch B, et al. Image-guided tumor ablation in gynecologic oncology: review of interventional oncology techniques and case examples highlighting a collaborative, multidisciplinary program[J]. Gynecologic Oncology, 2021, 160(3): 835-843.

[45] Jaskolka J D, Kachura J R, Hwang D M, et al. Pathologic assessment of radiofrequency ablation of pulmonary metastases[J]. Journal of Vascular and Interventional Radiology, 2010, 21(11): 1689-1696.

[46] Arellano R S, Flanders V L, Lee S I, et al. Imaging-guided percutaneous radiofrequency ablation

of retroperitoneal metastatic disease in patients with gynecologic malignancies: clinical experience with eight patients[J]. American Journal of Roentgenology, 2010, 194(6): 1635-1638.

[47] Brace C L. Microwave ablation technology: what every user should know[J]. Current Problems in Diagnostic Radiology, 2009, 38(2): 61-67.

[48] Wu W S. The signaling mechanism of ROS in tumor progression[J]. Cancer and Metastasis Reviews, 2006, 25(4): 695-705.

[49] Schieber M, Chandel N S. ROS function in redox signaling and oxidative stress[J]. Current Biology, 2014, 24(10): R453-R462.

[50] Wu M, Ding Y, Li L. Recent progress in the augmentation of reactive species with nanoplatforms for cancer therapy[J]. Nanoscale, 2019, 11(42): 19658-19683.

[51] Zhu W, Dong Z, Fu T, et al. Modulation of hypoxia in solid tumor microenvironment with MnO_2 nanoparticles to enhance photodynamic therapy[J]. Advanced Functional Materials, 2016, 26(30): 5490-5498.

[52] Liu X, Liu Y, Thakor A S, et al. Endogenous NO-releasing carbon nanodots for tumor-specific gas therapy[J]. Acta Biomaterialia, 2021, 136: 485-494.

[53] Yu L, Hu P, Chen Y. Gas-generating nanoplatforms: material chemistry, multifunctionality, and gas therapy [J]. Advanced Materials, 2018, 30(49): 1801964.

[54] Yang Y, Wu H, Liu B, et al. Tumor microenvironment-responsive dynamic inorganic nanoassemblies for cancer imaging and treatment[J]. Advanced Drug Delivery Reviews, 2021, 179: 114004.

[55] Dougherty T J, Gomer C J, Henderson B W, et al. Photodynamic therapy[J]. Journal of the National Cancer Institute, 1998, 90(12): 889-905.

[56] Hong E J, Choi D G, Shim M S. Targeted and effective photodynamic therapy for cancer using functionalized nanomaterials[J]. Acta Pharmaceutica Sinica B, 2016, 6(4): 297-307.

[57] Dolmans D E, Fukumura D, Jain R K. Photodynamic therapy for cancer[J]. Nature Reviews Cancer, 2003, 3(5): 380-387.

[58] Schwartz S, Absolon K, Vermund H. Some relationships of porphyrins, X-rays and tumors[J]. Univ Minn Med Bull, 1955, 27(15): 1-37.

[59] Chen J, Fan T, Xie Z, et al. Advances in nanomaterials for photodynamic therapy applications: status and challenges[J]. Biomaterials, 2020, 237: 119827.

[60] Wu B, Li X Q, Huang T, et al. MRI-guided tumor chemo-photodynamic therapy with Gd/Pt bifunctionalized porphyrin[J]. Biomaterials Science, 2017, 5(9): 1746-1750.

[61] Liu X, Yan C H, Capobianco J A. Photon upconversion nanomaterials[J]. Chemical Society Reviews, 2015, 44(6): 1299-1301.

[62] Huang Y, Xiao Q, Hu H, et al. 915 nm light-triggered photodynamic therapy and MR/CT dual-modal imaging of tumor based on the nonstoichiometric $Na_{0.52}YbF_{3.52}$: Er upconversion nanoprobes[J]. Small, 2016, 12(31): 4200-4210.

[63] Yan F, Wu H, Liu H, et al. Molecular imaging-guided photothermal/photodynamic therapy against tumor by iRGD-modified indocyanine green nanoparticles[J]. Journal of Controlled Release, 2016, 224: 217-228.

[64] Sheng D, Liu T, Deng L, et al. Perfluorooctyl bromide & indocyanine green co-loaded nanoliposomes for enhanced multimodal imaging-guided phototherapy[J]. Biomaterials, 2018, 165: 1-13.

[65] Qian X, Zheng Y, Chen Y. Micro/nanoparticle-augmented sonodynamic therapy (SDT): breaking the depth shallow of photoactivation[J]. Advanced Materials, 2016, 28(37): 8097-8129.

[66] Pan X, Wang H, Wang S, et al. Sonodynamic therapy (SDT): a novel strategy for cancer

nanotheranostics[J]. Science China Life Sciences, 2018, 61(4): 415-426.

[67] Lin X, Song J, Chen X, et al. Ultrasound-activated sensitizers and applications [J]. Angewandte Chemie International Edition, 2020, 59(34): 14212-14233.

[68] Ho Y J, Wu C H, Jin Q, et al. Superhydrophobic drug-loaded mesoporous silica nanoparticles capped with β-cyclodextrin for ultrasound image-guided combined antivascular and chemo-sonodynamic therapy[J]. Biomaterials, 2020, 232: 119723.

[69] Ma R, Wu Q, Si T, et al. Oxygen and indocyanine green loaded microparticles for dual-mode imaging and sonodynamic treatment of cancer cells [J]. Ultrasonics Sonochemistry, 2017, 39: 197-207.

[70] Liang K, Li Z, Luo Y, et al. Intelligent nanocomposites with intrinsic blood-brain-barrier crossing ability designed for highly specific MR imaging and sonodynamic therapy of glioblastoma [J]. Small, 2020, 16(8): 1906985.

[71] Dunford H B. Oxidations of iron (Ⅱ)/(Ⅲ) by hydrogen peroxide: from aquo to enzyme[J]. Coordination Chemistry Reviews, 2002, 233: 311-318.

[72] Zhang C, Bu W, Ni D, et al. Synthesis of iron nanometallic glasses and their application in cancer therapy by a localized Fenton reaction[J]. Angewandte Chemie, 2016, 128(6): 2141-2146.

[73] Tang Z, Liu Y, He M, et al. Chemodynamic therapy: tumour microenvironment-mediated Fenton and Fenton-like reactions[J]. Angewandte Chemie International Edition, 2019, 58(4): 946-956.

[74] Bokare A D, Choi W. Review of iron-free Fenton-like systems for activating H_2O_2 in advanced oxidation processes [J]. Journal of Hazardous Materials, 2014, 275: 121-135.

[75] Liu Y, Ji X, Tong W W L, et al. Engineering multifunctional RNAi nanomedicine to concurrently target cancer hallmarks for combinatorial therapy [J]. Angewandte Chemie International Edition, 2018, 57(6): 1510-1513.

[76] Huo M, Wang L, Chen Y, et al. Tumor-selective catalytic nanomedicine by nanocatalyst delivery[J]. Nature Communications, 2017, 8(1): 1-12.

[77] Xiao J, Zhang G, Xu R, et al. A pH-responsive platform combining chemodynamic therapy with limotherapy for simultaneous bioimaging and synergistic cancer therapy[J]. Biomaterials, 2019, 216: 119254.

[78] Liu G, Zhu J, Guo H, et al. Mo_2C-derived polyoxometalate for NIR-Ⅱ photoacoustic imaging-guided chemodynamic/photothermal synergistic therapy[J]. Angewandte Chemie International Edition, 2019, 58(51): 18641-18646.

[79] Dong S, Xu J, Jia T, et al. Upconversion-mediated $ZnFe_2O_4$ nanoplatform for NIR-enhanced chemodynamic and photodynamic therapy[J]. Chemical Science, 2019, 10(15): 4259-4271.

[80] Wu F, Zhang Q, Zhang M, et al. Hollow porous carbon coated FeS_2-based nanocatalysts for multimodal imaging-guided photothermal, starvation, and triple-enhanced chemodynamic therapy of cancer[J]. ACS Applied Materials & Interfaces, 2020, 12(9): 10142-10155.

[81] Zhong X, Wang X, Zhan G, et al. $NaCeF_4$: Gd, Tb scintillator as an X-ray responsive photosensitizer for multimodal imaging-guided synchronous radio/radiodynamic therapy[J]. Nano Letters, 2019, 19(11): 8234-8244.

[82] Chen H, Zhang W, Zhu G, et al. Rethinking cancer nanotheranostics [J]. Nature Reviews Materials, 2017, 2(7): 1-18.

[83] Teodoro K B R, Migliorini F L, Christinelli W A, et al. Detection of hydrogen peroxide (H_2O_2) using a colorimetric sensor based on cellulose nanowhiskers and silver nanoparticles[J]. Carbohydrate Polymers, 2019, 212: 235-241.

[84] Xu X, An H, Zhang D, et al. A self-illuminating nanoparticle for inflammation imaging and cancer

therapy[J]. Science Advances, 2019, 5(1): eaat2953.

[85] Ballottari M, Mozzo M, Girardon J, et al. Chlorophyll triplet quenching and photoprotection in the higher plant monomeric antenna protein Lhcb5[J]. The Journal of Physical Chemistry B, 2013, 117(38): 11337-11348.

[86] Ouyang J, Wang L, Chen W, et al. Biomimetic nanothylakoids for efficient imaging-guided photodynamic therapy for cancer[J]. Chemical Communications, 2018, 54(28): 3468-3471.

[87] Yuan H, Chong H, Wang B, et al. Chemical molecule-induced light-activated system for anticancer and antifungal activities[J]. Journal of the American Chemical Society, 2012, 134(32): 13184-13187.

[88] Mao D, Wu W, Ji S, et al. Chemiluminescence-guided cancer therapy using a chemiexcited photosensitizer[J]. Chem, 2017, 3(6): 991-1007.

[89] Kang J, Li Z, Organ C L, et al. pH-controlled hydrogen sulfide release for myocardial ischemia-reperfusion injury[J]. Journal of the American Chemical Society, 2016, 138(20): 6336-6339.

[90] He Q, Kiesewetter D O, Qu Y, et al. NIR-responsive on-demand release of CO from metal carbonyl-caged graphene oxide nanomedicine[J]. Advanced Materials (Deerfield Beach, Fla.), 2015, 27(42): 6741.

[91] Gong W, Xia C, He Q. Therapeutic gas delivery strategies[J]. Wiley Interdisciplinary Reviews: Nanomedicine and Nanobiotechnology, 2022, 14(1): e1744.

[92] Jing Y Z, Li S J, Sun Z J. Gas and gas-generating nanoplatforms in cancer therapy [J]. Journal of Materials Chemistry B, 2021, 9(41): 8541-8557.

[93] Chen L, Zhou S F, Su L, et al. Gas-mediated cancer bioimaging and therapy[J]. ACS Nano, 2019, 13(10): 10887-10917.

[94] Fan J, He N, He Q, et al. A novel self-assembled sandwich nanomedicine for NIR-responsive release of NO[J]. Nanoscale, 2015, 7(47): 20055-20062.

[95] Choi H W, Kim J, Kim J, et al. Light-induced acid generation on a gatekeeper for smart nitric oxide delivery[J]. ACS Nano, 2016, 10(4): 4199-4208.

[96] Jia X, Zhang Y, Zou Y, et al. Dual intratumoral redox/enzyme-responsive NO-releasing nanomedicine for the specific, high-efficacy, and low-toxic cancer therapy [J]. Advanced Materials, 2018, 30(30): 1704490.

[97] Sung Y C, Jin P R, Chu L A, et al. Delivery of nitric oxide with a nanocarrier promotes tumour vessel normalization and potentiates anti-cancer therapies [J]. Nature Nanotechnology, 2019, 14(12): 1160-1169.

[98] Kudo S, Nagasaki Y. A novel nitric oxide-based anticancer therapeutics by macrophage-targeted poly (L-arginine)-based nanoparticles [J]. Journal of Controlled Release, 2015, 217: 256-262.

[99] Gehring J, Trepka B, Klinkenberg N, et al. Sunlight-triggered nanoparticle synergy: teamwork of reactive oxygen species and nitric oxide released from mesoporous organosilica with advanced antibacterial activity[J]. Journal of the American Chemical Society, 2016, 138(9): 3076-3084.

[100] Fan W, Lu N, Huang P, et al. Glucose-responsive sequential generation of hydrogen peroxide and nitric oxide for synergistic cancer starving-like/gas therapy[J]. Angewandte Chemie, 2017, 129(5): 1249-1253.

[101] Jiang W, Dong W, Li M, et al. Nitric oxide induces immunogenic cell death and potentiates cancer immunotherapy [J]. ACS Nano, 2022, 16(3): 3881-3894.

[102] Wang Y, Yang X, Chen X, et al. Sustained release of nitric oxide and cascade generation of reactive nitrogen/oxygen species via an injectable hydrogel for tumor synergistic therapy [J]. Advanced Functional Materials, 2022, 32(36): 2206554.

[103] Wu Y, Yuan M, Song J, et al. Hydrogen gas from inflammation treatment to cancer therapy [J]. ACS Nano, 2019, 13(8): 8505-8511.

[104] Kang K M, Kang Y N, Choi I B, et al. Effects of drinking hydrogen-rich water on the quality of life of patients treated with radiotherapy for liver tumors[J]. Medical Gas Research, 2011, 1(1): 1-8.

[105] Yoritaka A, Takanashi M, Hirayama M, et al. Pilot study of H_2 therapy in Parkinson's disease: a randomized double-blind placebo-controlled trial[J]. Movement Disorders, 2013, 28(6): 836-839.

[106] He Y, Zhang B, Chen Y, et al. Image-guided hydrogen gas delivery for protection from myocardial ischemia-reperfusion injury via microbubbles [J]. ACS Applied Materials & Interfaces, 2017, 9(25): 21190-21199.

[107] Kong L, Chen C, Mou F, et al. Magnesium particles coated with mesoporous nanoshells as sustainable therapeutic-hydrogen suppliers to scavenge continuously generated hydroxyl radicals in long term [J]. Particle & Particle Systems Characterization, 2019, 36(2): 1800424.

[108] He T, Pachfule P, Wu H, et al. Hydrogen carriers[J]. Nature Reviews Materials, 2016, 1(12): 1-17.

[109] Wang W, Chen C, Ying Y, et al. Smart PdH@ MnO_2 yolk-shell nanostructures for spatiotemporally synchronous targeted hydrogen delivery and oxygen-elevated phototherapy of melanoma[J]. ACS Nano, 2022, 16(4): 5597-5614.

[110] Eto K, Asada T, Arima K, et al. Brain hydrogen sulfide is severely decreased in Alzheimer's disease[J]. Biochemical and Biophysical Research Communications, 2002, 293(5): 1485-1488.

[111] Doeller J E, Isbell T S, Benavides G, et al. Polarographic measurement of hydrogen sulfide production and consumption by mammalian tissues[J]. Analytical Biochemistry, 2005, 341(1): 40-51.

[112] Hellmich M R, Coletta C, Chao C, et al. The therapeutic potential of cystathionine β-synthetase/hydrogen sulfide inhibition in cancer[J]. Antioxidants & Redox Signaling, 2015, 22(5): 424-448.

[113] Ding H, Chang J, He F, et al. Hydrogen sulfide: an emerging precision strategy for gas therapy[J]. Advanced Healthcare Materials, 2022, 11(4): 2101984.

[114] Hellmich M R, Szabo C. Hydrogen Sulfide and Cancer[M]//Moore P K, Whiteman M. Chemistry, Biochemistry and Pharmacology of Hydrogen Sulfide. Switzerland: Springer International Publishing: Cham, 2015: 233-241.

[115] Cao X, Ding L, Xie Z, et al. A review of hydrogen sulfide synthesis, metabolism, and measurement: is modulation of hydrogen sulfide a novel therapeutic for cancer?[J]. Antioxidants & Redox Signaling, 2019, 31(1): 1-38.

[116] An L, Wang X, Rui X, et al. The in situ sulfidation of Cu_2O by endogenous H_2S for colon cancer theranostics [J]. Angewandte Chemie International Edition, 2018, 57(48): 15782-15786.

[117] Szabo C. Gasotransmitters in cancer: from pathophysiology to experimental therapy [J]. Nature Reviews Drug Discovery, 2016, 15(3): 185-203.

[118] Lane N. Cell biology: power games [J]. Nature, 2006, 443(7114): 901-904.

[119] Li J, Xie L, Sang W, et al. A metal-phenolic nanosensitizer performs hydrogen sulfide-reprogrammed oxygen metabolism for cancer radiotherapy intensification and immunogenicity [J]. Angewandte Chemie International Edition, 2022, 61(18): e202200830.

[120] He T, Qin X, Jiang C, et al. Tumor pH-responsive metastable-phase manganese sulfide nanotheranostics for traceable hydrogen sulfide gas therapy primed chemodynamic therapy[J]. Theranostics, 2020, 10(6): 2453.

[121] Heinemann S H, Hoshi T, Westerhausen M, et al. Carbon monoxide-physiology, detection and controlled release[J]. Chemical Communications, 2014, 50(28): 3644-3660.

[122] Motterlini R, Otterbein L E. The therapeutic potential of carbon monoxide[J]. Nature Reviews

Drug Discovery, 2010, 9(9): 728-743.

[123] Wang S B, Zhang C, Chen Z X, et al. A versatile carbon monoxide nanogenerator for enhanced tumor therapy and anti-inflammation[J]. ACS Nano, 2019, 13(5): 5523-5532.

[124] Chai J, Zhu J, Tian Y, et al. Carbon monoxide therapy: a promising strategy for cancer [J]. Journal of Materials Chemistry B, 2023, 11(9): 1849-1865.

[125] Wegiel B, Gallo D, Csizmadia E, et al. Carbon monoxide expedites metabolic exhaustion to inhibit tumor growth[J]. Cancer Research, 2013, 73(23): 7009-7021.

[126] Abeyrathna N, Washington K, Bashur C, et al. Nonmetallic carbon monoxide releasing molecules (CORMs) [J]. Organic & Biomolecular Chemistry, 2017, 15(41): 8692-8699.

[127] Li W P, Su C H, Tsao L C, et al. Controllable CO release following near-infrared light-induced cleavage of iron carbonyl derivatized prussian blue nanoparticles for CO-assisted synergistic treatment [J]. ACS Nano, 2016, 10(12): 11027-11036.

[128] Zhang H, Wei J, Dong J, et al. Efficient visible-light-driven carbon dioxide reduction by a single-atom implanted metal-organic framework [J]. Angewandte Chemie, 2016, 128(46): 14522-14526.

[129] Zheng D W, Li B, Li C X, et al. Photocatalyzing CO_2 to CO for enhanced cancer therapy [J]. Advanced Materials, 2017, 29(44): 1703822.

[130] Wu D, Duan X, Guan Q, et al. Mesoporous polydopamine carrying manganese carbonyl responds to tumor microenvironment for multimodal imaging-guided cancer therapy [J]. Advanced Functional Materials, 2019, 29(16): 1900095.

【"可视"书角】

超声造影引导下甲状腺结节射频消融手术

甲状腺结节是临床最常见的甲状腺疾病之一，其临床发病率为3%～7%。甲状腺结节表现为甲状腺内生肿块，可随吞咽动作随甲状腺上下移动。临床上多种甲状腺疾病，如甲状腺退行性病变、炎症、自身免疫等都可引发甲状腺结节。甲状腺结节可为单发，也可为多发，多发结节通常比单发结节更常见，但单发结节诱发甲状腺癌的可能性较高。甲状腺结节的传统治疗方法包括左甲状腺素抑制治疗、放射性碘治疗和手术切除等。然而，这些治疗方法都存在一定的弊端。左甲状腺素抑制治疗会增加心血管疾病及骨折风险，一旦停用易造成结节再生长。放射性碘治疗仅适用于高功能性甲状腺结节治疗，治疗后结节大多不会消失，易造成甲状腺功能减退。而手术切除具有创伤大、费用高、留瘢痕、副作用大等弊端，患者在手术切除甲状腺后常需终身服药，带来了长期生理与心理上的苦恼，因此有必要发展更加有效且创伤更小的甲状腺结节临床治疗方法。

作为一种新型的甲状腺结节治疗方案，在超声造影引导下实施甲状腺结节射频消融手术，是指在超声造影的同时，将射频消融针以微创的方式穿刺到甲状腺结节部位，通过探针尖端产生热量，将病变组织热消融，从而达到间接根除甲状腺结节的目的。与传统的治疗方法相比，这一方案具有安全、高效、微创、恢复快、并发症少等优点。

超声造影引导下的甲状腺结节射频消融手术，具体步骤如下：首先，术前行超声造影检查，详细了解甲状腺结节的位置、形态、大小以及结节与周边组织的结构关系，以确定手术最佳进针部位和路径；在对患者进行局部浸润麻醉后，将3 ~ 5mL生理盐水注射到甲状腺结节与周围组织间，形成"液体隔离带"，以预防射频消融过程中对正常组织的热损伤；随后，在超声影像引导下将导管针缓慢、准确地插入到目标甲状腺结节的内部，并将针芯拔出插入消融电极，启动消融。在消融结束后，可再次通过超声造影评价结节消融的治疗效果。如在超声对比剂注射后，颈动脉处有显影，而结节处无回声增强，即证明甲状腺结节消除完全。

超声造影引导下甲状腺结节射频消融手术【视频】

远程手术与可视化医学

远程手术为远程医疗的一种具体应用形式，它运用了远程实时通信技术、全息影像技术、计算机多媒体技术等，为改善国家或地区间医疗资源分布不均、实现医疗资源共惠共享提供了可能。身处不同地理位置的临床医生通过远程控制手术机器人，实时共享高清晰度的视频或图像，全程掌握手术进度，及时进行手术评估，精准实施手术操作，不仅克服了空间上的限制，实现了时间上的同步，也为各方共享医疗资源、多方实现远程会诊、偏远地区接受远程医疗教育提供了捷径，缓解了我国地区发展不均衡、医疗资源过于集中的难题，为急重症患者的施救与有效治疗提供了实用且便利的解决方案。

2001年9月，世界上第一例远程手术——林德伯格手术（Lindberg operation）成功实施。身处纽约的外科医生雅克·马雷斯科（Jacques Marescaux）通过高速光纤，在摄像机动态拍摄、手术区域影像传输、患者体征实时监控与双向音频对话交流的环境下，通过控制远在法国斯特拉斯堡的手术机器人——宙斯（ZEUS），为一位68岁的女患者成功实施了腹腔镜胆囊切除手术。因为历史上第一位成功跨越大西洋的人的名字叫林德伯格，所以后来人们把第一例远程手术就命名为林德伯格手术，以彰显此次手术的重大意义。

我国5G通信技术的快速发展为高效、安全、稳定的新一代远程手术的临床应用提供了重要保障。2019年1月，我国将手术机器人与5G远程通信密切结合，实现了世界上第一例5G远程手术。依靠医学影像数据与信息的高速、即时传送，解放军总医院的临床医生通过远程操纵机械臂成功实施了实验动物的肝切除微创手术，首次验证了可视化医学融合5G通信在远程手术中的巨大应用潜力。

远程手术与可视化医学【视频】

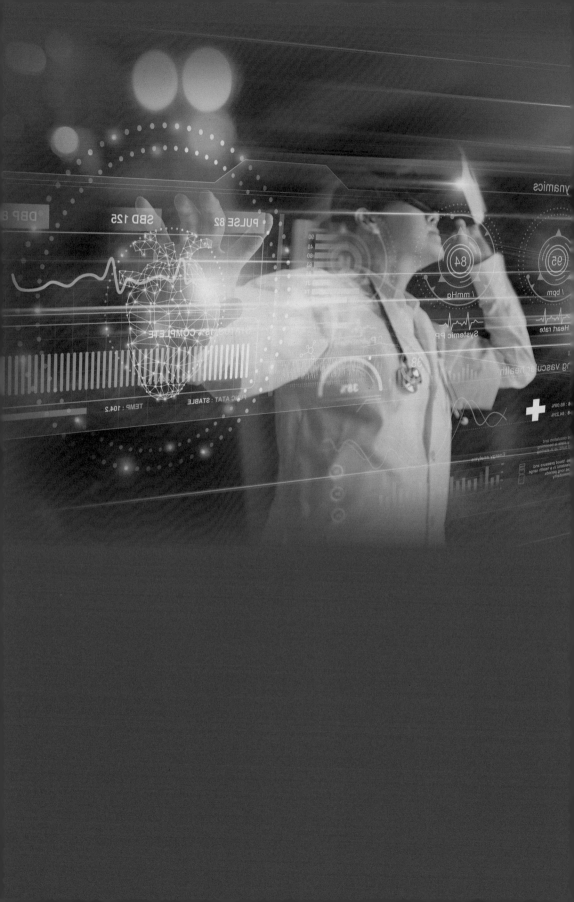

第五章

影像导航手术

【 本章概要 】

    影像导航手术一般包括外科开放手术及介入微创手术等，不仅有助于直接观察病灶内部情况，对病灶进行精准手术切除，还有助于对手术疗效进行直观评估和实时监测。更为重要的是，影像导航手术将可视化技术融入现代医学，为发展新一代疾病诊疗策略奠定了基础，是实现无/微创手术的重要技术之一，具有重要的临床应用价值。内镜、手术机器人和纳米机器人是影像导航手术的三大重要领域。自十九世纪初至今，内镜在医学检查方面取得了重大进展。与此相比，手术机器人只是在过去几十年才得以进入临床，直到最近才得到了广泛应用。此外，建立在多功能生物医学材料基础上的纳米机器人，由于具有很高的创新性和系统复杂性，目前仍处于起步阶段。总之，影像导航手术通常具有微创、瘢痕小、疼痛轻、预后恢复快等显著优势，能够极大地提高手术成功率，改善患者术后的生活质量。本章将着重讨论影像导航手术的最新进展，特别是手术机器人的临床医学应用和纳米机器人的研究前沿，期待在不久的将来，越来越多具有优异性能的手术机器人被研制出来，带来疾病诊疗领域的重大突破，治愈人类疾病，造福生命健康。

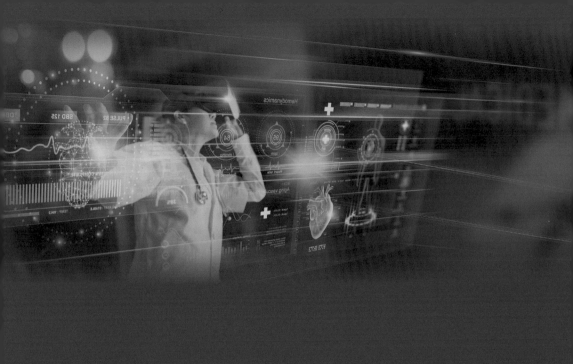

【编者介绍】

本章编者：刘哲（天津大学医学部），林延带（天津大学医学部），石钰（天津大学医学部），张晨（天津大学医学部），杨焱惜（天津大学医学部），任雪利（天津大学医学部），孔欣茹（天津大学医学部）。

说明：本章得到国家自然科学基金（21575106、82072057）、教育部第二批国家级新工科研究与实践项目（E-YGJH20202801）、天津大学研究生教育国际教学资源建设项目（ENT20019）等课题经费的大力资助，在此致以诚挚感谢。

一、内镜

传统的临床外科手术，在面对内部器官伤口时需切开正常组织，才能观察到伤口的实际情况，做出如何手术的决定，这种方式通常对患者的身体造成非常严重的创伤。因此，最大限度地减轻对患者的伤害，实现微创甚至无创手术治疗，是临床手术不断追求的理想目标。

借助内镜（endoscope），临床医生能够通过探测管路，检测到内部伤口情况，这为微创手术治疗提供了一双"明亮的眼睛"。医生利用内镜进行微创检查、诊断或治疗，尽可能减小对患者的损伤，并促进术后伤口尽快愈合[1-3]。这不仅可以减少手术操作对人体造成的伤害和潜在风险（如感染、炎症等副反应），还有利于患者术后及早康复，提高疗效[4]。因此，越来越多的临床患者愿意选择微创手术进行治疗。

随着内镜组成、材料、功能的不断改进，手术对患者造成的创伤面积也越来越小。内镜和手术机器人组合，在临床微创手术治疗中发挥着越来越重要的作用[5-7]。随着光学器件、成像技术、机械臂、数据网络等不断进步，微创手术具有越来越高的可靠性，可视化质量更加精准，整体技术水平不断提高，临床应用的范围也日益拓展。

内镜的发明源于长期以来人类不断试图通过管腔来直接观察疾病的发生与发展（图5.1）。二百多年以来，内镜设备的发展经历了数次技术改造与结构、功能的改进。目前，医用内镜已广泛用于多种疾病的检查和治疗，成为临床疾病筛查的重要工具[8]。

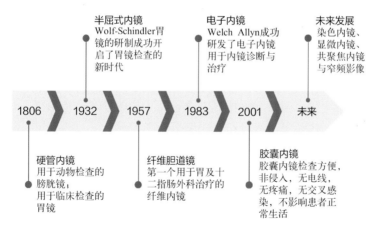

图 5.1　内镜的发展进程与里程碑事件

世界上第一台硬管内镜由德国人首先研制，最开始它以烛光为照明光源，后经改进使用灯泡为光源。随着内镜设备的不断发展，发光二极管（LED）已成为获得彩色影像的内镜的重要器件[9,10]。此外，内镜所获得的影像已不仅仅是组织或器官的普通图像，还可以获取局部组织的显微图像[11]。内镜获取影像的质量不断提高，有利于辨识与分析病变区域的微观损伤，提高临床诊断的精确度，从而使得医用内镜的应用变得更加便捷、高效[12]。

（一）内镜的发展历程

早在古希腊，医学之父希波克拉底（Hippocrates）就已经设计了一种直肠诊断设备，它与今天的内镜非常相似。此外，另一位希腊医生盖伦（Claudius Galenus）详细阐述了阴道窥器的制备，而索拉努斯（Soranus）在他的论文中详细描述了这些设备的使用细节。有趣的是，在庞贝古城遗址中人们也发现了与这种先期简易内镜装置类似的设备（图5.2）。利用这些设备，人们可以在自然光下窥视阴道和子宫颈，检查直肠、耳朵和鼻子等器官[13]。

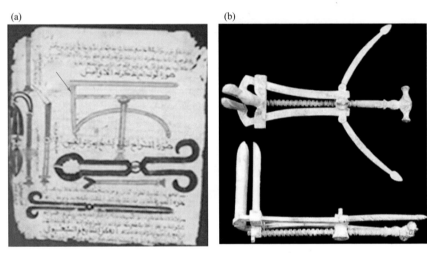

图 5.2　阴道窥器（a）和庞贝古城遗址出土的结肠镜（b）

在科学技术不断发展的今天，内镜已被广泛用于医学诊断和治疗，成为医学检查中不可或缺的设备[14,15]。内镜主要分为以下六类：①硬管内镜；②半屈式内镜；③纤维内镜；④超声内镜；⑤电子内镜；⑥胶囊内镜。

1. 硬管内镜

硬管内镜（hard-tube endoscope）的发展经历了从开放式硬管到硬管内镜两个重要阶段。1806年，德国医学博士菲利普·博齐尼（Philipp Bozzini）首先提出了内镜的设想。他设计了一种以花瓶状蜡烛为光源，由一系列透镜组成的"明光器"（Lichtleiter）式仪器，用来观察人体的膀胱与直肠等（图5.3）[16]。虽然这种Lichtleiter仪器还没有用于人类疾病的诊断和治疗，但博齐尼却因此被称为第一台内镜的发明者[17]。后来，法国外科医生安东尼·迪索美奥斯（Antonin J. Desormeaux）在Lichtleiter仪器的基础上做了一些细微的改进，他使用燃烧的煤油和松节油作为光源，并利用透镜将光线集中在某一区域以增加观察的亮度。1868年，迪索美奥斯和另一位医师塞格拉（Segelar）在一篇检查泌尿系统疾病的文章中首次将这种仪器命名为"内镜"（l'endoscopie），并最先将其应用于临床患者的疾病检查，因此被称为"内镜之父"[18]。

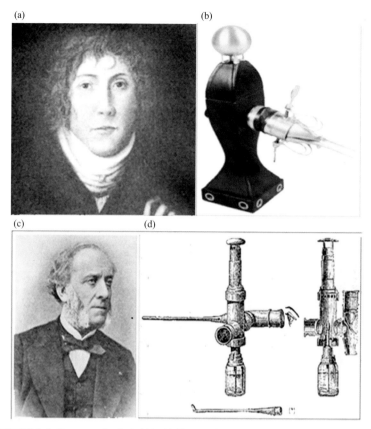

图 5.3　德国医学博士 Bozzini（a）和他设计的"明光器"Lichtleiter 式仪器（b），法国外科医生 Desormaux（c）和他设计的膀胱镜（d）[16]

与此同时，德国医生阿道夫·库斯莫尔（Adolf Kussmaul）受到吞剑魔术表演的启发，于 1868 年发明了最早的胃镜（即"库斯莫尔管"）。他将末端带有镜子的硬质金属管放入表演者的胃中，用来观察胃腔。但由于很容易戳破食管，这一装置很快就被淘汰了，却由此催生了食管胃镜的设计[19]。1867 年，来自波兰布雷斯劳的牙科医生布鲁克（Bruck）首次在内镜中引入内部光源。他用电流使铂丝环过热发光，来观察患者的口腔。后来，他又额外设计了一种冷却水装置，以避免因铂丝环过热而灼伤到周围组织。1879 年，德国柏林的泌尿外科医生麦克米兰·尼采（Maximilian Nietze）制成了第一台真正意义上的硬管内镜，它的内部设置了循环冰水系统，以避免过热烧伤组织。它的前端包含一个照明光源和棱镜，通过这个前端含有光学系统的内镜，能够拍摄出清晰的影像照片[20]。为了进一步探索其多功能性，尼采在膀胱镜中引入了操作管道，利用这一管道可以插入输尿管探针以辅助手术。随着 1879 年美国发明家爱迪生（Edison）发明了白炽灯，英国格拉斯哥的戴维·纽曼（David Newman）以一种小型白炽灯代替了原膀胱镜中照明光源电热丝，提高了内镜操作时光源的安全性。1887 年，外科医生利奥波德·冯·迪特尔（Leopold von Dittel）将灯泡置于内镜的最前端，这些照明系统的设计塑造了那个时期内镜照明光源的通用标准。

1895 年，德国泌尿外科医生西奥多·罗森海姆（Theodore Rosenheim）研制出具有三个同心圆管的硬式胃镜。其中，中心管道为光学照明结构，第二层管腔内配备了铂金线圈制成的灯泡及水冷却结构，最外层管壁上刻有可观测进镜深度的刻度。1911 年，埃尔斯纳（Elsner）通过在前端添加橡胶头进行内镜引导，改进了罗森海姆式的硬管胃镜。但是，前端橡胶头的添加，使得镜片污损后的清洁成了一大难题，最终导致内镜无法清晰地观察内部组织或器官。除此之外，德国德累斯顿外科医生乔治·凯林（Georg Kelling）利用尼采发明的膀胱镜直接通过腹壁插入腹腔，观察了狗的腹腔内器官，这成为现代腹腔镜的前身。而瑞典内科医生汉斯·雅各布斯（Hans-Christian Jacobaeus）第一次在人身上使用这一方法，1911 年他在发表的文章中首次使用了"腹胸腔镜"这个词，具体描述了使用内镜对人体腹膜、胸部和心包腔的检查过程。

2. 半屈式内镜

由于人体内部器官结构上的生理弯曲，刚性的硬管内镜在一些具体应用上具有挑战性，为患者的临床检查带来了许多不便，也存在对人体器官造成损伤的风险[21]。随着多种形式的光学照明终端的引入，硬管内镜的组成与构造在二十世纪初不断被改进，半屈式内镜（semi-flexible endoscope）应运而生[22]。早在 1881 年，维也纳的外科医生约翰·冯·米库利茨（Johann von Mikulicz）就研制出了将前端三分之一处做成 30° 角的内镜，凯林也曾将内镜的前端做成软质部分，以便于在体内随着器官的生理弯曲进行观察。1932 年，德国医生鲁道夫·辛德勒（Rudolph Schindler）与一位柏林仪器制造商乔治·沃尔夫（Georg Wolf）合作研发了第一台半屈式胃镜。这台胃镜直径 12mm，长 77cm，光学系统由 48 个透镜组成。胃镜前端可在一定程度上弯曲，医生能够清晰地观察胃黏膜的图像，灯泡的亮度较强，近端为硬质部分，连接目镜可以调焦。这种半屈式内镜可以契合胃部特定的曲率范围，从而便于获取胃内清晰的影像，此后被命名为 Wolf-Schindler 式胃镜[23]。

1912 年，丹麦奥尔胡斯外科医师塞弗林·诺登托夫（Severin Nordentoft）在第四十一届德国外科学术会议上介绍了用一个直径 5mm 的 Jacobaeus 内镜观察膝关节的内部结构的方法，并展示了用于膝关节检查的套管，这就是后来"膝关节镜"的前身，也是第一个将关节镜应用于医学检查的报道（图 5.4）。

此后，日本东京大学的骨科医师高木宪次（Kenji Takagi）教授发明了直径更小（3.5mm）的关节镜，并以这个版本为蓝图不断改进，连续发明了高木 1 ～ 12 号关节镜，含有 12 个不同视角、直径和可调焦距，在膝关节充盈生理盐水即可提升观察视野（图 5.5）[24]。与此同时，瑞士医生欧根·伯彻（Eugen Bircher）用类似于 Nordentoft 使用的关节镜完成了关节镜手术，发表了用关节镜诊断创伤性关节炎和急性半月板损伤的研究论文[25]。

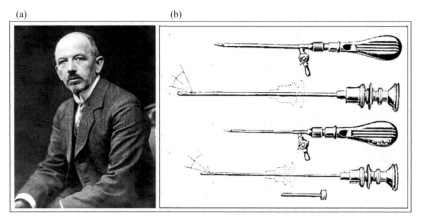

图 5.4　关节镜的先驱——丹麦医师 Nordentoft（a）以及他使用的关节镜（b）

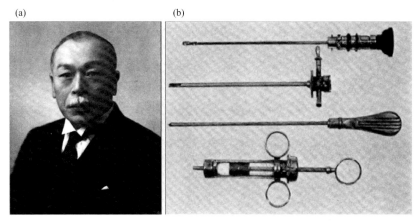

图 5.5　日本东京大学骨科医师高木宪次（Kenji Takagi）（a）以及他设计的不同视角、直径和
可调焦距的关节镜（b）[24]

3. 纤维内镜

　　早期的内镜照明一般采用内部光源，照明效果不佳，且所得图像不清晰，色彩常出现扭曲，而且内部光源照明存在灼伤内部组织的危险。1899 年，人们就开始使用玻璃棒、石英棒等材料，将外部光源导入到观察腔，用作内镜的检测光源。1930 年，德国一名医学院学生海因里希·拉姆（Heinrich Lamm）尝试将一束光线聚集在一起用来拍摄图像，并以此来观察体内无法触及的部位，但所得到的图像质量不好，他所申请的专利也被拒绝了。拉姆曾设想用玻璃纤维束制作柔软的胃镜，并与辛德勒合作研制，但因纤维间光绝缘等问题而未获成功。后来，荷兰科学家亚伯拉罕·范·海尔（Abraham Van Heel）和美国光物理学家布莱恩（Brian）通过在光纤表面包覆涂层以隔离不同的光纤才解决了这一难题。1954 年，英国科学家哈罗德·霍普金斯（Harold

H. Hopkins）等研究并优化了光纤排列，解决了图像传输问题，为光纤在内镜中的实际应用奠定了基础。1957 年，美国胃肠病学家巴兹尔·希尔朔维茨（Basil Hirschowitz）制造了世界上第一台用于胃和十二指肠检查的纤维内镜（fiber endoscope）原型，发表了一系列有关胃和十二指肠纤维内镜检查、纤维食管镜发展、纤维内镜检查术的学术文章，这标志着纤维内镜由此诞生。这种内镜以光纤作为光传导与图像传输的介质，具有柔软、易弯曲性能，减少了患者的痛苦，采用外部强冷光源照明，导光效果更好，能够有效避免人体组织灼伤等风险，还可进行摄像，很快就得到了广泛的关注和应用。1960 年，美国膀胱镜制造公司（American Cystoscope Makers, Inc.，ACMI）向希尔朔维茨提供了第一台商业化的纤维内镜，同时日本的奥林巴斯在纤维胃镜上加装了组织活检装置与照相机，以便用于胃部摄影（图 5.6）[26]。1966 年，奥林巴斯首创前端弯角机构，并采用外置冷光源，显著提高了检测光源的亮度，扩大了检测视野。随着手术器械和照相系统等辅助设备的不断改进，纤维内镜不仅广泛用于组织成像与疾病诊断，还可用于消化道止血、食管狭窄处支架植入、胆管造影、结肠息肉切除等手术治疗[27-30]。1987 年，法国里昂的妇产科医生菲利普·穆雷（Philippe Mouret）完成了世界上第一例女性患者腹腔镜胆囊切除手术，这预示着纤维内镜在医学手术等领域的应用进一步拓展[31]。

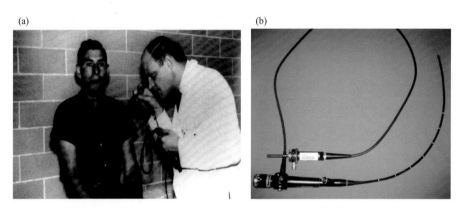

图 5.6　美国胃肠病学家 Hirschowitz 的第一款商业化纤维内镜（a）和日本 Olympus 生产的纤维内镜（b）[26]

4. 超声内镜

为了克服内镜检查的某些局限性，弥补超声波自身对骨及气体界面通透性差的缺点，提高胰腺、总胆管、肝门部等深部组织或器官病变的诊断准确性，人们创新了内镜与超声检测器的联合使用，超声内镜（ultrasonic endoscope）由此而生[32-35]。1977 年，日本学者久永光造等制造了前端装有超声波探头的内镜，经食管将其用作心脏检测器。1980 年，在第四届欧洲胃、十二指肠内镜大会上，德国消化科医生斯特姆（W.D. Strohm）作了应用放射状扇形超声内镜为 18 例临床患者检查小胰腺癌的病例报告。而美国梅奥诊所医生迪马格诺（E.P. DiMagno）首次尝试了使用电子线性超声胃镜，并在动物实验中获得成功。随后日本奥林巴斯、阿洛卡（Aloka）、东芝（Toshiba）等制造商共同开发了反射镜旋转式超声内镜，经过一系列的技术改进，最终实现了超声内镜在消化道黏膜异常诊断，以及食管癌、胃癌、结直肠癌、胰腺癌和胆管癌等癌症术前淋巴结转移的分期诊断等方面的应用。当前，超声内镜的超声探头频率范围大致在7.5～12MHz，有的超声内镜采用了微型超声波探头（直径约2mm），使得超声内镜的设计越来越轻便，临床操作时便于插入活检管道，实现管道空腔内的局部清晰扫描与可视化监测。

5. 电子内镜

1983 年，美国 Welch Allyn 公司利用微型图像传感器代替了光导纤维，通过电荷耦合器（CCD）完成光电信号的转换，从此宣告了电子内镜（electronic endoscope）的诞生 [36,37]。电子内镜主要是由内镜、视频信息中心、监视器及辅助设备组成。电荷耦合器是电子内镜光导与成像的关键部分，它如同一台高度敏感的微型摄像机，将记录下的图像以电信号传给信息处理中心，经处理后再发送到视频监视器上显示。与纤维内镜相比，电荷耦合器所呈现的图像具有更高的分辨率、图像清晰、色彩逼真、寿命长，可同时在多个终端显像，并可实现图像数据的长期存储，拥有其他类型的内镜无法替代的优点 [38-40]。近年来，先进的电荷耦合器元件不断发展，促进了各种电子内镜设备的升级换代，其中主要包括高分辨率电子内镜和红外电子内镜 [41]。电子内镜凭借其巨大优势，已在临床疾病检查、医学教学与基础研究等领域发挥着越来越重要的作用，开创了内镜诊断与治疗的新纪元（图 5.7）[42,43]。

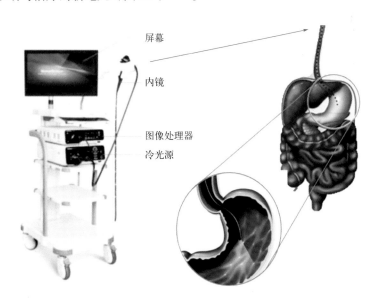

屏幕

内镜

图像处理器
冷光源

图 5.7　电子内镜

6. 胶囊内镜

自从 1853 年法国外科医生安东尼·迪索美奥斯研制了世界上首个内镜以来，作为临床上一种广泛使用的医疗器械，内镜经历了快速的发展，技术不断提升，设备不断改进，功能日益强大。特别是随着新型成像元件、先进检测技术与医学应用的紧密融合，内镜的发展呈现出小型化、信息化、智能化等趋势。胶囊内镜（capsule endoscope）是近年来应用于临床的一种新型内镜，它通常由透明外壳、照明系统、成像元件、智能传感器等模块组成，具有体积小、灵敏度高、操控性好、成像清晰、数据无线传输等优点，经患者吞服后在体内无创成像，检查结束后排出体外，在常规体检、疾病早期筛查、重大疾病的无创诊疗等多个领域广泛应用，为临床疾病的早期诊断与有效治疗带来了新的机遇[44,45]。1998 年，以色列的一家公司成功研制了世界上第一个可吞服式胶囊内镜，并于 2000 年在 *Nature* 杂志上发表了首张由胶囊内镜拍摄的人体消化道图像。2001 年，以色列 Given Imaging 公司研发的 M2A 胶囊内镜可实现对肠道系统连续成像 6～8h，其表面光滑，被患者吞服摄入后随消化道蠕动，到达病症检测位置，电池经自充电可维持拍摄 250000～600000 张图片，随后将影像数据经无线传输至接收器[图 5.8（a）][46]。这种胶囊内镜已经获得美国食品药品管理局的批准进入临床使用，并已在全球 34 个国家或地区造福于患者的疾病诊疗。此外，日本奥林巴斯、美国美敦力等公司采用常见的光学成像技术，结合在体 3D 跟踪功能，实现了对消化系统疾病（如结肠与小肠内壁息肉、直肠肿瘤等）的早期筛查与诊断，其广角视野能够使临床医生看到比传统内镜更多的感兴趣区域（ROI），从而极大提高了内镜诊断的视像灵敏度与精确度。

以色列的 Check-Cap 公司开发了基于超低剂量 X 射线的可摄入胶囊内镜，用于临床结直肠癌的早期筛查与诊断。该胶囊内镜包含三个部件，即 C-Scan Cap 内镜胶囊、C-Scan Track 智能贴片、C-Scan View 影像分析软件等。使用时，患者将胶囊 C-Scan Cap 与少量口服对比剂一起服下，胶囊经胃肠道进入结肠后，会启动工作并测量结肠内表面的尺寸，拍摄 X 射线照片以记录肠壁浅层的结构学信息。与此同时，胶囊将记录的影像数据通过无线蓝牙传输至贴于患者背部的三个智能贴片 C-Scan Track。当胶囊经过整个消化道，完成检查任务后由肛门排出体外。取下智能贴片，将其中储存的肠道内全部影像数据转移至 C-Scan View 终端，进行影像数据的重构与分析，绘制肠道 2D及 3D 图谱，从而为后续的病理诊断、病情分析与治疗方案制订提供重要参考。目前，这款可吞服胶囊内镜既是全球第一款，也是唯一一款获得欧盟许可、无需肠道预先准备即可吞服的临床用胶囊内镜系统。由于它采用了极低剂量的 X 射线成像，与光学照明的胶囊内镜相比能够提供更为丰富的组织学病理信息，重建消化道三维组织地图，对消化道疾病的早期筛查、疾病诊断与及早干预治疗具有更重要的医学意义。同时，它克服了传统胃镜或肠镜在检查前需要患者服用泻药清肠等预处理，或需要实施微创、镇静等患者难以接受的预操作，在很大程度上克服了患者对传统内镜的抵触、恐惧心理，显著地改善了患者的诊断体验，因此已在临床早期消化道癌前息肉筛查、结直肠癌的预防等多个领域得到了广泛应用。

日本射频系统实验室（Radio Frequency System Laboratory）设计了名为 Norika3 的小型无电池胶囊内镜［图 5.8（b）］[47,48]。这种胶囊内镜配置了电荷耦合器的成像系统，能够提供高达 410000 像素的高清影像。它每秒可拍摄多达 30 张照片，内镜里储存的注射剂可由外部控制实现病变位置的原位给药，隐藏在内镜中的钛针探头可以随时提取目标组织样本，实现病变区域的活检分析。Norika3 内镜检测获取的信息可通过数字传输转换为图像，以供实时存储和可视化显示。2008 年，该实验室又开发出了第二代胶囊内镜 Sayaka 并进行了临床试验，它的直径只有 9mm，长度仅 23mm，患者可像普通胶囊般轻松吞服。出于安全起见，Sayaka 本身没有搭载电池，而是依靠患者随身穿戴的感应线圈持续不断地供应能源。摄入 8h 后，该胶囊内镜会附着在肠道内壁，随消化道的自然蠕动旋转拍照，将肠道内壁的高清视频与图像经无线通信传输至终端。以发光二极管为光源，Sayaka 每秒可拍摄 30 张照片，并以无线通信的方式将高清视频或影像传输至终端，供临床医师对患者的结肠癌等病症开展实时评估与可视化分析。

此外，其他多个国家也相继在胶囊内镜领域开展深入的研究与产品开发。2003 年，韩国庆北国立大学（Kyungpook National University）研制出一种双向通信的无线胶囊内镜 MIRO。该内镜的直径为 10mm，长度仅 25mm。当患者吞服内镜后，内镜照明与成像系统即时启动，可实时地通过无线信号通信将消化道内的影像传输至显示器终端，供临床医生或患者家属及时了解患者从食管到大肠的消化道内壁与器官状态，评估健康状况，从而为早期病情的筛查与诊断提供清晰、可视化的诊疗方案。2004 年，美国 Smartpill 公司研发设计了胶囊内镜 Smartpill，能够在人体内持续巡航 72h，用于测量消化道的实时蠕动压力和环境酸度、影像记录与病灶识别等，其功能强大，反映的病理学信息全面而持久，对于临床慢性病的影像诊断与持续监测具有重要意义。

我国在胶囊内镜的研发与应用方面也做出了非常有价值的工作。2004 年，重庆金山科技公司采用先进的微机电技术开发了一种名为 OMOM 的智能胶囊内镜［图 5.8（c）］。它是我国目前首个能实现双向通信（即在胶囊运行全过程进行照明调整）的内镜产品，已获得欧盟认证应用于临床。这款胶囊内镜具有近距、宽视、广角、全面智能化等特点，特别适用于临床消化道出血、息肉病综合征、肿瘤、乳糜泻等疾病的早期筛查、诊断与临床评价[49]。同时，该公司还研发了磁控智能胶囊内镜系统，采用人机工程的磁控方法，通过外加磁场更加轻巧、便捷、灵活地操控内镜在体内的角度、位置与姿态，结合近距离宽景成像和影像增强技术，使得胃黏膜表面细节的图像获取更加清晰，现已应用于胃部肿瘤的早期筛查、药物性损伤检测、临床复查与随访等，对我国胃病人群的早发现、早治疗、早预防发挥着越来越重要的作用。值得一提的是，国内自主研发的胶囊内镜在技术与应用方面已取得极大的进展，不仅大大降低了临床检查成本，在临床诊治与健康管理方面惠及数百万胃肠病患者，而且作为一种新型、无创、无痛的消化道疾病智能诊断设备，胶囊内镜正在引领着我国临床诊疗方式的新变革。

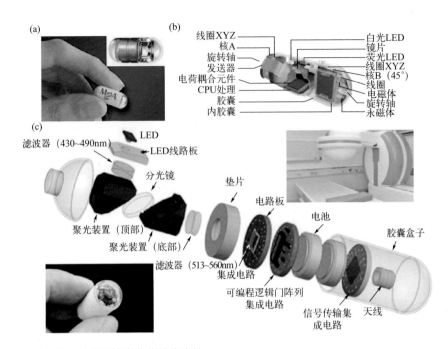

图 5.8　国内外几种常见的商业化胶囊内镜
（a）M2A；（b）Norika3；（c）OMOM

（二）内镜的临床应用

　　二十世纪后期，在内镜进入临床应用之后，一系列受内镜技术启发的医学检查与微创手术治疗应运而生，推动了现代医学诊疗模式的根本性变革[50-53]。如今，种类繁多的内镜设备在人类常见病的通用性检查、重大疾病的早期筛检与治疗等领域发挥着重要作用，基于内镜技术的微创介入手术已成为医学门类里一个重要的分支（图5.9）。

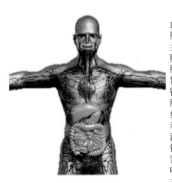

血管：血管内镜；
胆道：胆道镜；
关节：关节镜；
腹腔：腹腔镜；
肠道：食管镜、胃镜、十二指肠镜、结肠镜和直肠镜；
妇科：阴道内镜和宫腔镜；
泌尿系统：膀胱镜、输尿管内镜、肾脏内镜；
呼吸系统：喉镜、支气管内镜、胸腔和纵隔内镜。

图 5.9　应用于人类常见病的通用性检查、重大疾病的早期筛检与微创介入手术等领域的内镜技术

消化道内镜通常用于对消化系统疾病的常规诊断，以及对消化系统疾病治疗效果的评估[54,55]。食管癌、胃癌、结直肠癌的临床诊断首先需要影像学评价，视必要程度可选择内镜下活检取样，作为消化道肿瘤诊断的"金标准"，消化道内镜既可以获得目标组织的清晰影像便于在体的病理学观察，也能够为后续的病灶手术切除获得全面、可靠的病理学样本[56,57]。消化道内镜的种类通常包括胃镜、肠镜以及可吞服的胶囊内镜等，以消化

道内镜检查的疾病包括十二指肠静脉曲张、食管蹼和食管环淀粉样变性、食管裂孔疝、克罗恩病、消化道憩室、食管灼伤、缺铁性吞咽困难综合征等。此外，内镜引导的切除术已被用于切除消化道肿瘤病灶，包括早期胃癌、胃肠道间质瘤、结直肠腺瘤以及多脂肪瘤等。

1925 年，用于女性阴道、子宫颈部位医学观察的阴道镜首先由德国医生汉斯·欣塞尔曼（Hans Hinselmann）发明，它利用双目解剖显微镜，在强光下将宫颈放大，3%或 5% 的醋酸会使上皮和间质的细胞角蛋白发生可逆凝结，瘤变细胞的核蛋白出现大量沉淀，进而增强影像的对比度，有利于早期宫颈癌的检出。阴道镜用于早期宫颈癌的筛查诊断，整个过程约需 5 ～ 10min，检查无痛感，可通过监视器实时呈现可疑病变区域，尤其适用于阴道细胞学或宫颈切片异常、慢性宫颈炎、宫颈癌、外阴湿疣治疗前后的局部动态观察及妇科普查等。目前阴道镜检查已成为我国妇科宫颈病变诊断"三阶梯"原则中必不可少的关键一环。

喉镜是耳鼻喉科常用的重要仪器，可对鼻腔、咽喉等部位涉及的气道疾病进行详细检查，在麻醉、重症监护与急诊医学中应用广泛。常见的喉镜有纤维喉镜和电子喉镜等。使用纤维喉镜时需进行局部麻醉，内镜由鼻孔插入直达咽喉。而使用电子喉镜一般无需麻醉，LED 照明元件及互补视频芯片的使用使得电子喉镜获取的影像更加清晰。喉镜的临床检查主要有间接和直接两种方法。间接喉镜的操作相对比较简单，它使用专用反光镜，通过灯光反射能够观察到咽喉部的变化，虽然检查时需要患者伸舌头，容易出现干呕，但间接喉镜通常不需麻醉。另一种是直接喉镜，需要在麻醉状态下进行检查，有助于医生清晰地观察到咽喉的细节情况，确诊可疑的病变位置。

胆道镜在临床上主要用于诊断与胆道及周边组织相关的疾病（如胆管结石等），同时也用于碎石取石术、胆道支架植入、胆管结石的术中监测及术后疗效评价等，是胆道外科常用的诊疗器械之一[58-61]。依胆道镜的实际应用，并以胆道疾病为例，可分为术前胆道镜（经皮或经肝胆道镜）、术中胆道镜及术后胆道镜等。经皮或经肝胆道镜指通过穿刺建立窦道，利用胆道镜进行常规检查和术前治疗方案的规划。术中胆道镜指手术中切开胆总管，经胆总管切口插入胆道镜，进行术中病情的实时诊断和治疗。术后胆道镜则是在胆道手术完成后，通过 T 管窦道或胆管 - 空肠，对吻合空肠盲袢窦道或胆囊造瘘术后窦道进行术后检查和疗效评估。

膀胱镜在临床上通常用于年老体弱、伴有心血管疾病或糖尿病等合并症患者的病情筛查。它的形状类似尿道扩张器，由电镜鞘、检查镜、输尿管插管镜及镜芯等四部分组成，同时附有电灼器、剪开器和活组织检查钳等样本提取或治疗部件。近年来，膀胱镜的照明系统备有冷光源箱，经反向强冷光通过光纤导光束传至膀胱内部，替代了以往的灯泡照明，具有影像清晰、光度可调等优点。除了膀胱疾病的早期筛查，如遇膀胱出血或伴有乳头状瘤，也可即时使用膀胱镜进行电灼治疗。膀胱内结石则可由碎石器部件碎石后清洗干净，膀胱内如遇小异物或可疑病变组织，则可以使用异物钳或活组织检查钳取出样本，进行后续病理组织切片分析。遇到输尿管口狭窄等情况，则可通过膀胱镜的剪开器或扩张器进行处理。与膀胱镜相关的还有输尿管镜。众所周知，输尿管是一个通过膀胱与尿道和外界连通的管道系统，输尿管镜从尿道口插入，可对患者的尿道、膀胱及输尿管进行检查和治疗，从而避免了传统开放式腹腔手术，为下尿路结石、肿瘤等疾病提供了微创、无痛、便捷与可视化的检查与治疗途径。

随着精准医学的发展和临床对微创/无创治疗策略的不断改进，丰富多样的内镜诊疗技术以其创伤小、准确度高、实时可视、智能化等特点，迎来了技术快速发展、设备日益更新的新时代。当前，胶囊内镜已攻克了小肠作为内镜检查盲区这一难题，经过前期技术开发与临床实践的不断探索，胶囊内镜性能不断提升，临床适应证范围极大拓展，实现了食管、胃、结直肠等全消化道的可视化检测和诊断。在此基础上，胶囊内镜被赋予了更多功能，在疾病筛查与诊断的同时，活检取样、超声深组织探测、原位止血、杀菌消炎、减肥消脂、靶向给药等多样化治疗与干预功能被相继开发出来。以胶囊为药物储存室，将一定剂量的药物稳定贮存在囊内，患者吞入后通过外部磁场线圈或施加超声场等方式，将药物靶向释放至病灶部位，可实现高效率药物投放与精准治疗。另一方面，利用光、电或机械振动等手段赋予胶囊光学杀菌、自身球囊膨胀、恒流电刺激、压力释放等功能，可对相关消化系统疾病开展可视化条件下的物理治疗，如具有减肥消脂作用的胃减容胶囊内镜、治疗幽门螺杆菌的蓝光胶囊内镜、缓解功能性便秘的振动胶囊内镜、刺激肠壁促进消化的无线电刺激胶囊内镜、肠壁施压止血胶囊内镜等[62,63]。

总之，胶囊内镜行业已成为全球医疗器械领域发展最快的行业之一。受消化道疾病早期筛查的普及及检测成本下降等因素影响，胶囊内镜行业规模将持续扩张。在我国广东、上海、重庆、山东等地区，胶囊内镜的发展得到很大的重视，并推动这一行业持续扩容，得到越来越多临床患者的认同。随着人工智能等新兴技术与现有内镜相融合，智能内镜技术有望实现更加精准的全自动检测与智能筛查，使越来越多先进的疾病诊疗策略成为可能，推动现代医学朝着更加便捷、高效的方向发展，服务于人类生命健康事业[64]。

二、手术机器人

在医学的发展历程中，外科手术曾经历过由传统开放式手术到腹腔镜微创式手术的变革，而手术机器人的问世与应用标志着外科手术"第三次革命"的到来。手术机器人是一种集生物力学、计算机科学、微电子学、生物智能传感、机电一体化等诸多前沿技术于一身的先进医疗器械[65]。据相关数据统计，全球手术机器人的市场在 2021 年已达到 200 亿美元，年均复合增长率将维持在 30% 左右。目前，国外手术机器人的发展独占鳌头，以美国为代表的欧美国家在技术上处于领先地位。随着各国政府对医疗行业的投入日益加大，手术机器人技术与功能不断迭代更新，其临床应用已得到越来越多人们的普遍认同。

我国手术机器人行业近年来保持了持续高速增长的态势。2021 年 8 月 25 日，北京市医疗保障局、北京市卫生健康委员会、北京市人力资源和社会保障局联合发文，将"机器人辅助骨科手术"纳入北京甲类医保支付目录（100%报销），将"一次性机器人专用器械"纳入北京乙类医保支付目录（部分报销）。国家对手术机器人行业的研发加大了扶持力度，社会各界对手术机器人的临床普及给予了更多的关注。随着微创手术技术的不断进步与广泛应用，未来全球手术机器人市场的重心有望逐渐向亚太地区转移，而我国将会是全球手术机器人市场布局的焦点。国内外手术机器人的发展与主要临床应用见表5.1。

表5.1 国内外手术机器人的发展与主要临床应用

面世年份	手术机器人商品名	研发机构	主要临床应用
1985	PUMA560	美国洛杉矶医院	神经外科颅内活检
1987	NEUROMATE	英国Renishaw	神经外科立体定位
1988	PROBOT	英国皇家理工学院	泌尿系统微创手术
1992	ROBODOC	IBM及美国加州大学	辅助关节置换术
1994	AESOP	美国Computer Motion	内镜微创手术
1995	HISAR	IBM及美国霍普金斯大学	内镜微创手术
1996	ZEUS	美国Computer Motion	外科微创手术
1999	Da Vinci	美国Intuitive Surgical	外科微创手术
2006	MAKOplasty	美国MAKO Surgical Corporation	关节置换术
2010	SOPHIE	荷兰埃因霍温科技大学	外科微创手术
2010	妙手A	天津大学、南开大学、天津医科大学	腹腔微创手术
2012	RAVEN	美国加州大学、华盛顿大学	机器人辅助远程手术
2015	TELELAP ALF-X	意大利SOFAR S.P.A	内镜微创手术
2016	MAKO TKA	美国史赛克	全膝关节置换术
2018	SENHANCE	加拿大Trans Enterix	腹腔镜外科手术
2018	天玑	中国天智航	创伤及脊柱外科手术
2019	Mazor X Stealth Edition	美国美敦力	脊柱外科手术
2019	妙手S	天津大学、中南大学、威高集团	心胸与泌尿外科手术

手术机器人通常由医生控制台、床旁机械臂系统和影像系统构成。医生控制台是操作手术机器人的控制中心，主刀医生坐在手术室无菌区之外的控制台旁，通过操作主控制器和脚踏板来控制机械臂的运动以及3D高清内镜的影像。床旁机械臂系统由一个主机械臂和若干操作终端组成，由医生助手协助完成操作终端的调换等任务。机械臂通常有多个自由度，具备超越人手的自由、灵活旋转能力，另配有减振系统，可有效减轻由于医生的微小颤动导致的机械臂扰动，以确保机械臂操作的稳定性与精准度。

成像系统由 3D 内镜、摄像头、影像传输与处理器组成，能将内镜视角（一般为手术视野放大 10 倍以上）的体腔立体高清影像即时传输至控制台，使主刀医生及时把握操作实况，清晰辨认解剖结构，调整控制的距离或角度，提升手术精确度[66,67]。

传统意义上的外科手术是医生用刀、剪、针、镊、钳、钻等医疗器械通过开放式或微创式操作，对患者体内病灶进行切除、缝合、消融、置换、植入等治疗。这种手术通常需要在人体的正常组织表面制造长达数厘米的创口，剖切肌肉组织后，再以侵入的方式对人体局部组织或器官进行操作，达到清除病变组织、修复损伤、移植器官、改善功能等目的。而使用手术机器人时，临床医生无须对患者实施复杂的手术操作，仅通过极微小的创口孔洞就能完成对患者病变组织的切除或器官的移植，手术对患者造成的伤害以及受感染的风险也能降至最低[68,69]。同时，手术机器人具有相当高的操作准确性、手术便利性和长期工作的耐受性，可以长时间保持高精准度的微创操作，减少了临床医生因手术时间过久而导致的疲劳和操作准确性降低，从而能最大限度地避免对患者的伤害，显著提高患者手术的成功率、术后的生存率，保证良好的生活质量。特别是对于患有中枢神经系统疾病（如脑部肿瘤、帕金森病、脑卒中等）的患者而言，手术机器人的优势更加显而易见[70-72]。不同种类手术机器人的发展历程与临床应用见图 5.10。

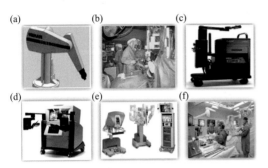

图 5.10　不同种类手术机器人的发展历程与临床应用
（a）PUMA560；（b）ROBODOC；（c）AESOP；
（d）ZEUS；（e）Da Vinci；（f）机器人辅助手术
的代表性场景

自二十世纪六十年代以来，机器人已广泛用于工业化生产当中。但直到二十世纪八十年代中叶，机器人才开始应用于医疗领域，最初由机器人辅助临床医师进行医疗操作的是在外科手术方面。手术机器人是开放式手术的替代方案，它的应用解决了临床上对提高微创手术准确度的迫切要求，部分替代了临床医生长时间、高强度的劳动，使医生有更多时间、精力去从事更需要实际经验和决策判断的工作。同时，机器人手术比传统手术对患者造成的创伤更小，机器人通过机械臂能够在有限空间里完成复杂的切割、消融、缝合、打结、止血、包扎、置换等操作，完成效率更高，动作更加精准，也有助于患者避免感染、大量失血等不良状况，在手术后尽快康复。

按照手术机器人的操作部位与应用场景，一般可分为骨科手术机器人、神经外科手术机器人、内镜手术机器人及介入手术机器人等。手术机器人的机械臂一般配置有内镜或微型摄像机，通过在患者皮肤切开微小创口，内镜或微型摄像机穿入创口，进入人体深层组织或器官，将内部结构、病灶位置等信息以实时影像或动态视频的形式发送给终端，供临床医生观察、监测和控制机械臂操作。临床医生则控制机械臂，通过创口传递手术操作所需的工具、器械，在实时影像导航下执行具体的手术任务[73,74]。

接下来，通过列举近年来国内外几类具有代表性的手术机器人，全面介绍手术机器人的发展历程与临床应用，特别对于我国手术机器人的发展现状及未来趋势将做一详细介绍。

（一）国外手术机器人的发展

1. PUMA560 和 PROBOT

1985 年，外科医生在美国洛杉矶医院的放射医学中心将一种类似人的手臂的工业机器人 PUMA560 应用于神经外科颅内活检，实现了机器人辅助下的脑部定位精准采样，这也是人类首次将工业机器人与医疗场景相结合。PUMA560 机械手是工业机器人的操作臂。与人的手臂相似，它由一系列刚性连杆通过若干柔性关节交替连接，共有六个转动自由度，能够在多个方向上自由旋转和弯曲。操作臂的末端装有可执行切割、消融、缝合、打结、包扎等动作的执行器（也称为"手爪"），并能够随需要相互切换，确保动作的灵活自如。

在此基础上，1988 年，英国皇家理工学院设计出了名为 PROBOT 的手术机器人，用于前列腺及泌尿系统微创手术，这是真正意义上的第一台用于微创手术的机器人。它通过弧形轨道远心机构实现手术操作，在运动过程中，手术器械始终沿圆弧导轨半径方向，与回转关节轴相交，交点为该机构的远心不动点。这一机构仅有两个关节，结构相对简单，便于调整器械末端在腹腔内部的空间位置。由此开始，机器人被越来越多地应用于各种医疗手术中，开启了手术机器人作为智能医学工具的划时代发展。

2. ROBODOC

1992 年，美国国际商用机器公司（IBM）与加州大学洛杉矶分校合作开发了手术机器人 ROBODOC，用于机器人辅助的骨科髋关节置换手术，并成为美国食品药品管理局批准的首个外科手术机器人[75]。骨科手术通常对精确度要求最为严格，手术操作中对骨关节修复毫厘的偏差就有可能给患者带来截瘫、残疾或终身卧床的风险。1993 年，手术机器人 ROBODOC 成功完成了 10 例临床外科手术的可行性研究。此后，美国 FDA 授权进行了额外 300 例临床患者的扩大试验，其中 150 例用机器人 ROBODOC 完成，另外 150 例由临床医生人工完成，以对比机器人手术与普通外科手术的优缺点。这项研究最终证明，手术机器人 ROBODOC 能够很好地完成全髋关节的置换或修复，以及膝关节置换手术，手术准确率高达 75% 以上，与普通人工完成的外科手术相比，准确率提高了 96%，从而为手术机器人的高准确性提供了有力的临床试验数据支持。从此以后，越来越多的机器人辅助骨科手术替代了传统的人工手术，为手术机器人在其他医学领域的应用奠定了实验基础。

3. AESOP 和 ZEUS

早在 1990 年左右，临床医生就已应用内镜观察手术操作病灶的实时情况，其病理结构被清晰地拍摄记录下来，并显示在监视器上，影像导航下的微创手术显著提高了操作的精准度和成功率。受此启发，加州大学圣芭芭拉分校的王友伦博士于 1992 年将内镜应用于腹腔手术，这就是伊索系统（automated endoscopic system for optical positioning，AESOP）的开端。而后，王友仑成功研制出 AESOP——一种可以实现声控的"扶镜"机械手，医生通过语音能够控制机械手模仿人类手臂的功能，转动内镜的角度和位置，并将第一台 AESOP 应用于比利时布鲁塞尔的外科手术中，由此开启了手术机器人的商业化道路。1994 年，美国 Computer Motion 公司研制出商业化的基于 AESOP 系统的内镜光学定位持镜机器人系统，实现了比临床医生更灵活、操作更精确的镜头运动，迈出了微创手术机器人系统研发的关键一步[76]。1997 年，AESOP 获得 FDA 批准应用于临床。截至 2014 年，全球应用 AESOP 系统的微创手术病例已超过 75000 例。

1996 年，美国 Computer Motion 公司对 AESOP 系统进行了技术升级，由 AESOP"扶镜"机械手改造为宙斯（ZEUS）手术机器人系统，它具有临床医生和手术患者两个终端的远程控制能力[77]。医生控制端由控制杆和高分辨率影像显示器组成，手术患者端配置了两个机械臂，用于多维度的内镜辅助定位和手术操作。临床医生可以在高分辨率影像的指引下，精确地控制机械臂在患者腹部切开微小的创口，观察病变区域手术操作的实时情况，通过内镜辅助定位，在有限的空间内操控机械臂进行复杂操作。因此，ZEUS 系统是一个真正意义上的微创外科手术机器人。2001 年，纽约的外科医生雅克·马雷斯科使用 ZEUS 手术机器人完成了人类历史上第一次跨越大西洋的远程手术，即林德伯格手术[78]。处在纽约的临床医生团队通过高速光纤，在摄像机动态拍摄、手术区域影像传输、患者体征实时监控与双向音频对话交流的环境下，远程控制在法国斯特拉斯堡的 ZEUS 手术机器人，为一位 68 岁的女患者成功实施了腹腔镜胆囊切除手术，实现了手术机器人在远程医疗中的首次应用。

4. Da Vinci

1999 年 1 月，美国 Intuitive Surgical 公司发布了最新研制的达芬奇（Da Vinci）外科手术机器人，次年获得美国 FDA 批准，作为首套在腹腔手术中使用的机器人系统，标志着手术机器人在全世界范围内正式应用于临床。达芬奇手术机器人沿用了 ZEUS 配置内镜的设计思路，并在 3D 影像与精准控制等方面有了大幅提升。截至 2021 年底，全球达芬奇系列手术机器人累计装机量为 6730 台，已完成超过 1000 万例临床手术，成为目前世界上应用最为广泛的手术机器人[79]。

Da Vinci 手术机器人原型机源自美国斯坦福研究院（Stanford Research Institute，SRI）于二十世纪九十年代计划开发远程手术系统的想法，Intuitive Surgical 公司从 SRI 获得了远程手术机器人的技术授权，随着这一系统的不断改造，相继出现了 Lenny、Leonardo、Mona 等系统更新版本，最终定格为 Da Vinci 系统。Da Vinci 手术机器人代表着当今手术机器人的先进水平，主要体现在三个核心技术：可自由运动的手臂腕部、3D 高清影像技术、主控台的人机交互设计。主刀医生在整个手术过程中可通过 3D 高清影像和视频对患者病灶的真实情况进行实时可视化监测，以便医生及时、准确地掌握手术进度，精准操控机械臂，完成每一个复杂的手术动作[80]。Da Vinci 手术机器人的机械臂有肩、肘、腕三个关节，总共包含七个自由度。虽然机械臂终端的直径只有

0.5～0.8cm，但它具有的灵活性远超人类双手。机械臂的手腕在非常狭窄的胸腔或骨盆腔内可旋转540°，实现自由弯曲，进行抓握、切割、缝合、打结等复杂动作。此外，Da Vinci手术机器人可随时切换刀、剪、镊、钩等多功能手术终端器械，以满足开胸、缝合、止血等多种外科手术需要。机器人系统配置有能过滤人手抖动的装置，保证了长时间、高强度下手术的精准和安全性。因此，达芬奇机器人辅助的外科手术只需制造极微小的手术切口即可完成腹腔内一系列复杂的手术动作，从而减少手术患者出血及创伤，使手术带来的风险最小化[81,82]。

目前，Da Vinci手术机器人已实现了五次产品迭代。最初的原型机于1996年研制，此后三年内又开发了三种样机，最终定格为Da Vinci系统。1998年至1999年，Intuitive Surgical公司将Da Vinci系统送至墨西哥、法国和德国进行临床试验，手术类型主要集中在胆囊摘除术、胸腔镜下胸部动脉获取、胃底折叠术等，验证了影像系统良好的3D视觉效果，以及手术器械控制系统的可靠性。1999年，Intuitive Surgical公司正式将第一代Da Vinci手术机器人系统推放到市场。在此基础上，更细的机械臂终端被研发出来，机械臂数量的增加提供了更强的手术控制能力，使手术器械选择的种类由最初的6种扩充到了50种，临床医生灵活运动机械臂进行的手术操作更加广泛。2006年，第二代Da Vinci S系统正式发布，改良的人机工程学设计将术前准备时间减少了一半，供能与控制系统大大缩短了线缆的长度，机器人整体体积也大为缩减，提升了系统的运动空间和灵活程度。机器人视觉系统分辨率更高，人机交互与控制体验更强，系统整体容错率更高，为机器人手术的操作效率带来了极大的改变。2009年，第三代Da Vinci Si正式应用于临床，其精简的操作平台满足了多元化的市场需求，医生的控制端与影像模块进一步得到提升，更高清的3D显示器、软件控制界面、术中影像导航技术、高分辨率触摸屏及集成控制系统成为新一代机器人的主要特色，双医生控制台使得医生培训与协同手术成为可能。2014年，第四代Da Vinci Xi正式推出，其在操作灵活度、控制精准度与成像清晰度等方面均有了显著提升，还配置了远程监控和指导系统。2017年，Intuitive Surgical公司发布了第五代Da Vinci X手术机器人，新一代机器人配置了先进的声音控制系统、激光引导系统及轻量级内镜，机械臂的体积更小、重量更轻、功能更加多元，以满足临床更多样的适应证需求以及更复杂的手术诊疗方案。

截至目前，Da Vinci在全球手术机器人市场中几乎占据了垄断地位。人工智能技术与手术机器人的深度融合，为这一市场的发展提供了新的契机，使人们深刻认识到机器人在现代医学技术中的巨大潜能，也有力推动着近年来我国手术机器人技术的蓬勃发展与应用。

（二）国内手术机器人的最新进展

尽管目前我国在手术机器人产品的研发和应用方面与西方发达国家仍存在差距，但在机器人关键技术、核心零部件及市场发展力等方面，我国已经有了十几年的研究与技术积累。另一方面，我国具有广大的人口基数跟市场需求、种类繁多的常见疾病，对机器人医疗装备的需求有相当巨大的缺口。手术机器人可满足患者对优质医疗服务的需求，有助于我国更好地应对社会老龄化引起的医疗资源相对缺乏、分布不均等问题。而当人类进入 5G 时代以后，手术机器人提供了实施远程手术的新方法，有利于实现优质医疗资源的互通共享。当前，国内相关研究团队与行业龙头正在加快手术机器人的国产化步伐，这对于促进我国高端医疗装备快速发展、提升我国整体医疗救治水平具有重要的经济和社会意义。我国在外科手术机器人的基础研究与技术攻关等方面投入了大量的资源，企业依托科研院所的先进技术成果进行产业转化，在骨科手术机器人、神经外科手术机器人等领域均已研制出天玑、妙手、和华、康多、鲁班等多款具有代表性和国际领先水平的产品，现已获得医疗器械注册证，在国内外医疗市场投入临床应用（图 5.11）。如今，我国已成为全球手术机器人与跨界医疗领域最受关注的市场之一。

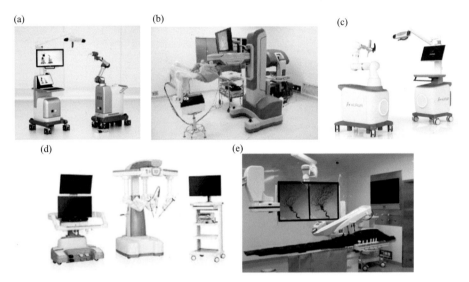

图 5.11　我国自主研发的代表性手术机器人系统
（a）天玑（TiRobot）；（b）妙手（MicroHand）；（c）和华（HURWA）；（d）康多（KANGDUO）；（e）鲁班

1. 天玑（TiRobot）

天玑手术机器人是我国天智航公司推出的一款骨科手术机器人产品，主要用于临床脊柱外科手术及创伤骨科手术等，以机械臂辅助完成手术器械或植入物的精准定位[83,84]。截至目前，天玑骨科手术机器人共研制了 GD-A、GD-2000/GD-S 和 TiRobot 三代产品。2019 年 1 月第三代天玑骨科手术机器人在武汉市第四医院完成第一台手术，辅助主刀医生完成股骨颈骨折中空钉内固定手术。天玑骨科手术机器人是世界上首个能够开展四肢、骨盆以及脊柱全节段骨科手术的机器人，手术精度高，临床指标国际领先。2021年2月，天智航公司发布公告称，旗下骨科手术导航定位系统已获得国家药品监督管理局（National Medical Products Administration，NMPA）颁发的三类医疗器械注册证，为该类产品在脊柱外科、创伤骨科的开放或经皮手术、手术器械或植入物定位等临床应用铺平了道路。

与前几代手术机器人相比，新一代获批的骨科手术导航定位系统适用于骨科创伤和全节段脊柱外科手术，在产品构造及功能方面更加智能化，操作更加便捷和人性化，医生可独立完成手术复杂操作，无需他人辅助，使得术中的工作流程更加顺畅，大幅减少了手术时间，提高了手术的效率与成功率。其次，该系统结构设计更加紧凑，占地面积更小，从而有利于大幅节省手术操作的空间。

目前，天玑骨科手术机器人已进入国内150余家临床机构，完成超过3万例骨科机器人手术。截至2020年，该系统已取得104项相关发明专利，在骨科手术机器人领域构建了完整的技术壁垒和知识产权保护体系。随着新一代天玑手术机器人的问世，我国骨科手术机器人的产品线逐步升级，核心竞争力得到了进一步提升。

2. 妙手（MicroHand）

天津大学机械工程学院王树新院士团队与中南大学、威高公司合作，于2000年研制成功了"妙手"系列手术机器人，实现了我国微创手术机器人领域的重大突破[85]。作为国家863计划的科技攻关项目及该系列的第一代产品，"妙手A"系统设计完成了具有四个自由度的手术机械臂，可完成缝合、打结等复杂手术操作，在机器人系统机械设计、主从控制、立体图像与系统集成等关键环节实现了自主知识产权的重要突破。2013年，新一代"妙手S"系统成功研制，并与威高集团联合推进产业化与临床应用。2017年9月，该系统通过了国家药品监督管理局的创新医疗器械特别审批。

"妙手S"是具有完全自主知识产权的微创外科手术机器人系统，与国外同类产品相比，有以下三方面的技术优势：首先，"妙手S"运用了微创手术器械多自由度丝传动解耦设计技术，解决了运动耦合、固定、防滑、防松等难题，更有利于维持手术操作的高精确度；其次，利用操作手的可重构布局原理，机器人的"胳膊"变得更加轻盈，更能满足复杂手术的需求；更为重要的是，运用系统异体同构控制模型构建技术，该系统解决了立体视觉环境下手-眼-器械运动的同步一致性。因此，"妙手S"在我国内镜手术机器人领域处于领先地位，2021年，"妙手S"系统获国家药品监督管理局批准上市，打破了达芬奇手术机器人在国内长达十余年的垄断。

3. 和华（HURWA）

HURWA关节手术机器人由和华瑞博医疗科技有限公司历经十年核心算法基础研究与技术验证，于2022年1月正式获得国家药品监督管理局批准上市，其新研制成功的HURWA手术机器人拥有完全自主知识产权，成为我国第一台投入临床使用的国产关节手术机器人。早在2021年，我国首例机器人辅助的膝关节置换手术由北京协和医院骨科的临床医生利用HURWA关节手术机器人成功进行了验证试验。此后，HURWA手术机器人经过技术改进和软件升级，大幅提升了系统的兼顾稳定性，实现了机器人手术中截骨参数数字化、截骨效果可视化、术中无级快速调整截骨参数等尖端功能，有效确保了截骨过程的精准、高效和个性化，明显缩短了患者术后的康复周期。同时，HURWA系统由机械臂直接夹持动力工具自动进行截骨操作，临床医生无需做出位置判断，只需要触发机械臂运动即可完成截骨等一系列操作流程，使得整个手术过程更加顺畅、轻松，降低了患者关节意外受损、反复操作等风险。

4. 康多（KANGDUO）

2013年，哈尔滨工业大学的机器人研发团队创建了思哲睿智能医疗设备股份有限公司，开始了国产多孔腔镜手术机器人的系统研发，相继开发出可用于泌尿外科、妇科、普外科、胸外科腔镜手术的三款机器人：SR1000、SR1500和SR2000。其中SR1000系统于2022年6月获得第三类医疗器械注册证，7月获批进入临床试验，可用于全部泌尿外科上尿路、下尿路腔镜手术。康多机器人也是首个在单家医院开展手术超过100台的国产腔镜手术机器人。此外，康多手术机器人第二代产品SR1500和第三代产品SR2000也已完成产品样机的研制，目前进入型式检验阶段，为我国自主研制的腔镜手术机器人产业再添上一笔靓丽的色彩。在远程手术方面，康多机器人表现不凡。2019年该系统完成了多点协同的5G远程腔镜手术的动物验证实验，于2022年完成了跨运营商、跨网域的多点协同远程临床实时交互教学，为我国的手术机器人系统成功实施远程交互手术做了非常有意义的尝试。

新一代康多手术机器人配置了国内外主流三维高清内镜，能够让临床医生实时捕捉、获取手术局域的开放式高清影像，在复杂的手术环境中精准触及切除区域，并通过主从控制系统完整复现医生的操作意图。系统机械臂摆位灵活，具有高达11个自由度，两条器械臂可装配包括剪刀、电钩、持针器等15～20种末端手术器械，具有微创、精细、灵活、滤抖等显著优势，保证了临床医生在获得比自然动作更大的操作范围的同时，可以施展更灵活的手术动作。目前，康多手术机器人与图迈、妙手S等已成为我国国产腔镜手术机器人中三款最具代表性的产品。

5. 鲁班

鲁班手术机器人是北京天坛医院与北京理工大学联合研发的一款微创血管介入手术机器人。在临床介入手术中，即便是最有经验的主刀医生也不能完全保证血管微创手术的精准度，更何况对于手术机器人而言，分毫不差地为患者实施血管介入治疗更是一项具有挑战意义的事情。2019年在国家重点研发计划的支持下，该系统成功完成了国内首例全脑血管临床试验，临床医生操作导管、导丝成功对一名女性患者的颈动脉、锁骨下动脉和椎动脉进行了血管造影手术。

鲁班机器人系统可同时操作一对第三方造影导管和导丝，两者都是通过夹爪递送的方式，导丝操控的扭力提升了10倍以上，全新柔性材料设计有效防止了对导丝表面超滑涂层的磨损。同时，系统还对机器人本体的有菌部分进行了单孔密封设计，对与器械直接接触部分进行了模块化隔离与灭菌处理，确保了手术操作的无菌条件，防止了因微创介入手术可能带来的患者术后感染等风险。首例全脑血管临床试验的成功，有力验证了对同构式多器械协同管丝递送、无菌隔离非固联传动等多项微创介入手术机器人的关键技术，显示了鲁班系统极高的操作精准度、系统可靠性。下一代微创血管介入手术机器人有望通过造影导管的设置，在手术目标血管区域注射对比剂，实现血管高清成像与影像导航治疗，相信未来的鲁班手术机器人会加入治疗器械模块配置形成闭环，并将该系统拓展到冠状动脉等其他领域，为临床微创血管介入手术的智能化、自动化、远程化提供强大的手术机器人治疗方案。

除以上所述外，国产手术机器人的研制与应用在最近几年如雨后春笋般，呈现出多点创新、同步应用、广泛布局的态势[86,87]。例如，键嘉髋关节置换手术机器人的研制源自国家863计划，核心技术团队来自清华大学与骨科临床专家。键嘉髋关节置换手术机器人（ARTHROBOT）已完成临床入组及随访，成为首个进入国家药监局创新医疗器械特别审查程序的全髋关节置换手术机器人，有望成为我国首个获批的关节置换手术机器人。由北京航空航天大学和北京柏惠维康科技股份有限公司合作研制的睿米手术机器人（Remebot）应用于无框架立体定向手术，将手术规划平台、视觉跟踪平台、机器人操作平台合并为一体，极大地简化了手术操作步骤，提高了手术精确度，同时在定位过程中取消了传统立体定向框架，减轻了患者的痛苦。由中国人民解放军海军总医院与北京航空航天大学联合开发的CRAS手术机器人已成功用于脑立体定向手术与多学科联合会诊（multi-disciplinary treatment，MDT），通过MRI/CT双模态成像，在3D CRAS机器人手臂立体定向条件下，利用微电极迅速、精确地定位帕金森病患者脑内震颤和僵硬细胞的具体位置，通过监测细胞水平信号，用极细导丝精确地实施神经毁损或修复，误差低于100μm。同时，在机器人立体定位下输入神经细胞因子，以修复受损的多巴胺能神经元，实现恢复患者正常功能、达到生活自理的目的。该系统不开刀，创伤小，定位精准，并发症少，术后即可见效，康复期短，与传统外科手术相比凸显出手术机器人辅助治疗不可替代的优势与特色。

（三）手术机器人的临床应用与未来展望

由以上所述国内外手术机器人的起源和发展可以看出，当前手术机器人的临床应用主要集中在骨科手术、神经外科手术、腹腔镜手术及血管介入手术等几个领域[88,89]。此外，由于手术机器人能够克服传统内镜的技术限制，便于实现心脏部位的微创介入治疗，因此心脏外科将是未来手术机器人应用最广泛、最受重视的领域之一。如今，心脏的微创介入治疗已在美国、加拿大及欧洲的许多国家广泛开展，如二尖瓣置换手术、冠状动脉旁路移植术等。与此同时，中国人民解放军总医院已将心脏外科手术机器人应用于20余例临床心脏微创手术，累计病例已达到700多例。

1998年，机器人首次应用于妇科手术。Mettler等使用AESOP手术机器人进行了内镜微创手术，仅在70min内对15名患者完成了AESOP腹腔镜辅助下的全阴道子宫切除术。相比之下，没有机器人辅助的普通手术通常需要85min甚至更长的时间，这充分证明了机器人辅助手术远比人工操作效率更高。此外，美国的克利夫兰团队于1998年成功实现输卵管再通吻合术，验证了手术机器人在妇科微创手术领域的高精确度和临床可行性。

2003年，Monon等报道了机器人辅助下的腹腔镜前列腺癌根治术和肾盂成形术。目前，全世界约有数千台临床应用的手术机器人，其中相当大部分用于泌尿外科手术。随着技术的不断发展，机器人辅助下的膀胱癌根治术与前列腺癌切除术取得了飞速发展，Beecken等报道了一名58岁男性患者的机器人辅助根治性膀胱切除术和原位新膀胱术取得了圆满成功。

人们有理由相信手术机器人在现代医学的未来发展中将占据举足轻重的地位，深刻影响着现代医学技术的进步与诊疗策略的变革，特别是与新兴技术的深度融合及微创手术技术的不断进步。手术机器人的未来发展将集中体现在以下三个方面。

1. 智能手术空间计算和策略评估

由于患者个体解剖结构的复杂性，手术前需要对操作全过程、手术方案及患者健康情况进行整体评估，科学分析手术策略的可行性，精确预判手术可能出现的风险，从而提高手术成功率和患者治愈率。手术机器人操作端的工作空间决定了机械臂实际活动的区域范围，是衡量机器人运动能力与控制精准度的重要参数。手术机器人的未来发展应适应不同患者的实际病灶情况、周边组织状态及手术需要的操作部位，对机械臂活动的空间范围进行精确计算，权衡手术策略的规划与实时调整，才能为控制端的临床医生提供重要的操作参考，为手术的顺畅进行提供基本前提和重要保证[90,91]。

2. 虚拟现实/增强现实技术与手术机器人深度融合

近年来，虚拟仿真手术系统的研究与应用受到了普遍关注。基于信息革命而产生的虚拟现实与增强现实技术融合了数字图像处理、计算机图形学、智能传感器、多媒体、人工智能、物联网等多项新兴技术的最新成果，为未来手术机器人的多功能化与智慧医疗提供了新的元素与强有力支持。虚拟现实/增强现实技术与手术机器人的深度融合，将使临床医生对手术操作的可视化观察更细致、更精准、更生动，对手术病灶区域与患者体征等信息的实时监测更全面、更具体、更可控。特别是对于手术机器人控制的远程手术，虚拟现实/增强现实融合的手术机器人系统让临床医生对远程三维空间的辨识更真切、判断更准确，可以实现多方会诊和手术场景的实时共享，从而为远程手术的多方协同与交流协作提供技术支撑（图5.12）[92,93]。

3. 人机交互与多方协同手术系统

随着手术机器人技术的不断改进与系统升级，更为复杂、精细的手术操作对临床医生多方参与及协同手术提出了更高要求。进一步提升手术机器人与临床医生的人机交互性能，通过力反馈、触觉反馈、虚拟感知等为医生提供限域高清影像、逼真的临场感、流畅从容的操作体验，是未来手术机器人更好地适应临床手术条件、应对复杂手术操作、保证手术微创精准、提高成功率、促进患者术后康复的重要发展方向[94,95]。

人机交互作为实现手术智能化的重要一环，主要实现方式有主动式、被动式、遥控式与半自助式。而人机交互的控制模式主要包括阻抗控制、导纳控制两种途径。阻抗控制是输入位移、输出动力的控制方式，适合刚性环境下的动态交互，由于成本较低、易于设计，应用较为广泛。而导纳控制主要解决输入力与输出速度之间的关系问题，更适合柔性环境下的人机交互，能够提高操作者的沉浸感和真实体验。

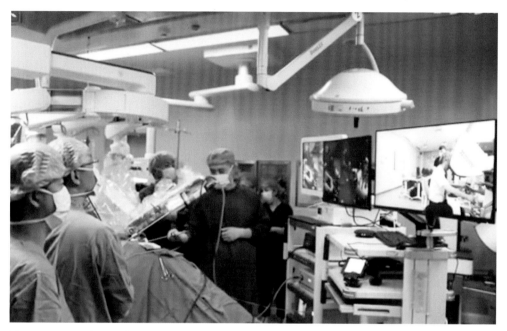

图 5.12　2019 年 1 月中国人民解放军总医院的医生通过远程操控国产康多手术机器人实施了世界上首例 5G 远程实验动物肝切除手术

三、纳米机器人

与宏观的手术机器人不同，微观的纳米机器人的广泛研究与迅速发展只是近十几年来的事。绝大部分生命过程中所涉及的物质交换、能量转化、信号转导大多发生在纳米尺度上。如果能够利用功能材料构建医用纳米机器人，在微观水平模拟或干预生物分子的相互作用或疾病发生与发展过程，就有可能达到疾病诊断与治疗的目的。医用材料科学家在这方面已经做了许多卓有成效的创新工作，他们受到微生物的启发，通过各种装配与制造工艺，构建出形状多样、性能各异的螺旋形、线形、管状、球形、胶囊状的纳米机器人，操控它们在人体内定向聚集、旋转、分散或做曲线运动，以实现对疾病过程的监测、治疗药物的载送与释放以及微手术治疗等，具有广泛的临床应用前景（图 5.13）[96,97]。

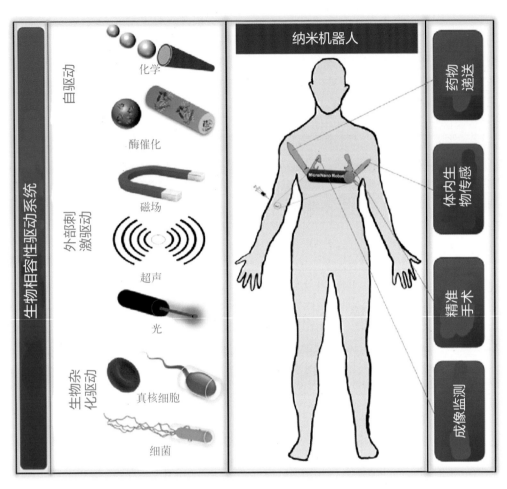

图 5.13　生物相容性驱动系统及自驱动纳米机器人在药物递送、成像监测、体内生物传感、精准手术中的医学应用[98]

　　在纳米机器人的功能设计与材料选择时，应优先考虑其构成部件的生物相容性和降解性。一般来说，生物降解材料在生物环境下容易降解为无细胞毒性的小分子，对人体产生的副作用与危害最小。不同的生物降解材料已被合成开发出来，例如镁、锌、碳酸钙等无机材料，以及聚多巴胺、多糖、脂质体、水凝胶等有机材料[99]。同时，纳米机器人的尺寸是决定其生物医学应用的关键指标，它影响着纳米机器人在体内的组织分布及最终命运。一些生物屏障（如血脑屏障、血管内皮屏障、肾小球滤过屏障等）能够有效地阻止纳米机器人通过[100]。对于尺寸足够小的纳米机器人，它们可通过肾脏代谢排出体外。对于尺寸较大的纳米机器人，它们可被血液循环系统中的免疫细胞（如单核细胞、白细胞、树突状细胞等）捕获，也可被特定组织或器官中的吞噬细胞（如肝脏 Kupffer 细胞、肺泡巨噬细胞、脾脏中的 B 细胞等）清除[101]。

　　纳米机器人最早起源于 1959 年美籍犹太裔物理学家理查德·费曼（Richard Phillips

Feynman）提出的利用小到分子或原子的微型机器人治疗人体疾病的概念[103]。随着微机械学的发展，荷兰格罗宁根大学教授伯纳德·费林加（Bernard Lucas Feringa）设计并制造了世界上第一个人工分子马达[104]。目前，纳米机器人可通过化学合成、卷积、自组装及3D打印等方式构建，在有限的人体空间（如胆管、脑血管）中通过能源自供给驱动控制实现微创治疗[105,106]。最近，研究人员报道了一种涂有镓-铟-锡合金的纳米机器人，可在 H_2O_2 中进行自电泳[107]。金属纳米马达能够沿着纳米线移动，积聚在接触结处变为流体，并在室温下与酸蒸汽反应实现微焊接。自驱动纳米机器人在人体内的能量来源主要依靠化学能（化学驱动）或生化能（酶驱动）转化为动能的高转换效率。此外，外部驱动方式还包括利用磁场、声波、光与电的能量转化，作为纳米机器人推进所需的动能。其中，磁场和声波诱导的驱动具有很好的组织穿透深度、较快的移动速度与较低的驱动成本。科研人员制备了光触发、磁驱动的纳米机器人，它们在复杂的生理环境中通过远程控制，呈现出更长的驱动持续时间和更好的靶向目标的能力[108]。

（一）靶向给药与精准治疗

基于纳米材料的药物载体已经被用于靶向药物递送[109]。然而，递送效率在很大程度上仍受限于体内血液循环，并且药物载体缺乏较强的组织穿透性与靶向能力，导致药物在病灶位置的累积浓度较低，造成治疗效果并不理想。因此，依靠纳米机器人的自驱动能力可以克服药物载体组织穿透力弱的不足，通过外部刺激驱动便于抵达病灶位置，为药物的高效率递送与疾病有效治疗提供了新的策略。国家纳米科学中心的研究人员制备合成了基于DNA折纸术的载药纳米机器人，表面修饰的核酸适配体特异性靶向肿瘤血管内皮细胞过表达的核仁蛋白质，因此能够将内含的凝血酶输送到肿瘤新生血管部位，导致原位血小板的凝集与血栓的形成，开发了用于肿瘤高效治疗的"饥饿疗法"[110]。体内动物实验证明，这种DNA折纸纳米机器人在乳腺癌、肺癌、卵巢癌异种移植的小鼠中注射48h后，引起了肿瘤血管内实体血栓的形成，明显抑制了肿瘤的生长。

柔性磁性纳米机器人通常具有节段拼接的连杆结构。柔性金-银-镍（Au-Ag-Ni）纳米线在外加磁场作用下，金-镍段以不同的振幅旋转，打破了系统的对称性，触发系统的运动[111]。Jiang 等制备了1,2,3-链磁性纳米泳体，研究了它们在外加磁场下的不同运动方式[112]。实验证明，1-链磁性纳米泳体在水溶液中做波动式运动，2-链磁性纳米泳体和3-链磁性纳米泳体呈现S形运动。他们还设计了一个包含头部与尾鳍两个金节段和两个镍节段的纳米机器人，成功模拟了自然界鱼在水中的运动。此外，Gao 等设计了用于输送载药颗粒的柔性纳米机器人，他们将聚乳酸-乙醇酸（PLGA）制备的载药微球连接到磁性镍-银（Ni-Ag）纳米机器人上，其具有强磁性的镍片段成功地在外加磁场诱导下将药物高效递送至HeLa细胞内[113]。

2020年初新型冠状病毒的全球大流行给人类健康带来了巨大的威胁，至今新冠病毒已导致数百万人死亡。因此，对新冠疫情的及时预测、有效保护、准确诊断与精准治疗显得尤为重要。值得一提的是，纳米机器人的应用在新冠疫情危机中做出了重要

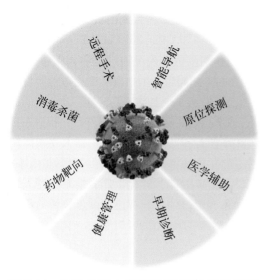

图 5.14　纳米机器人在抗新型冠状病毒感染
　　　　（COVID-19）中的应用

的贡献（图 5.14）[114]。Maaza 和他的团队制备了用于预防与治疗新冠病毒的羟基氯喹包覆的复合金 - 铂 - 银（Au-Pt-Ag）纳米粒子，利用分子动力学和量子力学模拟，验证了在药物高效负载与靶向新冠病毒的递送能力，显示出良好的抗新冠病毒活性[115]。Hossain 等报道了用于递送人参皂苷功能性药物的纳米机器人，通过特异性识别血管紧张素转换酶 2（ACE2）受体，成功靶向病灶位置，对病毒感染区域实施精准治疗[116]。此外，开发针对新冠病毒的纳米疫苗也是防止传染病传播的有效策略之一。研究人员通过研制主动递送抗原的红细胞膜含镁基仿生纳米机器人，高效激活了人体免疫系统，为病毒感染疾病防治建立起有效的纳米疫苗屏障[117]。

（二）微手术

　　传统手术必须在有限的局域空间内完成复杂的手术操作，特别对于中枢神经系统内微小病灶的手术切除显得极为困难。与宏观的手术机器人相比，微观的纳米机器人具有灵活可控的纳米尺度操作和体内自驱动等优势，能够在分子或原子水平上对体内病灶实施微手术，实现真正意义上的精准治疗[118]。对于手术中需要扭转微小血管的机械操作，纳米机器人可通过体外远程激活和精细操控来完成，避免了潜在的血管损伤及对脆弱组织的致命伤害。美国约翰霍普金斯大学的 Malachowski 小组发表了由生物相容性二氧化硅和一氧化硅组成的无线控制细胞夹持器[119]，这个细胞夹持器安装了热化学刺激响应铰链以驱动纳米机器人的灵活运动，整个操作过程无需电池或电线连接，为涉及难以触及的体内病变检查与目标组织捕获提供了捷径[120]。

　　磁性纳米机器人可用于眼科疾病的治疗。Nelson 等设计了一种侵入式、无线引导和自驱动的金 - 钴 - 镍（Au-Co-Ni）纳米机器人[121]，将含有纳米机器人的透明质酸溶液注射到眼部，通过 5 个自由度的外加磁场进行精确控制，可实现眼部微手术。Pane 及他的团队设计了一种电化学合成的可植入管状 Co-Ni@Al-Au 纳米机器人，利用外加磁场刺激响应驱动，可以有效穿透眼部角膜、晶状体、玻璃体等不同密度组织，抵达视网膜，用于眼部侵入性手术与眼底疾病的治疗，并能通过外加磁场控制进行眼部微创外科手术[122]。此外，Fischer 等开发了一种光滑的微螺旋桨形纳米机器人，依靠微螺旋桨特有的动力学特征可由磁驱动穿透玻璃体，在微螺旋桨表面涂有全氟碳涂层后可显著减少运动阻力，抵达视网膜后对眼底病变进行微创治疗[123]。

血栓是一种具有致命风险的疾病，对老年人来说血栓往往会因阻塞正常血液循环，进一步导致冠状动脉梗塞、动脉粥样硬化、缺血性脑卒中、肺栓塞等致死疾病的发生。临床常见的血栓切除术以导管机械去除血栓为主，但这一方法通常无法疏通微小血管部位的斑块。利用纳米机器人进行血栓消融是有效去除微血栓的崭新策略[124]。将机械血栓钻孔和化学溶栓等方法与纳米机器人结合，在影像导航下通过外部磁场驱动来控制螺旋纳米机器人，能够实现血管微环境中的精密微手术[125,126]。Zhao 等开发了活性镍纳米棒，可直接引导和增强组织凝血酶原激活剂介导的溶栓治疗[127]。研究表明，利用外加磁场产生的磁性纳米粒子旋转动力产生的对流，可提高纳米机器人的溶栓速度。Hester 等构建了红细胞膜覆盖的双亲聚合物纳米机器人，采用近红外激光辐照进行血栓消融[128]。此外，由于金在纳米机器人表面的非对称性分布，在近红外光照射下可产生局部的热梯度效应，通过对辐照源的控制可实现纳米机器人的"开/关"运动调节与模式切换。与传统静脉注射溶栓药物相比，纳米机器人介导的微手术避免了大剂量药物的使用，从而减小了治疗的副作用，使得整个过程更加温和可控、精准高效。

（三）纳米机器人的未来发展

纳米机器人具有在纳米尺度上进行成像、诊断与治疗的独特功能，是宏观手术机器人无法比拟的，在未来临床应用中具有广阔前景。同时，实现纳米机器人与手术机器人的分工与融合，两者取长补短、相互协同，有利于整体发挥宏观、微观手术的特色与优势，为创新疾病诊疗策略与现代医学的发展做出更大贡献。

由于纳米生物材料的特性，纳米机器人具有优异的灵活性与适应性，便于以集群方式协同作业。纳米机器人的驱动方法多种多样，以物理驱动（如声波、光、电场、热、磁场等）和压电驱动最为常见［图 5.15（a）］[129,130]。磁场驱动的组织穿透力强，易于实现远程操控，无损生物组织或器官，因此得到了广泛应用。光驱动的靶向性、定向性很高，声波驱动则具有较大的驱动力，因此有人提出了多种方式混合驱动的概念。另外，纳米机器人的制造与装配工艺赋予了机器人不同的形状和功能，螺旋桨式设计有助于穿过不同的材料和流体，而对纳米机器人的运动控制手段也是多元的，常见的运动控制方法包括磁控、声控和化学反应控制等。当然，纳米机器人的发展也面临着诸多挑战［图 5.15（b）］。首先，需要发展更多样化的生物医学材料，创新纳米机器人的类型和构建工艺；其次，纳米机器人的多功能化要求集感知、驱动、智能于一体；再次，需要发展无线集群的控制方法，使纳米机器人跨过基础研究、工程技术和临床应用的鸿沟，方能纳米机器人真正应用于临床，造福人类。

如今医用纳米机器人的研究方兴未艾，由最初的生物材料与机械系统的有机结合，到由原子或分子装配成特定功能的纳米装置，再到能够进行人机对话、人工智能的全能系统。纳米机器人这一新兴技术正在融合材料、生命、机械与信息多领域发展的最新成果，以全新面貌走入人们的生活，改变着人们对现代医学的认知，并最终服务于人类医学的微观智能化［图 5.15（c）］。

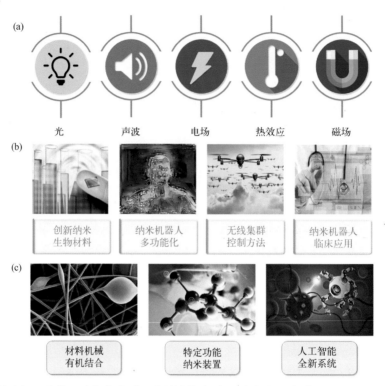

(a)

光　　　　声波　　　　电场　　　　热效应　　　　磁场

(b)

| 创新纳米生物材料 | 纳米机器人多功能化 | 无线集群控制方法 | 纳米机器人临床应用 |

(c)

| 材料机械有机结合 | 特定功能纳米装置 | 人工智能全新系统 |

图 5.15　纳米机器人的驱动方式（a）、当前挑战（b）及未来发展（c）

参考文献

[1] Zhang J, Jin M R, Zhao T X, et al. Clinical application of percutaneous transforaminal endoscope-assisted lumbar interbody fusion [J]. China Journal of Orthopaedics and Traumatology, 2019, 32(12): 1138-1143.

[2] Yang Y P, Chen H Y, Cui G Q, et al. Endoscopic surgery for delayed wound healing after achilles tendon suture repair: a report of three cases [J]. Orthopaedic Surgery, 2021, 13(3): 1126-1131.

[3] Zhong L, Zhong J, Tan Z, et al. An approach to accelerate healing and shorten the hospital stay of patients with anastomotic leakage after esophagectomy: an explorative study of systematic endoscopic intervention [J]. Frontiers in Oncology, 2021, 11: 657955.

[4] Haidegger T, Speidel S, Stoyanov D, et al. Robot-assisted minimally invasive surgery—Surgical robotics in the data age [J]. Proceedings of the IEEE, 2022, 110(7): 835-846.

[5] Ma X, Song C, Chiu P W, et al. Autonomous flexible endoscope for minimally invasive surgery with enhanced safety [J]. IEEE Robotics and Automation Letters, 2019, 4(3): 2607-2613.

[6] Sliker L J, Kern M D, Schoen J A, et al. Surgical evaluation of a novel tethered robotic capsule endoscope using micro-patterned treads [J]. Surgical Endoscopy, 2012, 26(10): 2862-2869.

[7] Saito Y, Yamada M, So E, et al. Colorectal endoscopic submucosal dissection: technical advantages compared to endoscopic mucosal resection and minimally invasive surgery [J]. Digestive Endoscopy, 2014, 26: 52-61.

[8]   Dai X, Yang H, Shan T, et al. Miniature endoscope for multimodal imaging [J]. ACS Photonics, 2017, 4(1): 174-180.

[9]   Kim Y, Choi W J, Oh J, et al. Compact smartphone-based laser speckle contrast imaging endoscope device for point-of-care blood flow monitoring [J]. Biosensors, 2022, 12(6): 398.

[10]   Bernhardt S, Nicolau S A, Agnus V, et al. Automatic localization of endoscope in intraoperative CT image: a simple approach to augmented reality guidance in laparoscopic surgery [J]. Medical Image Analysis, 2016, 30: 130-143.

[11]   Kim M, Lee K W, Kim K, et al. Intra-instrument channel workable, optical-resolution photoacoustic and ultrasonic mini-probe system for gastrointestinal endoscopy [J]. Photoacoustics, 2022, 26: 100346.

[12]   Mapara S S, Patravale V B. Medical capsule robots: a renaissance for diagnostics, drug delivery and surgical treatment [J]. Journal of Controlled Release, 2017, 261: 337-351.

[13]   Groen D，Piet C. History of the endoscope [scanning our past] [J]. Proceedings of the IEEE, 2017, 105(10): 1987-1995.

[14]   Ohtsuka K, Kashida H, Kodama K, et al. Diagnosis and treatment of small bowel diseases with a newly developed single balloon endoscope [J]. Digestive Endoscopy, 2008, 20(3): 134-137.

[15]   Xiang N, Hu W, Yuan J, et al. Diagnosis and therapy of lacrimal system diseases by micro lacrimal endoscope [J]. Frontiers of Medicine in China, 2009, 3(1): 113.

[16]   Huizinga E. On esophagoscopy and sword-swallowing [J]. Annals of Otology, Rhinology & Laryngology, 1995, 104(4): 259-266.

[17]   Boese A, Wex C, Croner R, et al. Endoscopic imaging technology today [J]. Diagnostics, 2022, 12(5): 1262.

[18]   Janssen D F. Who named and built the Désormeaux endoscope? The case of unacknowledged opticians Charles and Arthur Chevalier [J]. Journal of Medical Biography, 2021, 29(3): 176-179.

[19]   Shahsavari S, Walker D T, Patel C, et al. The use of video - laryngoscopy in head and neck surgery [J]. Clinical Otolaryngology, 2018, 44(3): 493-495.

[20]   Reuter M. Maximilian Nitze (1848—1906) [J]. Der Urologe, 2006, 45(9): 1076-1083.

[21]   Song C, Ma X, Xia X, et al. A robotic flexible endoscope with shared autonomy: a study of mockup cholecystectomy [J]. Surgical Endoscopy, 2020, 34(6): 2730-2741.

[22]   Epstein M. Endoscopy: developments in optical instrumentation [J]. Science, 1980, 210(4467): 280-285.

[23]   Masayuki A, Fujino A M, Tsutomu K, et al. Management of endoscopic images and advances in optical disk technology [J]. Gastrointestinal Endoscopy Clinics of North America, 1992, 2: 313-334.

[24]   Magrill A C L, Nakano N, Khanduja V. Historical review of arthroscopic surgery of the hip[J]. International Orthopaedics, 2017, 41(10): 1983-1994.

[25]   Kieser C W, Jackson R W. Eugen Bircher (1882–1956) the first knee surgeon to use diagnostic arthroscopy [J]. Arthroscopy: the Journal of Arthroscopic & Related Surgery, 2003, 19(7): 771-776.

[26]   Campbell I S, Howell J D, Evans H H. Visceral vistas: basil hirschowitz and the birth of fiberoptic endoscopy [J]. Annals of Internal Medicine, 2016, 165(3): 214.

[27]   Tsvirkun V, Sivankutty S, Baudelle K, et al. Flexible lensless endoscope with a conformationally invariant multi-core fiber [J]. Optica, 2019, 6(9): 1185-1189.

[28] Sun J, Wu J, Wu S, et al. Quantitative phase imaging through an ultra-thin lensless fiber endoscope [J]. Light: Science & Applications, 2022, 11(1): 204.

[29] Rudnitsky A, Shahmoon A, Douplik A, et al. Fiber endoscope with inflatable lens [J]. Optics Communications, 2014, 317: 53-56.

[30] Hou V, Levin D, Hagen C, et al. High-resolution angioscopy of proximal chronic total occlusion microchannels using the scanning fiber endoscope [J]. Journal of the American College of Cardiology, 2018, 71(11, supplement): A1051.

[31] Yoshida M, Furukawa T, Morikawa Y, et al. The developments and achievements of endoscopic surgery, robotic surgery and function-preserving surgery [J]. Japanese Journal of Clinical Oncology, 2010, 40(9): 863-869.

[32] Das A, Chak A. Endoscopic ultrasonography [J]. Endoscopy, 2004, 36(01): 17-22.

[33] Tontini G E, Manfredi G, Orlando S, et al. Endoscopic ultrasonography and small - bowel endoscopy: present and future [J]. Digestive Endoscopy, 2019, 31(6): 627-643.

[34] Li Y J, Lee G H, Yang M J, et al. Diagnostic yield of transabdominal ultrasonography for evaluation of pancreatic cystic lesions compared with endoscopic ultrasonography [J]. Journal of Clinical Medicine, 2021, 10(19): 4616.

[35] Sharma M, Somani P, Patil A, et al. Endoscopic ultrasonography of solitary rectal ulcer syndrome [J]. Endoscopy, 2016, 48(S 01): E76-E77.

[36] Demling L, Hagel H J. Video endoscopy [J]. Endoscopy, 1985, 17(05): 167-169.

[37] Fujishiro M, Matsumoto T. History of endoscopes: contribution of the Japan Gastroenterological Endoscopy Society [J]. Digestive Endoscopy, 2021, 34(S2): 13-14.

[38] Pérez-Martínez M M, Carrillo C, Rodeiro-Iglesias J, et al. Life cycle assessment of repurposed waste electric and electronic equipment in comparison with original equipment [J]. Sustainable Production and Consumption, 2021, 27: 1637-1649.

[39] Mannath J, Ragunath K. Role of endoscopy in early oesophageal cancer [J]. Nature Reviews Gastroenterology & Hepatology, 2016, 13(12): 720-730.

[40] Knyrim K, Seidlitz H, Vakil N, et al. Perspectives in "electronic endoscopy". Past, present and future of fibers and CCDs in medical endoscopes [J]. Endoscopy, 1990, 22(S 1): 2-8.

[41] Classen M, Knyrim K, Seidlitz H K, et al. Electronic endoscopy-the latest technology [J]. Endoscopy, 1987, 19(03): 118-123.

[42] Li L, Chen C, Li Y, et al. The role of capsule endoscopy in the diagnosis and treatment of obscure gastrointestinal bleeding in older individuals [J]. European Journal of Gastroenterology & Hepatology, 2016, 28(12):1452-1430.

[43] Leung S, Danik S. Prevention, diagnosis, and treatment of cardiac implantable electronic device infections [J]. Current Cardiology Reports, 2016, 18(6): 58.

[44] Yen C T, Lai Z W, Lin Y T, et al. Optical design with narrow-band imaging for a capsule endoscope [J]. Journal of Healthcare Engineering, 2018, 2018: 5830759.

[45] Lay H S, Cummins G, Cox B F, et al. *In-vivo* evaluation of microultrasound and thermometric capsule endoscopes [J]. IEEE Transactions on Biomedical Engineering, 2019, 66(3): 632-639.

[46] Dubner S, Dubner Y, Gallino S, et al. Electromagnetic interference with implantable cardiac pacemakers by video capsule [J]. Gastrointestinal Endoscopy, 2005, 61(2): 250-254.

[47] Uehara A, Hoshina K. Capsule endoscope NORIKA system [J]. Minimally Invasive Therapy & Allied Technologies, 2003, 12(5): 227-234.

[48] 张艳辉,黄战华.胶囊内窥镜技术的研究进展[J].现代仪器,2006(4):4-7.

[49] Blanco-Velasco G, Zamarripa-Mottú R A, Solórzano-Pineda O M, et al. Comparison in the diagnostic yield between "Pillcam SB3" capsule endoscopy and "OMOM Smart Capsule 2" in small bowel bleeding: a randomized head-to-head study [J]. Digestive Diseases, 2021, 39(3): 211-216.

[50] Tontini G E, Wiedbrauck F, Cavallaro F, et al. Small-bowel capsule endoscopy with panoramic view: results of the first multicenter, observational study (with videos) [J]. Gastrointestinal Endoscopy, 2017, 85(2): 401-408.

[51] Liu G, Yan G, Kuang S, et al. Detection of small bowel tumor based on multi-scale curvelet analysis and fractal technology in capsule endoscopy [J]. Computers in Biology and Medicine, 2016, 70: 131-138.

[52] Gao Y, Xiang H F, Wang X X, et al. A portable solution blow spinning device for minimally invasive surgery hemostasis [J]. Chemical Engineering Journal, 2020, 387: 124052.

[53] Hu M, Penney G, Figl M, et al. Reconstruction of a 3D surface from video that is robust to missing data and outliers: application to minimally invasive surgery using stereo and mono endoscopes [J]. Medical Image Analysis, 2012, 16(3): 597-611.

[54] Omidbakhsh N, Manohar S, Vu R, et al. Flexible gastrointestinal endoscope processing challenges, current issues and future perspectives [J]. Journal of Hospital Infection, 2021, 110: 133-138.

[55] Cohen J, Desilets D J, Hwang J H, et al. Gastrointestinal endoscopy editorial board top 10 topics: advances in GI endoscopy in 2018 [J]. Gastrointestinal Endoscopy, 2019, 90(1): 35-43.

[56] Kelley K A, Byrne R, Lu K C. Gastrointestinal stromal tumors of the distal gastrointestinal tract [J]. Clinics in Colon Rectal Surgery, 2018, 31(5): 295-300.

[57] Zei M, Meyers A B, Boyd K P, et al. Langerhans cell histiocytosis of the digestive tract identified on an upper gastrointestinal examination [J]. Pediatric Radiology, 2016, 46(9): 1341-1344.

[58] Rooney P S, Wherry D C, Morris D L, et al. Use of the ultrathin choledochoscope in cholecystectomy [J]. British Journal of Surgery, 2005, 78(7): 793-794.

[59] Xia H T, Liang B, Liu Y, et al. Ultrathin choledochoscope improves outcomes in the treatment of gallstones and suspected choledocholithiasis [J]. Expert Review of Gastroenterology & Hepatology, 2016, 10(12): 1409-1413.

[60] Cai M, Cheng J, Li W, et al. Combination of laparoscope and choledochoscope to treat biliary ascariasis: a CARE-compliant case report [J]. Medicine, 2017, 96(13):e6291.

[61] Xia H T, Liu Y, Jiang H, et al. A novel laparoscopic transcystic approach using an ultrathin choledochoscope and holmium laser lithotripsy in the management of cholecystocholedocholithiasis: an appraisal of their safety and efficacy [J]. The American Journal of Surgery, 2018, 215(4): 631-635.

[62] Do T N, Ho K Y, Phee S J. A magnetic soft endoscopic capsule-inflated intragastric balloon for weight management [J]. Scientific Reports, 2016, 6(1): 39486.

[63] Li Z, Ren B, Tan H, et al. Capsule design for blue light therapy against Helicobacter pylori [J]. PLoS One, 2016, 11(1): e0147531.

[64] Hindson J. Intelligent and autonomous magnetic endoscopy [J]. Nature Reviews Gastroenterology & Hepatology, 2020, 17(12): 714.

[65] Taylor R H, Simaan N, Menciassi A, et al. Surgical robotics and computer-integrated interventional medicine [scanning the issue] [J]. Proceedings of the IEEE, 2022, 110(7): 823-834.

[66] Dagnino G, Georgilas I, Köhler P, et al. Navigation system for robot-assisted intra-articular lower-limb fracture surgery [J]. International Journal of Computer Assisted Radiology and Surgery, 2016, 11(10): 1831-1843.

[67] Kinross J M, Mason S E, Mylonas G, et al. Next-generation robotics in gastrointestinal surgery [J]. Nature Reviews Gastroenterology & Hepatology, 2020, 17(7): 430-440.

[68] Byeon H K, Holsinger F C, Duvvuri U, et al. Recent progress of retroauricular robotic thyroidectomy with the new surgical robotic system [J]. The Laryngoscope, 2018, 128(7): 1730-1737.

[69] Gerber M J, Pettenkofer M, Hubschman J P. Advanced robotic surgical systems in ophthalmology [J]. Eye, 2020, 34(9): 1554-1562.

[70] Grimminger P P, der Horst S, Ruurda J P, et al. Surgical robotics for esophageal cancer [J]. Annals of the New York Academy of Sciences, 2018, 1434(1): 21-26.

[71] Huang Y J, Huang Y M, Wang W L, et al. Surgical outcomes of robotic transanal minimally invasive surgery for selected rectal neoplasms: a single-hospital experience [J]. Asian Journal of Surgery, 2020, 43(1): 290-296.

[72] Mirkin K A, Kulaylat A S, Hollenbeak C S, et al. Robotic versus laparoscopic colectomy for stage I–III colon cancer: oncologic and long-term survival outcomes [J]. Surgical Endoscopy, 2018, 32(6): 2894-2901.

[73] McDonnell J M, Ahern D P, Ó Doinn T, et al. Surgeon proficiency in robot-assisted spine surgery: a narrative review [J]. The Bone & Joint Journal, 2020, 102(5): 568-572.

[74] Wright J D. Robotic-assisted surgery: balancing evidence and implementation [J]. Jama, 2017, 318(16): 1545-1547.

[75] Schulz A P, Seide K, Queitsch C, et al. Results of total hip replacement using the Robodoc surgical assistant system: clinical outcome and evaluation of complications for 97 procedures [J]. The International Journal of Medical Robotics and Computer Assisted Surgery, 2007, 3(4): 301-306.

[76] Hoenig D M, Shalhav A L, Arcangeli C G, et al. Under-table mounting for AESOP robot for laparoscopic flank surgery [J]. Minimally Invasive Therapy & Allied Technologies, 2009, 6(5-6): 460-462.

[77] Pugin F, Bucher P, Morel P. History of robotic surgery : from AESOP® and ZEUS® to da Vinci® [J]. Journal of Visceral Surgery, 2011, 148(5, Supplement): e3-e8.

[78] Bernard A C, Rabadan C, Simon M A. L'Opération Lindbergh [J]. Annales Des Télécommunications, 2003, 58(5): 698-718.

[79] Sheth K R, Koh C J. The future of robotic surgery in pediatric urology: upcoming technology and evolution within the field [J]. Frontiers in Pediatrics, 2019, 7:259.

[80] Mohareri O, Ramezani M, Adebar T K, et al. Automatic localization of the da vinci surgical instrument tips in 3-d transrectal ultrasound [J]. IEEE Transactions on Biomedical Engineering, 2013, 60(9): 2663-2672.

[81] Lee I A, Kim J K, Kim K, et al. Robotic adrenalectomy using the da Vinci SP robotic system: technical feasibility comparison with single-port access using the da Vinci multi-arm robotic system [J]. Annals of Surgical Oncology, 2022, 29(5): 3085-3092.

[82] Qi F, Xiang M, Deng Y, et al. Application of Da Vinci robot and thoracoscopy in radical lung cancer surgery [J]. Journal of Healthcare Engineering, 2022,2022: 2011062.

[83] Tian W, Zhang Q, Han X G, et al. Robot-assisted direct repair of spondylolysis: a case report [J]. Medicine, 2020, 99(4):e18944.

[84] Luengo-Matos S, Sánchez-Gómez L M, Hijas-Gómez A I, et al. Efficacy and safety of robotic spine surgery: systematic review and meta-analysis [J]. Journal of Orthopaedics and Traumatology, 2022, 23(1): 1-12.

[85] Yi B, Wang G, Li J, et al. The first clinical use of domestically produced Chinese minimally invasive surgical robot system "Micro Hand S" [J]. Surgical Endoscopy, 2016, 30(6): 2649-2655.

[86] 佚名.国产手术机器人发展年表[J].科技与金融,2022(9):11-12.

[87] 周会霞,吴政希.国产手术机器人[J].科技与金融,2022(9):1-5.

[88] Khanna O, Beasley R, Franco D, et al. The path to surgical robotics in neurosurgery [J]. Operative Neurosurgery, 2021, 20(6): 514-520.

[89] Yang C, Guo S, Bao X, et al. A vascular interventional surgical robot based on surgeon′s operating skills [J]. Medical & Biological Engineering & Computing, 2019, 57(9): 1999-2010.

[90] Schleer P, Drobinsky S, de la Fuente M, et al. Toward versatile cooperative surgical robotics: a review and future challenges [J]. International Journal of Computer Assisted Radiology and Surgery, 2019, 14(10): 1673-1686.

[91] 戚仕涛, 刘铁兵. 外科手术机器人系统及其临床应用[J]. 中国医疗设备, 2011, 26(6): 56-59.

[92] Li F, Hu R. Intelligent robotic virtual reality [J]. Matter, 2022, 5(6): 1642-1644.

[93] Schleer P, Drobinsky S, de la Fuente M, et al. Toward versatile cooperative surgical robotics: a review and future challenges [J]. International Journal of Computer Assisted Radiology and Surgery, 2019, 14(10): 1673-1686.

[94] Du Z, Liang Y, Yan Z, et al. Human-robot interaction control of a haptic master manipulator used in laparoscopic minimally invasive surgical robot system [J]. Mechanism and Machine Theory, 2021, 156: 104132.

[95] Calinon S，Bruno D, Malekzadeh M S, et al. Human robot skills transfer interfaces for a flexible surgical robot[J]. Computer Methods and Programs in Biomedicine，2014，116（2）：81-96.

[96] Hayakawa T, Fukada S, Arai F. Fabrication of an on-chip nanorobot integrating functional nanomaterials for single-cell punctures[J]. IEEE Transactions on Robotics, 2013, 30(1): 59-67.

[97] Li J, de Ávila B E F, Gao W, et al. Micro/nanorobots for biomedicine: delivery, surgery, sensing, and detoxification[J]. Science Robotics, 2017，2(4)：eaam6431.

[98] Halder A, Sun Y. Biocompatible propulsion for biomedical micro/nano robotics [J]. Biosensors and Bioelectronics, 2019, 139: 111334.

[99] Wang X, Qin X H, Hu C, et al. 3D printed enzymatically biodegradable soft helical microswimmers [J]. Advanced Functional Materials, 2018, 28(45): 1804107.

[100] Yang R, Wei T, Goldberg H, et al. Getting drugs across biological barriers [J]. Advanced Materials, 2017, 29(37): 1606596.

[101] Hu J, Huang S, Zhu L, et al. Tissue plasminogen activator-porous magnetic microrods for targeted thrombolytic therapy after ischemic stroke [J]. ACS Applied Materials & Interfaces, 2018, 10(39): 32988-32997.

[102] Wang B, Kostarelos K, Nelson B J, et al. Trends in micro - /nanorobotics: materials development, actuation, localization, and system integration for biomedical applications [J]. Advanced Materials, 2020, 33(4): e2002047.

[103] Yasa I C, Ceylan H, Bozuyuk U, et al. Elucidating the interaction dynamics between microswimmer body and immune system for medical microrobots [J]. Science Robotics, 2020, 5(43): eaaz3867.

[104] Agrahari V, Agrahari V, Chou M L, et al. Intelligent micro-/nanorobots as drug and cell carrier devices for biomedical therapeutic advancement: promising development opportunities and translational challenges [J]. Biomaterials, 2020, 260: 120163.

[105] Go G, Jeong S G, Yoo A, et al. Human adipose-derived mesenchymal stem cell-based medical microrobot system for knee cartilage regeneration in vivo[J]. Science Robotics, 2020, 5(38): eaay6626.

[106] Requicha A A G. Nanorobots, NEMS, and nanoassembly[J]. Proceedings of the IEEE, 2003, 91(11): 1922-1933.

[107] Wang Y, Duan W, Zhou C, et al. Phoretic liquid metal micro/nanomotors as intelligent filler for targeted microwelding [J]. Advanced Materials, 2019, 31(51): 1905067.

[108] Xing J, Yin T, Li S, et al. Sequential magneto - actuated and optics-triggered biomicrorobots for targeted cancer therapy[J]. Advanced Functional Materials, 2021, 31(11): 2008262.

[109] Chen Y, Chen D, Liang S, et al. Recent advances in field - controlled micro–nano manipulations and micro–nano robots[J]. Advanced Intelligent Systems, 2022, 4(3): 2100116.

[110] Li S, Jiang Q, Liu S, et al. A DNA nanorobot functions as a cancer therapeutic in response to a molecular trigger in vivo[J]. Nature Biotechnology, 2018, 36(3): 258-264.

[111] Gao W, Sattayasamitsathit S, Manesh K M, et al. Magnetically powered flexible metal nanowire motors[J]. Journal of the American Chemical Society, 2010, 132(41): 14403-14405.

[112] Jang B, Gutman E, Stucki N, et al. Undulatory locomotion of magnetic multilink nanoswimmers[J]. Nano Letters, 2015, 15(7): 4829-4833.

[113] Gao W, Kagan D, Pak O S, et al. Cargo-towing fuel-free magnetic nanoswimmers for targeted drug delivery[J]. Small, 2012, 8(3): 460-467.

[114] Khamis A, Meng J, Wang J, et al. Robotics and intelligent systems against a pandemic[J]. Acta Polytechnica Hungarica, 2021, 18(5): 13-35.

[115] Morad R, Akbari M, Rezaee P, et al. First principle simulation of coated hydroxychloroquine on Ag, Au and Pt nanoparticles[J]. Scientific Reports, 2021, 11(1): 2131.

[116] Hossain M A, Kim J H. Possibility as role of ginseng and ginsenosides on inhibiting the heart disease of COVID-19: a systematic review[J]. Journal of Ginseng Research, 2022,46(3):321-330.

[117] Wei X, Beltrán-Gastélum M, Karshalev E, et al. Biomimetic micromotor enables active delivery of antigens for oral vaccination[J]. Nano Letters, 2019, 19(3): 1914-1921.

[118] Pokki J, Ergeneman O, Chatzipirpiridis G, et al. Protective coatings for intraocular wirelessly controlled microrobots for implantation: corrosion, cell culture, and in vivo animal tests [J]. Journal of Biomedical Materials Research Part B: Applied Biomaterials, 2017, 105(4): 836-845.

[119] Malachowski K, Jamal M, Jin Q, et al. Self-folding single cell grippers[J]. Nano Letters, 2014, 14(7): 4164-4170.

[120] Leong T G, Randall C L, Benson B R, et al. Tetherless thermobiochemically actuated microgrippers [J]. Proceedings of the National Academy of Sciences, 2009, 106(3): 703-708.

[121] Kummer M P, Abbott J J, Kratochvil B E, et al. OctoMag: an electromagnetic system for 5-DOF wireless micromanipulation [J]. IEEE Transactions on Robotics, 2010, 26(6): 1006-1017.

[122] Chatzipirpiridis G, Ergeneman O, Pokki J, et al. Electroforming of implantable tubular magnetic microrobots for wireless ophthalmologic applications [J]. Advanced Healthcare Materials, 2015, 4(2): 209-214.

[123] Wu Z, Troll J, Jeong H H, et al. A swarm of slippery micropropellers penetrates the vitreous body

of the eye [J]. Science Advances, 2018, 4(11): eaat4388.

[124] Wang B, Zhang Y, Zhang L. Recent progress on micro-and nano-robots: towards in vivo tracking and localization[J]. Quantitative Imaging in medicine and surgery, 2018, 8(5): 461.

[125] Soto F, Wang J, Ahmed R, et al. Medical micro/nanorobots in precision medicine [J]. Advanced Science, 2020, 7(21): 2002203.

[126] Wang Q, Du X, Jin D, et al. Real-time ultrasound doppler tracking and autonomous navigation of a miniature helical robot for accelerating thrombolysis in dynamic blood flow[J]. ACS Nano, 2022, 16(1): 604-616.

[127] Cheng R, Huang W, Huang L, et al. Acceleration of tissue plasminogen activator-mediated thrombolysis by magnetically powered nanomotors[J]. ACS Nano, 2014, 8(8): 7746-7754.

[128] Shao J, Abdelghani M, Shen G, et al. Erythrocyte membrane modified janus polymeric motors for thrombus therapy[J]. ACS Nano, 2018, 12(5): 4877-4885.

[129] Li J, Mayorga-Martinez C C, Ohl C D, et al. Ultrasonically propelled micro - and nanorobots[J]. Advanced Functional Materials, 2022, 32(5): 2102265.

[130] Gao Y, Xiong Z, Wang J, et al. Light hybrid micro/nano-robots: from propulsion to functional signals[J]. Nano Research, 2022,15(6): 5355-5375.

本章由同一编者英文著作翻译：
Visualized Medicine
by Zhe Liu

【"可视"书角】

荧光影像导航手术

影像导航手术在手术过程中通过实时三维影像或视频的方法，呈现手术目标区域的空间解剖结构以及与周边组织或器官的位置关系，进而引导临床医生校正手术操作的立体定位，为医生实施高效、精准的手术切除等治疗提供重要的影像学参考，并有利于在手术中对手术切除效果或在手术后对原病灶区域的恢复情况等进行直观、可视化的科学评估。荧光影像导航手术利用高清荧光成像代替了医生的双眼，通过亮场与荧光的实时切换，有助于医生观察到病变区域与手术位置的细微结构、边界与微小的变化，从而为手术的精确性、安全性提供重要保证。

目前荧光影像术中导航在肿瘤外科手术中应用最为广泛。根治性手术切除是临床上实体瘤治疗的主要方法，但在过去的几十年中，手术技术与模式并未发生根本性改变。传统的肿瘤外科手术主要依靠医生对组织结构、颜色及触感等的主观感觉来区分肿瘤病变组织与周围正常组织的边界，难免在手术过程中存在肿瘤切除不彻底而残留复发或对健康组织过度切除而损伤患者正常功能的可能。特别是在中枢神经系统疾病的手术中，对病灶周边组织切除过多常会导致患者术后意识模糊、丧失记忆或正常运动和生活能力，而切除过少则容易导致病灶短期内复发，为患者带来无尽的痛苦。利用荧光影像术中导航，临床医生可以借助实时影像检测到毫米级以下的微小肿瘤病灶，只需要通过白光亮场与荧光条件的切换，便能够快速、清晰地识别肿瘤的边界，对病变区域进行精准手术切除，因此对提高手术的成功率和患者生存率具有重要的意义。

荧光分子探针的构建与应用在荧光影像导航手术中起着至关重要的作用。临床上常用的荧光分子探针有荧光素钠、吲哚菁绿等，这些荧光染料物质具有良好的生物相容性，无细胞毒性，不会对人体产生伤害或副作用。将其静脉注射后进入血液循环，正常组织内血流通畅，因此能够在荧光条件下显色，而存在栓塞或梗死的组织由于血液循环系统通畅性受阻而在荧光条件下呈现暗色，由此手术医生能够便捷、精准地识别病变组织边界，切除坏死组织。在肿瘤切除手术中，医生将偶联了靶向配体的荧光分子探针注入体内，待一段时间后，由于靶向配体与肿瘤受体的特异性识别，肿瘤病灶内累积了相当浓度的分子探针，以近红外光照射手术区域，肿瘤组织区域的高浓度分子探针受激发而呈现明显荧光，荧光导航设备将白光亮场与近红外光两种条件下的影像叠加融合，经处理后输出为肿瘤的实时影像，从而帮助医生实时分辨出肿瘤组织与正常组织的边界，精确定位肿瘤病灶位置，为后续的手术切除提供了可视化导航与手术方案参考。荧光影像导航手术目前已广泛应用于临床，具有操作简单、直观可见、实时高效等特点，特别是与手术机器人及人工智能等技术相融合，在人类重大疾病的临床诊疗与精准医学等领域具有广阔的发展前景。

荧光影像导航
手术【视频】

可吞服胶囊内镜

结直肠癌属消化道常见恶性肿瘤，我国以41～65岁年龄段发病率最高，且城市居民发病率呈逐年上升态势。据国家癌症中心发布的《2022年全国癌症报告》统计数据显示，在临床常见各类恶性肿瘤中，结直肠癌的总体发病率居第二位（40.8%），总体死亡率居第四位（19.6%）。结直肠癌早期症状并不明显，大部分患者初诊时即为中晚期，治疗与干预的效果较差，因此早筛查、早诊断、早治疗对于降低发病率与死亡率至关重要。内镜检测是目前临床诊断结直肠癌较为有效的方法。内镜是一种临床常用的诊疗器械，世界上第一个内镜于1853年由法国外科医生安东尼·迪索美奥斯研制。然而内镜检测常会引起患者疼痛、恶心、憋胀等不适感，在检查前常需要服用泻药做清肠等预处理，在操作过程中可能会损伤局部空腔脏器及黏膜组织，如食管、胃、支气管、肠道等，严重时还可能导致空腔脏器的局部水肿、破溃或出血等。

为了提升结直肠癌筛查与诊断的操作便利性及患者的临床体验，以色列一家公司应用超低剂量X射线开发了全球第一款无需肠道提前准备、可吞服摄入的胶囊内镜，用于检测早期癌前息肉以达到预防结直肠癌的目的。临床使用时，患者需将胶囊组件C-Scan Cap和一汤匙对比剂一起服下，当胶囊途经胃进入结肠后，会自动启动并将结肠内的表面形貌与组织解剖学结构信息以X射线影像的方式拍摄下来，并由无线射频通信装置发送至贴于患者背部的三个贴片组件C-Scan Track。胶囊在随结肠的蠕动而移动时，能够调整角度并实时拍摄影像，储存定位数据。而当胶囊完成检查任务排出体外时，患者会收到信息提醒，之后可将C-Scan Track组件取下，将全部数据导入终端的数据分析组件C-Scan View，以便由临床医生重构结直肠的二维、三维影像，详细分析患者结直肠部位的可疑发病位点，从而确认病灶位置，为后续治疗提供直观、可视化的检查数据。由此可见，可吞服胶囊内镜不仅克服了临床上患者在结肠检查时难以接受的清肠、镇静等手段，极大地改善了患者的就诊体验，而且有助于让更广泛的人群认同结直肠癌早期筛查的必要性、重要性，让人们更愿意接受结直肠癌的早期筛查与治疗，为消化道肿瘤等疾病的早筛查、早诊断、早治疗的就医理念与诊疗方案带来了根本性改变。

在我国，可吞服胶囊内镜的临床应用也有了新的进展。重庆金山科技有限公司开发了一款广角胶囊内镜系统——OMOM智能胶囊，它是一种新型的无创、无痛消化道疾病智能诊断设备，也是首个能实现双向通信（即在胶囊运行中可进行照明调整）的产品，目前已获得欧盟认证上市，以近距、宽视、广角、全面智能化等特点应用于消化道出血、息肉病综合征、肿瘤、乳糜泻等疾病的早期筛查、诊断与临床评价。同时，他们还研发了磁控智能胶囊内镜系统，采用人机工程磁控方法，使操作更加轻巧便捷，结合近距离宽景成像和影像增强技术，使胃黏膜表面细节图像更加清晰。此款智能胶囊内镜已应用于胃部肿瘤的早期筛查、药物性损伤检测、复查与随访等，对我国胃部疾病的早诊断、早治疗、早预防发挥着越来越重要的作用。

可吞服胶囊内窥
镜【视频】

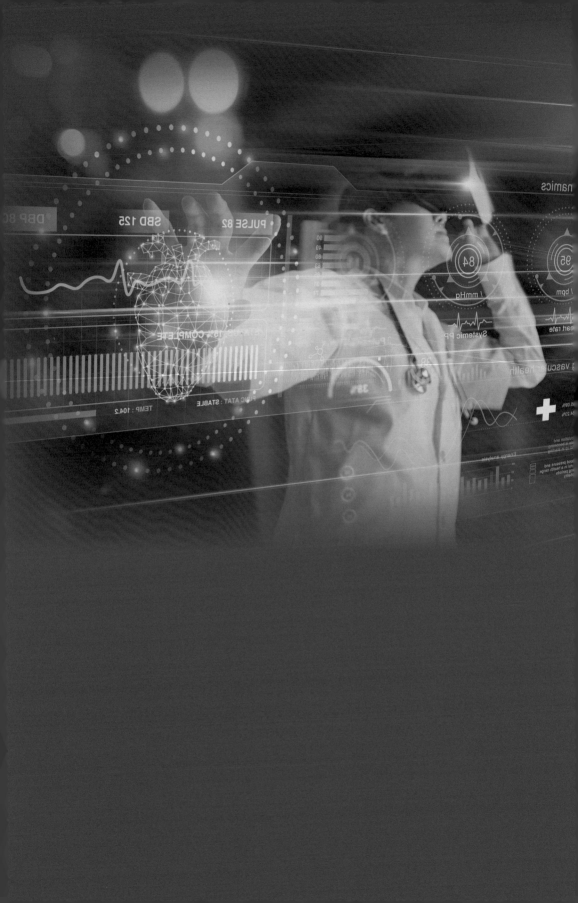

第六章

人工智能影像诊断
与疾病预测

【本章概要】

　　人工智能在推动未来技术革命中发挥着至关重要的作用。医疗卫生是人工智能中最有前景的应用场景之一，涵盖医学影像、诊断、手术机器人、疾病预测、药学、健康管理和医院管理。其中，人工智能算法，尤其是深度学习在图像识别任务中取得了显著进展。训练有素的医生对医学图像进行视觉评估并报告发现，以检测、表征和监测疾病。这种评估通常基于教育和经验，有时可能是主观的。与这种定性推理相比，人工智能擅长识别影像数据中的复杂模式，可以自动提供定量评估。当人工智能作为辅助医生的工具集成到临床工作流程中时，可以进行更准确和可重复的放射学评估。基于此，人工智能极大地帮助了医生进行疾病诊断与预测，提高了效率与准确性。此外，人工智能在其他领域取得的多项成就颠覆了传统医疗体系的方方面面。因此，为了解人工智能在医疗卫生领域的发展现状，及其发展的机遇和挑战，本章讨论了人工智能在疾病检测中的应用以及对人工智能辅助疾病预测未来趋势的展望。

【编者介绍】

杜 娟

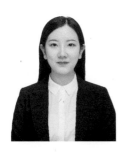

天津大学医学部医学工程与转化医学研究院讲师，中国博士后国际交流引进人才，天津市"2020年度未来女科学家"，天津市第十六届青年教师教学竞赛一等奖，"智能体育协同创新中心"理事会成员，2017年获中英教育基金"中国学生奖"，Medical & Biological Eng & Computing（MBEC）审稿专家。长期从事生物力学相关的模拟与实验、基于医学影像的三维模型构建与有限元分析、图像处理与深度学习方向等方面的研究。

本章编者：杜娟（天津大学医学部），黄蒙恩（天津大学医学部），刘琳（天津医科大学眼科医院）。

说明：本章得到了国家科技部重点研发专项（2022YFF1202500, 2022YFF1202501）、中国博士后科学基金（2022M712363）的大力资助，在此致以诚挚感谢。

一、人工智能的定义和发展历程

（一）人工智能的定义

人工智能（artificial intelligence，AI）是一门快速发展的技术科学，通常被定义为"一个能够正确解释外部数据，并能从这些数据中学习的系统，而且可以通过灵活适应来完成特定目标和任务"[1]。

"人工智能"这个词是由约翰·麦卡锡于 1956 年组织的研讨会上首次提出的，其目标是"实现能够像人类一样利用知识去解决问题的机器，希望机器像人类一样，代替人类完成一些任务[2]"。这个所谓的达特茅斯工作室现在被认为是人工智能的发源地[3]。

近几十年来，研究人员提出"智能"是指人的智能，是指人类不同于动物的能力，包括认知、记忆、决策、思维和想象力。"人工"是指人类研究和开发的主动行动。因此，人工智能被重新定义为人类开发的新技术，旨在模仿、延伸和发展人类智能[4]。这个不断发展的领域涵盖广泛的主题，包括多学科，如计算机科学、控制论、信息科学、神经心理学、哲学、语言学等。人工智能的目标是让机器的行为看起来像人类的智能行为，它也被普遍认为是二十世纪和二十一世纪的三大尖端技术之一[5]。

（二）人工智能的发展历程

自 1956 年达特茅斯研讨会首次提出这一概念以来，人工智能已经发展了六十多年。从计算智能到感知智能，再到认知智能，先后经历了三个主要发展阶段，现在正处于认知智能阶段。图 6.1 总结了人工智能与各自产品的发展时间线，即"三次繁荣、两个冬天"。

第一次繁荣（1956—1976）是探索时期，许多重要的发现和发明在此时期出现，如美国创建高级研究计划署（ARPA）、亚瑟·塞缪尔开创了机器学习、自然语言处理（NLP）、Unimate 机器人和 WABOT-1。在第一个"冬天"（1976—1982）之中，1980年莫拉维克悖论被提出。第二次繁荣（1982—1987）是知识时期，"专家系统"被广泛采用，并行分布式处理被发表，反向传播（BP）神经网络被广泛使用。在第二个冬天（1987—1993）中，1987 年 Lisp 机器市场崩盘。第三次繁荣（自 1993 年以来）是学习期，Corinna Cortes 和 Vapnik 在 1995 年发表了支持向量机（SVM）的相关研究，Deep Blue（计算机国际象棋系统，IBM）在 1997 年击败了 Garry Kasoarov，Hinton 和 Salakhutdinov 提出了深度学习梯度的消失解决方案为后续 AlphaGo 的开发奠定了理论基础[6-18]。

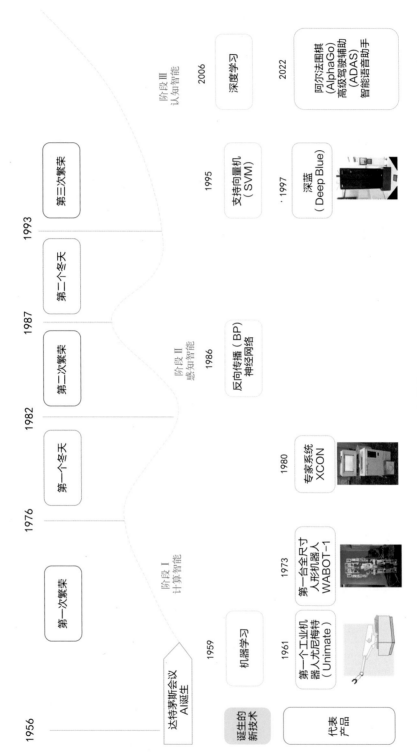

图 6.1　人工智能发展历程

1950 年，艾伦·图灵首先提出了一个实验来确定机器是否可以思考，它被用来测试机器是否可以表现出与人类相同或无法区分的智能 [6]，因而被其他研究人员命名为"图灵测试"。一年后的 1951 年，Marvin Minsky 和 Seymour Papert 率先设计了第一个自训练算法，两人同时被誉为"人工智能之父" [7]。1956 年，达特茅斯研讨会的成功举办被认为是"人工智能的诞生"。第二年，Frank Rosenblatt 又取得了关键突破，他设计了一个名为"感知机"的神经网络模型，能够完成一些简单的视觉处理任务 [8]。这个由 Minsky 和 Rosenblatt 设计的人工神经网络，以及后来人工智能专家开发的复杂得多的多级神经网络，都是通过模仿人脑神经细胞的记忆结构来实现的 [9]。

然而，自上述突破以来，一个障碍阻止了人工智能的快速发展。造成障碍的主要原因是计算机内存和计算速度的限制。正式来说，在 1966 年美国自动语言处理咨询委员会（ALPAC）报告之后，人工智能开始变冷 [10]。

二十世纪八十年代，摩尔定律带来了内存容量和中央处理器（CPU）速度的指数级增长、关系数据库技术的成熟、个人电脑和局域网技术的普及 [11]，这使得人工智能通过专家系统进入第二个快速发展阶段 [12]。同时，计算速度的提高使多层神经网络成为可能。1986 年，David Rumelhart 和 McClelland 等几位学者提出了反向传播神经网络（BPNN）[13]，这是神经网络发展史上的一个里程碑。LeCun、Bengio 和 Hinton 在深度学习中的地位众所周知，被誉为"神经网络之父"。LeCun 推广和开发了目前最有用的神经网络模型——卷积神经网络（CNN）[14]。

二、医疗人工智能产业体系

（一）可视化医学人工智能技术体系

医疗健康领域的人工智能技术可分为基础层和关键技术层（图 6.2）。计算能力、数据资源和算法模型是基础层的主要组成部分，支撑着人工智能辅助医疗健康的深度发展。计算能力包括云计算和人工智能芯片，例如图形处理器（GPU）、现场可编程门阵列（FPGA）、专用集成电路（ASIC）和类脑芯片等，主要负责计算。数据资源包括用于人工智能训练和学习的各种来源的医疗保健数据。算法模型主要包括深度学习算法，用于支持医疗保健应用中的多种人工智能。

关键技术层可分为感知、思考和行动。感知部分包括计算机视觉、自然语言处理、生物特征感知等关键技术。计算机视觉是利用计算机模仿人类视觉系统的科学，它使计算机具有与人类相似的提取、处理、理解和分析图像和图像序列的能力，已广泛应用于医学图像识别、病理辅助诊断、心电图（ECG）辅助诊断等 [15, 16]。自然语言处理是计算机科学和人工智能领域的一个重要方向，主要研究利用自然语言实现人机有效交流的各种理论和方法，其中涉及领域众多，主要包括机器翻译、机器阅读理解和问答系统等，在医学领域主要体现在智能分诊、智能导诊、智能诊断等虚拟助手领域的患者信息采集和分析。生物特征感知技术是指基于个体生理或行为特征的识别和认证技术[16]。生物识别感知技术涉及的内容广泛，主要应用于医疗保健可穿戴设备、慢病管理、疾病预测等领域[17]。

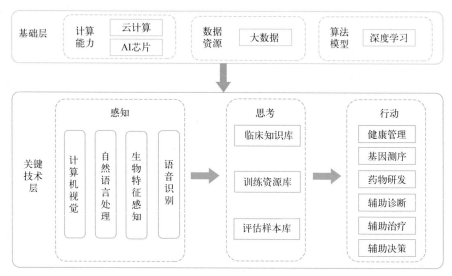

图 6.2　可视化医学中的"人工智能 +"（AI+）技术体系

思考环节是让计算机具备足够的计算能力，模拟人类的一些思考过程和行为，对收集到的数据和信息进行判断，即进行自我学习、信息检索、逻辑判断和决策——对感知到的信息进行处理。临床知识库和培训资源库是思维的核心[18]。通过引导医疗机构合理开放行业数据，整合医学文献、医学影像、数字病理等，构建医学人工智能训练资源库和标准测试数据集，为医疗机构提供算法训练、产品优化、标准验证等服务。"人工智能 +"已获得医疗保健品检测认证支持。

行动环节是将预处理和判断的结果转化为身体运动和媒体信息，并传送到人机交互界面或外部设备，从而实现人机与物体之间的信息交换和物理交互。行动环节是人工智能最直观的表现形式，其表达能力体现了系统的整体智能水平，体现在医疗健康领域的健康管理、辅助诊断、辅助手术、辅助康复等方面。行动板块与机械技术、控制技术和感知技术密切相关。

（二）医疗健康产业生态中的人工智能

"人工智能 +"医疗健康产业生态可分为传统医疗健康产业生态、"人工智能 +"医疗健康服务生态、"人工智能 +"医疗健康科技产品生态三个部分（图 6.3）[19]。

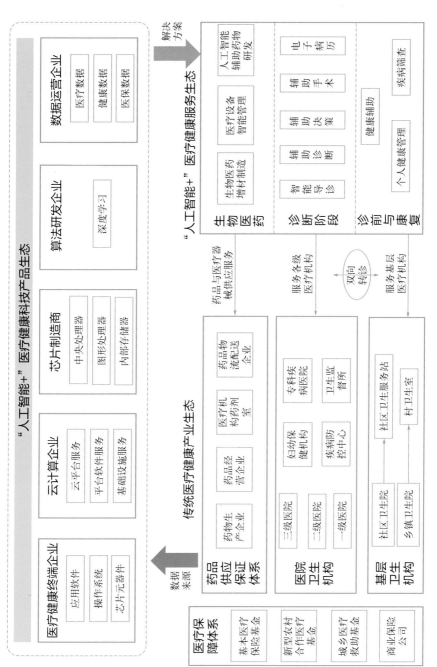

图6.3 "人工智能＋"医疗健康产业生态[19]

传统医疗健康产业是"人工智能+"医疗健康的需求者和使用者，也是医疗健康数据的主要提供者，主要包括医疗机构、基层医疗服务机构、医疗健康保险机构、生物医药企业等相关主体。一方面，医疗健康产业的需求和痛点引领"人工智能+"医疗健康的服务发展和技术产品创新；另一方面，医疗健康产业数据也是"人工智能+"医疗健康企业技术产品创新的基础。

"人工智能+"医疗健康服务生态系统主要包括各类人工智能服务商，如医学影像辅助诊断、病理辅助诊断、临床决策支持、智能健康管理、新药研发等，可帮助医生有效减少误诊漏诊，提高诊断效率，增强基层医疗服务能力，提高新药研发速度，推动医疗健康产业改革发展。

"人工智能+"医疗健康科技产品生态主要包括医疗健康终端企业、云计算企业、芯片制造企业、算法研发企业、数据运营企业、解决方案提供商等，其中解决方案提供商是科技产品生态的核心。解决方案提供商整合"人工智能+"医疗健康相关技术、产品和数据，形成面向服务提供商或医疗机构、医药企业和医疗保险机构的直接交付解决方案。

（三）人工智能医疗健康产业格局

据估计，到 2025 年，人工智能应用总市值将达到 1270 亿美元，其中医疗行业将占市场规模的 1/5[20]。市场投资方面，根据国际数据公司发布的报告，2017 年全球人工智能和认知计算投资累计增长 60%，达到 125 亿美元，2020 年进一步增长至 460 亿美元[21]。其中，"人工智能+"医疗行业的投资呈现逐年增加的趋势。2016 年总交易额为 7.48 亿美元，交易总数为 90 笔，均创历史最高值。

国内外科技巨头都重视人工智能技术在医疗领域的布局和应用。IBM 于 2006 年启动 Watson 项目，并于 2014 年投资 10 亿美元成立 Watson 集团[22]。Watson 是一个技术平台，用于通过自然语言处理和机器学习从非结构化数据中洞察数据规则。Watson 将分散的知识、推理、分析、比较、归纳、总结和论证连接起来，以获得深刻的洞察力和决策证据。2015 年，Watson Health 成立，专注于利用认知计算系统为医疗健康行业提供解决方案[23]。Watson 与多家癌症研究机构合作，学习了大量临床知识、基因组数据、病历信息和医学文献，建立了循证临床辅助决策支持系统。目前，该系统已应用于肿瘤、心血管疾病、糖尿病等领域的诊疗，并于 2016 年进入中国市场，已在国内多家医院推广。Watson 在医疗行业的成功应用，标志着认知医学时代的到来。该解决方案不仅可以提高诊断的准确性和效率，还可以提供个性化的癌症治疗。此外，谷歌、微软等公司也纷纷布局"人工智能+"医疗。2014 年，谷歌收购了 DeepMind，开发了著名的人工智能程序 AlphaGo[24]。在基础技术方面，TensorFlow 是应用最广泛的深度学习框架。在医疗保健领域，谷歌的 DeepMind 健康与英国国民健康服务（NHS）合作。DeepMind Health 可以访问 NHS 患者数据以进行深度学习并训练颅内肿瘤识别模型。微软公司在其医疗保健计划"汉诺威"中使用人工智能技术来寻找最有效的药物和治疗方法。此外，微软研究院还有多项医疗保健研究项目。生物医学自然语言处理利用机器学习从医学文献和电子病历中挖掘有效信息，结合患者基因信息开发推荐决策系统，辅助医生诊疗。

国内科技巨头也开始在医疗人工智能领域布局。每家公司都投入了大量的资金和资源，但发展重点和战略各不相同。例如，阿里健康基于云平台，结合自主机器学习平台 PAI 2.0，构建了坚实完善的基础技术支撑。同时，阿里健康与浙江大学医学院附属第二医院、上海交通大学医学院附属新华医院、浙江大学医学院附属第三医院等建立了合作伙伴关系。第三方医学影像中心，着力打造医学影像智能诊断平台，提供三维影像重建、远程智能诊断等服务。此外，阿里云还联合英特尔、零氪科技举办了天池医疗人工智能大赛，比赛旨在解决肺癌的影像诊断与预测难题，以肺小结节病变的人工智能识别与诊断为课题，探索大数据和人工智能技术在肺癌早期影像诊断中的应用。腾讯在人工智能领域的布局涵盖基础研究、产品研发、投资和孵化。腾讯于 2016 年成立人工智能实验室，专注于人工智能技术的基础研究和应用探索。2017 年 11 月，腾讯在 2017 全球合作伙伴大会上公布了人工智能生态计划，旨在联合资本机构开放人工智能技术，孵化医疗人工智能企业。2017 年 4 月，腾讯向碳云智能（Carbon Cloud Intelligence）投资 1.5 亿美元。碳云智能致力于打造人工智能核心模型，提供健康风险预警、精准诊疗、个性化医疗。在产品开发方面，腾讯于 2017 年 8 月推出了其首款医疗人工智能产品——腾讯觅影[25]。腾讯觅影将图像识别、深度学习等先进技术与医学相结合，可以帮助医生筛查食管癌，有效提高筛查准确率，促进精准治疗。腾讯未来将支持肺癌、糖尿病视网膜病变、乳腺癌等疾病的早期筛查。

在国际权威肺结节检测大赛 LUNA 中，中国企业战队阿里云 ET 和科大讯飞均取得优异成绩。科大讯飞医学影像团队以 92.3% 的召回率刷新世界纪录[26]。召回率是指成功找到的结节数占样本数据总结节数的比例，是评价诊断准确性的重要指标。召回率低意味着错过了患者的关键病灶信息。因此，科大讯飞团队采用多尺度、多模型集成学习的方法，显著提高召回率。同时，针对假阳性导致的医生重复检测问题，创新性地采用结节分割和特征图融合的策略，提高召回率。在诊断效率方面，科大讯飞团队使用 3D 卷积神经网络模型计算特征图，并在特征图上进行检测。通过预训练，大大提高了检测效率，实现了薄层计算机断层扫描的二级处理。

三、人工智能在医学中的应用

人工智能算法，尤其是深度学习在图像识别任务中取得了显著进展[27]。在放射学领域，训练有素的医生对医学图像进行视觉评估并报告发现，以检测、表征和监测疾病。这种评估通常基于教育和经验，有时可能是主观的。与这种定性推理相比，人工智能擅长识别成像数据中的复杂模式，并且可以自动提供定量评估。当人工智能作为辅助医生的工具集成到临床工作流程中时，可以进行更准确和可重复的放射学评估。

与可用的训练有素的读片者数量相比，放射成像数据持续以不成比例的速度增长，而影像价格的下降迫使医疗提供者通过提高生产力来弥补[28]。这些因素导致放射科医生的工作量急剧增加。研究报告称，在某些情况下，普通放射科医生必须在 8h 工作日内每 3～4s 解读一张图像，以满足工作量需求[29]。成像工作流程中无缝集成的人工智能组件将通过为训练有素的放射科医生提供预先筛选的图像和识别的特征，以最少的手动输入来提高效率、减少错误并实现目标。

人工智能在高级成像方面也有多种应用。例如，可以使用人工智能模型虚拟增强磁共振成像。Lei 等在 10 张对比前后的脑部磁共振图像基础上，训练了脑部磁共振图像的深度学习算法，使其能够了解在施用钆后图像如何变化[30]。该算法的使用显著改善了超过 5dB 的峰值信噪比，从而提高了图像的可解释性。

在实验条件下，人工智能也被用作筛选考试的端到端阅读器。Ardila 等（一个由来自谷歌人工智能和多家美国医院的研究人员组成的团队）使用来自国家肺癌筛查试验的 42290 个公开可用的肺癌筛查 CT 扫描数据集来训练、调整和测试深度学习架构[31]。在使用 6716 次扫描进行测试时，该算法实现了 0.944 的曲线下面积（AUC），在没有前期成像可用的情况下，表现优于 6 位经过认证的放射科医生，并且与提供前期成像的表现相当。

也许人工智能最大的效用将完全超出图像分析处理。人工智能可以通过帮助放射科医生完成非图像分析任务来帮助改进工作流程，例如协议研究、咨询技术人员以及就关键发现咨询临床医生[32]。放射科医生需花费 6.2% 的时间进行工作流程研究。目前已经开发了一种深度学习算法来改进这个过程。在繁忙的放射科实施这种算法可以通过提高工作流程效率来提高生产力。此外，人工智能还可以改善扫描的采集。较长的采集时间会降低扫描仪的输出量。Hyun 等开发了一种算法，能够重建采样下的磁共振数据以形成完整质量的图像[33]。使用这种技术可以更快地完成磁共振扫描。获取图像之后，人工智能还被用于协助确定工作清单的优先级。Arbabshirani 等使用包含 37074 次头部 CT 扫描的数据集来训练算法以检测是否存在脑出血（ICH）[34]。如果检测到 ICH，该模型会前瞻性地将扫描的优先级更新为 "STAT"。该算法检测 ICH 的 AUC 值为 0.846。

（一）神经系统疾病

1. 阿尔茨海默病

阿尔茨海默病（Alzheimer's disease，AD）是导致痴呆的最常见原因，也是 65 岁以上人群的主要死亡原因。当今，人们一致认为减缓或阻止阿尔茨海默病进展的有效治疗应该集中在疾病的早期阶段，意识到了在阿尔茨海默病的各个阶段使用影像学进行诊断和预测的重要性[35]。不同的成像方式，包括但不限于结构 MRI、FDG-PET 和淀粉样蛋白 PET，发挥不同但互补的作用。Lei 等开发了一个自动诊断阿尔茨海默病早期阶段的框架，以区分/筛选轻度认知损害（MCI）患者、早期主观记忆障碍（SMC）患者和健康受试者[30]。在构建的结构和功能脑网络的基础上，根据联合非凸多任务学习方法选择多模态特征，支持向量机（SVM）用于分类以诊断患者。该方法使用多模态神经影像数据对 6 个二分问题进行分类。阿尔茨海默病神经影像学倡议（ADNI）公共数据库的实验证明了该方法与其他方法相比的有效性。基于交叉验证的结果表明，该方法在分类性能上具有较好的效果。与疾病相关的大脑区域也证明了该方法的有效性。这些结果表明，该方法可以有效整合多模态数据信息进行多任务学习，有助于计算机辅助诊断，确定阿尔茨海默病的早期阶段，预测疾病的进展。Bi 等通过基于 fMRI 和基因数据的融合特征构建多模态随机森林，实现对阿尔茨海默病患者的高效检测，并集成到基于机器学习的综合框架中 [36]，可为阿尔茨海默病的精准诊断提供参考。Yan 等应用多模态磁共振影像数据来研究阿尔茨海默病早期阶段病理学和潜在生物标志物的发展 [37]。他们在主观认知衰退（SCD）组中的准确率达到了 80.24%，在遗忘型轻度认知损害（aMCI）组中达到了 97.76%，在阿尔茨海默病组中达到了 98.58%。此外，他们推测在阿尔茨海默病早期阶段，功能变化出现在结构变化之前，这些对阿尔茨海默病发展的见解将为其早期诊断和病理机制研究提供有价值的信息。

2. 癫痫

智能癫痫检测设备是很有前途的技术，有可能通过永久动态监测来改善癫痫管理。Empatica 于 2018 年获得美国食品药品管理局的可穿戴式 Embrace 批准，该设备与皮肤电俘获器相关，可以检测全身性癫痫发作并向移动应用程序报告，该应用程序能够提醒近亲和值得信赖的医生，提供有关患者定位的补充信息 [38]。一份专注于患者体验的报告显示，与心脏监测可穿戴设备相比，癫痫患者在使用癫痫检测设备方面没有障碍，并且表现出了对可穿戴设备的使用非常感兴趣 [39]。

（二）心脏疾病

与其他医学领域相比，深度学习在心脏病学中的应用相当有限，并且仍在发展中 [40]。尽管它刚刚起步，但应用于心脏病学领域的深度学习显示出巨大的潜力。

1. 心电图异常类疾病

2016 年，公民科学家创建了一种方法，可以自动测量来自 1000 多名患者的心脏磁共振图像中的收缩末期容积和舒张末期容积。同年，卷积神经网络首次应用于心电图异常检测。Kiranyaz 等提出了一个应用于特定患者的 ECG 心跳分类器，该分类器基于快速、准确地进行分类与检测的 1-D CNN 算法，将传统 ECG 分类的两个主要块——特征提取和分类，融合到一个学习主体中 [41]。由于这也否定了手动提取特征的必要性，因此当为特定患者训练此专用卷积神经网络时，它可以单独用于以快速准确的方式或替代方式对可能较长的 ECG 数据流进行分类。除了较高的速度和计算效率之外，一旦为单个患者训练了专用的卷积神经网络，它就可以单独用于以快速准确的方式对他 / 她的长心电图记录（例如动态心电图记录）进行分类。这样的解决方案可以方便地用于轻量级可穿戴设备上的实时心电图监测和预警系统。

2. 心力衰竭

在心脏病学中，其他类型信号的分类也可以取得同样的成功。深度学习模型可以基于患者整个原始电子健康记录，准确预测病理事件。这些记录成功地用于预测姑息治疗的需求、住院死亡率和计划外再入院[42]。在基于非计算机视觉的神经网络的示例中，Choi 等运用递归神经网络（RNN）从电子健康记录（EHR）中预测心力衰竭诊断[43]。该循环神经网络模型基于门控循环单元（GRU），适用于检测电子健康记录中时间戳事件（例如疾病诊断、用药医嘱、手术医嘱等）之间的关系。与忽略时间性的传统方法相比，可以预测初始心力衰竭的诊断。结果表明，GRU 模型在预测心力衰竭诊断方面表现出优异的性能。

人工智能将推动改善患者护理，因为医师将能够比以往更深入地解释更多数据。强化学习算法将成为医师的辅助工具，不显眼地协助医师并简化临床护理。无监督学习的进步将能够更好地描述患者的疾病特征，并最终引导更好的治疗选择，获得改善的结果[44]。心脏病学无监督学习方法最有前途的用途之一是心血管疾病的分型或"精确表型"[45]。无监督学习通过学习整体疾病概念的亚型来实现对患者特定的心脏病诊断，最终它将有助于以不同的方式治疗这些亚型，从而改善结果。Katz、Shah 和 Ho 等发表了一系列论文，使用各种聚类技术来识别射血分数保留的心力衰竭的疾病亚型[46]。

（三）肺部疾病

早期筛查、早期诊断、早期治疗，可以降低肺癌死亡率[47]。众所周知，转化了专业知识的计算机辅助/辅助诊断可以支持正确的早期诊断决策，以补充/提高医生的能力。二十世纪六十年代，Lodwick 等开创了计算机辅助诊断（CAD），使用计算机辅助放射诊断（Lodwick 1966），并对肺癌进行了 CAD[48]。他们通过将医学图像转化为定量特征，开辟了 CAD 用于医学目的的方向，为后来肺癌早期诊断的发展铺平了道路。从那时起，癌症的计算机辅助诊断得到了大量的理论、计算和实证研究工作。迄今为止，已经开发了大量的 CAD 方法来检测和分类不同格式的图像中的肺结节和肺间质疾病。

卷积神经网络的识别能力在自然图像分类中已经被认为优于人类的识别能力，在医学图像诊断中的识别作用被期望具有较高的辨别能力。许多基于图像的 CAD 算法将卷积神经网络应用于各种肺部异常检测，例如肺结节和弥漫性肺病算法可用于肺结节的诊断。

1. 新型冠状病毒感染所致肺炎

在新冠病毒感染所致肺炎患者的诊断中，肺部超声已成为传统诊断成像技术（如 CT 和 X 射线）的替代方法。非接触式和无线手持式超声内镜可以生成与人工智能相当质量的肺部图像以辅助诊断，可实现快速有效的检查以及床旁侵入性手术的协助（图 6.4）。对于确诊患者的感染控制措施，可通过超声成像实现远程监控、远程指导和远程超声复查。仪器设备均被包裹在一个无菌袋中，以防止患者之间的交叉污染，并且可以通过相控阵、曲线和线性扫描仪在几秒钟内完成超声检查。目前，这些无线设备已应用于临床新冠病毒感染所致肺炎的远程诊断。此外，超声还可用于诊断老年人的肺损伤。一项对意大利北部平均年龄为 88 岁的 150 名居民进行的调查显示，便携式无线扫描仪肺部超声检查可用于诊断与新冠病毒感染所致肺炎症状相符的老年人肺损伤[49]。

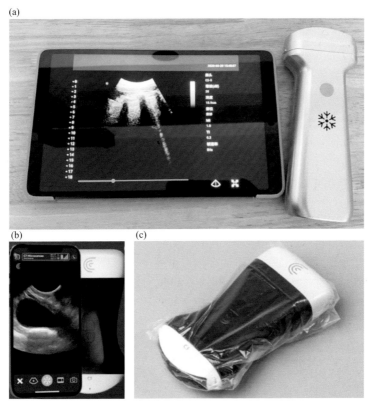

图 6.4　已应用于辅助新冠病毒感染所致肺炎诊断的非接触式手持超声内镜（a）和无线超声内镜，尤其是通过超声成像进行远程监控和远程引导的无线超声内镜（b～c）

2. 肺结核

在胸片上自动检测结核病（TB）是另一个重要的研究领域。传统的机器学习方法主要基于纹理特征，无论是否应用骨抑制作为胸部 X 射线同步（CXR）图像的预处理。Rohmah 等运用图像直方图中的统计特征来识别结核病阳性的 X 射线片，准确率达到 95.7%[50]。其他学者采用了纹理、焦点和形状异常分析的组合[51]。Hwang 等介绍了一种深度学习方法，主要用于自动检测胸片上的活动性肺结核[52]。他们的检测效果甚至优于包括胸部放射科医生在内的医生。Lakhani 重新训练了两个卷积神经网络（Alex Net 和 Google Net），在 1007 个 CXR 的数据集上对非医学图像进行了预训练，阳性和阴性结核病例数量相等[53]。对于结合两个预先训练的卷积神经网络的最佳性能分类器的 AUC 为 0.99，这两个卷积神经网络在存在疾病的肺区域（上叶）中被激活。

为了模仿放射科医生对胸部 X 射线图像的纹理特征进行视觉检测和诊断，Rohmah 等使用纹理特征作为描述符将图像分类为结核病或非结核病。结果表明，可以根据图像直方图中的统计特征来检测结核病[50]。

3. 慢性阻塞性肺疾病

近年来，人工智能越来越多地应用于诊断阻塞性肺疾病。Topalovic 等开发了一个机器学习框架，可以诊断慢性阻塞性肺疾病（COPD）、哮喘、间质性肺疾病和神经肌肉疾病，一般准确率为 68%[54]。

在阻塞性肺疾病领域，卷积神经网络已可以将 CT 图像中的纹理模式分类为不同类型的肺气肿组织[55]。卷积神经网络在阻塞性肺疾病的 CT 诊断中的应用取得了良好的效果。在准确度方面，深度卷积神经网络比早期基于手工提取特征的机器学习方法高出 21%[56]。卷积神经网络也被应用于给定气道分割，通过减少气体泄漏来增加分段气道的长度[57]。Tajbakhsh 等进行了一项有趣的调查，使用经过微调（迁移学习）预训练的卷积神经网络检测肺栓塞，即使在最坏的情况下，其性能也优于从头构建的卷积神经网络[58]。

强迫振荡技术（FOT）是一种使用声波测量呼吸阻抗的非侵入性且不费力的方法。与肺活量计相比，它可以更准确地检测中央和外周气道阻塞[59]。Amaral 等应用机器学习技术检测 COPD 并对 COPD 患者的严重程度进行分类，使用 FOT 数据比较了几种分类器检测哮喘患者的气道阻塞的能力，结果表明简单的最近邻分类器性能最佳[60]。

最近，肺声音分析被提出可以作为半监督深度学习的重要特征用于分类喘息和爆裂声，也可用于检测与哮喘和 COPD 患者相关的其他声音[61]。

（四）眼科疾病

在眼科领域，基于视网膜图像的自动筛查一直是人工智能的目标[62-64]。筛查的目的是将主观健康的个体区分为多数客观健康和少数客观患病人群。作为一种预防方法，如果筛查达到高灵敏度和特异性，并且以输出在有意义为目的的背景下进行，则是有意义的预测。例如：这种方法可以帮助在视力威胁事件 [如年龄相关性黄斑变性（AMD）时眼的脉络膜新生血管] 或治疗干预时机升高的情况下，缩短检测延迟。对于眼科医生在常规实践中难以接触到的大量个体，筛查是最有效的。最近，一个卷积神经网络模型在筛查糖尿病视网膜病变（DR）训练后，其性能与经过认证的眼科医生小组相当[63]。该结果显示使用三种不同的商用软件包进行 DR 筛查不仅准确，而且具有成本效益[64]。

1. 糖尿病视网膜病变

早期视网膜病变检测是数百万糖尿病患者管理的重要组成部分。因此，使用人工智能方法进行视网膜病变筛查的最常见和最重要的需求是筛查糖尿病视网膜病变（DR）。筛查 DR 意味着将糖尿病作为潜在疾病，将患者分类为没有 DR 的患者（即没有视网膜变化）和有 DR 的患者，即使在没有任何视觉不适的情况下也可以检测到视网膜变化。

2018 年 4 月，美国 FDA 允许上市第一款基于人工智能检测轻度以上 DR（iDx-DR）的医疗设备。iDx-DR 设备基于人工智能和云算法，与几乎自主的视网膜眼底相机相结合。高质量的眼底图像会自动区分为阴性（无或轻度 DR）或阳性（轻度以上 DR）。如果病情超过轻度 DR，则会转诊给眼科医生（可推荐 DR）。基于一项面向 10 个初级保健中心招募 900 名糖尿病患者的研究结果表明，识别结果正确率为 87.4% 的个体出现指示 DR 的阳性结果和 89.5% 的正确阴性结果。相比之下，临床医生进行的检眼镜检查的敏感性明显较低，为 73%，特异性为 91%[65]。

迄今为止，已发表研究中规模最大的一项研究是由 Ting 进行的，他报告了使用新加坡国家糖尿病视网膜病变筛查计划的彩色眼底摄影（CFP）图像开发和验证用于 DR 检测的深度学习系统[66]。

该系统在 494661 张图像中针对原发性疾病 DR 以及包括青光眼和 AMD 在内的伴随疾病进行了评估。检测到可参考糖尿病视网膜病变的敏感性为 90.5%，特异性为 91.6%；对威胁视力的糖尿病视网膜病变的敏感性为 100%，特异性为 91.1%；对可能的青光眼的敏感性为 96.4%，特异性为 87.2%；与专业分级者相比，对年龄相关性黄斑变性的敏感性为 93.2%，特异性为 88.7%。所得结果均高于 FDA 标准。在同一项研究中，还测试了 10 个多种族数据集的可参考 DR，其敏感性范围为 92% ～ 100%，特异性范围为 73% ～ 92%。

2. 年龄相关性黄斑变性

另一种适用于基于人工智能的筛查的大流行性视网膜疾病是 AMD。有报告显示，使用 72610 张图像在彩色照片上自动检测 AMD，灵敏度为 93%，特异性为 89%；使用超过 130000 张图像时，可达到 90% 的准确度（与人类表现相当）[67]。人们认为，基于光学相干断层扫描的筛查方法可以更成功地诊断早期 AMD。因为它能够识别眼底照片上看不到的几种 AMD 迹象，包括早期萎缩的标志高反射病灶和视网膜外层变薄。检测这些迹象，可能有助于识别患有 AMD 疾病的患者。

Venhuizen 等的研究是一种使用 OCT 筛查 AMD 的人工智能研究[68]，他们建立了一个基于 3265 次 OCT 扫描的数据库开发的筛查系统。相对于他们的参考标准（由眼科医生检查），在 367 名个体中每个人的敏感性和特异性均达到 93%。应用于 OCT 的卷积神经网络能够成功地将需要及时治疗的晚期 AMD 或糖尿病性黄斑水肿病例与不太严重的病例区分开来[69]。该表现与基于相同扫描进行类似诊断的 6 名眼科医生相当。

3. 青光眼

算法使用了临床医生在裂隙灯检查期间用于评估青光眼筛查的相同特征。使用视杯视盘比值（C/D 值）、神经视网膜边缘面积和"ISNT"规则，评估视神经乳头周围神经边缘的宽度分布[70]。

Isaac 等报道了基于人工智能的青光眼分类，使用上述三个特征来区分健康个体和青光眼患者[71]。他们在检测青光眼方面达到了 94% 的准确度以及 94% 的灵敏度和特异性。在临床实践中，进一步视野检查和 OCT 测量有助于青光眼的早期诊断。

Bowd 还将他们的算法应用于 69 名健康对照参与者和 156 名青光眼患者的 OCT 和

视野数据的组合，并测试了该算法用于单独的 OCT、单独的视野和两者的组合[72]。结果显示出 82%（单独的 OCT）、84%（单独的视野）和 87%（两者组合）（ROC 曲线下的面积）的准确性，并表明独立的 OCT 方法也有可能用于青光眼和 CFP 筛查。

（五）肿瘤

肿瘤学中，癌症在早期往往难以诊断，或者在治疗后很容易复发。此外，很难准确地预测癌症的预后。人工智能，尤其是机器学习（machine learning，ML）和深度学习（deep learning，DL），近年来在临床癌症研究中得到了广泛应用，预测癌症的性能达到了新的高度。在临床癌症研究中使用多变量数据和高分辨率诊断工具以开发更好的预测模型势在必行。目前已经探索了用于训练模型的人工智能工具和包含历史临床病例的大型数据集。随着数字信息时代的到来，临床医生了解到了使用机器学习和深度学习等人工智能技术作为决策支持工具的重要性。当人工智能与复杂的生物信息学工具结合使用时尤其如此，这可以显著提高诊断和预测的准确性[72]。机器学习是人工智能的一个子集，用于构建预测模型，从大量历史数据中学习逻辑模式，从而预测患者的存活率。

1. 乳腺癌

在肿瘤学方面，未来人工智能有望支持乳腺钼靶筛查。卷积神经网络系统的诊断准确性在 2017 年被证明可与经验丰富的放射科医生相媲美[73]。卷积神经网络经过成功的训练也可以与病理科医生一样准确地检测乳腺癌女性组织切片中的淋巴结转移[74]。在一项回顾性观察研究中，将商业人工智能系统"Watson for Oncology"提出的乳腺癌治疗建议与印度癌症中心的肿瘤学家提出的建议进行了比较，该系统显示的总体一致性为 93%[75]。

乳腺癌预后涉及估计疾病的复发率和预测患者的存活率，以用于改善患者管理。研究人员经常使用多模态深度神经网络（DNN）通过整合多维数据来比较 ROC 曲线和 AUC 值。Jhajharia 等通过预处理数据并以最相关的形式提取特征来应用主成分分析，以训练人工神经网络（ANN）以学习数据中的模式对新实例进行分类[76]。基于数据和学习的方法可以根据肿瘤严重程度将数据实例准确分类为相关类别，为预后研究提供有效的框架。Ching 等开发了一个名为 Cox-nnet 的新人工神经网络框架（Cox 回归模型的神经网络扩展），用于从高通量转录组学数据预测患者预后[29]。Cox-nnet 通过分析 Coxnnet 中隐藏层节点中表示的特征，在通路和基因水平上揭示了更丰富的生物信息。Bomane 应用了三个分类器特征，分别与乳腺癌患者的细胞毒性药物敏感性和预后相关联，以优化临床实践中的紫杉醇疗法[77]。Sun 等提出了一种通过整合多维数据来预测乳腺癌预后的多模态深度神经网络。这种方法的新颖之处在于方法架构的设计和多维数据的融合[78]。

2. 结直肠癌

结直肠癌（CRC）是一种实体瘤。组织学染色（如 HE 染色）图像是诊断结直肠癌和确定分期的主要工具。在结直肠癌患者的组织学染色载玻片中，区分正常组织和癌症区域非常重要。Kather 等在 86 张结直肠癌组织载片中手工描绘了单组织区域，产生了超过 100000 个图像块，分为 9 个组织类别，包括脂肪、基底、细胞残骸、淋巴细胞、黏液、平滑肌、正常黏膜、基质和癌上皮[79]。他们使用这些图像作为训练数据并以来自 25 名患者的 7180 张图像作为测试数据，使用最先进的卷积神经网络（如 VGG19 和 Resnet50）构建模型，以执行迁移学习并使对组织类型进行分类的准确率达到 94% ～ 99%（图 6.5）。

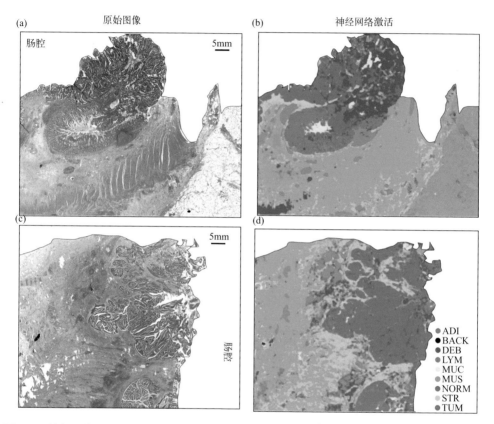

图 6.5　神经网络分类器用于对组织染色图像进行分类[79]

　　（a）～（d）显示了两个具有代表性的示例图像。（a）、（c）：原始 HE 染色图像；（b）、（d）：分类图。即使在组织质量欠佳的区域，神经网络也能识别精细结构。此示例中仅显示组织，并且由于组织不占据病理切片上的矩形区域，因此整个切片图像由受过病理学训练的观察者手动分割，仅显示没有背景的组织（背景为白色的），以获得更好的清晰度[79]

　　Gupta 将肿瘤侵袭评分作为预测结肠癌患者肿瘤分期和无病生存期（DFS）的新预后因素[80]。他们使用不同的机器学习算法来训练具有不同交叉验证的系统，并使用独立的测试数据集评估模型。在交叉验证中使用特征选择验证了模型的稳健性，其中观察到随机森林在肿瘤分期方面表现良好，准确度为 0.89。此外，性能最佳的随机森林模型在预测结肠癌患者的五年 DFS 方面达到了 0.84 的准确度和 0.82 ± 0.10 的 AUC。

3. 甲状腺癌

最近，深度卷积神经网络（DCNN）模型已被证明可以通过分析来自临床超声的超声成像数据来提高甲状腺癌的诊断准确性[81]。与一组熟练的放射科医生相比，深度卷积神经网络模型在识别甲状腺癌患者方面表现出相似的敏感性和更高的特异性。因此，构建基于内镜图像的卷积神经网络计算机辅助检测（CNN-CAD）系统，用于确定浸润深度并筛选患者进行内镜切除术，结果显示出较高的准确性和特异性。可以将早期胃癌与更深的黏膜下浸润区分开来，并最大限度地减少对浸润深度的评估，以减少不必要的胃造口术。对各种类型的非霍奇金淋巴瘤进行聚类和判别分析的结果表明，增殖相关参数的组合而不是单个参数的组合，有助于更好地区分非实体瘤中具有不相等生长特征的淋巴瘤组[82]。

4. 皮肤癌

皮肤癌是一个重大的公共卫生问题，黑色素瘤是最致命的皮肤癌形式。因此，可靠的黑色素瘤自动筛查系统将为临床医生及早发现恶性皮肤病变提供很大帮助。

图像分类一直处于机器学习研究的前沿，并且由于视觉模式识别在皮肤病学中的作用可能比其他专业显著，因此机器学习早已应用于皮肤病学的早期临床。Esteva 等使用卷积神经网络对 129000 个皮肤病灶进行分类，以区分病变是良性脂溢性角化病还是角化细胞癌，是良性痣还是恶性黑色素瘤[83]。结果发现，他们的卷积神经网络的表现与由 21 名认证的皮肤科医生组成的小组大致相同。在另一个皮肤病甲癣诊断中，与具有不同技能水平的皮肤科医生相比，卷积神经网络的诊断结果相同甚至更好[84]。

四、人工智能的局限性和未来前景

随着深度学习算法的出现、计算能力的指数级增长、丰富的大数据资源和基于训练的自主学习方法，以及计算机模拟大脑的能力进一步提升，复杂人工智能近年来得到发展，使得新一代人工智能技术正在爆发式地发展和应用。一些医疗行业如虚拟医师助理、病历与文献分析、药物研发、基因测序与影像辅助诊断、精准医疗等在人工智能的帮助下取得了惊人的成果。其中，医学影像与人工智能相结合是最有发展前景的领域。

基于图像识别，计算机视觉可以深入分析医学图像数据，获取更多有价值的信息。通过对大量数据的训练和学习，人工智能分析能力不断提升，在精准诊断方面展现出广阔的应用前景。当人工智能方法作为辅助医师的工具无缝融入临床工作流程时，通过提供预先筛选的图像和识别的特征，可以更准确地进行影像评估，从而显著提高工作效率，减少误诊和漏诊，并且可以监测疗效[84-85]。

人工智能技术与大数据挖掘相结合，使得医学影像大数据经过人工智能筛选、整理、提取后转化为有效的临床决策成为可能，并推动智慧医疗发展进入新时代。但仍需要进行持续的研究，以开发用于医疗行业的新人工智能算法并改进现有算法。特别是，跨学科合作对于确保程序员开发算法的目标与临床医生为患者治疗的目标一致至关重要。培养一支经过交叉培训的专业队伍，以便医生和医疗保健提供者、数据科学家、计算机科学家和工程师之间能够进行交流和协作，这将是至关重要的。虽然这些技术有望提高生产力并改善成果，但必须记住，它们就像人类创造者一样，并非万无一失。我们应牢记它们的局限性，有必要以批判的眼光评估和实施[86]。

人们有理由相信，在不久的将来，放射学、病理学、眼科学和皮肤病学等领域将有越来越多的基于人工智能的技术进入到疾病的预测、诊断、治疗和预后流程中。

参考文献

[1] Bouletreau P, Makaremi M, Ibrahim B, et al. Artificial intelligence: applications in orthognathic surgery[J]. J Stomatol Oral Maxillofac Surg,2019,120：347-354.

[2] Dahlbom B, Mathiassen L. Computers in Context[M]. Oxford: Blackwell Publishers, 1993.

[3] Leslie D. Raging robots, hapless humans: the AI dystopia[J]. Nature,2019,574:32-33.

[4] Salomon G, Perkins D N, Globerson T. Partners in cognition: extending human intelligence with intelligent technologies[J]. Educational Researcher,1991,20:2-9.

[5] Chen Y. IoT, Cloud, Big data and AI in interdisciplinary domains[J]. Simulation Modelling Practice and Theory,2020：102070.

[6] Turing A M. Computing machinery and intelligence[J]. Mind,1950,59：433-460.

[7] Minsky M. Inventive Minds: Marvin Minsky on Education[M]. Cambridge: MIT Press, 2019.

[8] Rosenblatt F. The perceptron: a probabilistic model for information storage and organization in the brain[J].Psychological Review,1958,65：386–408.

[9] Saputelli L, Malki H, Canelon J, et al. A critical overview of artificial neural network applications in the context of continuous oil field optimization[C]. Proceeding of SPE Annual Technical Conference and Exhibition.Texas:Society of Petroleum Engineers，2002:SPE-77703-MS.

[10] Steedman M. Some important problems in natural language processing[J]. Informatics Hamming Seminar,2010:1-44.

[11] Mollick E. Establishing Moore′s Law[J]. IEEE Annals of the History of Computing,2006,28:62-75.

[12] Waterman D A. A Guide to Expert Systems[M]. New York: Pearson Education,1986.

[13] Lecun Y. A theoretical framework for back-propagation[J]. Proceedings of the Connectionist Models Summer School,1988:21-28.

[14] Haenlein M, Kaplan A. A brief history of artificial intelligence: on the past, present, and future of artificial intelligence[J]. Calif Manage Rev,2019,61：5-14.

[15] Tek F B, Dempster A G, Kale I. Computer vision for microscopy diagnosis of malaria[J]. Malaria Journal,2009,8：153.

[16] Mitchell M J, Jain R K, Langer R. Engineering and physical sciences in oncology: challenges and opportunities[J]. Nat Rev Cancer,2017,17：659-675.

[17] Kim B Y B, Lee J. Smart devices for older adults managing chronic disease: a scoping review[J].

JMIR Mhealth Uhealth,2017,5(5)：e69.

[18] Akerkar R, Sajja P. Knowledge-based Systems[M]. Boston:Jones and Bartlett Publishers, 2009.

[19] Scott W R, Ruef M, Mendel P J, et al. Institutional Change and Healthcare Organizations: From Professional Dominance to Managed Care[M]. Chicago: University of Chicago Press, 2000.

[20] Min C, Zhou J, Tao G, et al. Wearable affective robot[J]. IEEE Access,2018,6：64766-64776.

[21] Moser E I, Moser M B. Seeing into the future[J]. Nature,2011,469：303-304.

[22] Eliasmith C. On the Eve of Artificial Minds[M]. Frankfurt am Main: MIND Group, 2014.

[23] Ahmed M N, Toor A S, O′Neil K, et al. Cognitive computing and the future of health care cognitive computing and the future of healthcare: the cognitive power of IBM Watson has the potential to transform global personalized medicine[J]. IEEE Pulse,2017,8：4-9.

[24] Holcomb S D, Porter W K, Ault S V, et al. Overview on DeepMind and its AlphaGo Zero AI[C]. Honolulu：Proceedings of the 2018 International Conference on Big Data and Education,2018：67-71.

[25] Prodhan U K, Rahman M Z, Jahan I, et al. Development of a portable telemedicine tool for remote diagnosis of telemedicine application[C]. 2017 International Conference on Computing, Communication and Automation (ICCCA).New York：IEEE，2017：287-292.

[26] Tilton A, Hou T. China′s rise in artificial intelligence[R]. Englewood Cliffs：CNBC,2018.

[27] Bi W L. Artificial intelligence in cancer imaging: clinical challenges and applications[J]. CA：A Cancer Journal for Clinicians,2019,69：127-157.

[28] Hopfield J J. Neural networks and physical systems with emergent collective computational abilities[J]. Proceedings of the National Academy of Sciences,1982,79(8):2554-2558.

[29] Travers C, Xun Z, Garmire L X, et al. Cox-nnet: an artificial neural network method for prognosis prediction of high-throughput omics data[J]. PLoS Computational Biology,2018,14：e1006076.

[30] Lei B, Cheng N, Frangi A F, et al. Self-calibrated brain network estimation and joint non-convex multi-task learning for identification of early Alzheimer′s disease[J]. Medical Image Analysis,2020,61:101652.

[31] Ardila D, Kiraly A P, Bharadwaj S, et al. End-to-end lung cancer screening with three-dimensional deep learning on low-dose chest computed tomography[J]. Nature Medicine, 2019, 25(5):1.

[32] Gillies R J, Kinahan P E, Hricak H. Radiomics: images are more than pictures, they are data[J]. Radiology,2016,278：563-577.

[33] Hyun C M, Kim H P, Lee S M, et al. Deep learning for undersampled MRI reconstruction[J]. Physics in Medicine and Biology,2018,63：135007.

[34] Arbabshirani M R, Fornwalt B K, Mongelluzzo G J, et al. Advanced machine learning in action: identification of intracranial hemorrhage on computed tomography scans of the head with clinical workflow integration[J]. NPJ Digital Medicine, 2018, 1(1):9.

[35] Liu X, Chen K, Wu T , et al. Use of multimodality imaging and artificial intelligence for diagnosis and prognosis of early stages of Alzheimer′s disease[J]. Translational Research, 2018, 194:56-67.

[36] Bi X A, Cai R, Wang Y, et al. Effective diagnosis of Alzheimer′s disease via multimodal fusion analysis framework[J]. Frontiers in Genetics, 2019, 10:976.

[37] Yan T, Wang Y, Weng Z, et al. Early-stage identification and pathological development of Alzheimer′s

disease using multimodal MRI [J]. Journal of Alzheimer's Disease, 2019, 68(3):1-15.

[38] Regalia G, Onorati F, Lai M, et al. Multimodal wrist-worn devices for seizure detection and advancing research: focus on the Empatica wristbands[J]. Epilepsy Research, 2019,153:79-82.

[39] Elisa B , Sara S , Lang A , et al. Wearable technology in epilepsy: the views of patients, caregivers, and healthcare professionals[J]. Epilepsy & Behavior, 2018, 85:141-149.

[40] Miotto R, Wang F, Wang S, et al. Deep learning for healthcare: review, opportunities and challenges[J]. Brief Bioinform,2018,19：1236-1246.

[41] Kiranyaz S, Ince T, Gabbouj M. Real-time patient-specific ECG classification by 1-D convolutional neural networks[J]. IEEE Trans Biomed Eng,2015,63：664-675.

[42] Rajpurkar P, Hannun A Y, Haghpanahi M, et al. Cardiologist-level arrhythmia detection with convolutional neural networks[J/OL].Cornell University,2017. arXiv preprint arXiv: 2017,1707.01836.

[43] Choi E, Schuetz A, Stewart W F, et al. Using recurrent neural network models for early detection of heart failure onset[J]. Journal of the American Medical Informatics Association,2017,24：361-370.

[44] Johnson K W, Jessica T S, Glicksberg B S, et al. Artificial intelligence in cardiology [J]. Journal of the American College of Cardiology, 2018, 71(23):2668-2679.

[45] Antman E M, Loscalzo J. Precision medicine in cardiology[J]. Nature Reviews Cardiology,2016,13：591-602.

[46] Katz D H , Deo R C , Aguilar F G , et al. Phenomapping for the identification of hypertensive patients with the myocardial substrate for heart failure with preserved ejection fraction[J].J Cardiovasc Transl Res,2017,10：275-284.

[47] Swensen S J , Jett J R,Hartman T E , et al. Lung cancer screening with CT: Mayo clinic experience[J]. Radiology,2003,226：756-761.

[48] Lodwick G S, Keats T E, Dorst J P. The coding of roentgen images for computer analysis as applied to lung cancer[J]. Radiology,1963,81：185-200.

[49] Dini F L , Bergamini C , Allegrini A , et al. Bedside wireless lung ultrasound for the evaluation of COVID-19 lung injury in senior nursing home residents[J]. Monaldi Archives for Chest Disease, 2020,90：523-527.

[50] Rohmah R N, Susanto A, Soesanti I. Lung tuberculosis identification based on statistical feature of thoracic X-ray[C]. 2013 International Conference on QiR.New York:IEEE，2013：19-26.

[51] Hogeweg L, Sanchez C I, Maduskar P, et al. Automatic detection of tuberculosis in chest radiographs using a combination of textural, focal, and shape abnormality analysis[J].IEEE Trans Med Imaging,2015,34:2429-2442.

[52] Hwang E J , Park S , Jin K N , et al. Development and validation of a deep learning-based automatic detection algorithm for active pulmonary tuberculosis on chest radiographs[J].Clinical Infectious Diseases,2019,69:739-747.

[53] Lakhani P，Sundaram B. Deep learning at chest radiography: automated classification of pulmonary tuberculosis by using convolutional neural networks[J]. Radiology, 2017,284:574-582.

[54] Topalovic M, Laval S, Aerts J M，et al. Automated interpretation of pulmonary function tests in adults with respiratory complaints[J]. Respiration,2017,93:170-178.

[55] Pei X. Emphysema classification using convolutional neural networks[J].International Conference

on Intelligent Robotics and Applications,2015：455-461.

[56] Das N, Topalovic M, Janssens W. Artificial intelligence in diagnosis of obstructive lung disease: current status and future potential[J]. Current Opinion in Pulmonary Medicine,2018,24：117–123.

[57] Charbonnier J P, Rikxoort E, Setio A, et al. Improving airway segmentation in computed tomography using leak detection with convolutional networks[J].Med Image Anal,2017,36：52-60.

[58] Tajbakhsh N, Shin J Y, Gurudu S R，et al. Convolutional neural networks for medical image analysis: full training or fine tuning? [J]. IEEE Trans Med Imaging,2016,35：1299-1312.

[59] Brashier B, Salvi S. Measuring lung function using sound waves: role of the forced oscillation technique and impulse oscillometry system[J]. Breathe,2015,11：57-65.

[60] Amaral J L M, Lopes A J, Faria A C D, et al. Machine learning algorithms and forced oscillation measurements to categorise the airway obstruction severity in chronic obstructive pulmonary disease[J].Compute Methods Programs Biomed,2015,118:186-197.

[61] Mazić I, Bonković M, Džaja B. Two-level coarse-to-fine classification algorithm for asthma wheezing recognition in children's respiratory sounds[J]. Biomed Signal Process Control,2015,21：105-118.

[62] Abràmoff M D, Folk J C, Han D P, et al. Automated analysis of retinal images for detection of referable diabetic retinopathy[J]. JAMA Ophthalmol,2013,131：351-357.

[63] Gulshan V, Peng L, Coram M, et al. Development and validation of a deep learning algorithm for detection of diabetic retinopathy in retinal fundus photographs[J]. JAMA,2016,316：2402–2410.

[64] Tufail A, Rudisill C, Egan C, et al. Automated diabetic retinopathy image assessment software: diagnostic accuracy and cost-effectiveness compared with human graders[J]. Ophthalmology,2017,124：343-351.

[65] Lawrence M G. The accuracy of digital-video retinal imaging to screen for diabetic retinopathy: an analysis of two digital-video retinal imaging systems using standard stereoscopic seven-field photography and dilated clinical examination as reference standards[J]. Trans Am Ophthalmol Soc,2004,102：321.

[66] Ting D S W, Cheung C Y L, Lim G，et al. Development and validation of a deep learning system for diabetic retinopathy and related eye diseases using retinal images from multiethnic populations with diabetes[J]. JAMA,2017,318：2211-2223.

[67] Burlina P M, Joshi N, Pekala M, et al. Automated grading of age-related macular degeneration from color fundus images using deep convolutional neural networks[J]. JAMA Ophthalmol,2017,135：1170-1176.

[68] Venhuizen F G, Bram V G, Bart L, et al. Deep learning approach for the detection and quantification of intraretinal cystoid fluid in multivendor optical coherence tomography[J]. Biomed Opt Express,2018,9：1545-1569.

[69] Kermany D S, Goldbaum M, Cai W, et al. Identifying medical diagnoses and treatable diseases by image-based deep learning[J]. Cell,2018,172：1122-1131.

[70] Haleem M S, Han L, Hemert J V, et al. A novel adaptive deformable model for automated optic disc and cup segmentation to aid glaucoma diagnosis[J]. J Med Syst,2018,42：1-18.

[71] Issac A, Sarathi M P, Dutta M K. An adaptive threshold based image processing technique for improved glaucoma detection and classification[J]. Comput Methods Programs Biomed,2015,122：229-244.

[72] Bowd C, Hao J, Tavares I M, et al. Bayesian machine learning classifiers for combining structural

and functional measurements to classify healthy and glaucomatous eyes[J]. Invest Ophthalmol Vis Sci,2008,49：945-953.

[73] Becker A S, Marcon M, Ghafoor S, et al. Deep learning in mammography：diagnostic accuracy of a multipurpose image analysis software in the detection of breast cancer[J]. Invest Radiol,2017,52：434-440.

[74] Bejnordi B E, Veta M, Van Diest P J, et al. Diagnostic assessment of deep learning algorithms for detection of lymph node metastases in women with breast cancer[J]. JAMA, 2017, 318(22): 2199-2210.

[75] Somashekhar S P, Sepúlveda M J, Puglielli S, et al. Watson for Oncology and breast cancer treatment recommendations: agreement with an expert multidisciplinary tumor board[J]. Annals of Oncology,2018,29：418-423.

[76] Jhajharia S, Varshney H K, Verma S, et al. A neural network based breast cancer prognosis model with PCA processed features[C]//2016 International Conference on Advances in Computing, Communications and Informatics (ICACCI).New York：IEEE，2016:1896-1901.

[77] Bomane A, Gonçalves A, Ballester P J. Paclitaxel response can be predicted with interpretable multi-variate classifiers exploiting DNA-methylation and miRNA data[J]. Frontiers in Genetics, 2019,10:1041.

[78] Sun D, Wang M, Li A. A multimodal deep neural network for human breast cancer prognosis prediction by integrating multi-dimensional data[J]. IEEE/ACM Trans Comput Biol Bioinform,2018,16:841-850.

[79] Kather J N, Krisam J, Charoentong P, et al. Predicting survival from colorectal cancer histology slides using deep learning: a retrospective multicenter study[J].PLoS Med,2019,16: e1002730.

[80] Gupta P, Chiang S F, Sahoo P K,et al. Prediction of colon cancer stages and survival period with machine learning approach[J]. Cancers (Basel),2019,11(12)：2007.

[81] Li X , Zhang S , Zhang Q , et al. Diagnosis of thyroid cancer using deep convolutional neural network models applied to sonographic images: a retrospective, multicohort, diagnostic study[J]. Lancet Oncol,2019,20：193-201.

[82] Huang S, Yang J, Fong S, et al. Artificial intelligence in cancer diagnosis and prognosis: opportunities and challenges[J].Cancer Lett,2020,471:61-71.

[83] Andre E, Brett K, Novoa R A, et al. Dermatologist-level classification of skin cancer with deep neural networks[J]. Nature,2017,542:115–118.

[84] Han S S, Hun P G, Woohyung L , et al. Deep neural networks show an equivalent and often superior performance to dermatologists in onychomycosis diagnosis: automatic construction of onychomycosis datasets by region-based convolutional deep neural network[J]. PLoS One,2018,13：e0191493.

[85] McDonald R J, Schwartz K M,Eckel L J, et al. The effects of changes in utilization and technological advancements of cross-sectional imaging on radiologist workload[J]. Acad Radiol,2015,22：1191-1198.

[86] He J, Baxter S L, Xu J, et al. The practical implementation of artificial intelligence technologies in medicine[J]. Nat Med,2019,25:30-36.

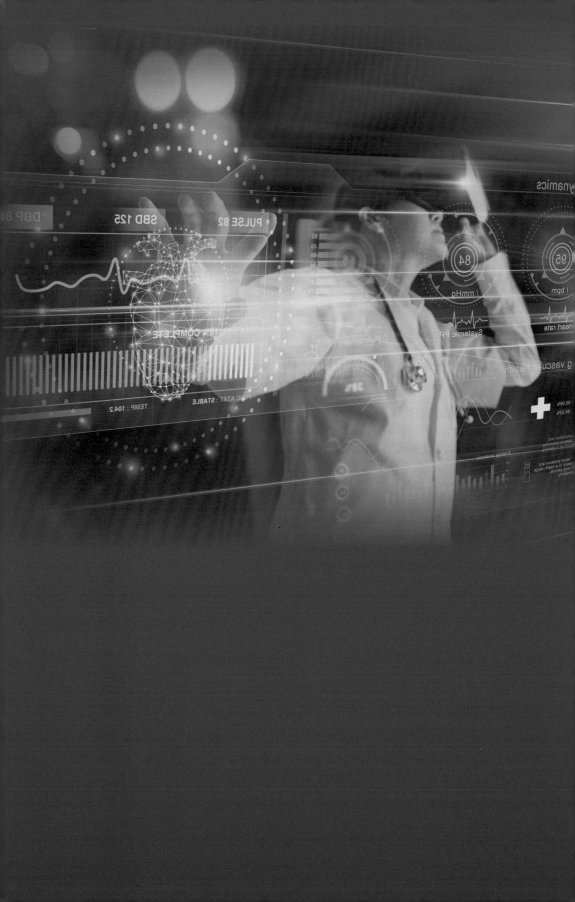

第七章

可视化医学传感与检测

【本章概要】

可视化医学传感与检测可用于体液中众多生物标志物，如小分子物质、蛋白质、核酸的痕量测定，常用技术有酶联免疫吸附测定、荧光检测、电化学发光检测。酶联免疫吸附测定是一种应用非常广泛的免疫分析方法，是医学诊断和基础生物学研究中定量分析的"金标准"之一，主要涉及使用特异性抗原 - 抗体相互作用来捕获和检测目标分析物，具有良好的选择性，由于其结果稳定、操作简单、低成本和高通量等优点，已成为临床诊断、疫苗开发、毒理学、制药等领域的常规检测工具。随着纳米材料的快速发展，一些新兴的酶联免疫吸附测定技术也应运而生，如将适配体代替传统抗体、开发纸基酶联免疫吸附测定、使用新型纳米材料、引入磁珠和微流控芯片等。这些新兴的酶联免疫吸附测定衍生技术在体外诊断应用中显示出巨大的潜力，尤其是在即时检测中。荧光检测技术用于开发可视化荧光生物传感器，主要借助荧光材料作传感探针，因其灵敏度高、反应速度快、操作简单而被广泛应用于生物分析领域。大量的荧光纳米材料在亮度、光稳定性和可调协发射光谱方面具有显著的光学特性，如量子点、碳点、上转换纳米粒子、共轭聚合物等，提高了荧光传感器件的传感性能。电化学发光是一种快速发展的可视化生物分析技术，具有高时空分辨率、高信噪比、动态范围广、快速响应等优点。该技术结合微流控技术开发芯片实验室设备，能够提高整体性能并简化样品处理。纳米复合材料具有大比表面积、良好的生物相容性和优良的催化性能等优点，可以应用于电化学发光技术以提高其传感性能。近来，便携式的生物传感器显现出体积小、成本效益高、灵敏度高等特点，并且相关在线检测设备可提供可视化即时检测，在卫生系统监测、癌症的诊断和治疗方面具有广泛应用。基于智能手机的即时检测设备为可视化现场检测提供了巨大的潜力，本章结合酶联免疫吸附测定、荧光检测、电化学发光检测以及常见可穿戴即时检测设备，主要介绍了可视化医学传感技术的发展与应用以及其在即时检测领域的应用前景。

【编者介绍】

李 爽

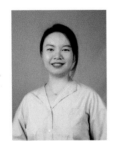

　　工学博士，天津大学医学部英才副教授，博士毕业于浙江大学生物医学工程专业，浙江省优秀博士学位论文、"香江学者"人才计划获得者，研究方向为生物医学传感、可视化智能检测、iPOCT分析等。作为课题负责人主持国家自然科学基金、国防科技创新、中国博士后科学基金等多个项目，荣获第一届全国博士后创新创业大赛金奖。

　　本章编者：李爽（天津大学医学部），秦子月（天津大学医学部）。

　　说明：本章得到国家自然科学基金（82001922）、"香江学者"计划（XJ2021034）、中国博士后科学基金（2019M661025、2020T130467）等课题经费的大力资助，在此致以诚挚感谢。

一、酶联免疫吸附测定

酶联免疫吸附测定（enzyme linked immunosorbent assay，ELISA）是一种高度灵敏的免疫测定技术，它利用酶偶联抗体（Ab），将抗原或抗体与固体支持物结合，该技术主要用于测量与在免疫反应中涉及的抗原或抗体浓度成比例的酶的活性变化。ELISA测定过程存在许多变体，可以设计用于检测抗原特异性抗体和几乎任何物质的定量测量。ELISA主要应用于疾病相关抗体的诊断评估以及来自常见病原体的激素、细胞因子和抗原的检测和定量分析[1-3]。

（一）酶联免疫吸附测定的技术背景与定义

1959年，Yallow和Berson将放射性核素示踪技术的高灵敏度与免疫分析的高特异性结合起来，用以测定糖尿病患者血浆中的胰岛素含量，从而创建了放射免疫分析法[4]。为了避免放射性物质可能带来的健康风险，1971年，Engvall和Perlmann用酶代替放射性物质，首次开发了一种"酶联免疫吸附试验"，这是一种用于确认特定蛋白质（即给定生物样品中的抗原或抗体）的存在及其定量的免疫分析技术[5]。生物分子检测可以通过使用酶联抗原或抗体作为标记物来确定特定蛋白质的存在。ELISA是比其他免疫测定法更具特异性和灵敏度的分析方法，也被称为固相酶免疫测定法。ELISA中常用的酶有三种，即辣根过氧化物酶（horseradish peroxidase，HRP）、碱性磷酸酶（alkaline phosphatase，ALP）和 β- 半乳糖苷酶（β-galactosidase，GAL），其中HRP因尺寸最小而最常用，很少出现空间问题，但HRP易受防腐剂叠氮化钠和金属离子的影响。ALP比HRP昂贵，但在免疫分析中有许多优点，例如，虽然ALP可能被半胱氨酸等金属螯合剂抑制，但具有高温稳定性和高催化效率。GAL最常用的显色底物是邻硝基苯 -β-D- 半乳糖苷，相对催化速率高达500U/mg，固相干扰较小。因此，GAL在发展灵敏度高、简单的蛋白质同质免疫分析方面具有广阔的前景[6]。

体外诊断已成为临床诊断疾病和监测疾病进展不可或缺的工具，目前的检测技术主要包括分子生物学诊断、免疫检测和生理信号监测。其中，免疫检测可用于各种生物标志物的检测，如小分子物质、蛋白质和核酸等[7]。ELISA因其特异性好、敏感性高和高通量等特点已成为最受欢迎的免疫检测技术[8]。酶的特异性抗原抗体识别和高效生物催化特性使酶与抗原或抗体结合，当与抗体结合的酶与无色底物反应时，会产生有色反应产物，该可视化检测技术催化显色底物转化为可见的比色输出并放大信号。第一个ELISA使用碱性磷酸酶作为报告标签，通过测量相应的吸光度来测定兔血清中的IgG，显示出生物安全性和高通量特性。因其操作简单、高通量自动化、可扩展性和可视化检测等优点，ELISA被认为是临床诊断、食品安全和环境监测等领域的"金标准"[8]。由于抗体对几乎无限多的抗原具有强辨别能力，ELISA在分析物测量中的应用几乎是无限的。根据分析的具体应用，ELISA可分为两种主要类型：一种是使用抗原酶结合物或抗体酶结合物的竞争性检测；另一种是使用双抗体"三明治"技术的非竞争性检测，其中二抗具有与之结合的指示酶。在 ELISA 技术中，一种免疫反应物通过非共价相互作用吸附固定在微量滴定板上，然后将固定化抗体与含有特异性分析物的测试溶液一起孵育，经过一段时间的孵育和洗涤后，通过添加与抗原位点结合的酶结合抗体来检测抗原。因为 ELISA 在体外诊断中具有高特异性、高敏感性和高通量等优点，商用 ELISA 试剂盒发展迅速，并被科研和诊断行业广泛应用 [9]。除此之外，为了简化操作并缩短检测时间，开发了全自动 ELISA 检测系统，实现了快速、超高通量的临床诊断。

目前，ELISA 已成为食品行业、疫苗开发、临床诊断、毒理学、制药行业和移植领域的常规检测工具 [10]。近三十年来，人们见证了 ELISA 衍生技术的各种重大技术创新 [11]，如图 7.1 所示为 ELISA 技术的发展概况。例如，为了开发低成本、高稳定和可重复的目标分子识别系统，将适配体引入 ELISA，以取代各种生物传感器平台中的经典抗体。为了提高便携性并实现现场检测，利用纸的毛细力驱动液体流动性开发了纸基 ELISA [12]。为了提高检测灵敏度，在 ELISA 中使用了各种增强策略，例如，合理应用核酸扩增和纳米材料 [13,14]；为了提高复用能力，引入了磁珠和微流控芯片 [15]。受益于这些创新，新兴的 ELISA 衍生技术，如基于适配体的 ELISA、基于纸张的 ELISA、数字 ELISA 和等离子体 ELISA 也取得了长足的进步，在体外诊断应用中显示出巨大的潜力，尤其是在即时检测（point-of-care test，POCT）中 [11]。

（二）酶联免疫吸附测定的基本原理

ELISA 是基于配对的抗原 - 抗体之间的特异性识别，通常由四个主要部分组成，即底物、识别元件、信号放大部分和读出方式 [11]。其基本原理是将一定浓度的抗原或抗体通过物理吸附的方法固定于聚苯乙烯微孔板表面，加入待检标本，通过酶标物显色的深浅反映被检抗原或者抗体的存在与否或者量的多少 [16]。ELISA 包含了三个过程：抗原抗体反应、从无色底物形成显色产物、检测和测量有色产物的颜色强度。

ELISA 作为免疫标记技术，其类型有直接 ELISA 和夹心 ELISA [17]。如图 7.2 所示，直接 ELISA 指靶蛋白固定在微孔板的表面，并与靶蛋白的酶标记抗体或靶抗体的特异性抗原一起孵育，洗涤后，测定微孔板结合酶的活性。直接 ELISA 有两个优点：一是快速，因为它涉及更少的步骤并且仅使用一种抗体；二是消除了二抗的交叉反应。但也有一定局限性，比如用报告酶或标签标记可能会对一抗的免疫反应性产生不利影响，而且这是一种耗时且昂贵的方法，因为需要为每个特定的 ELISA 系统标记一抗。另一方面，市售的偶联一抗数量是有限的 [18]。夹心 ELISA 是指将用于检测生物样品中的抗体黏附在微量滴定板的孔中，加入样品后，一抗与抗原特异性结合，然后洗涤溶液以去除未结合的抗体和酶，并添加二抗，因为样品中存在的一抗浓度与颜色强度直接相关，在添加酶的底物后通过颜色变化对一抗进行量化。因为所用的许多标记二抗是市售的，且一个目标物可以制备多个一抗，并可以使用相同的标记二抗进行检测，所以夹心 ELISA 是通用的。由于每个一抗中存在多个表位，这些表位可以被标记的二抗结合，从而允许信号放大，夹心 ELISA 的灵敏度得到提高，但局限性是与二抗的交叉反应容易出现非特异性信号 [19]。

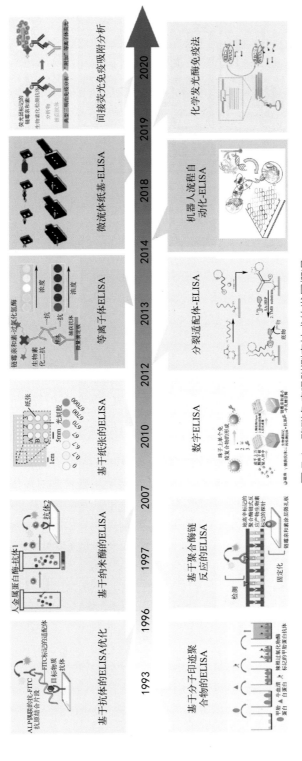

图 7.1 酶联免疫吸附测定技术的发展概况

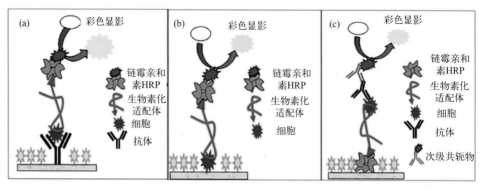

图 7.2　ELISA 检测类型

　　（a）抗体和适配体夹心法：多克隆抗体用作捕获探针，特异性生物素化抗体用作释放抗体；

　　（b）直接适配体检测：用于捕获预涂层抗原的高度特异性生物素化适配体；

　　（c）基于适配体抗体的夹心分析：高特异性适配体作为捕获探针，多克隆抗体作为释放探针

　　ELISA 是一种经常发生在固体基质表面的非均相免疫分析法。将抗原与抗体一起孵育，并进行适当的洗涤以去除多余的试剂，添加非显色物质来定量结合剩余部分有活性的酶，该酶将底物转化为显色物质的产物。固体基质用于固定捕获抗体，将反应物与非反应物分离，用固定在固体表面上的抗原或抗体进行测定，这种固定是非常重要的，因为需要进行简单洗涤将已反应的标记试剂与未反应的试剂分离。常用的固体基板包括微孔板、MBS 树脂和纸张材料。微孔板由低成本、透明、易于修改、低背景信号和蛋白质亲和度高的材料制成，如聚苯乙烯、聚甲基丙烯酸甲酯和聚碳酸酯等，由多个微孔（48 孔、96 孔、384 孔）集成在一个板中，用于并行分析多个样品。具有高比表面积的 MBS 树脂能够充分吸附抗体，并使抗原表位充分暴露于靶抗原[16]。同时，MBS 树脂有利于络合物的分离，避免了 ELISA 过程中的重复洗脱步骤。抗体在纸材料上的固定化是一种新兴技术，该技术主要利用纸材料的多孔结构和毛细管作用来实现无动力试剂输送，降低了对仪器的依赖性和生产成本，尤其适用于 POCT 诊断。此外，在一些罕见的情况下，与微孔相比，反应体积更大的小试管也可固定抗体以用于 ELISA 检测。小试管也可用作比色杯，直接放在分光光度计中比较比色信号，因此，可以通过增加样本和试剂的数量来提高传感器的灵敏度[11]。

　　ELISA 为生物体液中的抗原 / 抗体检测提供了灵敏的方法，因为酶联免疫反应性，抗原 / 抗体与酶连接以产生结合物，根据使用的测定类型，可以通过多种不同类型的免疫学测定方法来检测对特定抗原特异的抗体，这些测定方法包括修饰未知抗体来识别已知抗原或修饰未知抗原来识别已知抗体，以及利用与荧光染料、核素或酶缀合的抗体测定。荧光抗体也可以与流式细胞仪结合使用，以快速精准地识别带有被标记抗原特异性抗体的细胞，该技术还可以扩展到分离带有这些抗原的所需细胞群。除此之外，抗体可以模仿与荧光染料缀合的方式与核素缀合，也可与酶结合采用 ELISA 检测抗原或抗体，ELISA 的许多变体已被用于成功检测抗原或抗体，添加产生有色、荧光或发

光反应产物的底物可以确定非常低水平的反应物浓度，蛋白质亲和素和生物素的利用提高了免疫测定的灵敏度[11]。

（三）酶联免疫吸附测定的生物医学应用

根据检测底物的种类，ELISA 传感器生成的信号可以是比色信号、荧光信号和化学发光信号。常规 ELISA 检测结果取决于裸眼读数或光吸收酶标仪，基于比色信号分析的裸眼读数有望在资源有限的情况下实现高通量筛选测试和 POCT 诊断，但也仅提供定性结果。通常，带有荧光或化学发光信号的 ELISA 能够实现更高的检测灵敏度，荧光免疫检测具有高信噪比并与当前可用的分析平台兼容，是筛选生物分子最敏感的方法之一。有研究将 ELISA 和荧光免疫分析相结合，称为 FELISA 技术，使用荧光信号读数有助于提供比 ELISA 信号高几倍的灵敏度。目前，大多数自动光吸收酶标仪都配备了独特的软件程序来读取吸光度或荧光结果，从而实现快速定量读数，但光吸收酶标仪的巨大尺寸限制了 POCT 的应用。近几年，一些基于智能手机的光吸收酶标仪被研发出来，仪器尺寸减小且能在现场进行 ELISA 检测[20]。为了提高 ELISA 的性能，人们提出了许多策略来优化这些成分（图 7.3），从而产生了各种新兴的 ELISA 衍生技术，例如基于分子印迹聚合物（MIPs）的 ELISA、基于适配体的 ELISA、PCR-ELISA、纸基 ELISA[21]、数字 ELISA[22]、等离子体 ELISA 和等离子荧光增强的 FLISA（P-FLISA）[8]。

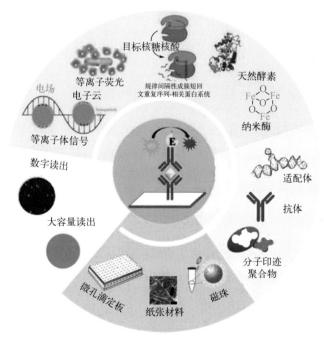

图 7.3　各种 ELISA 优化策略

比色法是一种通过比较或测量溶液的颜色强度来确定样品含量的方法，由于其操作简单、测量方便，自然成为 ELISA 检测的首选 [23]。常规比色夹层 ELISA 的典型测量过程如图 7.4 所示 [5]，抗原被特定的抗体捕获，该抗体与微孔板结合形成抗原抗体复合物然后加入酶标记抗体，导致抗体 - 抗原 - 酶标记抗体 "三明治" 的形成。比色法提供了一个灵敏的、可量化的比色信号来推断目标的存在和浓度，在洗去游离的酶标记抗体后，加入无色底物，由酶催化产生一个彩色的产物，这种输出结果很容易被检测到。比色法的优点是它可以用于基于颜色变化的可视化检测，使得该方法对于在特殊环境下的即时检测具有吸引力。对于基于色度的光学传感，除了肉眼的半定量分析外，还可以应用基于智能手机读数的检测方法进行定量分析，无需先进仪器的辅助。因此，比色法由于其简便性，成为体外早期诊断和临床初步监测的快速辅助分析工具，适用于大量样品的快速筛选。

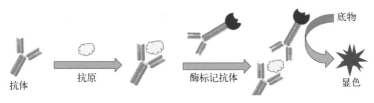

图 7.4　传统夹层 ELISA 的概述 [5]

有研究建立了一种酶联寡核苷酸检测法，并对食品和环境样本中的沙门菌和志贺菌进行了检测，该研究采用生物素化适配体与细胞结合，并使用链霉亲和素 HRP 偶联物建立比色信号，采用酶联适配体吸附试验检测所选适配体对土拉热弗朗西斯菌抗原和溶藻弧菌全细胞的特异性和敏感性 [18]。Yuan 等 [24] 开发了基于 AgNPRs 蚀刻的生物传感器（图 7.5），用于间接竞争 ELISA 方法中的达诺沙星（danofloxacin，DAN）定量测定。DAN 与牛血清白蛋白的结合物作为竞争抗原，通过链霉亲和素和生物素化葡萄糖氧化酶（glucose oxidase，GOx）与生物素化捕获抗体形成 GOx 夹心复合物。然后引入葡萄糖，产生 H_2O_2，作为 DAN 浓度的反函数触发 AgNPRs 的蚀刻。随着 DAN 浓度从 0ng/mL 增加到 10ng/mL，溶液颜色从无色变为深蓝色，即使在 0.32ng/mL 浓度下也很容易区分。总体而言，基于 AgNPRs 蚀刻的 p-ELISA 方法在牛奶样品 DAN 的定性和定量检测中具有较高的灵敏度、良好的准确性和良好的可靠性 [25]。

血清碱性磷酸酶（ALP）是一种水解酶，在碱性环境下催化磷酸单酯的水解。ALP 的特异性生物催化反应被证明可以开发一种比色等离子酶联免疫吸附测定法，用于碘介导的 AuNRs 蚀刻法测定人免疫球蛋白 G [26]。如图 7.6 所示，在分析物存在的情况下，ALP 修饰的抗体在微孔处结合，形成 "三明治" 免疫复合物，将抗坏血酸 2- 磷酸盐催化成抗坏血酸。抗坏血酸是一种还原剂，将碘酸钾还原为碘，释放的 I_2 充当中度氧化剂，定量腐蚀 AuNRs，同时特征峰值发生蓝移，并从蓝色变为红色。这种 p-ELISA

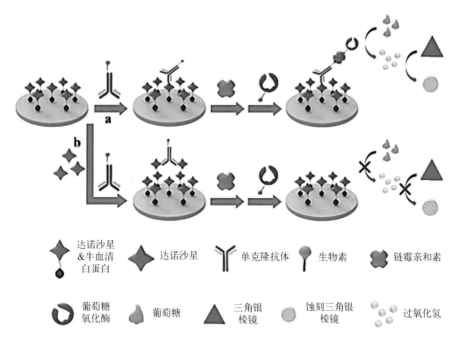

图 7.5 基于 AgNPRs 蚀刻的 p-ELISA 检测 DAN 的示意图

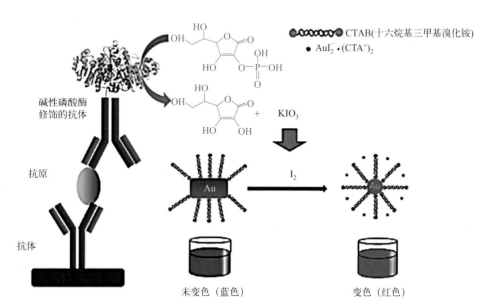

图 7.6 基于 AuNRs 蚀刻的 p-ELISA 检测免疫球蛋白 G 的示意图

检测方法提供了一种超低浓度的对于 0.1～10ng/mL 的人免疫球蛋白 G 检测，检测限为 100pg/mL[25]。

　　基于金纳米颗粒（GNPs）的 ELISA 可检测多种生物标志物，包括口腔癌标志物骨桥蛋白、易引发婴儿感染的阪崎肠杆菌、人工毒素莱克多巴胺、乳腺癌标志物 CA15-3 抗原、心血管疾病标志物 C 反应蛋白和内脏利什曼病标志物两性霉素 B 等[32]。该方法的典型机理如图 7.7 所示，由于 GNPs 具有较高的比表面积和温和的表面硫醇化学性质，GNPs 提供了一个优秀的纳米支架，可以在每个抗体的表面结合多种酶。每个抗体有一种以上酶功能化的 GNPs 以产生更高的比色信号，并且可以检测到具有少量分析物的样品。基于 GNPs 的 ELISA 方法通常遵循简单、基本的原则，即该方法利用抗体和酶偶联的金纳米颗粒进行检测，但所使用的抗体类型是不同的，并且是为确保相关分析物的特异性而设计的[33]。

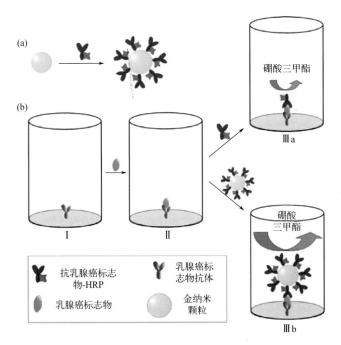

图 7.7　基于金纳米粒子的 ELISA 分析示意图

　　Tan 等提出了一种基于自动微流控化学发光 ELISA 技术的多功能细胞外囊泡（extracellular vesicles，EVs）分析技术[34]，利用该系统能够以相对较小的样本量和高灵敏度实现快速 EVs 定量检测。由于微流控反应器的高比表面积，生物分子的平均扩散距离显著降低，因此固相 ELISA 反应的效率大大提高。图 7.8 为微流控夹心 ELISA 反应器检测 EVs 的原理图，为了最大限度地提高 EVs 的固定化效率，通过物理吸附，将过量的捕获抗体固定化在反应器表面。

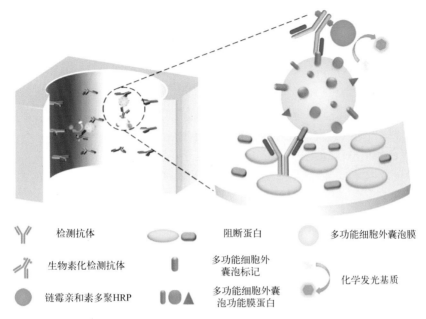

检测抗体	阻断蛋白	多功能细胞外囊泡膜
生物素化检测抗体	多功能细胞外囊泡标记	
链霉亲和素多聚HRP	多功能细胞外囊泡功能膜蛋白	化学发光基质

图 7.8　微流控夹心 ELISA 反应器检测 EVs 的原理图

二、荧光检测

（一）荧光检测概述

　　荧光生物传感器因其灵敏度高、反应速度快、操作简单而被广泛应用于生物分析领域。荧光检测与其他方法相比具有许多优势，荧光材料可以作为优秀的传感探针，这一特性使得基于荧光的技术逐渐发展起来，打破了一些固有特性（如荧光强度变化、荧光位移）和适配体的特定亲和力。这种荧光探针已成为有效的传感器，可将生物认知事件转换为使用多种检测器评估的荧光信号。因此，这种基于荧光的检测原理在生物传感器应用中最具相关性和发展前景。通过相对简单的检测过程，生物传感器的荧光优势如下[35]：

　　① 高通用性（灵敏度高、特异性强、操作简单和反应速度快）；

　　② 是追踪或分析生物分子的无损方法；

　　③ 允许使用不同的发射波长检测多种分析物。

　　目前基于荧光的生物传感器的开发方法主要可以分为两种不同的策略：传感组件（新的荧光探针和标签设计）和转导组件（用于传感器阵列、平台或架构的有用的新方案）[36]。纳米技术的快速发展可能有助于开发更多的功能材料和更便捷的设备，通过与大量的新纳米材料结合，一类新的荧光材料将会把生物传感器系统带到一个更高的水平。大多数尺寸范围非常小的纳米材料都具有良好的光学特性，用作传感组件的新型纳米材料大多表现出更好的、具有更多功能的荧光性能，为克服荧光染料的固有缺陷提供了许多前所未有的可能性。大量的荧光纳米材料（如量子点、碳点[37]、上转换纳米粒子、共轭聚合物[38]等）在亮度、光稳定性和可调谐发射光谱方面，显示出了显著的光学特性和巨大的潜力，这些优点使传感器器件非常灵敏和可靠。

荧光传感器涉及特定的荧光探针，通过监测它们与分析物相互作用后的荧光强度变化，可以确定分析物的浓度。除了普通的基于单荧光团的传感器外，荧光共振能量转移（FRET）技术也被用于灵敏地检测化学品[39]。在能量传递过程中，如果受体（猝灭剂）在一定距离内可以猝灭供体的荧光，那么一旦分析物在FRET过程中改变受体或供体的荧光强度，就可以测定分析物浓度。荧光和表面等离子体共振（surface plasmon resonance，SPR）[40]现象使得荧光传感器与金属增强荧光（metal enhanced fluorescence，MEF）[41]相结合，拓宽了荧光传感器的技术领域。基于碳量子点的金属离子、分子、温度和pH的荧光分析已经取得了重大进展[42-45]。适配体在生物荧光传感、早期诊断和疾病治疗及预后方面引起了广泛的研究，近年来，荧光方法与多种核酸扩增方法已应用于miRNAs检测，如定量逆转录PCR[46]、环介导等温扩增、滚环扩增[47]和解旋酶依赖扩增。虽然灵敏度有所提高，但这些方法不可避免地涉及复杂的引物/模板设计、复杂的仪器、耗时的程序以及非特异性扩增等问题。核酸染料[48]（如TOTO-1、YOYO和SYBR Green）和猝灭探针[49]（如Taqman探针、单体准分子开关探针和分子信标）经常用于荧光信号的输出。荧光传感器的优点之一是灵活的检测方式，除了常规的反应杯式测量方法外，光纤为高通量分析提供了更灵活的方法，可用于实时和现场检测。

（二）荧光检测的基本原理

荧光产生的原理是当光照射到某些原子时，光的能量使原子核周围的一些电子由原来的轨道跃迁到了能量更高的轨道，即从基态跃迁到第一激发单线态或第二激发单线态等[50]。第一激发单线态或第二激发单线态等是不稳定的，所以会恢复基态，当电子由第一激发单线态恢复到基态时，能量会以光的形式释放，产生荧光。气态自由原子吸收光源的特征辐射后，原子的外层电子跃迁到较高能级，然后又跃迁返回基态或较低能级，同时发射出与原激发波长相同或不同的发射光即原子荧光。原子荧光是光致发光，也是二次发光，当激发光源停止照射之后，再发射过程立即停止。

光学生物传感器通常由一个生物识别器、光学传感器组件和信号放大器组成，如图7.9（a）所示，生物传感元件包括蛋白质、适配体和亚细胞成分等。光学生物传感器可以利用光场与生物传感元件结合的相互作用（如光吸收、发光、荧光、拉曼散射、反射、折射和其他技术）进行检测[36]。例如，MEF在光学生物传感器中的应用，其原理是相关荧光和SPR现象，因为在荧光结构近场体系中的这两种光谱在荧光团和金属表面之间的近场光学相互作用方面与MEF现象密切相关，因此，有时MEF被某些科学家称为等离子体增强荧光[51]。MEF 为荧光检测引入了一个新的方向，因为在传统荧光团中，荧光团附近金属的存在打开了荧光团的外电子构型，增大了激发和发射的速率，荧光团处于激发态时会发生光降解，因此使用更亮、光更稳定的荧光团来达到较高的灵敏度是至关重要的。光学生物传感器 MEF 平台在同时提高亮度、光稳定性和灵敏度方面表现优异，如图 7.9（b）所示，MEF 与光学换能器和信号放大器相结合的设计将使这种传感器比传统的荧光传感器更简单，而传统的荧光传感器需要额外的步骤来进行信号放大。

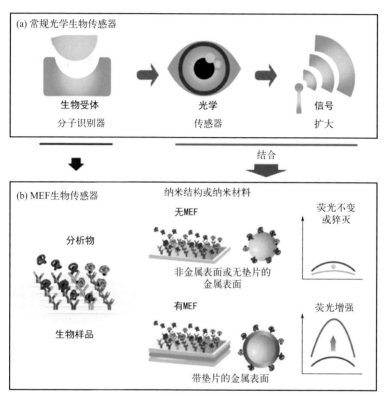

图 7.9　传统光学生物传感器（a）及其与光学生物传感器 MEF 平台（b）的相关性

在一个典型的荧光分析中，荧光标记主要用作信号转导材料，直接与适配体结合，以便与目标分析物进行识别。因此，荧光分析法的灵敏度在很大程度上受到所用标签的光学性质和适配体的识别能力的影响。人体内的小生物分子参与了许多重要的生命活动，特别是一些小的还原性生物分子，在维持人体健康和抵抗疾病方面发挥着重要作用。因此，快速准确地检测还原性小生物分子具有重要意义。在荧光材料家族中，CDs 因其独特的光学特性、优良的水溶性和固有的生物相容性而受到研究人员的广泛关注，且其具有良好的生物相容性、低毒性、易于制造、低成本、光稳定性好、荧光量子产率高等优点，因此 CDs 在小生物分子的荧光开启检测方面具有很大的潜力[52]。

到目前为止，研究人员已经开发了许多制备CDs的方法，主要分为自上而下和自下而上的方法。自上而下的方法通常包括使用电化学和激光蚀刻等技术将大块材料转化为CDs。而自下而上的方法，通常以小分子为原料，采用水热法、溶剂热法、热解法、微波法等技术制备CDs[53-55]。近年来，CDs被广泛应用于生化传感、生物成像、生物医学、生物催化、光电器件等领域。其中，在用CDs检测还原性生物分子方面也取得了很大的成就。由于CDs的化学稳定性和超光学性质，一些基于CDs的金属离子、分子、温度和pH的荧光分析已经取得了重大进展[56]。一般来说，主要的传感机制是光诱导电子能量转移、FRET以及内滤效应。

目前，荧光检测还原性生物分子主要有三种方法，即荧光关闭、荧光开启和荧光比值。在荧光关闭检测方法中，溶液的变化可能会影响荧光信号，从而导致不准确的结果。对于荧光开启方法，荧光开启的程度与分析物的浓度有关，可以很容易地检测到荧光的增加，得到更准确的结果[52]。在荧光比值方法中，可以通过参考信号消除溶液变化引起的误差，其精度优于荧光开启方法。例如，图7.10显示了CDs在还原性小生物分子的荧光开启检测方面的进展，在CDs中观察到两种基于还原性小生物分子的荧光开启方法。第一种方法是基于小生物分子的可还原性，这些还原性生物分子可以与CDs表面的猝灭剂或猝灭基团发生反应，消除猝灭效应，进一步促进CDs的荧光恢复。另一种方法是生物催化，即还原性小生物分子，如葡萄糖和尿酸，被相应的酶氧化产生过氧化氢，过氧化氢可以与CDs的猝灭剂或猝灭基团反应，消除猝灭效应，恢复CDs的荧光。基于上述检测方法，CDs已成功用于还原性小生物分子的荧光开启检测[57]。

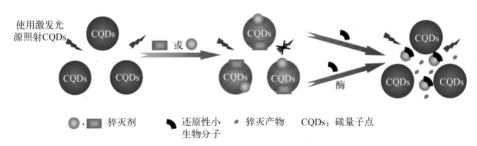

图7.10 基于CDs的还原性小生物分子荧光开启检测策略说明

适配体是能够与特定目标紧密结合的单链DNA或RNA分子，可以折叠成各种形状，特异性地结合目标，如小分子物质、核酸、蛋白质，甚至细胞、生物体和组织等。与蛋白质抗体相比，适配体结构灵活，具有免疫原性低、成本低、无批间变异、物理稳定性高和易于化学修饰等优点[58]，因此，适配体的生物相容性、可调的结构、优异的稳定性、突出的特异性、靶标的多功能性、易于标记和方便的可获得性，使得适配体在生物传感、疾病诊断和治疗方面引起了广泛的研究[59]。在无酶扩增方法中，催化发夹组件具有更高的催化效率，更简单、更稳定的反应体系，可在不同条件（温度、缓冲液、酶）下轻松、合理地与不同的识别元件集成，以提高检测的灵敏度和特异性，已经被证明是最常用的一种无酶信号放大工具[60]。

FRET 是一种非常有前景的分析方法，它是基于从激发态的供体到非激发态受体的非辐射能量转移，FRET 平台通过将纳米颗粒作为能量供体和受体获得了更广泛的关注[61]。例如，Tu 等[62] 在检测脑钠肽（brain natriuretic peptide，BNP）时，使用荧光染料作为能量供体，并使用氧化石墨烯（graphene oxide，GO）作为能量受体。为了进行特异性识别，用荧光素标记单链 DNA。在没有 BNP 的情况下，碱基通过 π-π 堆积与 GO 表面结合，染料的荧光因 GO 的接近而被猝灭。在 BNP 存在的情况下，它优先与适配体结合，导致适配体构象发生变化，从而阻碍其与 GO 表面的结合，在这种情况下，荧光强度被恢复。

水溶性共轭聚合物因其独特的光学特性和荧光信号放大，为化学传感器和生物传感器提供了独特的平台[63-64]。这些传感器已被应用于寡核苷酸、酶、蛋白质和有毒金属离子的敏感性和特异性检测，生物应用中许多方法利用 FRET 原理将供体激发能转移到受体获得了很高的灵敏度。因此，荧光共轭聚合物结合 FRET 技术有利于提高检测灵敏度，而且由于使用标准光学设备检测简单，因此具有良好的发展前景。GO 在光伏电池、纳米电子器件、分子传感器和药物递送等领域受到了越来越多的关注[65]，因为 GO 的大共轭结构使其在可能的电子转移或能量转移过程中成为优秀的电子或能量受体，可以有效地猝灭荧光探针。有研究称一种染料标记的适配体可以吸附在 GO 表面，通过 FRET 可以有效地猝灭该适配体的荧光，在识别目标后，适配体可以改变其结构，使其从 GO 表面释放出来，以防止 GO 吸附，从而导致适配体的荧光恢复。

（三）荧光检测的生物医学应用

上文提及水溶性共轭聚合物因其独特的光学特性和荧光信号放大作用在生物荧光传感领域应用广泛，GO 因可做能量受体也被大量挖掘使用。Guo 等[66] 提出了一种涉及适配体、水溶性共轭聚合物和 GO 组合的检测小分子的方法，开发了一种基于 FRET 的通用灵敏的荧光适配体传感器。该传感器依赖于适配体的高度特异性、聚氟苯基（polyfluorophenyl，PFP）的优异荧光性能以及 GO 的选择性吸附和猝灭特性。在适配体传感器中，使用 PFP 作为能量供体，使用羧基荧光素（carboxyl fluorescein，FAM）标记的适配体作为能量受体。在添加靶标之前，FAM 标记的适配体可以被吸附在 GO 表面，导致 FAM 的荧光被猝灭。因此，从 PFP 到 FAM 可以观察到较弱的 FRET。相比之下，当添加目标物时，适配体可以改变其构象，防止 GO 吸附，导致从 PFP 到 FAM 的强 FRET。这种设计可以仅通过改变适配体序列，为各种目标提供一个通用的检测平台。

以双酚 A 和多巴胺（dopamine，DA）为例，成功验证了该适配体传感器的可行性、通用性、高选择性和敏感性。此外，通过同样的机制成功地实现了腺苷检测，证明了其普遍性。通过改变适配体序列，该适配体传感器有望应用于检测其他污染物和生物分子，这种适配体传感器也适用于真实样品和相对复杂的生物条件[67]。总结其优点，一是适配体与靶标之间的高亲和力，保证了平台具有较高的特异性；二是共轭聚合物基的 FRET 机制放大了荧光信号，提高了灵敏度。

心力衰竭（heart failure，HF）是一种心血管疾病，即一种心脏不能泵出足够的血液来满足身体的血液和氧气需求的情况，全世界有超过 2600 万人患有心力衰竭和心功能障碍[62-68]。随着世界人口老龄化的加剧，这一全球健康问题的严重性正在迅速而显著地增加，心力衰竭和心功能障碍是死亡高发原因之一。由于高发病率和高死亡率，及时诊断心力衰竭和心功能障碍在临床医学和法医学中都非常重要。心电图或超声心动图检查是目前常用的检查手段，但对于疑似或早期心力衰竭患者的心脏异常却不能被有效地发现。因此，对该类疾病作早期筛查是非常必要的。脑钠肽（BNP）是临床分析的首选标志物，在筛查高危患者、风险分层、早期诊断和预后判断中起着重要作用[69]。

为了建立一种灵敏、特异的早期心力衰竭诊断方法，根据 FRET 与荧光检测的结合原理，Tu 等[62] 开发了一种经济高效的 FRET 荧光检测方法，用于检测心力衰竭的生物标志物 BNP。GO 因其具有商业可用性、低成本和化学稳定性，被用作 FRET 的能量供体，并用 FAM 修饰适配体，以实现 BNP 的特异性识别。BNP 不存在时荧光被猝灭，BNP 存在时荧光被恢复，在 0.074~0.56pg/mL 范围内对 BNP 进行特异性检测，检测限低至 45fg/mL。除此之外，应用该 FRET 平台对临床血液样本进行了 BNP 检测，验证了其在临床诊断中的实用性。与医院常用的化学发光免疫分析相比，该方法对于心力衰竭的诊断更为准确和特异，以 BNP 的超灵敏性和特异性检测来早期诊断心力衰竭具有良好的应用市场。

有研究报道荧光传感技术在检测生物标志物和癌细胞方面是有效的，具有高灵敏度、设计和操作简单、可实时检测等优点。卵巢癌是最常见的妇科癌症之一，也是与妇科癌症相关的主要死亡原因之一[70]。卵巢癌的早期发现和诊断对及时治疗至关重要，但大约 75% 的卵巢癌患者在晚期才被诊断，迄今为止还没有有效的治疗方法。因此，准确、敏感地测定卵巢癌细胞和相关的生物标志物对卵巢癌的早期诊断和预后评估至关重要。人附睾蛋白 4（human epididymis protein 4，HE4）是一种分泌蛋白，在包括卵巢在内的正常组织中低表达，在卵巢癌中过表达，被认为是卵巢癌诊断和治疗的良好靶点[71]。

Han 等[72] 研发了一种靶向诱导荧光增强免疫传感器，如图 7.11 所示，该传感器利用 CDs 的光学特性和银纳米颗粒（AgNPs）的金属增强荧光特性，对癌症生物标志物 HE4 和卵巢癌细胞进行敏感检测。以叶酸为碳源，硫脲为氮硫源的一步溶剂热反应合成了量子产率为 85.6% 的氮硫共掺杂 CDs，作为 MEF 中的荧光团。HE4 抗原的特异性捕获抗体通过酰胺偶联共价连接到合成的 CDs 的表面，利用 AgNPs 与 Ab 连接作为信号放大元件。在靶标 HE4 存在的情况下，基于抗原 - 抗体反应，抗体标记的 AgNPs（AgNPs-Ab）和 CDs 之间形成的复合三明治结构作为信号扩增元件，AgNPs 的 MEF 特性使 CDs 荧光增强，基于这一原理，实现了具有高灵敏度和强特异性的 HE4 靶诱导荧光开启检测。

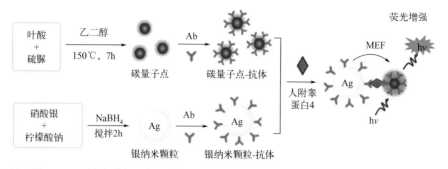

图 7.11　基于 MEF 的人附睾蛋白 4 荧光检测免疫分析示意图

在该研究中，利用 CDs 的光学特性和 AgNPs 的 MEF 效应的功能性和创新性组合，对 HE4 和卵巢癌细胞进行荧光免疫分析。该荧光检测系统显示了对 HE4 的高度敏感和选择性的靶点触发的荧光开启响应，这为 HE4 的测定提供了一种新的思路。该免疫分析方法操作方便、省时，并在血样分析中显示出良好的鲁棒性和特异性，因此该传感检测方法可用于检测具有合适捕获抗体的其他各种生物标志物和癌细胞，在即时检测与早期诊断方面具有巨大潜力。

多巴胺是一种神经递质，在维持正常神经功能中起着重要作用，体内的多巴胺水平与一些神经系统疾病如精神分裂症和帕金森病有关 [73]，因此，多巴胺的检测具有重要意义。CDs 已广泛应用于多巴胺的荧光开启检测，这种方法主要是基于多巴胺的两个邻酚羟基的可还原性或两个邻酚羟基与硼酸基之间的特定相互作用。

Tian 等构建了一种基于多巴胺与 Cr（Ⅵ）之间氧化还原反应的多巴胺荧光开启检测方法 [74]，如图 7.12（a）所示，由于内滤效应，Cr（Ⅵ）可以显著猝灭氮和硼掺杂 CDs 的荧光，但当 DA 存在时，Cr（Ⅵ）可以被还原为 Cr（Ⅲ），消除内滤效应，进一步恢复荧光，基于该原理实现了多巴胺的荧光开启检测 [75]。此外，该方法已成功地用于检测人血清和尿液中的多巴胺，检测结果良好，但因 Cr（Ⅵ）有毒限制了其广泛应用。另一种方法将 CDs 和二氧化锰纳米片用于多巴胺的荧光开启检测 [76-77]，见图 7.12（b），在该检测系统中，二氧化锰纳米片可以有效地猝灭 CDs 的蓝色荧光，多巴胺的两个邻酚羟基可以降低二氧化锰纳米片，消除内滤效应，进一步导致 CDs 的荧光恢复。该研究观察到硼酸修饰的掺氮 CDs 对多巴胺具有特异性，硼酸修饰的氮掺杂氨基的电子转移的 CDs 表现出微弱的荧光。在多巴胺存在的情况下，两个邻酚羟基和硼酸基团之间的特异性相互作用促进了电子转移，导致荧光开启，基于此荧光变化，实现了多巴胺的检测 [52]。

Li 等开发了一种简单的无酶错配（enzyme-free mismatched CHA，MCHA）荧光检测方法，用于敏感检测甲胎蛋白（alpha-fetoprotein，AFP），该检测方法包括适配体识别、MCHA 信号放大和荧光信号输出三部分，具有简单、快速、无酶的优点，对 AFP 检测具有良好的分析性能，为蛋白质分子检测提供了一个很有前途的传感平台。

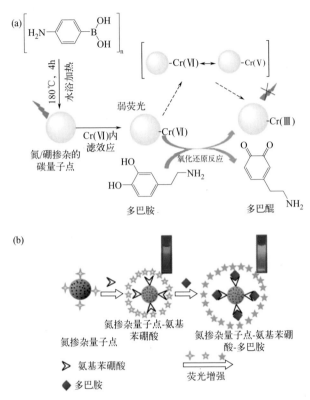

图 7.12　氮和硼掺杂 CDs 的合成和使用 CDs 检测多巴胺及基于苯硼酸修饰 CDs 的多巴胺荧
　　　　光检测

　　如图 7.13 所示，在没有 AFP 的情况下，触发器和适配体结合形成双链结构。因此，
MCHA 不能被触发，荧光信号较弱。在 AFP 存在的情况下，适配体能够通过强大的吸
引很容易地与 AFP 结合形成适配体蛋白复合物，触发器被置换并释放到 MCHA 循环中。
然后通过 H1 和 H2 的杂交相互作用结合形成双链配合物 H1@H2，触发器被 H2 取代，
释放到下一个循环中。H1@H2 和 F@Q 双链的自由序列引发了置换反应，导致了 F@Q
双链的分离和荧光恢复。在将 AFP 添加到适配体 -MCHA 系统中后，该适配体优先与
AFP 结合，同时产生大量的触发器，更多的 MCHA 被触发。因此，大量的荧光恢复时，
荧光恢复程度呈阳性 AFP 浓度依赖的方式[59]。

　　基于荧光的激光诱导荧光（laser-induced fluorescence，LIF）检测，以其高灵敏度、
高响应速度和选择性好等优点，被广泛应用在微流控芯片分析系统中[78]。Duca 等开发
了一个探索性透镜管 LIF 子系统的早期原型以及一个可编程的微流控结构，用于有机分
子自动检测。该装置能够在资源有限的现场远程采样任务中进行有机分子分析。图 7.14
是计算机辅助设计的镜头管 LIF 检测模块的爆炸视图（a）和紧凑组件（b）以及激光光
源和荧光光源的光路图（c）。这种由激光诱导荧光的检测是由单色性和方向性很强的激
光激发被荧光染料（具有荧光激发发生特征的荧光染料）标记的细胞发出不同波长、不

同方向的荧光（指标记荧光），因此激光诱导这种方法与其他的激光光谱法相比检测的灵敏度更高。

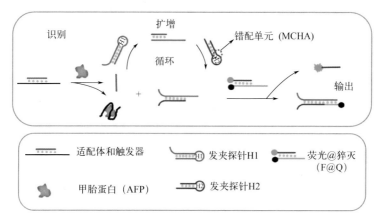

图 7.13　基于适配体识别和错配催化发夹组装的 AFP 高灵敏度检测荧光传感策略示意图

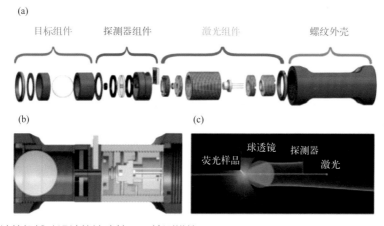

图 7.14　计算机辅助设计的镜头管 LIF 检测模块
（a）爆炸视图；（b）紧凑组件；（c）激光光源和荧光光源的光路图

三、电化学发光检测

电化学发光（ECL），又称电致化学发光，是在电化学反应电子传递过程中将电能转化为辐射能的过程，是应用最为广泛的技术之一[79]。ECL 作为生物传感领域的强大工具，由于其快速响应、高灵敏度、简化设置、检测广泛、灵活性强、低成本和体积小等优点而受到了极大的关注。与其他基于光学的分析方法相比，ECL 有一些优点。首先，ECL 的光发射不需要外部光源。因此，样品中没有来自自动荧光或散射光的背景噪声。其次，施加在电极上的电位可以控制光的 ECL 发射。此外，ECL 技术允许更好地控制发射位置，因为 ECL 发射靠近电极表面。这种对发射的更好的控制有利于提高选择性和灵敏度、成像分析和多分析物检测。最后，一些 ECL 反应物可以在电极上进行电化学再生，这一优势提高了该技术的灵敏度，显著节省了反应物，并简化了仪器。

ECL 是在电解池条件下发生在电极表面的反应，主要受电极电势变化控制，伴随激发态电子转移的过程发射特定波长的光信号。从某种意义上讲，它是电化学和光学的理想组合，因为它不仅保持有来自传统化学发光的高灵敏度和广泛的动态范围，又显示了电化学方法的简单性、稳定性和便利性。作为一种光发射技术，ECL 与其他发光方法相比具有独特的优势。尤其是与化学发光相比，ECL 对于光发射来说具有优越的时间和空间精确控制特性，可显著改善检测过程中的信噪比。此外相较于光致发光需要承受非选择性的光致激发诱导背景的影响，ECL 不需要使用外部光源，具有零背景干扰特性，避免了由光散射引起的扰动。因此 ECL 已经成为一种强大的分析技术，常常被用于痕量目标分析物的传感检测，在医学诊断及食品安全等领域起着重要的作用[80,81]。

（一）电化学发光机理

ECL 伴随电生自由基的复合而产生，根据自由基的来源 ECL 的产生主要有两种机理：湮灭机理和共反应剂机理。对于前者，自由基是由单个发射体产生的，而后者在发光体和共反应剂之间涉及一组双分子电化学反应。此外，ECL 也可以通过热电子诱导机理和静电化学发光产生。在每一种机理中，两种物质通过电化学产生，并进行电子转移反应，以产生基态和电子激发态，发出光并恢复到基态。在湮灭机理中，自由基是由单一的发光团产生的，而共反应剂机理需要发射体和合适共反应物之间的电化学相互作用。在这两种机理中，ECL 发光团在电能转化为辐射能中起着重要作用。因此，ECL 生物传感器的灵敏度具体取决于 ECL 光团。在过去的几年里，人们合成了大量的 ECL 发光团，一些有机、无机和纳米材料体系可以产生 ECL。然而，在常用于 ECL 生物传感的不同发射波长的物质中，由于钌复配物和鲁米诺衍生物在水介质中的高溶解度和在生物样本中的生理 pH 和病毒检测方面的应用，它们成为最受欢迎的两种物质。

1. 湮灭机理

湮灭反应涉及到电极表面电化学中间体的生成，然后中间体相互作用并经历基态和电子激发态的形成，最后激发态由于弛豫而发光，其中典型的例子就是 9,10- 二联苯蒽[82,83]。二联苯蒽（DPA）在电极表面分别发生氧化［式（7-1）］和还原［式（7-2）］反应；然后氧化中间体（DPA$^{+\cdot}$）和还原中间体（DPA$^{-\cdot}$）发生湮灭反应并生成激发态（DPA*）［式（7-3）］；最后不稳定的激发态（DPA*）在返回基态（DPA）的过程中产生发光信号

［式（7-4）］。

$$DPA - e^- \longrightarrow DPA^{+\cdot} \quad （氧化） \tag{7-1}$$

$$DPA + e^- \longrightarrow DPA^{-\cdot} \quad （还原） \tag{7-2}$$

$$DPA^{-\cdot} + DPA^{+\cdot} \longrightarrow DPA + DPA^* （湮灭） \tag{7-3}$$

$$DPA^* \longrightarrow DPA + h\nu （发光） \tag{7-4}$$

与湮灭过程有关的 Gibbs 自由能通过式（7-1）和式（7-2）的氧化还原电位得到，如式（7-5）所示，其中 ΔG 代表了 Gibbs 自由能，F 是法拉第常数，$E^0_{还原}$ 和 $E^0_{氧化}$ 分别为还原电位和氧化电位。式（7-6）给出了 Gibbs 自由能相关焓的计算公式。

$$\Delta G = -nF\left(E^0_{还原} - E^0_{氧化}\right) \tag{7-5}$$

$$\Delta G = \Delta H - T\Delta S \tag{7-6}$$

如果焓超过从基态到激发态所需能量的最低值，这个反应被定义为"能量充足"或者定义为遵循"单线态"，二联苯蒽就是一种符合"单线态"的反应；与此相反，如果焓低于从基态到激发态所需能量的最低值，但是仍然超过了三重态能量，就会发生三重态 - 三重态湮灭，典型的三重态湮灭电化学发光例子是钌联吡啶类的衍生物。除此之外，湮灭反应也可形成激发二聚体和激发复合物，在这种情况下，湮灭过程的主要优点是它只需要发光物质、溶剂和支持电解质就可以发光。

2. 共反应剂机理

共反应电化学发光通常是通过在电极上施加电势产生的，发光体要么沉积在电极表面要么在溶液体系中，并伴随共反应剂的存在，产生发光现象。当在电极上施加一个电位（正或负）时，发光体和共反应剂同时发生氧化或还原反应，形成自由基和中间体。然后，中间状态将随着高活性氧化或还原物质的形成与氧化或还原的发光体相互作用产生激发态，随后激发态在回到基态的过程中发射光信号。在典型的基于钌联吡啶发光体的电化学发光反应中，如式（7-7）到式（7-11）所示，在共反应发光过程中三丙胺（TPA）是主要的共反应剂，通过电子转移或化学反应，三丙胺脱质子产物（TPA·）与发光体反应生成一个激发态（R*），不稳定的激发态（R*）在返回基态（R）的过程中伴随发光信号产生。

$$R - e^- \longrightarrow R^{+\cdot} （氧化） \tag{7-7}$$

$$TPA - e^- \longrightarrow TPA^{+\cdot} （氧化） \tag{7-8}$$

$$TPA^{+\cdot} \longrightarrow TPA^{\cdot} + H^+ （脱质子） \tag{7-9}$$

$$R^{+\cdot} + TPA^{\cdot} \longrightarrow R^* + 产物 （共反应） \tag{7-10}$$

$$R^* \longrightarrow R + h\nu （发光） \tag{7-11}$$

其他共反应剂包括以氧化 - 还原模式工作的草酸盐和丙酮酸盐离子，和以还原 - 氧化模式工作的过硫酸盐、联氨和过氧化氢。氧化 - 还原型电化学发光通常发生在正电位条件下，氧气在水溶液中的释放反应很慢，对电化学发光影响很小[84]。相反，许多还原 - 氧化型电化学发光需要负值较大的电位条件，在此电位下产生大量氢气，同时引起电生成中间体的即刻分解，使其难以在液相环境下实现稳定的还原 - 氧化型电化学发光[85]。因此基于共反应剂的电化学发光在需要避免氧气溶解时特别有用，这对于无需脱氧的分析样品检测来说具有重大意义。需要注意的是，只要电解池保持工作状态，发光体便可以在电极附近循环利用，而共反应剂在整个反应过程中是在不断消耗的，所以在反应过程中只需保证反应体系中拥有足量的共反应剂即可保证发光持续稳定地进行。合适的共反应剂可以比较容易发生氧化或还原，然后经历快速化学反应形成一个具有足够氧化或还原能力的中间产物来激发发光体激发态的生成，进而促进发光。

（二）电化学发光体

电化学发光体一般可以分为三类：无机物、有机物和纳米材料，丰富的发光体在电化学发光的发展中起到了十分重要的作用[13]。具体来说，三联吡啶钌 [Ru(bpy)$_3^{2+}$] 作为一种无机物发光体也是最成功的发光体，具有非常广泛的应用，主要是由于它在水性或非水性溶剂中具有强发光性和溶解性，并且在易获得的电位下就具有可逆的电子转移能力[86]。考虑到许多金属配合物展现出的电化学发光所需要的电化学和光谱特性，铱（Ir）、金（Au）、银（Ag）、铜（Cu）、铂（Pt）、铝（Al）、镉（Cd）、铬（Cr）、钼（Mo）、钨（W）、铕（Eu）、锇（Os）、钯（Pd）、铊（Tl）、铼（Re）、铽（Tb）、硅（Si）和汞（Hg）这些物质的配合物也均被报道过用于电化学发光检测[87]。

在有机体系中，二苯蒽及其衍生物由于显著的发光特性，在电化学发光领域引起了广泛的关注，此外荧烯、噻吩三唑及其衍生物经研究发现也能产生电化学发光反应。纳米粒子的光学、电学、电化学和发光特性使其成为一种具有吸引力的材料，其中二氧化硅纳米粒子由于其表面化学性质易于修饰和功能化，已被证明是一个很好的电化学发光体[88]。

随后半导体纳米晶体或量子点由于其优异的发光性能和在许多重要领域的应用而受到了广泛的关注。量子点具有高荧光量子产率、抗光漂白的稳定性和尺寸控制的发光特性，这些特性使得量子点作为一种新型纳米材料被用于传感分析[89,90]。其中，硅纳米晶体量子点最先被报道用于电化学发光研究，之后各种量子点包括硫化镉（CdS）、硒化镉（CdSe）、碲化镉（CdTe）、硫化锌（ZnS）、硒化银（Ag$_2$Se）等也被报道用于电化学发光检测[91]。此外其他各种成分、大小和形状的杂化纳米材料，如金属纳米团簇、碳纳米点、石墨类氮化碳以及石墨烯和其复合材料也被用作电化学发光体。

（三）电化学发光的生物医学应用

ECL 是电化学反应产生的激发态光团的发光，具有灵敏度高、本底低、响应快等优点。由于电化学和光学方法的独特结合，ECL 在多种分析物的检测中发挥了不可或缺的作用，包括小分子物质、蛋白质、核酸和细胞。

因为 ECL 固有的敏感性、可忽略的背景、简单可控性等突出的传感特点，它已经被认为是一种强大的分析技术。在过去的几十年里，各式各样的生物测定方法已经被用于 ECL 检测目标分析物。灵敏的 ECL 传感检测方法的构建策略，一般可以分为五大类[92]。第一，通过能量转移或电子转移的方式，实现分析物对 ECL 反应的抑制或增强作用；第二，通过氧化还原反应或表面结合/脱离的方式，实现对电化学发光体的强化或分解；第三，通过酶联免疫反应产生或消耗共反应剂，实现对 ECL 信号的改变；第四，通过生物认知反应或靶诱导沉积作用带来的空间位阻，实现信号截止的 ECL 传感策略；第五，通过受体和供体的光谱重叠，实现高效 ECL 共振能量转移传感策略。基于这些方法，ECL 技术被广泛用于金属离子检测、免疫分析、基因传感以及早期癌症诊断等领域[93-95]。

两种最著名的呼吸道病毒（流感病毒和冠状病毒）是全球大部分呼吸道疾病发病的主要原因，确定病毒基因组序列、蛋白质结构及其对抗体的反应有助于发现病毒致病的原因，通过这种方法可以开发适当和有效的疫苗和治疗方法[96]。流行性感冒是一种病毒性传染病，会造成许多医疗问题和巨大的财政负担。单链反义 RNA 病毒编码的是与病毒结构和功能相关的蛋白质，各种 ECL 生物传感器已被报道用于诊断流感病毒[97]。自 2020 年 1 月以来，新型冠状病毒（severe acute respiratory syndrome-coronavirus-2，SARS-CoV-2）一直在全球范围内传播，引发了史上首次有记录的冠状病毒大流行。已知这种病毒可导致新型冠状病毒感染（corona virus disease 2019，COVID-19），严重威胁人类的健康。SARS-CoV-2 是一种能同时感染哺乳动物和鸟类的乙型冠状病毒，属于 ssRNA 病毒组，具有阳性意义[98]。由于全球范围内的高发病率和发病率，快速、敏感地检测 COVID-19 至关重要[99]。Zhang 等用 CRISPR/Cas12a 介导的 pH 诱导的 ECL 生物传感器构建了一种基于核酸外切酶Ⅲ切割反应的等温扩增核酸，用于超灵敏和特异性检测 SARS-CoV-2 型核酸，以诊断严重急性呼吸综合征冠状病毒[100]。大多数基于 ECL 技术的病毒检测都是采用基因传感器方法，Yao 等报道了一种基于 ECL 的生物传感器，该传感器通过使用 DNA 步行器策略来放大信号以检测 SARS-CoV-2 RdRp 基因。利用 RdRp 基因触发熵值驱动反应输出绷带，与两个单链 S1 和 S2 结合形成一个双足 DNA 步行器。修饰后的金/氮化碳复合材料/玻碳电极（Au-g-C$_3$N$_4$/GCE）应用于 ECL 供体，将 PEI-Ru@Ti$_3$C$_2$@AuNPs-S7 探针作为 ECL 受体，发夹结构用于修饰三螺旋脱氧核糖核酸（TDNAs），采用电化学发光二极管（ECL-RET）原理改变信号，设计了一种基于 Au@Ti$_3$C$_2$@PEI-Ru（dcbpy）$_3^{2+}$ 纳米复合材料的 ECL 基生物传感器，用于检测 SARS-CoV-2 的 RdRp 基因。如图 7.15A 所示，将 AuNPs 与 DNA 连接，将 Ru（dcbpy）$_3^{2+}$ 作为 ECL 发射体，固定在 Ti$_3$C$_2$ 表面，以提高 ECL 生物传感器的灵敏度[101]。聚乙烯亚胺（PEI）可以通过酰胺键与 Ru（dcbpy）$_3^{2+}$ 结合，作为共反应物可以提高 Ru（dcbpy）$_3^{2+}$ 的发射效率。随后，HP DNAs 和摆臂拦截器通过 Au—S 键锚定在 Au@Ti$_3$C$_2$@PEI-Ru（dcbpy）$_3^{2+}$ 纳米复合材料表面产生强烈的 ECL 信号，称为"信号开启"状态。在目标 DNA 存在的情况下，ECL 生物传感器可以实现从"信号开启"

到"信号关闭"的转换，ECL 信号强度随靶浓度的增加而降低。基于此原理，ECL 生物传感器的 ECL 强度变化可以反映不同的目标 DNA 浓度。图 7.15B 提出了一种熵驱动的放大 ECL 检测策略，利用 DNA 四面体构建生物传感器平台来检测 SARS-CoV-2 的 RdRp 基因。四面体结构减少了电极表面的非特异性吸附，使得传感器的制备过程减少，对使用者更加友好。无酶熵驱动反应减少了酶试剂的昂贵费用，有利于 SARS-CoV-2 患者高通量筛选的实现[102]。

早期诊断和精确治疗的快速进展需要能够超灵敏检测疾病特异性生物标志物的新技术，由于外泌体可以调节肿瘤微环境，影响肿瘤的发生和转移，因此受到了相当多的关注，并成为非侵入性癌症诊断的"液体活检"的新范式。迄今为止，纳米颗粒跟踪分析、流式细胞术、荧光、表面等离子体共振（SPR）和 ELISA 已被用于检测外泌体[103-106]。然而，这些方法涉及耗时的操作或费力的标记程序，限制了其广泛的应用。又因为疾病发展的早期阶段，生物体液中的肿瘤相关外泌体浓度非常低，需要对单颗粒水平的外泌体进行敏感检测。因此，迫切需要开发新的分析技术来进行超灵敏和强特异性的肿瘤相关外泌体分析。

ECL 是由电化学激发物质进行高能电子转移反应产生的发光，对生物分子具有较高的检测灵敏度和广泛的线性范围，作为一种强大的生物医学分析和临床诊断技术得到了广泛的应用[107]。各种具有大比表面积、良好的生物相容性和优良催化性能的纳米复合材料已被用来提高 ECL 生物传感器的性能，镍铁（NiFe）复合材料具有层状布氏石结构，因其制备简单、功能多样且催化活性高，在光催化方面受到越来越多的关注[108]。具有均匀花状形态的 NiFe 复合材料具有较大的比表面积，易与发光分子如 $Ru(bpy)_3^{2+}$ 共轭，促进更多的 $Ru(bpy)_3^{2+}$ 在复合材料表面组装。超薄 NiFe 纳米片通过引入铁增强了电子转移能力，其致密聚集暴露了更多的活性位点。此外，NiFe 复合材料中元素之间的强相互作用增强了催化活性，可激发更多的三丙胺。

Zhang 等为进一步提高灵敏度引入了一种循环放大技术，提出采用 NiFe 复合材料作为 ECL 探针的衬底物，来增加固定化探针的数量，提高发光度，这是一种基于 NiFe-$Ru(bpy)_3^{2+}$ECL 发射器和双链特异性核酸酶（duplexspecific nuclease，DSN）辅助循环的超灵敏 ECL 生物传感器，用于外泌体检测（图 7.16）[109]。酶介导的目标回收方法可以显著放大信号，提高检测灵敏度，DSN 是从堪察加蟹肝胰腺中分离得到的一种新型稳定的核酸酶，具有选择性切割 DNA-RNA 异质双链的能力，但不能切割单链 DNA 和RNA，这意味着单个 RNA 分子可以在反应后被释放，引发更多的 DNA 裂解。由于切割偏好，单个 RNA 可以与多个探针结合，导致显著的信号扩增和超高的灵敏度。此外，因为基于 DSN 的系统不需要进行复杂的探针设计，因此，DSN 辅助的循环信号放大非常适合用于构建超灵敏的生物传感器。如图 7.16 所示，将制备的 NiFe-$Ru(bpy)_3^{2+}$ 配合物滴入玻璃碳电极上，通过静电吸附应用在 AuNPs 上，将二茂铁（ferrocene，Fc）标记的发夹 DNA 通过 Au—S 键固定在电极上。由于 Fc 对 $Ru(bpy)_3^{2+}$ 的猝灭作用，改性电极的 ECL 信号较差，在外泌体存在的情况下，由于适配体和外泌体之间的高特

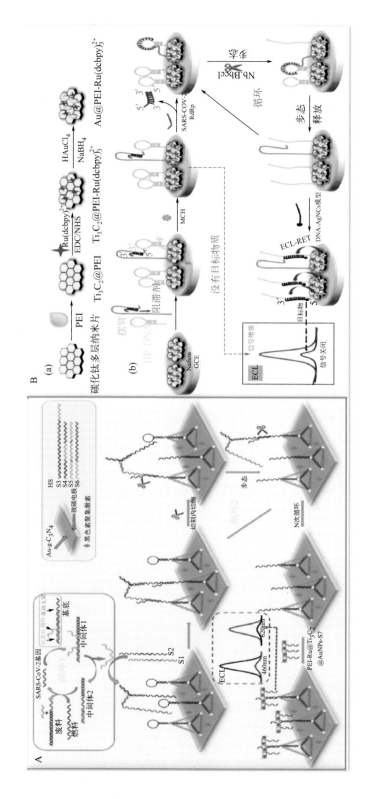

图 7.15 A 为基于 DNA 四面体比率 ECL 生物传感器检测 SARS-CoV-2 RdRp 基因的双行扩增策略示意图（a）和基于 Au@Ti₃C₂@PEI-Ru（dcbpy）₃²⁺ 纳米复合材料的制备示意图（b）和基于 Au@Ti₃C₂@PEI-Ru（dcbpy）₃²⁺ 纳米复合材料 ECL 生物传感器检测 SARS-CoV-2 RdRp 基因结合单足 DNA 步行扩增策略（b）

异性使得 RNA 具有高特异性识别能力，释放的 RNA 与发夹 DNA 杂交，产生 DNA-RNA 双链。在 DSN 的作用下，RNA 被释放，触发循环扩增，使 Fc-DNA 从电极表面分离，产生强烈的 ECL 发射。Fc-DNA 的分离取决于释放的 RNA 的数量，因此与外泌体的浓度有关。最终，ECL 信号与外泌体浓度成正比。增强的 ECL 发射显著提高了检测灵敏度，并达到了单粒子水平的检测极限。所提出的 ECL 生物传感器能够实现高灵敏度的外泌体检测，并允许准确分析复杂生物样本中的外泌体用于临床诊断。

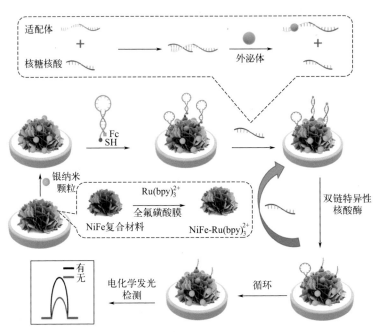

图 7.16　用于外泌体检测的 ECL 生物传感器的方案说明

　　急性心肌梗死（acute myocardial infarction，AMI）以急性起病和快速进展为特点，在全球范围内心血管疾病中死亡率和发病率最高[110]。迄今为止，临床诊断急性心肌梗死的主要方法是心电图，但在心肌损伤的早期阶段，心电图可能是正常的或不具有诊断性的。因此，急性心肌梗死生物标志物的测定对急性心肌梗死的早期识别具有很大的应用前景。心肌肌钙蛋白 I（cardiac troponin I，cTn I）是一种众所周知的诊断急性心肌梗死的"金标准"，与不同的心肌损伤过程密切相关[111]。此外，它还具有灵敏度高、特异性好、诊断窗口期长等优点，可促进急性心肌梗死的诊断。cTn I 的超灵敏检测，即可检测极低浓度的 cTnI，有助于快速诊断急性心肌损伤，变异系数小于 10%。因此，cTnI 的超灵敏检测对有效地诊断和治疗急性心肌梗死具有至关重要的作用。

　　Zhan 等设计了一种基于侧流分析的干化学、超灵敏封闭双极电极（closed bipolar electrode-ECL，CBP-ECL）免疫传感器，用于 cTn I 的 POCT 检测[112]。CBP-ECL 免疫传感器由基于纤维材料的芯片和外壳组成，分别通过丝网打印和 3D 打印制造，非常方便经济。此外，Ru（Ⅱ）-L-Cys 复合材料作为一种自增强的 ECL 探针，由标记抗体功能化的 Ru（Ⅱ）-L-Cys 产生的 ECL 信号可以敏感地量化 cTn Ⅰ，该方法被首次应用于夹心 CBP-ECL 免疫传感器。该免疫传感器具有广泛的线性范围（0.001 ～ 100ng/mL）和可接受的灵敏度（0.4416pg/mL），并具有优越的特异性和良好的重现性与稳定性。此外，该免疫传感器能够检测血清中的 cTn Ⅰ，回收率高达 97.3% ～ 103.4%。对于血浆样本中 cTn Ⅰ 的检测，所提出的 CBP-ECL 的检测结果与临床方法有良好的相关性。重要的是，分析过程易于操作，并可在 7min 内完成。这些结果表明，该免疫传感器有效地结合了 CBP-ECL 的高灵敏度和侧向流检测的简单性，为急性心肌梗死等疾病的早期诊断提供了一条很有前途的 POCT 途径。

四、即时检测

即时检测（point-of-care test，POCT）是一种检测技术，可以快速获得现场检测结果，便于及时决策。近年来，由于 POCT 具有易于制造、分析快速、成本实惠、尺寸便携、用户方便等独特的优点以及人们对快速诊断的迫切需要，POCT 引起了广泛的关注。检验医学是临床鉴别诊断的重要组成部分，其中检验分析有助于在多种情况下监测药物治疗，支持超过 50% 的疾病诊断。POCT 使用便携式、低成本和用户友好的设备提供快速分析并且对健康状态进行实时监测，以提供快速结果供临床医生立即采取行动，被广泛用于改善患者护理。目前，人们已经多次尝试构建各种高性能的 POCT 设备，开发了各种 POCT 策略来改善信号放大过程，如 ELISA、荧光、ECL、化学发光和表面增强拉曼散射等[17]。例如，脉搏血氧仪可以以一种快速、简单、无创、低成本的方式检测动脉血氧饱和度，但在早期，这需要动脉穿刺和实验室检测。快速诊断检测依赖于最近几十年出现的免疫学技术，如疟疾抗原检测或 COVID-19 快速检测。

（一）酶联免疫即时检测

POCT 是一种快速现场检测患者体内分析物的理想检测形式，便于疾病诊断和监测。分子识别元件是被分析物特异性检测所必需的元件，利用抗体作为分子识别元件的生物传感器被称为免疫传感器。传统的免疫传感器需要复杂的程序来形成由检测抗体、分析物和捕获抗体组成的免疫复合物，此外，还需要长时间的潜伏期、洗涤程序和必须由实验室技术人员操作的大型和昂贵的专门设备。因此，POCT 的免疫传感器应该使用相对较小的设备和不需要特殊训练就可以操作的系统[18]。

Guo 等开发了一种基于双色显示的 p-ELISA 平台，用于前列腺特异性抗原（PSA）的可视化检测（图 7.17）。在该研究中，当人 PSA 存在时，形成由捕获抗体、分析物和 HRP 标记的检测抗体复合物组成的三明治免疫复合物，催化无色四甲基联苯胺（TMB）染料氧化为蓝色 TMB$^+$，作为样品中 PSA 的浓度函数。随后停止添加溶液使 TMB$^+$ 转换为黄色 TMB²⁺，其中新添加的球形金纳米颗粒从红色到黄色逐渐产生双色变化。该方法检测人类血液中 PSA 的检测限为 9.3pg/mL，在一定范围内 PSA 浓度从 0.3ng/mL 增加至 3ng/mL，溶液颜色从红色变为黄色。在裸眼的情况下，这种颜色的变化可以在 2.5ng/mL 浓度下观察到，极大地提高了传统 ELISA 可视化检查的准确性[13]。

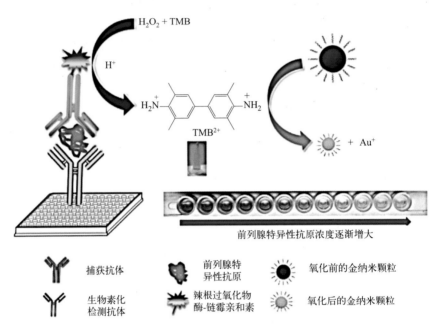

图 7.17　用于 PSA 视觉检测的双色等离子体 ELISA 示意图

Wang 等开发了一种基于计时器的 μPADs 智能手机，用于精确监测胆固醇，如图 7.18（a）所示[113]，将 μPADs 引入色彩和酶试剂，采用比色检测来监测液体在不同区域的停留时间，并使用智能手机来评估颜色强度，记录开始时间和检测时间。该检测方法不仅分析了彩色图像，而且还读取了快速响应代码信息，可用于高度敏感的代谢物检测。该研究还提出了另一种基于智能手机的尿液分析方法，将一条条带集成在纸塑混合微流控芯片实验室（laboratory on chip，LOC）中。如图 7.18（b）所示[114]，该芯片设计为单一微流控通道结构，单一入口用于绘制样品溶液，并嵌入聚二甲基硅氧烷（PDMS）微泵以控制样品体积和采样时间。人工尿液在按压并释放 PDMS 微泵后，首先流过微通道，然后尿样与微通道内的试条相互作用。最后，使用定制的应用程序，自动对图像进行处理，以测量葡萄糖定量的色调值。Wang 等分层设计了多层改性壳聚糖并固定在试纸上，如图 7.18（c）所示[115]，采用 H₂O₂/HRP/3,30,5,50-tetramethyl benzidine（TMB）比色法检测代谢物。LED 灯被用来提供恒定的照明，智能手机作为探测器来捕捉图像，图像的灰度值通过 ImageJ 进行量化，并随尿酸和葡萄糖的浓度升高呈线性增加。一项研究报告了一种新的基于智能手机的平台，可以在没有任何限制的条件下量化各种光照条件下的葡萄糖浓度。如图 7.18（d）所示，用酶混合物（GOX

和 HRP）对纸张进行修饰，包括碘化钾（KI）、碘化钾 + 三碘甲烷（KI+Chi）和 TMB，分三个检测区固定三种不同的检测试剂，在葡萄糖存在时，GOX 和 HRP 共同作用驱动 KI 或 TMB 的颜色变化[116]。四款具有不同属性的智能手机用于获取由三种光源产生的 7 种光条件下的比色图像，这些图像在特征提取后被用于机器学习，从而产生了一个更鲁棒和自适应的抗光照变化的平台。结合超声技术，有研究提出了一种基于智能手机的比色法，以实现超灵敏的过氧化氢等多种代谢物检测。如图 7.18（e）所示，AgNPs 可以将过氧化氢氧化为羟自由基，导致 TMB 被氧化，并发生蓝色变化。在智能手机生成的超声波辅助下，由于过氧化氢分解加速，可以产生越来越多的羟自由基，最终导致了颜色强度的增加，分别实现了对葡萄糖、尿酸、乙酰胆碱和总胆固醇的检测[116]。

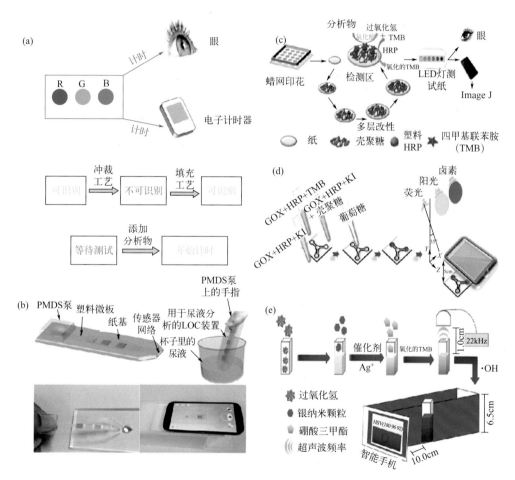

图 7.18　各类检测示意图（a）使用定时 μPAD 进行胆固醇比色检测的示意图；（b）纸基 - 塑料混合微流控芯片的结构图像及尿酸检测示意图；（c）基于多层改良纸的尿酸和葡萄糖比色检测示意图；（d）耦合 μPAD 测定葡萄糖的示意图[116]；（e）超声增强智能手机比色分析的过氧化氢检测示意图

（二）荧光即时检测

急性心肌梗死是威胁人类健康的主要疾病之一，近年来，急性心肌梗死的发病率逐年增加，其早期诊断有利于尽快治疗，可改善患者的预后。高灵敏度心肌肌钙蛋白（high sensitivity cardiac troponin，hs-cTn）甚至可以高精度地测量低 cTn 浓度，对急性心肌梗死的诊断和风险分层具有重要的临床意义，是诊断急性心肌梗死的特异性指标[117]。此外，已有研究表明，肌钙蛋白升高与急性心肌梗死患者不良结局的风险增加相关。ECL 是最常用的肌钙蛋白检测方法，但该方法目前在大型生化分析仪上进行，检测 hs-cTn 所需的时间很长，不能进行临床即时检测，也不能对急性心肌梗死进行快速诊断。传统的 POCT 方法需要使用血清检查，这在院前急救中是不可能的。因此，基于全血的 POCT 量子点免疫荧光技术的研究更有价值[118]。量子点免疫荧光分析采用双抗体三明治法，在硝化纤维素膜上形成量子点标记的抗体 - 抗原 - 包被抗体免疫复合物，通过激发量子点产生荧光信号，可通过仪器获得定量检测结果，具有荧光效率高、稳定性好、不易猝灭或聚集、易于表面改性等特点，更有利于院前急救和早期诊断。POCT 量子点免疫荧光法与传统的罗氏方法相比，该检测只需要采集血液样本，十几分钟即可得到检测结果，具有操作简单、速度快等特点，有利于临床急诊的快速诊断。除此之外，POCT 量子点免疫荧光检测匹配仪器体积小，易于检测，在疑似急性心肌梗死入院的患者中，该方法可以在初步检测的基础上可靠地排除大多数非急性心肌梗死患者，对于胸痛患者快速有效的检查极为重要。

近年来，基于微芯片的毛细管电泳技术在快速、经济、高效地分离 DNA 片段、氨基酸和蛋白质等生物样本方面引起了人们的广泛关注。在多路毛细管电泳或微通道电泳中，LIF 由于其较高的灵敏度和分辨率，被作为一种首选方法。传统的共聚焦 LIF 检测系统已被证明能非常有效地进行微芯片电泳高灵敏度检测，其他非共聚焦 LIF 检测系统，如斜面入射激光和正交排列，近年来也被开发用于基于微芯片的毛细管电泳。然而，在这些检测系统中，为了实现良好的分辨率，总是需要精确和复杂的光学器件来聚焦微通道上的激光束。但是其复杂和刚性的结构以及与光学系统的构造和小型化相关的局限性阻碍了它们在小型化或便携式仪器中的广泛应用。近年来，基于光纤、光波导和发光二极管也开发了用于 LIF 检测系统的集成微流控芯片。例如，一项研究开发了一种新的 LIF 检测系统，该系统使用来自微制造间隙的线激光源，基于流控芯片的电泳，具有易于对准、足够的灵敏度和可控的分辨率等优点，其特点是通过线激光源与微通道的"交叉扫描"来检测发射的荧光。微加工间隙的线激光源垂直于微通道，公差偏差相当于线激光束的长度，这有助于激光束与微通道之间的对准。使用此系统无需任何复杂和精确的附件来匹配对齐要求，此外，减小微间隙的宽度可以提高该检测系统的分辨率。

如图 7.19 所示，这种基于微流控芯片电泳分析的新型激光诱导荧光检测系统，具有光学结构简单、结构紧凑、易于施工等优点。通过线激光源与微通道的垂直相交检测微通道中发射的荧光，实现了高灵敏度检测，所开展的工作可以推进半自动手持系统，节省大量时间和成本[119]。

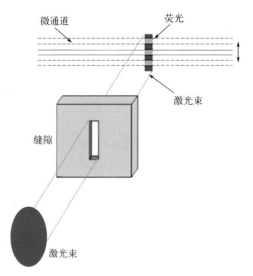

图 7.19　LIF 检测系统的工作原理示意图（未按比例）

　　对低成本和一次性医疗设备的需求推动了 LOC 系统的发展，这些系统是在单一基底上制造的微型微分析实验室，能够进行 POCT 分析，并可用于监测少量的病原体材料或各种生物分子材料，在化学和生命科学中有许多应用。然而，由于大量必要组件（激发源、滤光器和检测系统）的限制，完全集成的紧凑且廉价的荧光分析 LOC 发展尚未成熟。荧光检测技术是生物技术中最常用的分析和诊断方法，芯片上的荧光检测将使许多 POCT 的应用成为可能。Andrea Pais 等将来自发射信号的激发光的偏振滤波与有机光源和探测器相结合，提出并演示了一种新颖的、廉价的方法，开发了成一种集成的、高灵敏度、低成本、真正紧凑的 LOC 设备，用于定量荧光分析[120]。

　　这种高灵敏度的一次性 LOC 系统具有薄膜有机发光二极管（organic light emitting diode，OLED）激发源和用于芯片上荧光分析的有机光电二极管探测器（organic photodiode detector，OPD），采用活性面积为 0.1 cm^2 的 NPB/Alq3 薄膜绿色 OLED 作为激发源，采用活性面积为 0.6 cm^2 的 CuPC/C$_{60}$ 薄膜 OPD 作为光电探测器。该芯片实验室还采用了一种新的经济有效的交叉偏振方案来滤除荧光染料发射光谱中的激发光，从而使来自 OLED 的激发光发生线性偏振，并用于照亮一个含有溶解在乙醇中的 1μL 染料的微流控装置。探测器被第二个偏振器屏蔽，与激发光正交，随机偏振的荧光发射光仅大约 3dB 被衰减，从而使探测器上泄漏引起的光电流减少约 25dB。在微流控装置中，用 OPD 法测定了罗丹明 6G 和荧光素染料的荧光信号。表明，一个集成的微流控装置，包括 OLED 和 LED 激发源和集成的偏振器，可以实现一个紧凑且经济的 LOC，用于即时荧光分析。

　　常见的 SARS-CoV-2 检测方法包括免疫分析和核酸检测，免疫分析方法准确，但存在灵敏度低和一定的滞后性等缺点。相比之下，核酸检测的"金标准"是实时荧光定量 PCR，更敏感、快速，但它需要训练有素的操作人员、昂贵的设备和经过认证的实验室，这在缺乏资源和医疗设施的偏远地区仍然有很大的困难。因此，开发一种便携式和高通量的快速准确、可视化的 SARS-CoV-2 检测来适应 POCT 发展前景具有重要的价值。如图 7.20 所示，Cao 等开发了一种基于聚集规律性间隔短回文重复序列（clustered regularly interspaced short palindromic repeats，CRISPR）CRISPR/Cas13a 结合重组酶聚合酶扩增（recombinase polymerase amplification，RPA）并在 30min 内检测 SARS-CoV-2 的 S 和 *Orf1ab* 基因的生物传感器。重要的是，该研究采用3D打印技术制得微流控芯片，开发了一种自动化、便携式、高通量的荧光分析仪，用于灵敏检测 SARS-CoV-2，解决了气溶胶污染问题，在 POCT 过程中提供了更准确和高通量的检测。此外，该研究使用横向流动带实现了 SARS-CoV-2 的可视化和 POCT 检测。因此，利用 RPA 的高效扩增和 CRISPR/Cas13a、高通量荧光分析仪和横向流动带同时检测 S 基因和 *Orf1ab* 基因，将成为 SARS-CoV-2 检测领域的一种很有前途的工具[121]。

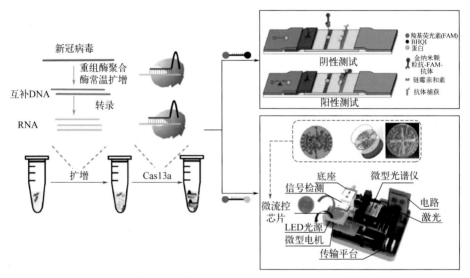

图 7.20　采用 LS-55 分光荧光仪、横向流动带和 APHF 分析仪结合 CRISPR/Cas13a 与 RPA 的 SARS-CoV-2 检测策略示意图[121]

（三）电化学发光即时检测

传统的电化学发光分析，发光信号是通过电化学工作站被激发和控制的，由于电化学工作站的高成本，研发可替换的电化学发光激励用于 POCT 检测是首要任务。其中，便携式、低成本的充电电池由于具有高效、稳定电压输出、大容量以及低自放电率等优点，成为了一个很好的电激励选择以用于制造便携式电化学发光设备进行即时检测[122,123]。此外，如图 7.21（a）所示，可充电的超级电容也被 Kadimisetty 等报道用于提供电化学发光的电压激励[124]。除了充电电池外，Delaney 等提出了一种不需要使用恒电位仪的电化学发光激励方式[125]。如图 7.21（b）所示，电压激励来自于智能手机的音频口，并通过音频输出进行调制可以得到一个正间隔为 0.1s，负间隔为 0.04s 的方波信号，用于激励电化学发光信号的产生。之后他们进一步设计了一种新颖的、通用的，基于标准通用串行总线（USB-OTG）规范的电化学发光激励[126]。如图 7.21（c）所示，发光激励电压可以从任何具有 USB-OTG 认证的智能手机 USB 端口驱动并通过音频接口进行调制输出作用于电化学发光反应池。

为了进一步简化电化学发光激励的设计，一种便携式热供电电化学发光可视化传感器被 Hao 等提出[127]，该传感器由一个微型电源和一个易于制备的电晶体阵列构成 [图 7.21（d）]。独特的电源结构为电化学发光器件的小型化提供了宝贵的参考，为后续现场操作和即时检测带来了便利。在此基础上，Zhang 等基于折纸原理，研制出一种稳定、环保、无金属电池的自供电三维微流控电化学发光生物传感平台[128]。该平台将能量部分和传感部分组装在一个三维纸芯片上，该微流控折纸电化学发光器件在便携式、环保、低成本、一次性检测设备中具有广阔的应用前景。

发光信号采集是电化学发光传感系统的另一重要组成部分，传统发光信号采集是由光电倍增管完成的，具有较高的灵敏度。随着便携式且用户友好的电化学发光探测器在即时检测中需求的增长，出现了一批可替代的光传感器，如电荷耦合器件、互补金属氧化物半导体器件以及光电二极管[129]。为了减少测试成本，众多研究报道使用数字照相机作为电化学发光探测器。Doeven 等利用电化学发光体的激发和发射特性，结合传统数字照相机固有的颜色选择性，在电化学发光强度与外加电势和发射波长的三维空间上，有效地分辨出红、绿、蓝三种发射体，创造了一种新的多路电致发光检测策略，适用于开发低成本、便携的临床诊断设备[130]。此外，Khoshfetrat 等利用数字照相机将电化学发光信号可视化，开发了一种无线电化学发光 DNA 阵列，用于不同单核苷酸多态性的可视化基因分型研究 [图 7.22（a）][131]。

智能手机由于其高成像质量和强计算能力，以及开源的操作系统，在传感分析和医疗监测中发挥着越来越关键的作用[134]。庞大的智能手机用户群，进一步推动了手机中嵌入式硬件和软件以及高端成像和传感技术的快速发展，这使得智能手机已经逐渐成为开发各种生物传感分析设备的一个有前途的智能平台，可用于快速、实时和现场检测，从而大大简化设计并降低检测系统的成本[135-137]。智能手机的便携性和可用性为便携式电化学发光设备的开发提供了极大的便利。如图 7.22（b）所示，将纸基微流控电极与基于智能手机的电化学发光检测系统相结合，可以在没有传统的光电探测器的基础上构建传感分析平台[132]。此外 Chen 等提出了一种基于手持式的双极电化学发光系统，该系统利用智能手机读取电化学发光信号 [图 7.22（c）][133]。此外双极电化学、微流控芯片、无线电源和数据传输以及光检测技术的发展，使得电化学发光传感器的性能朝着即时检测应用方向有了前所未有的提高。毫无疑问，未来几年即时检测的重大进展和重大突破也将极大地促进这些新兴技术的发展。基于上述进展可以发现将电化学发光各个过程（包括样品采集、分离和检测）集成到"一体机"中，同时将不同的技术和元素巧妙地结合起来制造集成的电化学发光传感器，并确保在即时检测中传感器的高特异性、高灵敏度和可重复性仍然是需要不断努力和探索的方向。

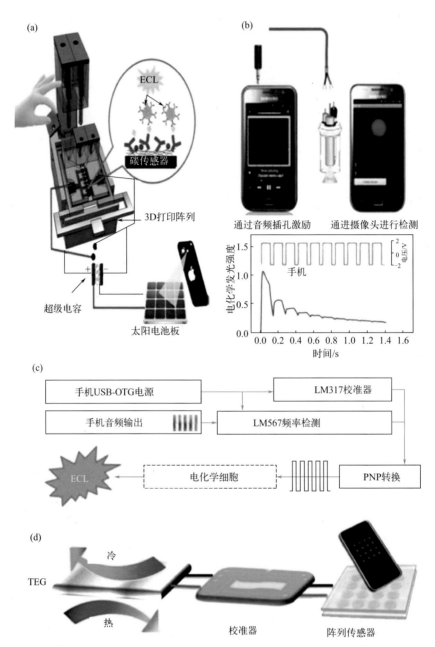

图 7.21　电化学发光激励方式

（a）超级电容；（b）智能手机音频口；（c）智能手机 USB-OTG；（d）热供电

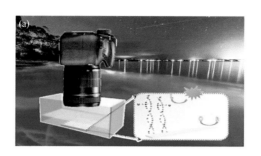

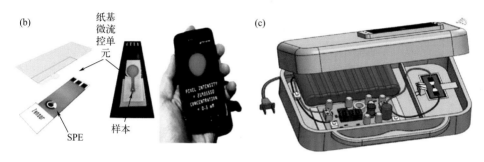

图 7.22　各种发光探测器

（a）数字照相机可视化无线电化学发光阵列；（b）纸基微流控电极与基于智能手机的电化学发光检测平台；（c）手持式电化学发光检测平台

Zhu 等基于电化学模块提出了一个完全集成的手持 ECL 检测设备（HED），该设备包括一个用于 ECL 反应的微型电化学电池、一个用于电压刺激的电气模块、一个用于 ECL 检测的硅光电倍增管模块、一个用于整个系统控制的蓝牙智能手机[138]。为了验证该装置的性能和效率，该研究小组使用涂有防污二氧化硅纳米多孔膜的氧化铟锡玻璃电极作为工作电极提高传感稳定性和灵敏度，实现了多巴胺的检测。HED 具有高灵敏度、较好的重现性，能够检测尿液和脑匀浆等生物样本中的多巴胺，在 POCT 中显示出很大的前景。

图 7.23（a）表示 HED 的分层渲染，HED 是一个完全集成的手持式 ECL 系统，具有电刺激供应和 ECL 强度记录的能力。基于工程设计和便携性的考虑，所有模块都由 3D 打印配件连接在一起，便于组装。

图 7.23（b）表示电刺激模块的组成层和组件的分解视图说明。柔性聚酰亚胺薄膜作为组件和互连的基底，薄而灵活的迹线用于互连所有的电子设备，聚二甲基硅氧烷（PDMS）的涂层和基底为生物液体样本提供了一个灵活的屏障。HED 与 16 位数模转换器（DAC）、扩展参考和三个双极电源供应运算放大器集成实现了一个三电极恒电位器，可提供双极刺激输出（从 –2.5V 到 +2.5V），使一般 ECL 系统具有更大的通用性。

如图 7.23（c）所示工作原理，说明了 HED 中的信号转导、电刺激调节和无线数据传输路径。ECL 强度结果可以通过通用异步接收机/发射机从现场可编程门阵列（FPGA）传输到多点控制器（MCU），然后通过蓝牙收发器传输到智能手机。同时，参数设置和指令也可以以类似的方式从智能手机传输到设备上。考虑到信号放大和防污能力的增强，该研究小组在锡-铟氧化物 ITO 电极上沉积了具有垂直介膜通道的高度有序的介孔二氧化硅膜［图 7.23（d）］。HED 的操作示例如图 7.23（e）所示。具体来说，首先将生物样本离心获得上清液。然后，用 Ru(bpy)$_3^{2+}$/TPrA 稀释，允许进行基于 ECL 的分析。随后，使用该设备进行样品分析，分析的参数可以在定制的安卓应用程序中进行调节，结果可以立即显示。

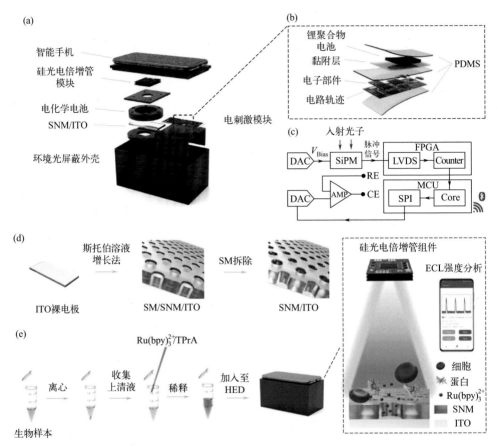

图 7.23 （a）HED 的分层渲染；（b）电刺激模块中组成层的爆炸视图说明；（c）HED 的电路和方框图，显示信号转换、数据处理和无线数据传输路径；（d）SNM/ITO 制备示意图；（e）HED 的操作示意图，演示了装置中的生物样品预处理和分析

SNM/ITO：核材料/氧化锡铟；PDMS：聚二甲基硅氧烷；DAC：数模转换；SiPM：硅光电倍增管；FPGA：现场可编程逻辑门阵列；LVDS：低电压差分信号；Counter：计数器；MCU：微处理器；core：核；SPI：串行外围设备接口；AMP：运算放大器；RE：参比电极；CE：对电极；Sm：钐；Ru(bpy)$_3^{2+}$/TPrA：聚电解质光致发光材料/三丙胺；HED：手持 ECL 检测设备

（四）可穿戴即时检测

与实验室诊断的集中化相比，最近出现了更加分散的高效诊断分析趋势即POCT，可直接应用在患者病床、手术室、门诊或事故现场等场景。这种医学检验方法可以最大限度地减少仪器尺寸和操作设置，同时可以更好地与信息技术相结合，允许未经培训的工作人员进行实验室诊断，缩短样本采集和分析时间。POCT的主要特点是接近患者、定量或半定量检测、周转时间短、无需样品制备、无需移液、使用预制试剂、具有用户友好的专用分析仪器和即时结果推送与诊断。POCT设备现在由药剂师、护理人员、患者和其他非实验室工作人员操作，最主要的是确保POCT设备连接到医院信息系统，访问相关结果。此外随着新分析技术的发展，如多路复用、无线连接、纳米技术和新型生物标志物，未来POCT诊断也将迎来新的增长，同时不断坚持质量管理体系可确保提供准确、可靠的生化检测结果以实现最佳的患者护理成效。

1.电子文身

随着软电子材料、可伸缩结构和新型材料加工技术的发展，柔性可伸缩电子器件逐渐成为可能[139]，除了柔性电子屏幕和电路板等应用外，电子文身作为一种生物集成电子产品越来越受到人们的关注。由于电子文身与皮肤紧密贴合，可以实现生理诱导、经皮刺激甚至治疗功能，在生理信号和汗液监测、外部信号传感[140]和信息显示[141]等方面得到了爆炸式的应用。

电子文身是一种超薄超软的电子产品、传感器和执行器，其刚度和质量密度与人类表皮的质量密度非常匹配。由于其独特的力学性能，电子文身能够实现对各种皮肤纹理的一致性接触，与皮肤形成无创但最亲密的耦合。与传统的厚传感器和刚性传感器相比，其柔软性和符合性有几个独特的优势。首先，一致性接触扩大了传感器与皮肤之间的接触面积，可以有效地降低接触阻抗，促进信号通过传感器-皮肤界面进行传输。第二，当皮肤变形时，电子文身能够跟踪皮肤的位移，最大限度减少界面滑移，从而减少运动伪影的产生[142]。在过去的十年里，电子文身已经应用在监测活动中，例如通过肌电图控制无人机或假肢手、通过心电图监测心率、通过脑电图和汗液的电化学分析获取脑信号等[143]。其他可能的应用包括但不限于连续记录电生理信号、皮肤温度、皮肤水合作用、氧饱和度水平和间质液中的生物标志物[144]。Wang等发明了一种用于电子文身的干式和自由形式的桌面制作方法，称为剪切粘贴法[139]。如图7.24所示，在这种方法中，使用台式可编程机械刀具绘图机从商业上可用的金属化聚合物片中切割传感器和电路。无需任何化学或洁净室设施，整体处理时间可缩短至几分钟，经过简单的制备工艺制作出了厚度为1.5μm的电子文身贴片，可以像临时转移文身一样直接粘贴在人体皮肤上。这种电子文身是无胶带的，开放的网状丝状结构设计使其透气性良好，硬度可忽略不计，它包括多个传感器，可以同步测量皮肤温度、皮肤水合作用和心电图。

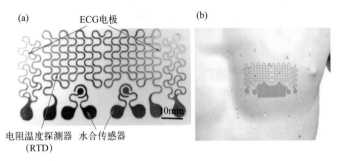

图 7.24　无磁带电子文身传感器以及最小化的运动和汗水伪影

如图 7.25 所示，Jose Alberto 等通过在一张临时的文身纸上打印一个可拉伸的 AgInGa 电路，然后将该纸转移到一名志愿者的胸部，展示了一种低成本、无电池、可快速部署和可使用的一次性电生理监测贴片[143]。一次性贴片成本小于 1 美元，并且可以使用当前的打印技术快速定制。结果表明，用这种方法打印的电极具有较低的皮肤电极阻抗和良好的信噪比。然后，该补丁与一个无电池电路接口，通过蓝牙进行数据采集、处理和通信。

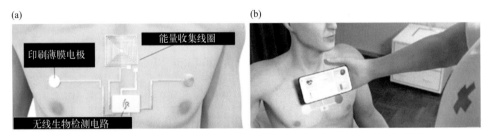

图 7.25　采用无线能量采集的完全游离生物监测电子文身

Nicholas 等基于银纳米线开发了一种可以在室温下直接打印在生物基底上的具有导电痕迹的生物相容性油墨[144]。这种油墨的干燥时间较短，便于在打印后的几分钟内使用，此外，纳米线的低温印刷可实现最佳的弯曲性能。与传统的银纳米颗粒油墨相比，这种纳米线油墨提供了低温固化、更好的弯曲性能，以及与基底更大的黏附性。

通过直接在苹果、树叶和人类手指上印刷导电痕迹，证明了该油墨与敏感生物表面的兼容性；在所有情况下，即使通过显著的弯曲试验，油墨也能产生具有稳定导电性的坚固薄膜。通过与生物相容的集成电路结合，这种墨水可以通过直接印刷的电子文身帮助可穿戴电子行业的扩展，从而实现更加有用和复杂的生物相关传感器、诊断设备和跟踪器。

如图 7.26 所示，Shideh 等发明了一种亚微米厚的透明石墨烯电子文身（graphene electronic tattoo，GET），作为可拉伸和非侵入性电子文身用于多模态生物传感[145]。GET 是通过一种低成本的"湿转移、干图案"工艺在文身纸上制造的，可以直接从文身纸上转移到人体皮肤上，最大限度地减少了化学污染。采用 GET 法监测脑电图、心电图、肌电图、皮肤水化水平和皮肤温度，虽然没有使用黏合剂，但 GET 可以完全符合皮肤的微观形态，并遵循任意的皮肤变形，而不会出现任何断裂或分层。作为干燥电极，因其符合性能，GET 的皮肤界面阻抗几乎与 Ag/AgCl 凝胶电极一样低，GET 与凝胶电极信噪比较高，并表现出相似的运动敏感性。作为类似文身的可穿戴皮肤水合作用和温度传感器，GET 已经被最先进的"金标准"验证，他们认为，GET 为二维材料应用于生物传感电子文身以及许多其他应用打开了一扇门。

Guo 等基于半液态金属（Ni-EGaIn）对皮肤的黏附选择性和对聚丙烯酸甲酯（PMA）胶的利用，报道了一种直接在人体皮肤上制造柔性电子器件的新方法，即 Ni-EGaIn 电子文身[146]。在本研究中，他们发现将 Ni 微粒与液体金属（EGaIn）混合，可增强液体金属在 PMA 胶上的润湿性和黏附性，且对皮肤的影响没有增强。同时，Ni-EGaIn 具有低流动性和高黏度，这有助于提高导电层的均匀性。微观形态表征清楚地揭示了 Ni-EGaIn 在 PMA 胶和皮肤上的附着机制的差异，基于这一现象，该研究首先按照所需的图案在皮肤上打印 PMA 胶，然后在 PMA 胶上滚动打印 Ni-EGaIn。由于 Ni-EGaIn 的高导电性和顺应性，皮肤上的 Ni-EGaIn 电子文身在电稳定性方面显示出明显的优势，可以设计为自由几何形状来适应各种表面。由于手写 PMA 胶可以在人类皮肤的任何部分创建个性化的图案，应用较为广泛，在发光二极管阵列、温度监测电路、加热器和表面电极，也显示出 Ni-EGaIn 和 PMA 胶文身作为下一代健康监测、人机接口和医疗设备的巨大潜力。

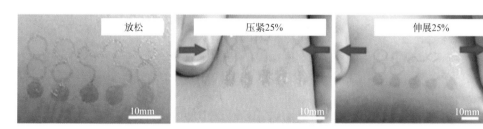

图 7.26　石墨烯电子文身传感器

2. 柔性 / 可穿戴设备

在材料创新的推动下，从传统的金属和半导体材料到柔性 / 可伸缩的 2D 材料、聚合物和生物材料，可穿戴传感器通过与蓝牙等不同的信号传输技术相结合，在医疗保健和环境监测方面显示出了巨大的应用前景。

唾液是一种包含许多成分的复杂生物液体，由唾液腺分泌。因此，唾液化学为监测人体的情绪、激素水平、营养和代谢状态提供了一种极好的非侵入性替代方法[147]。对于唾液检测，Mannoor 等[148] 开发了基于石墨烯的牙釉质无线细菌检测技术。牙齿表面的无线传感器能够识别人类唾液中的幽门螺杆菌。对于泪液检测，Google 和

Novartis 正在开发一种隐形眼镜传感器[149]。在汗液、泪液、唾液和组织液等常见生物液体中，汗液是特别受欢迎的研究对象，人类汗液包含了大量关于人体健康状况的信息[150,151]。例如，汗液中的钠离子、乳酸和钙离子水平分别是电解质失衡和囊性纤维化、身体应激、骨质疏松和骨矿物质损失的指标，是一种极好的无创化学传感的生物液体，利用可穿戴传感器进行汗液监测具有很大的潜力。对于汗液检测，Nakata 等开发了一种基于柔性电荷耦合器件的高灵敏度可穿戴 pH 传感器[152]，传感区域与一滴汗液直接接触。

　　研究表明，这些可穿戴设备的利用率随着用户持有时间的延长而降低，目前这些可穿戴设备的用户使用期只持续六个月，因此不可能形成有效的用户黏性。随着生物技术、传感器小型化和智能技术的发展，可穿戴设备有望发展成为植入人体的智能设备。可穿戴传感技术的突破，将提高可穿戴设备的舒适性和有价值的核心应用，解决智能可穿戴设备的"瓶颈"。

参考文献

[1] Aydin S.A short history,principles,and types of ELISA,and our laboratory experience with peptide/protein analyses using ELISA[J].Peptides,2015,72:4-15.

[2] Singh M M,Satija J.Enzyme-assisted metal nanoparticles etching based plasmonic ELISA:progress and insights[J].Analytical Biochemistry,2022,654,114820.

[3] Ahirwar R,Bhattacharya A,Kumar S.Unveiling the underpinnings of various non-conventional ELISA variants:a review article[J].Expert Review of Molecular Diagnostics,2022,22(7):761-774.

[4] Yalow R S,Berson S A.Immunoassay of endogenous plasma insulin in man[J].Journal of Clinical Investigation，1960,39:1157-1175.

[5] Zhao Q,Lu D,Zhang G,et al.Recent improvements in enzyme-linked immunosorbent assays based on nanomaterials[J].Talanta,2021,223(Pt 1),121722.

[6] Arakawa H,Nakabayashi S,Ohno K I,et al.New fluorimetric assay of horseradish peroxidase using sesamol as substrate and its application to EIA[J].Journal of Pharmaceutical Analysis,2012,2(2):156-159.

[7] Jones A,Dhanapala L,Kankanamage R N T,et al.Multiplexed immunosensors and immunoarrays[J].Anal Chem，2020,92(1):345-362.

[8] Peng P,Liu C,Xue Z,et al.Emerging ELISA derived technologies for in vitro diagnostics[J].TrAC Trends in Analytical Chemistry,2022,152,116605.

[9] Darabi E,Motevaseli E,Mohebali M,et al.Evaluation of a novel Echinococcus granulosus recombinant fusion B-EpC1 antigen for the diagnosis of human cystic echinococcosis using indirect ELISA in comparison with a commercial diagnostic ELISA kit[J].Exp Parasitol,2022,240,108339.

[10] Nasrin R,Behzad B,Maryam H,et al.Recent advances on aptamer-based biosensors to detection of platelet-derived growth factor[J].Biosensors and Bioelectronics,2018,113:58-71.

[11] Toh S Y,Citartan M,Gopinath S C,et al.Aptamers as a replacement for antibodies in enzyme-linked immunosorbent assay[J].Biosens Bioelectron,2015,64:392-403.

[12] Arakawa H,Nakabayashi S,Ohno K I,et al.New fluorimetric assay of horseradish peroxidase using

sesamol as substrate and its application to EIA[J].J Pharm Anal,2012,2(2):156-159.

[13] Chen C Y,Yang H W,Hsieh P H,et al.Development of a photothermal bead-based nucleic acid amplification test (pbbNAAT) technique for a high-performance loop-mediated isothermal amplification (LAMP)-based point-of-care test (POCT)[J].Biosensors and Bioelectronics,2022,215,114574.

[14] Shao Y,Zhou H,Wu Q,et al.Recent advances in enzyme-enhanced immunosensors[J].Biotechnol Adv,2021,53,107867.

[15] Coarsey C,Coleman B,Kabir M A,et al.Development of a flow-free magnetic actuation platform for an automated microfluidic ELISA[J].RSC Adv,2019,9(15):8159-8168.

[16] McConnell S J,Dinh T,Le M H, et al.Biopanning phage display libraries using magnetic beads vs.polystyrene plates[J].BioTechniques,1999,26(2):208-214.

[17] Chen X J,Huang Y K,Duan N,et al.Screening and identification of DNA aptamers against T-2 toxin assisted by graphene oxide[J].Journal of Agricultural and Food Chemist ry,2014,62(42):10368-10374.

[18] Kauser B,Bhairab M,Bhawana R,et al.Prospects for the application of aptamer based assay platforms in pathogen detection[J].Biocybernetics and Biomedical Engineering,2022,42(3):934-949.

[19] Ogasawara D,Hasegawa H,Kaneko K,et al.Screening of DNA aptamer against mouse prion protein by competitive selection[J].Prion,2007,1(4):248-254.

[20] Zhdanov A,Keefe J,Franco-Waite L,et al.Mobile phone based ELISA (MELISA)[J].Biosensors & Bioelectronics，2018,103:138-142.

[21] Cheng C M,Martinez A,Gong J,et al.Paper-based ELISA[J].Angewandte Chemie International Edition,2010,49:4771-4774.

[22] Rissin D,Kan C,Campbell T， et al.Single-molecule enzyme-linked immunosorbent assay detects serum proteins at subfemtomolar concentrations[J].Nat Biotechnol,2010,28:595-599.

[23] Thiha A,Ibrahim F.A colorimetric enzyme-linked immunosorbent assay (ELISA) detection platform for a point-of-care dengue detection system on a lab-on-compact-disc[J]. Sensors,2015,15(5):11431-11441.

[24] Yuan M,Xiong Q,Zhang G,et al.Silver nanoprism-based plasmonic ELISA for sensitive detection of fluoroquinolones[J].J Mater Chem B,2020,8(16):3667-3675.

[25] Singh M M,Satija J.Enzyme-assisted metal nanoparticles etching based plasmonic ELISA:progress and insights[J].Anal Biochem,2022,654,114820.

[26] Zhang Z Y,Chen Z P,Cheng F B,et al.Iodine-mediated etching of gold nanorods for plasmonic sensing of dissolved oxygen and salt iodine[J].Analyst,2016,141:2955-2961.

[27] Chakraborty D,Viveka T S,Arvind K,et al.A facile gold nanoparticle-based ELISA system for detection of osteopontin in saliva: towards oral cancer diagnostics[J].Clin Chim Acta,2018,477:166-172.

[28] Wu Y,Xiong Y,Chen X,et al.Plasmonic ELISA based on DNA-directed gold nanoparticle growth for Cronobacter detection in powdered infant formula samples[J].J Dairy Sci,2019,102(12):10877-10886.

[29] Han S,Zhou T,Yin B,et al.Gold nanoparticle-based colorimetric ELISA for quantification of ractopamine[J].Mikrochim Acta,2018,185(4),210.

[30] Ambrosi A,Airò F,Merkoçi A.Enhanced gold nanoparticle based ELISA for a breast cancer

biomarker[J].Analytical Chemistry,2010,82(3):1151-1156.

[31]　Islam M S,Kang S H.Chemiluminescence detection of label-free C-reactive protein based on catalytic activity of gold nanoparticles[J]. Talanta,2011,84(3):752-758.

[32]　Kumar P,Shivam P,Mandal S,et al.Synthesis,characterization, and mechanistic studies of a gold nanoparticle-amphotericin B covalent conjugate with enhanced antileishmanial efficacy and reduced cytotoxicity[J].Int J Nanomedicine,2019,14:6073-6101.

[33]　Tabatabaei M S, Islam R, Ah M.Applications of gold nanoparticles in ELISA, PCR, and immuno-PCR assays:a review[J].Analytica Chimica Acta,2021,1143:250-266.

[34]　Tan X T,Day K C,Li X Z,et al.Quantification and immunoprofiling of bladder cancer cell-derived extracellular vesicles with microfluidic chemiluminescent ELISA[J].Biosensors and Bioelectronics: X,2021,8：100066.

[35]　Hu L M,Luo K,Xia J,et al.Advantages of time-resolved fluorescent nanobeads compared with fluorescent submicrospheres, quantum dots, and colloidal gold as label in lateral flow assays for detection of ractopamine[J].Biosensors and Bioelectronics,2017,91:95-103.

[36]　Jeong Y,Kook Y M,Lee K,et al.Metal enhanced fluorescence (MEF) for biosensors:general approaches and a review of recent developments[J].Biosensors and Bioelectronics,2018,111:102-116.

[37]　Sun Y P,Zhou B,Lin Y,et al.Quantum-sized carbon dots for bright and colorful photoluminescence[J].Journal of the American Chemical Society,2006,128 (24):7756-7757.

[38]　Thomas S W,Joly G D,Swager T M.Chemical sensors based on amplifying fluorescent conjugated polymers[J].Chemical Reviews,2007,107 (4):1339-1386.

[39]　Ren Y W,Cao L L,Zhang X Y,et al.A novel fluorescence resonance energy transfer (FRET)-based paper sensor with smartphone for quantitative detection of Vibrio parahaemolyticus[J].Food Control,2023,145:109412.

[40]　Hou J X,Xu Y,Sun S S,et al.Gold nanoparticles-decorated M13 phage SPR probe for dual detection of antigen biomarkers in serum[J].Sensors and Actuators B:Chemical,2023,374:132811.

[41]　Lucas E, Knoblauch R, Combs-Bosse M,et al.Low-concentration trypsin detection from a metal-enhanced fluorescence (MEF) platform:towards the development of ultra-sensitive and rapid detection of proteolytic enzymes[J].Spectrochimica Acta Part A:Molecular and Biomolecular Spectroscopy,2020,228:117739.

[42]　Cao Y R,Li J L,Chen M T,et al.Construction of multicolor fluorescence hydrogels based on the dual-emission $CDs@SiO_2/AuNCs$ for alternative visual recognition of copper ions and glutathione[J].Microchemical Journal,2022,181:107801.

[43]　Marimuthu M,Arumugam S S,Sabarinathan D,et al.Metal organic framework based fluorescence sensor for detection of antibiotics[J].Trends in Food Science & Technology,2021,116:1002-1028.

[44]　Tang K L,Chen Y,Tang S S,et al.A smartphone-assisted down/up-conversion dual-mode ratiometric fluorescence sensor for visual detection of mercury ions and l-penicillamine[J].Science of the Total Environment,2023,856(Part 1)：159073.

[45]　Wu Y D,Peng W P,Zhao Q,et al.Immune fluorescence test strips based on quantum dots for rapid and quantitative detection of carcino-embryonic antigen[J].Chinese Chemical Letters,2017,28(9):1881-1884.

[46]　Hu C,Zhang L,Yang Z,et al.Graphene oxide-based qRT-PCR assay enables the sensitive and specific detection of miRNAs for the screening of ovarian cancer[J].Anal Chim Acta,2021,1174：

338715.

[47] Tripathy S,Agarkar T,Talukdar A,et al.Evaluation of indirect sequence-specific magneto-extraction-aided LAMP for fluorescence and electrochemical SARS-CoV-2 nucleic acid detection[J].Talanta,2023,252：123809.

[48] Xiang D S,Zhai K,Xiang W J,et al.Highly sensitive fluorescence quantitative detection of specific DNA sequences with molecular beacons and nucleic acid dye SYBR Green I[J].Talanta,2014,129:249-253.

[49] Chen M H,Li H X,Shi Z H,et al.High fluorescence quenching probe-based reverse fluorescence enhancement LFTS coupling with IS-primer amplification reaction for the rapid and sensitive Parkinson disease-associated MicroRNA detection[J].Biosensors and Bioelectronics,2020,165：112278.

[50] Liang H B,Wang Y M,Zhang L,et al.Construction of integrated and portable fluorescence sensor and the application for visual detection in situ[J].Sensors and Actuators B:Chemical,2022,373：132764.

[51] Pang Y F,Rong Z,Wang J F,et al.A fluorescent aptasensor for H5N1 influenza virus detection based-on the core-shell nanoparticles metal-enhanced fluorescence (MEF)[J].Biosensors and Bioelectronics,2015,66:527-532.

[52] Zhang H C,Guo Y M.Advances of carbon quantum dots for fluorescence turn-on detection of reductive small biomolecules[J].Chinese Journal of Analytical Chemistry,2021,49(1):14-23.

[53] Zhang J,Yu S H.Carbon dots:large-scale synthesis, sensing and bioimaging[J].Materials Today,2016,19(7):382-393.

[54] Guo Y M,Cao F P,Li Y B.Solid phase synthesis of nitrogen and phosphor co-doped carbon quantum dots for sensing Fe^{3+} and the enhanced photocatalytic degradation of dyes[J].Sensors and Actuators B:Chemical,2018,255(Part 1):1105-1111.

[55] Li L M,Chen B B,Li C M.Carbon dots:synthesis,formation mechanism,fluorescence origin and sensing applications[J].Green Chemistr,2019,449：471.

[56] Wang R,Lu K Q,Tang Z R.Recent progress in carbon quantum dots: synthesis, properties and applications in photocatalysis[J].Journal of Materials Chemistry A,2017,5(8):3717-3734.

[57] Zhang H C,Guo Y M.Advances of carbon quantum dots for fluorescence turn-on detection of reductive small biomolecules[J].Chinese Journal of Analytical Chemistry,2021, 49(1):14-23.

[58] Röthlisberger P,Hollenstein M.Aptamer chemistry[J].Adv Drug Deliv Rev,2018,134:3-21.

[59] Li S,Liu X,Liu S,et al.Fluorescence sensing strategy based on aptamer recognition and mismatched catalytic hairpin assembly for highly sensitive detection of alpha-fetoprotein[J].Anal Chim Acta,2021,1141:21-27.

[60] Zhang Y Q, Liu Y, Yang Y, et al.Rapid detection of pathogenic bacteria based on a universal dual-recognition FRET sensing system constructed with aptamer-quantum dots and lectin-gold nanoparticles[J]. Chinese Chemical Letters, 2022: 108102.

[61] Liu J M, Zhang Y, Xie H B,et al.Applications of catalytic hairpin assembly reaction in biosensing[J].Small,2019,15(42):e1902989.

[62] Tu A,Shang J,Wang Y， et al.Detection of B-type natriuretic peptide by establishing a low-cost and replicable fluorescence resonance energy transfer platform[J].Microchim Acta,2020,187(6)：331.

[63] Zhang C X,Li S,Duan Z Q,et al.Water-soluble non-conjugated polymer dots with strong green fluorescence for sensitive detection of organophosphate pesticides[J].Analytica Chimica Acta,2022,1206：339792.

[64] Huang H,Shi F P,Li Y N,et al.Water-soluble conjugated polymer-Cu(Ⅱ) system as a turn-on fluorescence probe for label-free detection of glutathione and cysteine in biological fluids[J]. Sensors and Actuators B:Chemical,2013,178：532-540.

[65] Loganathan C,Narayanamoorthi E,John S A.Leaching of AuNPs from the surface of GO:sensitive turn on fluorescence detection of toxic preservative[J].Food Chemistry,2020,309：125751.

[66] Guo L,Hu Y,Zhang Z,et al.Universal fluorometric aptasensor platform based on water-soluble conjugated polymers/graphene oxide[J]. Anal Bioanal Chem,2018,410(1):287-295.

[67] Banu K,Mondal B,Rai B,et al.Prospects for the application of aptamer based assay platforms in pathogen detection[J].Biocybernetics and Biomedical Engineering,2022,42(3):934-949.

[68] Cowie M R,Rocha R M,Chang H Y,et al.The impact of the COVID-19 pandemic on heart failure management: global experience of the OPTIMIZE Heart Failure Care network[J].International Journal of Cardiology,2022,363：240-246.

[69] Lei Y M,Xiao M M,Li Y T,et al.Detection of heart failure-related biomarker in whole blood with graphene field effect transistor biosensor[J].Biosensors and Bioelectronics,2017,91:1-7.

[70] Drapkin R.Human epididymis protein 4 (HE4) is a secreted glycoprotein that is overexpressed by serous and endometrioid ovarian carcinomas[J].Cancer Res,2005,65:2162-2169.

[71] Yang W,Lu Z,Guo J,et al.Human epididymis protein 4 antigen-autoantibody complexes complement cancer antigen 125 for detecting early-stage ovarian cancer[J]. Cancer,2019,126:725-736.

[72] Han C, Chen R, Wu X,et al.Fluorescence turn-on immunosensing of HE4 biomarker and ovarian cancer cells based on target-triggered metal-enhanced fluorescence of carbon dots[J].Anal Chim Acta,2021,1187:339160.

[73] Wang H B,Zhang H D,Chen Y,et al.A label-free and ultrasensitive fluorescent sensor for dopamine detection based on double-stranded DNA templated copper nanoparticles[J].Sensors and Actuators B:Chemical,2015,220:146-153.

[74] Tian T,He Y,Ge Y L,et al.One-pot synthesis of boron and nitrogen co-doped carbon dots as the fluorescence probe for dopamine based on the redox reaction between Cr(Ⅵ) and dopamine[J]. Sensors and Actuators B:Chemical,2017,240:1265-1271.

[75] Zheng M,Xie Z G,Qu D,et al.On-off-on fluorescent carbon dot nanosensor for recognition of chromium(Ⅵ) and ascorbic acid based on the inner filter effect[J].ACS Applied Materials & Interf aces,2013,5(24):13242-13247.

[76] Qu F,Huang W,You J M.A fluorescent sensor for detecting dopamine and tyrosinase activity by dual-emission carbon dots and gold nanoparticles[J].Colloids and Surfaces B:Biointerfac es,2018,162:212-219.

[77] Zhang K Y,Sang Y X,Gao Y D,et al.A fluorescence turn-on CDs-AgNPs composites for highly sensitive and selective detection of Hg^{2+}[J].Spectrochimica Acta Part A:Molecular and Biomolecular Spectroscopy,2022,264:120281.

[78] Duca Z A,Speller N C,Cato M E,et al.A miniaturized,low-cost lens tube based laser-induced fluorescence detection system for automated microfluidic analysis of primary amines[J]. Talanta,2022,241：123227.

[79] Liu Z Y,Qi W J,Xu G B.Recent advances in electrochemiluminescence[J].Chemical Society Reviews,2015,44(10): 3117-3142.

[80] Ding C F,Zhang W,Wang W,et al.Amplification strategies using electrochemiluminescence

biosensors for the detection of DNA,bioactive molecules and cancer biomarkers[J].TrAC Trends in Analytical Chemistry,2015,65:137-150.

[81] Eiichi T,Yuki I,Masato S.Luminol-based electrochemiluminescent biosensors for highly sensitive medical diagnosis and rapid antioxidant detection[J].Japanese Journal of Applied Physics,2018, 57(3S2):03EA05.

[82] Visco R E,Chandross E A.Electroluminescence in solutions of aromatic hydrocarbons[J].Journal of the American Chemical Society,1964,86(23):5350-5351.

[83] Santhanam K,Bard A J.Chemiluminescence of electrogenerated 9, 10-diphenylanthracene anion radical1[J].Journal of the American Chemical Society,1965,87(1):139-140.

[84] Yuan Y L,Han S,Hu L Z,et al.Coreactants of tris (2,2′-bipyridyl) ruthenium (Ⅱ) electrogenerated chemiluminescence[J]. Electrochimica Acta,2012,82(1):484-492.

[85] Tian Y,Han S,Hu L Z,et al.Cathodic electrochemiluminescence and reversible electrochemistry of $[Ru(bpy)_3]^{2+/1+}$in aqueous solutions on tricresyl phosphate-based carbon paste electrode with extremely high hydrogen evolution potential[J].Analytical and Bioanalytical Chemist ry,2013,405(11):3427-3430.

[86] Tokel N E,Bard A J.Electrogenerated chemiluminescence.Ⅸ. Electrochemistry and emission from systems containing tris (2, 2'-bipyridine) ruthenium (Ⅱ) dichloride[J].Journal of the American Chemical Society,1972,94(8):2862-2863.

[87] Richter M M.Electrochemiluminescence (ECL)[J].Chemical Reviews,2004,104(6):3003-3036.

[88] Bae Y L,Lee D C,Rhogojina E V,et al.Electrochemistry and electrogenerated chemiluminescence of films of silicon nanoparticles in aqueous solution[J].Nanotechnology,2006,17(15):3791-3797.

[89] Costa-Fernández J M,Pereiro R,Alfredo S M.The use of luminescent quantum dots for optical sensing[J].TRAC Trends in Analytical Chemistry,2006,25(3):207-218.

[90] Manuela F,Nikos C.Semiconductor quantum dots in chemical sensors and biosensors[J]. Sensors,2009,9(9):7266-7286.

[91] Lei J P,Ju H X.Fundamentals and bioanalytical applications of functional quantum dots as electrogenerated emitters of chemiluminescence[J].TRAC Trends in Analytical Chemistry,2011,30(8): 1351-1359.

[92] Li L L,Chen Y,Zhu J J.Recent advances in electrochemiluminescence analysis[J].Analytical Chemistry,2016,89(1): 358-371.

[93] Lin C Y,Huang Q Q,Tian M J,et al.Electrochemiluminescence biosensor for DNA adenine methylation methyltransferase based on CRISPR/Cas12a trans-cleavage-induced dual signal enhancement[J].Talanta,2023,251:123748.

[94] Khan M S,Ameer H,Chi Y W,et al.Label-free and sensitive electrochemiluminescent immunosensor based on novel luminophores of Zn_2SnO_4 nanorods[J].Sensors and Actuators B: Chemical,2021,337:129761.

[95] Ge L,Guo C X,Li H,et al.Direct-laser-writing of electrochemiluminescent electrode on glassy carbon for iodide sensing in aqueous solution[J].Sensors and Actuators B:Chemical,2021,337:129766.

[96] Boehm A B, Hughes B, Duong D, et al.Wastewater concentrations of human influenza, metapneumovirus, parainfluenza, respiratory syncytial virus, rhinovirus, and seasonal coronavirus nucleic-acids during the COVID-19 pandemic: a surveillance study[J]. The Lancet Microbe, 2023,4(5):e340-e348.

[97] Wen Y,Yang G M,Zhao J W,et al.An electrochemiluminescence biosensor based on morphology controlled iridium complex nanomaterials for SARS-CoV-2 nucleocapsid protein detection[J]. Sensors and Actuators B:Chemical,2022,371：132602.

[98] Eleni V,David P,Kolleboyina J,et al.Human virus detection with graphene-based materials[J]. Biosensors and Bioelectronics,2020,166：112436.

[99] Morteza H,Ebtesam S,Foad S,et al.Development of sandwich electrochemiluminescence immunosensor for COVID-19 diagnosis by SARS-CoV-2 spike protein detection based on Au@ BSA-luminol nanocomposites[J].Bioelectrochemistry,2022,147：108161.

[100] Zhang K, Fan Z Q, Ding Y D, et al.A pH-engineering regenerative DNA tetrahedron ECL biosensor for the assay of SARS-CoV-2 RdRp gene based on CRISPR/Cas12a trans-activity[J]. Chemical Engineering Journal, 2022, 429:132472.

[101] Yao B,Zhang J,Fan Z Q,et al.Rational engineering of the DNA walker amplification strategy by using a Au@Ti$_3$C$_2$@PEI-Ru(dcbpy)$_3^{2+}$nanocomposite biosensor for detection of the SARS-CoV-2 RdRp gene[J].ACS Appl Mater Interfaces,2021,13(17):19816-19824.

[102] Sobhanie E,Salehnia F,Xu G B,et al.Recent trends and advancements in electrochemiluminescence biosensors for human virus detection[J].TrAC Trends in Analytical Chemistry,2022,157： 116727.

[103] Dragovic R A,Collett G P,Hole P,et al.Isolation of syncytiotrophoblast microvesicles and exosomes and their characterisation by multicolour flow cytometry and fluorescence nanoparticle tracking analysis[J].Methods,2015,87:64-74.

[104] Zhang X,Kraus V B.Multiparametric analysis of human plasma exosome phenotype by conventional flow cytometry[J].Osteoarthritis and Cartilage,2019,27(1):S95-S96.

[105] Zhang Y Z,Fan J Y,Zhao J,et al.A biochip based on shell-isolated Au@MnO$_2$ nanoparticle array-enhanced fluorescence effect for simple and sensitive exosome assay[J].Biosensors and Bioelectronics,2022,216：114373.

[106] Wang Y D,Mao Z H,Chen Q,et al.Rapid and sensitive detection of PD-L1 exosomes using Cu-TCPP 2D MOF as a SPR sensitizer[J].Biosensors and Bioelectronics,2022,201：113954.

[107] Zhang J J,Jin R,Chen Y,et al.Enhanced electrochemiluminescence at single lithium iron phosphate nanoparticles for the local sensing of hydrogen peroxide efflux from single living cell under a low voltage[J].Sensors and Actuators B: Chemical,2021,329:129208.

[108] Yang F,He Y W,Chai Y Q,et al.Engineering a high-efficient DNA amplifier for biosensing application based on perylene decorated Ag microflowers as novel electrochemiluminescence indicators[J].Biosensors and Bioelectronics,2021,182:113178.

[109] Zhang J J,Hao L,Zhao Z W.Multiple signal amplification electrochemiluminescence biosensor for ultra-sensitive detection of exosomes[J].Sensors and Actuators B:Chemical,2022,369:132332.

[110] Stähli B E,Witassek F F,Roffi M,et al.Trends in treatment and outcomes of patients with diabetes and acute myocardial infarction:insights from the nationwide AMIS plus registry[J].International Journal of Cardiology,2022,368:10-16.

[111] Wu S J, Zou S Y,Wang S G,et al.CTnI diagnosis in myocardial infarction using G-quadruplex selective Ir(Ⅲ) complex as effective electrochemiluminescence probe[J]. Talanta,2022,248:123622.

[112] Zhan T T,Su Y,Lai W,et al.A dry chemistry-based ultrasensitive electrochemiluminescence immunosensor for sample-to-answer detection of Cardiac Troponin I[J].Biosensors and

Bioelectronics,2022,214:114494.

[113] Wang T T,Wang D S,Lyu Y F,et al.Construction of a high-efficiency cloning system using the Golden Gate method and I-SceI endonuclease for targeted gene replacement in Bacillus anthracis[J].Journal of Biotechnology,2018,271:8-16.

[114] Jalal U M,Jin G J,Shim J S.Paper-plastic hybrid microfluidic device for smartphone-based colorimetric analysis of urine[J].Analytical Chemistry,2017,89 (24):13160-13166.

[115] Wang X,Li F,Cai Z,et al.Sensitive colorimetric assay for uric acid and glucose detection based on multilayer-modified paper with smartphone as signal readout[J].Anal Bioanal Chem,2018,410(10):2647-2655.

[116] Zhang M,Cui X,Li N.Smartphone-based mobile biosensors for the point-of-care testing of human metabolites[J].Mater Today Bio,2022,14：100254.

[117] Dupuy A M,Pasquier G,Thiebaut L,et al.Additive value of bioclinical risk scores to high sensitivity troponins-only strategy in acute coronary syndrome[J].Clinica Chimica Acta,2021,523:273-284.

[118] Cai Y,Kang K,Li Q,et al.Rapid and sensitive detection of cardiac troponin I for point-of-care tests based on red fluorescent microspheres[J].Molecules,2018,23(5):1102.

[119] Xu B,Mo Y,Wang H,et al.Line laser beam based laser-induced fluorescence detection system for microfluidic chip electrophoresis analysis[J].Sensors & Actuators A Physical,2009,152(2):168-175.

[120] Pais A,Banerjee A,Klotzkin D,et al.High-sensitivity,disposable lab-on-a-chip with thin-film organic electronics for fluorescence detection[J].Lab on a Chip,2008,8(5):794.

[121] Cao G,Huo D,Chen X,et al.Automated, portable, and high-throughput fluorescence analyzer (APHF-analyzer) and lateral flow strip based on CRISPR/Cas13a for sensitive and visual detection of SARS-CoV-2[J].Talanta,2022,248:123594.

[122] Wang S W,Ge L,Zhang Y,et al.Battery-triggered microfluidic paper-based multiplex electrochemiluminescence immunodevice based on potential-resolution strategy[J].Lab on a Chip,2012,12(21):4489-4498.

[123] Wang S W,Dai W J,Ge L,et al.Rechargeable battery-triggered electrochemiluminescence detection on microfluidic origami immunodevice based on two electrodes[J].Chemical Communi cations,2012,48(80):9971-9973.

[124] Kadimisetty K,Mosa I M,Malla S,et al.3D-printed supercapacitor-powered electrochemiluminescent protein immunoarray[J].Biosensors and Bioelectronics,2016,77:188-193.

[125] Delaney J L,Doeven E H,Harsant A J,et al.Reprint of:use of a mobile phone for potentiostatic control with low cost paper-based microfluidic sensors[J].Analytica Chimica Acta,2013,803(25):123-127.

[126] Doeven E H,Barbante G J,Harsant A J,et al.Mobile phone-based electrochemiluminescence sensing exploiting the 'USB On-The-Go' protocol[J].Sensors and Actuators B:Chemical,2015,216:608-613.

[127] Hao N,Xiong M,Zhang J D,et al.Portable thermo-powered high-throughput visual electrochemiluminescence sensor[J].Analytical Chemistry,2013,85(24):11715-11719.

[128] Zhang X W,Li J,Chen C G,et al.A self-powered microfluidic origami electrochemiluminescence biosensing platform[J].Chemical Communications,2013,49(37):3866-3868.

[129] Aldo R,Mara M,Elisa M,et al.Progress in chemical luminescence-based biosensors:a critical review[J].Biosensors and Bioelectronics,2016,76:164-179.

[130] Doeven E H,Barbante G J,Kerr E,et al.Red-green-blue electrogenerated chemiluminescence utilizing a digital camera as detector[J].Anal Chem,2014,86(5):2727-2732.

[131] Mehdi K S,Mitra R,Mohsen S,et al.Wireless electrochemiluminescence bipolar electrode array for visualized genotyping of single nucleotide polymorphism[J].Analytical Chemist ry,2015,87(16):8123-8131.

[132] Delaney J L,Hogan C F,Tian J F,et al.Electrogenerated chemiluminescence detection in paper-based microfluidic sensors[J].Analytical Chemistry,2011,83(4):1300-1306.

[133] Chen L,Zhang C S,Xing D.Paper-based bipolar electrode-electrochemiluminescence (BPE-ECL) device with battery energy supply and smartphone read-out:a handheld ECL system for biochemical analysis at the point-of-care level[J].Sensors and Actuators B: Chemical,2016,237:308-317.

[134] Ozcan A.Mobile phones democratize and cultivate next-generation imaging, diagnostics and measurement tools[J].Lab on a Chip,2014,14(17):3187-3194.

[135] Aldo R,Elisa M,Martina Z,et al.Smartphone-based biosensors:a critical review and perspectives[J]. Trends in Analytical Chemistry,2016,79:317-325.

[136] Zhang D M,Liu Q J.Biosensors and bioelectronics on smartphone for portable biochemical detection[J].Biosensors and Bioelectronics,2016,75:273-284.

[137] Huang X W,Xu D D,Chen J,et al.Smartphone-based analytical biosensors[J]. Analyst,2018,143(22):5339-5351.

[138] Zhu L H,Fu W X,Chen J,et al.A fully integrated and handheld electrochemiluminescence device for detection of dopamine in bio-samples[J].Sensors and Actuators B:Chemical,2022,366:131972.

[139] Wang Y,Qiu Y,Ameri S K,et al.Low-cost, μm-thick, tape-free electronic tattoo sensors with minimized motion and sweat artifacts[J].npj Flex Electron,2018,2(1):35-41.

[140] Kim J,Banks A,Cheng H,et al.Epidermal electronics with advanced capabilities in near-field communication[J].Small, 2015,11(8):906-912.

[141] Yokota T,Zalar P,Kaltenbrunner M,et al.Ultraflexible organic photonic skin[J].Science Advances,2016,2(4):e150185b.

[142] Jeong J W,Kim, M K,Cheng H,et al.Capacitive epidermal electronics for electrically safe,long-term electrophysiological measurements[J].Adv Healthcare Mater,2014,3:642-648.

[143] Alberto J,Leal C,Fernandes C,et al.Fully untethered battery-free biomonitoring electronic tattoo with wireless energy harvesting[J].Sci Rep,2020,10(1):5539.

[144] Williams N X,Noyce S,Cardenas J A,et al.Silver nanowire inks for direct-write electronic tattoo applications[J].Nanoscale,2019,11(30):14294-14302.

[145] Kabiri Ameri S,Ho R,Jang H,et al.Graphene electronic tattoo sensors[J].ACS Nano,2017,11(8):7634-7641.

[146] Guo R,Sun X,Yao S,et al.Semi-liquid-metal-(Ni-EGaIn)-based ultraconformable electronic tattoo[J].Adv Mater Technol,2019,4(8):1900183.

[147] Aguirre A,Testa-Weintraub L A,Banderas J A,et al.Sialochemistry: a diagnostic tool[J].Crit Rev Oral Biol Med,1993,4(3-4):343-350.

[148] Mannoor M,Tao H,Clayton J.et al.Graphene-based wireless bacteria detection on tooth enamel[J]. Nat Commun,2012,3:763.

[149] Farandos N M,Yetisen A K,Monteiro M J,et al.Contact lens sensors in ocular diagnostics[J].Adv Healthc Mater,2015,4(6):792-810.

[150] Mitsubayashi K,Suzuki M,Tamiya E,et al.Analysis of metabolites in sweat as a measure of physical condition[J].Analytica Chimica Acta,1994,289(1):27-34.

[151] Bergeron M F.Heat cramps:fluid and electrolyte challenges during tennis in the heat[J].Journal of Science and Medicine in Sport, 2003,6(1):19-27.

[152] Nakata S,Shiomi M,Fujita Y,et al.A wearable pH sensor with high sensitivity based on a flexible charge-coupled device[J].Nat Electron,2018,1(11):596-603.

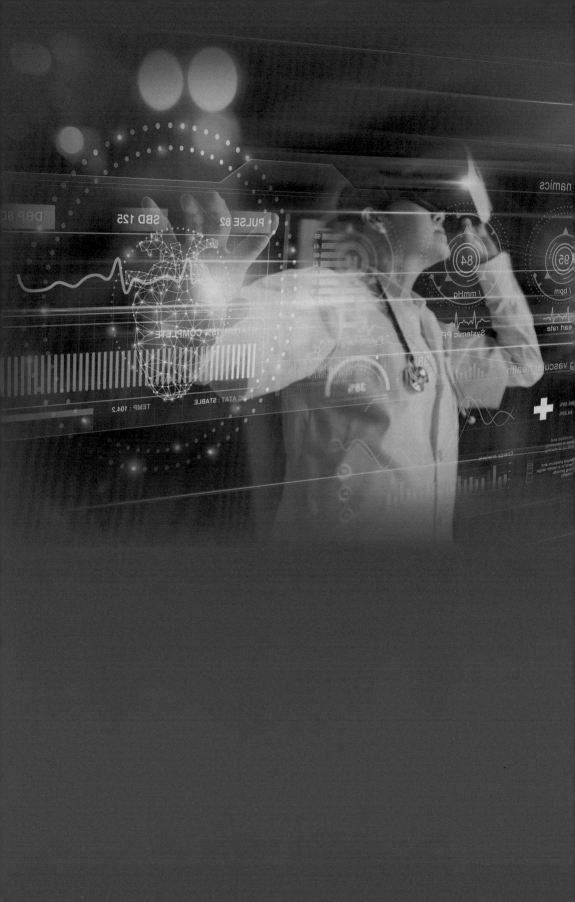

第八章

器官芯片与
生物体系可视化

【本章概要】

　　器官芯片（organ-on-chip）是近十多年内发展起来的一种新兴前沿交叉科学技术，由哈佛大学医学院 Wyss 研究所（Wyss Institute for Biologically Inspired Engineering）率先提出。它由计算机内存条大小的透明柔性聚合物构成，内部是中空的微流体通道，通道内衬活的人类细胞。研究人员利用仿生学手段在微流控芯片上对人体细胞微环境进行模拟，从而在体外实现相应组织器官的基本生理功能。透明的芯片材料能够以动物模型中不可能的方式对各种人类生命过程实时进行可视化和高分辨率的分析，从而更好地在体外重现人体组织微环境及模拟生物体系，以观察药物代谢等各种生命过程。它为生物系统体外仿生提供了创新研究体系和系统解决方案，并逐渐成为疾病机理研究及新型药物开发的新工具。本章将以目前研究成熟的单器官芯片及多器官人体芯片为例，概述该领域的研究背景及底层技术，特别是作为体外仿生模型在可视化医学中的应用，展望器官芯片与类器官技术融合后可预见的未来发展前景。

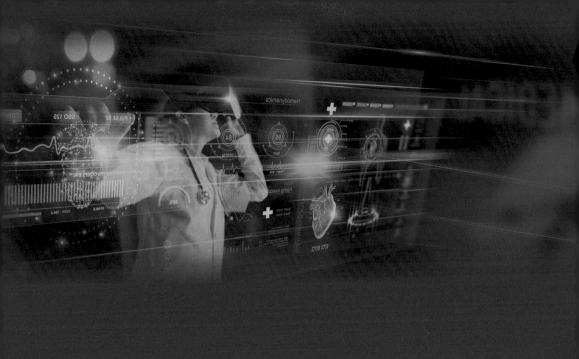

【编者介绍】

田 甜

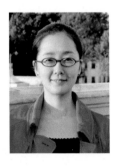

重庆大学生物工程学院副教授，硕士研究生导师。博士毕业于东南大学生物医学工程专业，师从顾忠泽教授。博士期间受国家留学基金委联合培养博士生项目资助于哈佛大学医学院Ali Khademhosseini教授课题组进行器官芯片等课题研究，主要科研方向为器官芯片及类器官构建，用于模拟人体内微环境特征以建立三维体外疾病模型等。作为课题负责人主持国家自然科学基金、教育部重点实验室开放基金、国家重点研发计划子课题、中央高校医工融合专项等项目，参与研究国家自然科学基金面上项目六项，发表多篇高水平国际期刊论文，主讲"生物医学信息学""神经工程导论"等本科生、研究生专业课程。

本章编者：田甜（重庆大学生物工程学院生物医学工程系），刘鋆（重庆大学生物工程学院生物医学工程系）。

说明：本章得到国家自然科学基金（81501612、31872751），国家重点研发计划（2020YFC2005905）、中央高校基本科研项目（2019CDYGYB016、2022CDJXY-026）等课题经费的大力资助，在此致以诚挚感谢。

一、器官芯片概述

器官芯片是近十多年内发展起来的一种新兴前沿交叉科学技术。它利用仿生学手段在微流控芯片上对人体细胞微环境进行模拟，从而在体外实现相应组织器官的基本生理功能。它具有可视化、微型化、连续性、实时检测等诸多优点，从而能够更好地在体外重现人体组织微环境及模拟生物体系，以观察药物代谢等各种生命过程。因此，研究人员可以利用器官芯片，取代小鼠等动物模型，进行体外试验并分析药物等对人体组织细胞的影响，从而解决了动物实验周期长、成本高、与人体细胞同源性差等问题，并逐渐成为疾病机理研究及新型药物开发的新工具之一。目前这个项目已经获得了美国国防部高级研究计划局（DARPA）、美国国家健康研究院（NIH）、美国食品药品管理局、国际医药公司以及国内科研机构的大量资助。与此相关的创新科技公司近年来也获得了资本市场的广泛青睐，研究的数量和规模也正在迅速增加，为生物系统体外仿生提供了创新研究体系和系统解决方案（图8.1）。

如图8.2所示，器官芯片由计算机内存条大小的透明柔性聚合物构成，内部是中空的微流体通道，通道内衬活体细胞。研究人员通过设计模拟出人体器官的生理与机械功能，在科学实验中实时观察细胞或微组织的生理情况。在器官芯片系统中利用微流控循环泵供给持续且稳定的细胞培养液，来模拟生物体生长过程中的营养物质吸收和排泄过程。

在经典器官芯片设计中支架使用聚甲基丙烯酸甲酯（polymethyl methacrylate，PMMA）材料，芯片内部的柔性聚合物材料通常使用聚二甲基硅氧烷（polydimethylsiloxane，PDMS)，这两种材料均为透明材质，因此可以置于显微镜下直接观察。器官芯片微系统的光学透明度是相对于动物模型的另一关键优势，透明芯片材料能够以动物模型中不可能的方式对各种生命过程实时进行可视化和高分辨率分析。此外，芯片中的分隔通道设计，例如由PDMS多孔薄膜隔开的上下通道，允许在单个设备内使用不同的培养液支持不同组织生长，并对微环境因素进行参数化控制。因此，可以从研究者感兴趣的特定组织类型中取样，以分析其代谢物和生物体系内的其他分泌物，这有助于识别和开发新生物标志物以用于疾病机理研究或药物毒性测试。此外，器官芯片平台内的微通道设计还可以大量减少昂贵的试剂消费，包括培养基和药物化合物等。而通常在药物的动物实验中需要扩大药物化合物生产以产生足够的剂量，因此器官芯片可以比动物模型更早地用于药物开发。

目前用于人体体外仿生的模型主要包括三类，即以培养基为主的细胞模型、以小鼠为代表的动物模型及基于数据处理的虚拟模型。通常使用的二维细胞模型具有多种优势，如细胞培养简单、成本低且易于操作，它主要关注单细胞系和细胞效应。然而，在静态培养中只能基于细胞水平进行科学实验，很难获得器官或复制细胞和细胞外基质（extracellular matrix，ECM）的微环境相互作用，不能有效模拟人体内复杂的病理生理学特征。因此，为了收集更多信息，有必要使用模型动物，例如裸鼠或家兔。这些体内模型不仅提供了复杂的活体生物系统，还概括了各种器官和组织之间的动态相互

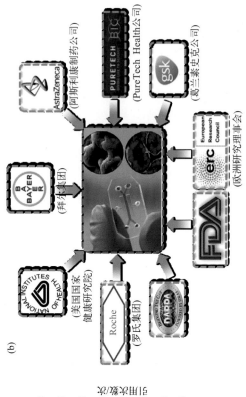

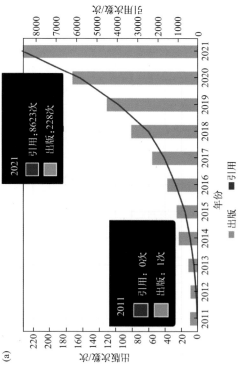

图 8.1 器官芯片论文发表（a）及项目资助（b）概况

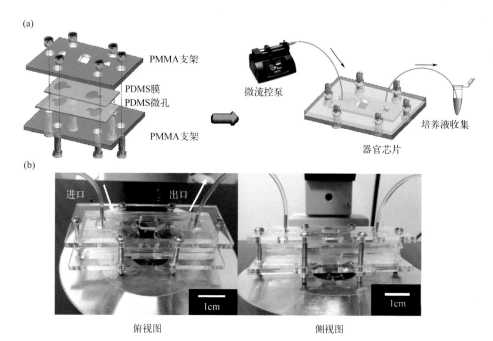

(a)

PMMA支架
PDMS膜
PDMS微孔
PMMA支架

微流控泵

器官芯片

培养液收集

(b)

进口　出口

1cm

1cm

俯视图

侧视图

图8.2　器官芯片材料结构（a）及实物图（b）

作用。因此，这些模型通常应用于药物研发和肿瘤生长研究。动物模型虽然便于研究，但成本高、与人体组织器官同源性差。目前对动物模型预测价值的一系列研究表明，由于关键疾病途径的物种间差异和疾病诱导相关的基因表达变化，动物数据与人体试验结果之间的相关性不佳，且在动物实验中还涉及大家广泛关注的动物伦理问题。计算机虚拟模型进行体外仿生具有快速、高效、多样化的特点，近年来获得快速发展，但在目前的阶段由于生理或者药理作用不够明确，只能进行疗效预测和参考。基于以上问题有待解决，目前迫切需要新的方法来模拟人体内组织微环境并表达器官特异性特征，器官芯片应运而生[1,2]。

　　基于微流控的器官芯片技术是模拟多器官通信、建立生理病理模型的有效手段。从 2010 年哈佛大学 Wyss 研究所开发的肺器官芯片被 *Science* 杂志报道后，该技术作为生命科学和医学研究的系统性解决方案获得广泛的关注并进入快速发展的轨道[3,4]。在芯片系统内允许研究人员准确控制系统的多个参数，如化学浓度梯度、流体剪切应力、组织与组织界面等，以可控和可调谐的方式模拟体内的复杂动态微环境，长时间维持细胞的活力[5-7]。在单器官芯片中大多植入单一类型的器官细胞，而在特殊研究场景下，例如药物测试过程，需要观察药物对生命系统中多个器官的作用，因此需要将各种器官芯片组合拼接以构建一个微型化的人体模型。因此将单个芯片通过串联或并联形式组合在一起形成人体芯片，从而进行系统性研究。在多个器官芯片联合构建的多微流体共培养系统中可以精确地控制不同细胞类型之间的旁分泌信号分子通信，以监测细胞与细胞之间的相互作用。

在体外仿生的过程中需要注意的是人体内具有生理代谢活性的功能微器官参数各不相同，如表8.1所示。如何根据反映人体生理解剖结构的生理药代动力学模型（physiologically based pharmacokinetics，PBPK）建立多器官偶联芯片（人体芯片）以更好地模拟人体内动态变化的具体状况是亟待解决的问题。生理药代动力学模型的构建会对多器官偶联芯片的实验结果产生影响，有实验结果显示如果在肝脏-肺偶联芯片的设计过程中没有依照生理解剖结构建立芯片模型，那么肝脏微器官不会把血管紧张素 I 转化为血管紧张素 II，不会对肺部治疗药物的毒性产生代谢作用[8]。在另一例肝脏-肺-肾脏偶联人体芯片的实验中研究人员试图通过在培养液中添加细胞生长因子 TGF-β增加微器官活性，但是发现在单路培养液循环体系中这种生长因子虽然可以促进肝脏微器官的生长但却抑制了肾脏细胞的生长[9]。在器官芯片偶联的过程中依据生理药代动力学模型来模拟人体生理解剖结构的问题是如此普遍，以至于当前人体芯片研究领域中的领军人物哈佛大学 Wyss 研究所负责人 Ingber 教授在 2020 年发表于 *Nature Biomedical Engineering* 杂志关于器官芯片药物筛选模型构建的文章中对此做出了专门的论述[10]。

表8.1　生理药代动力学模型中保持代谢活性的功能微器官参数[11]

三维器官	流速/ （μL/s）	脏器质量 占比/%	体积/ ×10⁻⁴mm³	参数		
				长/mm	宽/mm	高/mm
脂肪	4.6	17	1250	30	21	2
大脑	8.6	2	140	25	5.6	1
心脏	3.3	0.3	33	20	1.7	1
肌肉	24.0	41	3000	30	20	5
骨	7.1	14	1050	20	10.5	5
甲状腺	0.84	0.0003	2	2	1	1

除芯片的生物相容性、机械稳定性和可加工性外，器官芯片设计中还应考虑以下具体限制：

（1）芯片内部材料的选择。与许多其他材料相比，PDMS 因其本身的透气性、可塑性和透明性而具有相当的优势。器官芯片微平台的光学透明度是相对于动物模型来说的一个关键优势，因为它能够以动物模型中不可能的方式对各种生物过程进行直接实时可视化和定量高分辨率分析。

（2）由多种组织类型的空间分布定义的三维微架构。如前所述，每个微器官平台中细胞的数量和培养液的体积，是基于生理药代动力学规则来定义的。另外必须考虑细胞剪切应力的特定范围，这具体取决于每个器官或微组织共同培养的细胞类型。

（3）能够模仿较复杂的器官机械特性和生化微环境的仿生结构。

（4）能够构建功能性的组织-组织界面。

二、器官芯片的底层技术

器官芯片可以看作是一台多通道微流体细胞或微组织的培养设备，它整合了组织工程、微制造技术和体外仿生原理来进行芯片设计。设备内部结合了流体流动、细胞-细胞或细胞-基质的相互作用、生化性质，以及物理力如压缩力、张力和剪切应力等，这些元素共同创造了生物体的微环境。

（一）微流控技术

基于微流控技术的器官芯片模型是建立体外生理病理模型的有效手段。微流控技术是在几十到几百微米的微型管道中处理或操纵微小流体（体积为 $10^{-18} \sim 10^{-9}$L）系统所涉及的科学和技术，是一门涉及化学、流体物理、微电子、新材料、生物学和生物医学工程的新兴交叉学科。因为具有微型化、集成化等特征，微流控装置通常被称为微流控芯片，也被称为芯片实验室或微全分析系统（miniaturized total analysis system，μ-TAS）。它的基本出发点是将样品检测、样品预处理和样品制备等操作集成到一个芯片上。在二十世纪九十年代初，微流控技术的起始应用是在分析化学中，微流控芯片的结构专为毛细管电泳实验而设计[12]。它具有以下优势：使用非常少量的样品和试剂完成检测；高分辨率和高灵敏度；低成本；分析时间短。从 2000 年到 2005 年，微流控相关技术得到了巨大的发展。2002 年，Todd Thorsen 等在 Science 杂志上发表了一篇题为《微流控芯片的大规模集成》的论文，在文章中展示了基于微阀的大规模复杂流量控制电路[13]。人们开始意识到这种结构在微尺度流体控制中的潜在用途。随着微加工和纳米加工的进步，人们可以制造微阀和微泵等微流体结构，由压力驱动的控制阀不仅以高集成度和高准确性增强了芯片上的微尺度流体控制，还促进了对各种分子和细胞系之间更复杂相互作用的研究[14,15]。运用软光刻等半导体微加工技术制造的微通道和微结构是微流控装置的主要特征之一。在软光刻中，微流体通道和图案是通过将液体预聚合物旋涂在具有浮雕结构图案的硅片层上来制备的（图 8.3）。大多数基于软光刻的研究都使用聚二甲基硅氧烷（PDMS）作为图案复刻材料，因为 PDMS 具有较好的生物相容性及良好的透气性，因此可用于细胞培养，而且它的价格低廉。这种固化聚合物从235nm 到近红外光区域内是透明的，并且可以在光纤等嵌入式光学元件周围形成紧密且弱散射的密封结构[16,17]。软光刻方法还有助于制造复杂的结构，如三维通道网络，这同时也是制造高度集成微流体结构的技术基础。

White Sides 在 2006 年发表于 Nature 杂志上的一篇关于微流控技术的综述文章中写道："真核细胞在附着和扩散时，线性尺寸为 $10 \sim 100\mu m$——这些尺寸非常适合微流控装置。而 PDMS 以其良好的光学透明度、低毒性和对氧气及二氧化碳的高渗透性，是一种适合于细胞生长和观察的介质。"这可能是最早的关于器官芯片雏形的描述。此外，液体在微观尺度上的物理特性与宏观尺度下的差异很大，这些特征是进行新的科

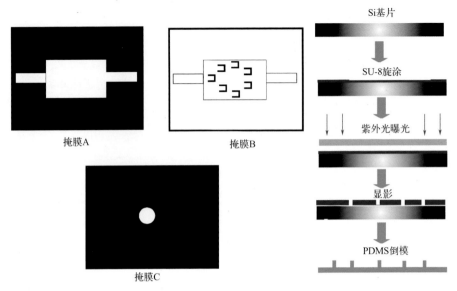

图 8.3　具有微结构的 PDMS 微流控芯片基底制备过程

学研究和创新的关键。比如在小尺度（通道大小约为 100nm 至 500μm）上，流体雷诺数会变得非常低。微流控系统中的流体不混合对流，当两个流体在微通道中相遇时，他们以层流的方式进行平行流动，没有涡流或湍流，唯一发生的混合是在流体界面之间的分子扩散。因此微流体系统可以提高传质速率，相对应地加快化学过程的反应速度。在 DNA 和蛋白质芯片中，这种能力显得尤为重要。微流体芯片在微观尺度上充分利用了液体和气体的物理和化学特性，与传统尺寸的系统相比，它有以下优势。微流体芯片允许在分析中使用更少的生物样本、化学品试剂，降低其应用费用并且有能力处理和分析微痕量样本；由于芯片的紧凑尺寸，许多实验操作可以同时执行，缩短了实验时间；微流控芯片还提供了精确的参数控制，允许实验过程自动化。而将微流控装置应用于细胞培养，可以实时精准控制液体条件、细胞黏附和对细胞的机械刺激，以此在体外模拟体内微环境，长时间维持细胞的活力。这些微流体细胞培养装置的内部通常使用聚合物 PDMS（如前所述是光学透明、柔软的弹性体），并包含可填充活细胞的灌注空心微通道[19]。这种微流体仿生系统可以模拟人体器官的生理环境，能够调节关键参数，包括浓度梯度[20]、剪切应力[21]、细胞图案[22]、组织边界[23]和组织 - 器官相互作用[24]。

（二）细胞三维培养技术

体外仿生研究可在二维单层细胞培养模型中进行实验，这些二维培养在平坦的底物上进行，例如玻璃或聚苯乙烯上生长的单细胞层或多种细胞类型的单层。这些单层细胞或者刚从人类或动物组织的原代细胞分离出来，或者是可传代的细胞系。其中，原代细胞通常寿命有限，容易发生快速表型改变，在不同批次的细胞中表现出很大的变异性；另一方面，尽管细胞系更稳定，但很多时候它们没有真正的组织特异性功能[18]。因此，研究人员的工作转向开发多种三维培养系统，这些系统可以更好地概括体内组织功能。多细胞球体是研究人员的重要 3D 模型[19-23]。这些球体是由多个细胞自发聚集在一起形成的。球体的凋亡/坏死核心与周围增殖细胞层形成鲜明对比，更好地模仿了体内的肿瘤环境。目前多细胞球体在药物研究和再生医学中长期使用，研究人员同时开发了复杂的仿生，允许在相对较大的规模上高效制造均匀球体，包括使用悬挂滴、非黏性微孔、旋转培养物或三维多孔脚手架[24-30]。

与传统培养模型中的二维单细胞层相比，仿生三维组织结构能够更准确地模拟体内生化成分的输送和渗透。虽然基于多细胞球体或三维静态培养系统可以比二维培养更好地概括组织的体内功能，但它们无法呈现细胞通常在体内的动态流动微环境。没有均匀灌注会导致通过细胞团簇核心的气体和营养交换不良。更重要的是，这些微工程共培养模型概括了不同类型的细胞在体内的复杂相互作用，这些相互作用是由各种可溶性和不溶性因素介导的，如细胞因子、营养素、生长因子、激素、细胞外基质和细胞间连接。以上问题和影响因素都可以在器官芯片内得到解决和精确控制。因此，与二维培养系统不同，器官芯片可以重组复杂的器官级生理功能、临床相关的疾病表型以及多种组织类型的结构和功能整合产生的药理反应。这一特征也允许研究者在体外更全面、更准确地预测体内复杂的生理反应。

除多细胞球体外，水凝胶和多孔支架也被广泛用于构建更大尺寸规模的三维组织模型[31-33]。凝胶的力学性能可以精确调制，这已被证明可以确定细胞的表型行为。例如，当在刚度约为 90 Pa 的纤维蛋白凝胶中培养时，癌细胞会变得更具致瘤性，正如小鼠体内形成的肿瘤，而二维培养的相同数量的肿瘤细胞则无法诱导肿瘤的形成[34]。此外，Mooney 等在多孔聚乳酸糖苷酸共聚物支架中培养了口腔鳞状癌细胞，以创建体外肿瘤模型[35]。他们认为，在此支架中培养的肿瘤细胞可以更好地概括其体内状态，这体现在它们的形态外观、增殖率、氧浓度分布和生物分子的分泌模式上。研究者可以通过制备水凝胶基质仿生各种分层结构的体内微环境和定制任何所需的形状，以适应特定的目标组织构建。同样，使用生物材料充当细胞外三维支架，在器官芯片研究中的应用也非常广泛。它们通常由可生物降解聚合物和水凝胶制成，其中包括聚乳酸乙醇酸共聚物（poly lacticcoglycollic acid，PLGA）、聚乳酸（poly lactic acid，PLA）、甲基丙烯酸凝胶（Gel of methyl acrylic acid，GelMA）、聚己内酯（poly caprolactone，PCL）、阿尔金酸盐、琼脂糖、壳聚糖、纤维蛋白。这一类材料通常具有很高的生物相容性和可调性，充当支架可以缓冲外部培养液流动时产生的剪切力，支持芯片内细胞或组织的生长和分化，并通过这些材料调节细胞增殖，模拟细胞间的相互作用、迁移和分化。生物材料尤其是水凝胶材料的机械性能可以通过不同的刚度、孔隙度和孔隙大小来控制，它们可以单独使用或与小分子物质、细胞、生长因子等结合使用，从而模拟生物体内微环境，并在细胞附着、生存、整合和分化中发挥重要作用。三维细胞培养技术和器官芯片平台结合在一起，增强了氧气和营养物质扩散，优化了体外培养微环境。与之前的二维生物模型不同，在器官芯片的三维设备中培养的细胞和微组织存在于透明支架结构中，也使得体内的生物活动"可视化"。天然的生物支架材料有助于形态上的三维结构维持，但它们的应用存在一些局限性。而在合成聚合物中可以精确调节力学性能和化学成分，例如聚 N- 异丙基丙烯酰胺 - 聚乙二醇（PNIPAAm-PEG）生物支架系统，可以减少细胞聚集并防止核心区域细胞坏死 [36]。

（三）生物标志物检测技术

器官芯片技术已被用于设计包含人类细胞的仿生微流体设备，以便在体外复制人体组织和器官的基本功能单元。在这个过程中生物代谢物的痕量分析，特别是生物标志物或目标代谢物的识别和量化是器官芯片进行人体仿生的关键参数 [37]。传统的生物标志物检测方法具有敏感性低、选择性差和稳定性有限等缺点，需要大量的工作量，特别是当涉及细胞培养基时，细胞培养基通常含有过多的非特异性结合蛋白和干扰化合物。因此，需要新的分析平台来提供有关器官内部的信息。找到合适的生物标志物至关重要，基于器官芯片的理想生物标志物应具有高度的临床敏感性和特异性以及具有高通量定量检测的方法。在实际操作中也可同时量化几种生物标志物，例如，血清中的 L- 精氨酸和不对称二甲基精氨酸可以作为新生儿败血症的生物标志物，并表现出很强的相关性 [38]。在分析生物系统反应和药物代谢时，芯片平台中的细胞低培养量通常会带来痕量物质检测的技术问题。目前可以通过将器官芯片与各种分析方法联用来解决，例如液相色谱质谱联用（liquid chromatography-mass spectrometry，LC-MS）、酶联免疫吸附试验（ELISA）和聚合酶链式反应（polymerase chain reaction，PCR）（疾病的典型生物标志物及其检测方法列于表 8.2）。将器官芯片模型与生物分析平台集成，从而实现高分辨率生化分析并大幅降低对样本量的要求同时实现高通量分析。

细胞衍生代谢物提供了有关器官内部生化反应的复杂而详细的信息，在进行临床药物测试的过程中据此可通过先进的分析技术研究体内药代动力学。由于液相色谱质谱联用仪不仅提供了更高的通量，还为检测和诊断测试提供了很高的灵敏度和效率，因此它可以应用于识别疾病的潜在生物标志物，例如可用于检测和分析心血管疾病和癌症的各种蛋白质和细胞生物标志物 [39]。芯片实验室平台通常与高度灵敏度的生物传感器相结合，在痕量分析中提供强大的功能。除了光学和荧光生物传感器外，微流体设备上基于酶和亲和力的电化学传感器也取得了进展，以满足目标代谢物的选择性需求。

表8.2　疾病的典型生物标志物及其检测方法

疾病	生物标志物	分析技术	分析样本	文献
新生儿败血症	L-精氨酸	ELISA	临床血清	[38]
	不对称二甲基精氨酸			
阿尔茨海默病	蛋白质Tau	基于磁性粒子的数字ELISA	临床血浆和脑脊液样本	[40]
冠状动脉疾病（CAD）	神经细胞黏附分子-1（NCAM-1）	ELISA	临床血浆	[41]

疾病	生物标志物	分析技术	分析样本	文献
慢性肾脏病（CKD）	色氨酸	毛细管电泳紫外光检测	临床血清	[42]
	犬尿酸原			
	肌酐	LC-MS	临床血浆	[43]
	瓜氨酸			
	不对称二甲基精氨酸			
	S-腺苷甲硫氨酸			
	肾损伤分子-1（KIM-1）	ELISA	尿液	[44]
	中性粒细胞明胶酶相关载脂蛋白（NGAL）	ELISA	临床血清	[45]
	胱抑素C	粒子增强免疫球法	临床血清	[45,46]
心血管疾病（CVD）	超敏C反应蛋白（Hs-CRP）	ELISA（芯片实验室）	临床全血和全唾液	[47]
	心肌肌钙蛋白I（cTnI）			
	气端脑钠肽前体（NT-proBNP）			
肺动脉高压（PH）	内皮祖细胞	免疫荧光（芯片实验室）	临床全血	[48]
骨关节炎（OA）	卵白蛋白偶联物	ELISA	临床血清	[49]
类风湿性关节炎（RA）	正五聚蛋白	ELISA	临床血清和滑膜液样本	[50]
	C反应蛋白			
急性髓系白血病（AML）	甲基化非依赖性泛素连接酶蛋白表达	PCR	临床骨髓	[51]
乳腺癌	人类表皮生长因子受体2（HER2）	电化学免疫传感器	临床血清	[52]
前列腺癌	前列腺特异性抗原（PSA）	电化学发光（ECL）	临床血清	[53]
	前列腺特异性膜抗原（PSMA）			
	血小板因子-4（PF-4）			
卵巢癌	糖类抗原-125（CA-125）	免疫特性磁珠和超荧光显微镜	临床血浆	[54]
	上皮细胞黏附分子（EpCAM）			
	分化抗原CD24			
非小细胞肺癌（NSCLC）	胰岛素样生长因子受体（α-IGF-1R）	免疫亲和力分离和蛋白质分析	临床血浆	[55]
	磷酸化胰岛素样生长因子受体（p-IGF-1R）			
慢性淋巴细胞白血病	游离循环DNA（Cfc-DNA）	电泳微阵列	临床全血	[56]
造血恶性肿瘤	癌细胞	荧光原位杂交（FISH）	临床全血、骨髓和Jurkat细胞系	[57]
药物肝毒性所致肝脏损害	转铁蛋白	电化学免疫传感器（芯片实验室）	肝脏芯片	[58]
	白蛋白			
	白蛋白	免疫荧光染色		[59]
	尿素	ELISA		[59]

正是由于可以从器官芯片的连续流动培养基中检测到各种代谢产物，因此可以根据介质中目标物的成分和浓度变化来确定原本不可见的人体内信息。然而只用一种生物标志物监测疾病是不准确的。事实上，不同类型的癌症中存在相同的生物标志物。为了提高药物筛选过程的准确性，器官芯片模型中应该强调多生物标志物分析，这肯定会增加检测的难度。使用器官芯片与 LC-MS 相结合，不仅为人们提供了有关类器官和药物代谢组学的信息，也是进一步了解生物体机制的有效方法。这个具有多种功能的集成微流体平台可能会成为工程肿瘤微环境中药物筛查的有前途的工具。

三、器官芯片的种类

（一）单器官芯片

目前已开发出的各种模仿人体器官或组织特定生理状态的单器官芯片如表 8.3 所示，包括肝脏芯片、肺芯片、心脏芯片、血脑屏障芯片、肠道芯片、眼芯片、血管芯片、皮肤芯片以及骨髓芯片等。接下来将详细介绍其中几种最为经典的芯片构造。

表8.3　代表性单器官芯片

器官	特点	功能	文献
肝脏	无需外部电源	造血干细胞（HSCs）旁分泌效应的定量和定性研究	[60]
	两个具有明确边界的胶原蛋白层；离散人脐静脉内皮细胞的可控和均匀分布	肝窦的仿生结构和仿生功能；白蛋白分泌和尿素合成	[59]
	与生物打印机接口，以制造球体的3D肝结构	药物毒性分析和高通量筛查	[61]
大脑	在生理相关的灌注速率下进行再循环，无需泵或外接管路	生理血脑屏障功能药物渗透性研究	[62]
	均匀的神经球体；仿生细胞-细胞相互作用	神经退行性疾病的体外模型	[63]
	通过简单的一步紫外光光刻工艺构建	在芯片上仿生脑肿瘤	[64]
心脏	在胚胎和诱导多能干细胞中都能实现鲁棒性较好的复制	体外人类心脏微组织	[65]
	诱导人类来源的多能干细胞；自动成像方法	心脏毒性测试	[66]
	使用注射器泵用于培养液输送	抗高血压药物评估	[67]
	3D生物打印	用于心血管药物测试的心脏芯片	[62]
皮肤	无需泵	可长期培养人体皮肤等效物	[68]

器官	特点	功能	文献
肠道	人类细胞和微生物的共培养	构建人类胃肠道微界面	[69]
	两个微流体通道由涂有细胞外支架的多孔柔性膜隔开	人类肠道的运输、吸收和毒性研究	[70]
肺	用于细胞培养和机械拉伸的两种微流体通道	仿生人体肺部功能	[4,71]
肾脏	肾上皮细胞内衬的微流体装置	肾毒性测试	[72]
血管	细胞和流体介质之间的相互作用	动脉粥样硬化模型	[73,74]
骨髓	转移性乳腺癌细胞的共培养	乳腺癌骨转移的体外模型	[75]
眼睛	视网膜神经节细胞系重组视网膜	眼腔中硅油乳液滴的形成	[76]
脾脏	具有快闭和慢开微循环的双层微结构装置	脾的流体动力和物理性质	[77]

1. 肺芯片

我们可以人为控制器官芯片中的培养液流体运动和细胞培养底物，以复制人体内生理流动（例如血流和间质流动）和组织变形（例如呼吸肌收缩、胃肠道蠕动和心脏搏动）引起的各种类型的机械运动，其具体参数包括液体剪切应力、液面张力、压强和扭矩等。一个极具代表性的例子是肺芯片，该微平台重建了人类肺部的可进行机械运动的肺泡 - 毛细血管屏障。该模型包含两个微流体通道，其中人类肺泡上皮细胞与人类肺微血管内皮细胞紧密结合在薄的多孔弹性膜上，形成类似于体内肺泡 - 毛细血管界面的屏障组织[4]。

这种微流体细胞培养系统与仿生的机械驱动系统集成在一起，使用计算机控制通道负压实现周期性拉伸肺泡 - 毛细血管屏障，以模拟呼吸运动。这个器官芯片平台能够重建传统细胞培养模型中通常难以观察到的复杂、综合的器官层面的生理反应，例如免疫细胞对细菌、炎症因子和环境纳米颗粒物的反应和吞噬活性，并在体外实现可视化。此外，科学家使用这个模型解释了生理呼吸诱导的机械力对人体炎症和损伤的不利影响。例如，在使用芯片模拟空气污染物的纳米毒理学研究中，芯片系统中的循环呼吸运动大大增加了促炎性细胞因子的内皮表达和细胞内活性氧的产生，这表明生理呼吸加快了人体对环境颗粒物的急性毒性反应。这种仿生微设备同时还显示由于呼吸相关的机械应变，纳米颗粒从肺泡空间到血管腔室的迁移大幅增加。此外，使用相同的芯片模拟了抗癌药物白细胞介素 -2（IL-2）毒性引起的肺水肿的病理过程[78]。将临床浓度的 IL-2 注入微血管通道，可以观察到血管液持续渗出到肺泡室，并在与人体相似的时间范围内完全侵入肺泡空间，这表明肺芯片系统有能力完整地复制及预测人体内复杂的生理和病理过程。该系统也用于重建器官级综合功能，例如对大肠埃希菌的炎症反应，这些细菌由循环中性粒细胞招募介导，通过肺泡 - 毛细血管界面迁移，随后被炎症细胞吞噬。基于这个设计思路，科学家们还开发出了其他的真空驱动仿生芯片[79]：在可拉伸多孔膜两侧共同培养人类上皮细胞和功能细胞来复制人类肺部或肠的上皮 - 毛细血管边界，从而形成体内仿生运动；在两侧微通道中使用真空负压实现多孔膜伸缩以模拟正常生理活动发生时的组织拉伸，模拟肺水肿等人类肺部疾病或肠道疾病。

2. 肝脏芯片

意外的药物副作用是新药临床试验失败的最常见原因。在这个方面，器官芯片技术可用于评估药物对人体不同生物复杂程度（即亚细胞、细胞、组织和器官水平）的毒性反应。由于目前强调肝毒性测试以及经肝药物代谢在药物不良反应中的核心作用，因此该领域研究的主要重点之一是体外肝脏模型。体外肝脏模型旨在模拟肝脏功能，模仿肝脏的正常和病理生理结构。这些模型包括二维或三维的细胞单体和共培养模型、基于水凝胶的组织工程模型以及正常或病态细胞的器官芯片模型。一个相关的例子是仿生肝血窦芯片。肝血窦是相邻肝板之间的腔隙，是一种特殊的毛细血管。窦壁由内皮细胞构成，故肝血窦的通透性较大，有利于肝细胞与血液之间进行物质交换。肝血窦芯片包含通过内皮细胞自组装形成的人类脐静脉内皮细胞（HUVEC）单层，至少可以保持 7d 的生物活性和功能，它已被用于对乙酰氨基酚治疗的毒性测试[59]，该芯片可能成为肝毒性药物筛查的理想工具。此外，将肝脏芯片与核磁共振光谱相结合的生物分析平台，可用于监测肝细胞对抗癌药物氟酰胺及其活性代谢物羟基氟他胺的代谢反应[80]。通过对代谢和线粒体活动的定量分析和测绘，研究人员确定了该模型中有毒药物反应的代谢特征，描述了氟他胺和羟基氟他胺诱导肝毒性的代谢途径，并揭示了肝毒性特异性生物标志物的潜在来源。近年来的研究表明器官芯片模型可用于准确预测药物毒性以及探索新的治疗方法，以减轻观察到的毒性影响，从而开发更安全的药物，并增加在临床试验中取得成功的可能性。

3. 肾脏芯片

肾小球是肾脏的主要组成单元，在血液滤过、去除过量水分和尿液的废物排泄等方面发挥着重要作用。大多数肾脏疾病是由肾小球病变引起的，因此肾小球也是研究肾脏疾病的主要解剖部位。反映肾小球结构和功能的体外试验模型有助于探究肾脏疾病病理机制和药物的开发研究。肾小管器官芯片已被开发出来，用于药物测试和疾病建模。然而由于难以培养功能性人类肾小球囊和建立肾小球滤过屏障，作为体外微流体模型的肾小球芯片相对难以设计。许多研究人员试图模仿肾小球滤过屏障本身，希望重建的肾小球滤过屏障表现出实际肾小球滤过屏障对大分子蛋白质的生理相关特征。

将诱导多能干细胞引入肾小球芯片，干细胞在芯片中分化为肾小球足细胞，与人类肾小球内皮细胞共同培养，以此进行屏障功能体外模拟[81]。肾脏芯片由两个 PDMS 平行微通道（1mm×1mm 和 1mm×0.2mm）和它们之间的多孔柔性 PDMS 膜（厚度为 50μm，孔径为 7μm）组成。在膜上侧培养人多能干细胞，在膜下侧培养人类原代肾小球内皮细胞，以模拟人类肾小球滤过屏障（足细胞 - 肾小球基膜 - 内皮细胞）的结构特征。通过真空循环拉伸柔性 PDMS 膜，对细胞层施加机械应力，以模拟肾小球中发生的机械脉冲应变。干细胞衍生的足细胞产生肾小球基膜胶原蛋白，同时观察到了足细胞特异性标志物和形态特征。这种微观结构类似于人体肾小球中的组织间连接结构。

一般来说，肾小球滤过屏障限制白蛋白等大分子物质的过滤，并自由过滤包括各种尿毒素和胰岛素在内的小分子物质。研究人员发现，在这种肾脏芯片中大多数白蛋白（>95%）没有通过肾小球滤过屏障，而是留在毛细血管通道中，但大多数胰岛素（95%）是通过肾小球滤过屏障过滤的。这是人类肾小球滤过屏障选择性渗透的结果。

在糖尿病肾病的体外疾病模型中，利用器官芯片技术可构建功能化肾脏芯片系统，重建器官级肾功能。芯片模型中既概括了肾小球微环境和肾小球滤过屏障，也可重现高葡萄糖诱导的关键病理反应。同时联合实时和高分辨率成像分析监测高葡萄糖条件下的体内反应。在芯片模型中研究人员发现高血糖在提高尿液中的白蛋白和肾小球功能障碍的屏障渗透率方面发挥着关键作用，从而导致蛋白尿[82]。此芯片能够模拟糖尿病肾病早期病理变化，不仅有助于糖尿病肾病发病机制及肾小球相关疾病研究的进一步解析，还可用于药物肾脏代谢及肾毒性评价。需要注意的是在肾小球的生理条件下，包括足细胞在内的肾小球细胞不断暴露在血流和过滤尿流形成的剪切应力中。肾小球每天过滤全血约180L，滤液通过肾小管腔持续流动。0.1Pa的流体剪切应力约为115mL/（min·1.73m^{-2}）。在一般人群中，流体剪切应力范围从0.07Pa到0.12Pa，在病理条件下可以高达0.16Pa。流体剪切应力有助于肾小管细胞的分化和极性形成并可以诱导细胞骨架和连接蛋白的重组，同时还可增加白蛋白运输、葡萄糖重吸收。肾脏中的流体剪切应力是在进行器官芯片设计中的重要参数。

4.心脏芯片

由于难以在体外复制心脏组织微环境来获得人体形态学生理学数据，心血管相关的药理学研究进展缓慢[83,84]。常规体外试验通常是基于心肌细胞的研究，然而这并不能完全概括组织水平的心脏功能，例如动作电位的传播或肌肉组织的收缩。为了解决这些问题，研究人员开发出一种使用"肌肉薄膜"的生物结构来观察肌肉组织的生理收缩。它是一种使用组织工程技术构建的心肌结构，由各向异性心肌细胞组成，这些心肌细胞培养在具有各种几何形状的可变形弹性薄膜上。基于这种"肌肉薄膜"，Grosberg等开发了心脏芯片系统，这种芯片系统由八个独立的薄膜模块组装而成，能够在同一实验中同时观察和收集来自多个组织的数据。并测量了暴露于肾上腺素各种剂量下的心室心肌细胞的收缩力[85]，发现心肌细胞的收缩频率随肾上腺素浓度的不同而发生变化。该芯片在体外成功地复制了心肌的分层组织结构[86]。

动物模型在药物安全性和有效性测试中不能充分代表人类生物学，因此迫切需要高仿真体外系统模拟人类体内结构和心肌的组织。这可以更好地预测药物有可能引起的心脏毒性。Mathur等提出了一种心脏芯片，该系统可以通过由人诱导多能干细胞（hiPSC）衍生的心肌细胞构成微组织来概括人的心肌生理结构，并施以药物梯度以预测药物的心脏毒性（图8.4）[87]。芯片系统包含一个自组装形成的三维心脏微组织的中央细胞室，两个相邻的通道用于灌注脉管系统的培养基（30～40μm宽），以及连接微通道阵列（2μm宽）用于模拟内皮屏障，提供三维心脏组织和人体内一致的收缩驱动。

研究人员应用这种心脏微系统来模拟心肌细胞在体内的生理环境，并用四种模型药物测试心脏反应。结果表明，这种 hiPSC 衍生的心脏单核内皮系统（MPS）可以在体外准确预测药物疗效和毒性，可以广泛用于药物筛选和疾病建模。

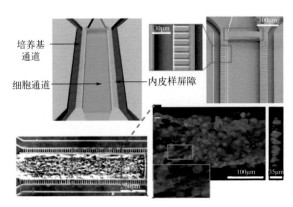

图 8.4　集成心脏器官芯片的营养通道（红色）、细胞加载通道（绿色）和 2μm 内皮屏障的微生理系统示意图，以及芯片中三维心脏组织的光学和共聚焦荧光成像图[87]

5. 其他单器官芯片

肠道芯片用于模拟人体内肠道的复杂生理结构，目前科学家基于此建立了各种肠病模型。在这些器官芯片中，肠道微组织和肠道微生物可以成功共培养，培养周期在一周以上。宿主 - 微生物群相互作用模型，使人们对胃肠道黏附细菌群落有了更深入的了解，尤其是细菌过度生长和炎症之间的关系[88]。此外，通过人肠道 - 微生物串扰平台复制了体内动态微环境和必要的厌氧条件，还可用于研究宿主 - 微生物界面的分子相互作用，这项工作为人们提供了了解体内微生物生长环境的新视角和微生物生态学的新见解[89]。通过使用这些共培养器官芯片，人们不仅可以进一步研究抗生素对人类肠道菌群的影响并了解其代谢机制，还可以通过模仿实际的人类肠道微环境，获得了解细菌耐药性问题的新视角。

大脑比其他器官更精致和复杂，它具有更高的功能层次和更复杂的生理结构。对于大脑而言，很难确定体外建模要复制的最小结构和功能单元，即使精确到微环境中的单个神经递质、离子通道或突触，也不可能准确概括中枢神经系统的生理功能和大脑的复杂性[90]。因此构建大脑芯片具有极高的挑战性。Peyrin 等创建了一种具有漏斗形微通道的不对称连接结构的微流体器官芯片系统，将几个不同的神经元亚型分成两个单独的腔室，不对称漏斗形微通道中的轴突极化生长，以重建定向神经网络[91]。这种架构可以实现轴突在固定方向上的极化生长。此外，大脑不同区域的神经组织显示出特征性结构，大脑皮质包含具有复杂定向生长的六层结构。脑的多层连接是神经发育的基础。构建三维模型对于体外模拟人脑的复杂性至关重要。Kunze 等展示了一种三维微流体装置，使用富含藻酸盐的琼脂糖支架在微流体芯片上模仿天然大脑皮质的多层结构[92]。

（二）多器官芯片

尽管单器官芯片模型提供了有关器官生理反应的有用信息并克服了动物模型在伦理和转化方面的限制，但单器官芯片无法完全反映器官功能的复杂性、功能变化和完整性，也往往无法复制人体中自然发生的不同组织和器官之间的相互作用。于是，研究人员开发出了包含不同的存在相互作用组织的、能够模拟复杂的人类生理反应和器官 - 器官相互作用的多器官芯片系统。创建此类系统的最常见的方法是通过微流体网络将多个单器官平台连接在一起，允许它们以生理相关的方式进行功能集成。这些"人体芯片"系统可以预测反映复杂的器官 - 器官级作用。随着芯片上器官数量的增加，系统的复杂性更高，不可避免地会导致不可预测的实验结果，简化系统对于实现特定的应用至关重要。这些微工程多器官模型的设计和操作通常具有挑战性，需要仔细考虑生理相关的缩放原理[93]。在单个器官微系统中，当生物体缩小到微设备模型时，随大小而缩放的参数包括培养液体积、细胞数量及待测试的药物浓度。而当多个器官模型连接在一起时，其他参数如相对器官体积、血流率、器官相互作用时间和药物 - 组织分配系数也在需要考虑的范围内。研究者必须根据特定模型的构建目的确定关键参数，并设计系统以确保参数准确反映体内值。为了解决这些问题，目前大多数研究人员应用药代动力学和药效学原理建模，如利用定量药代动力学原理设计肠 - 肝芯片[82]，用于研究肠屏障破坏和肝损伤的响应关系[37]。研究人体内药物首过效应、代谢和排泄的药代动力学可使用肠道 - 肝脏 - 肾脏芯片[38]、肠 - 肝 - 肾 - 血液 - 脑屏障芯片等[94]。

2010 年，Van 等将肝脏和肠道整合在微流控系统芯片中[95]。肝脏细胞和肠道细胞在芯片上联合作用，实现了对胆汁酸合成的调节。此后，更多的器官被集中在单个芯片上。在这样的多器官系统中需要保持稳定的流体连接，避免细菌污染，并在整个培养过程中监测细胞活力。Satoh 等在微孔板大小的气动压力驱动循环平台中构建了多通量多器官芯片系统，应用于药物开发[96]。平台包含 4×4 培养室的培养装置，并在微流体板中设计用于 8 通量 2 器官系统和 4 通量 4 器官系统的微流体系统。该仿生集成系统具有以下的优点：能够同时操作多个多器官培养单元；微流体网络的设计具有灵活性；液体处理界面方便移液器的使用；广泛适用于各种微孔板上的实验方案和分析方法。因此，这个多器官培养平台可成为药物开发的有力研究工具。

除美国哈佛大学 Wyss 研究所外，世界其他著名高校和研究机构也纷纷对人体芯片技术展开了研究，不断发掘出此技术在生命科学领域的巨大发展潜力。日本东京大学应用生物化学系的科学家构建了可以同时试验肝脏、肠道以及乳腺癌细胞对抗癌药物反应的芯片。在微流控芯片上利用光刻法蚀刻出两条微型通道和三个微腔室。肠道细胞、肝脏细胞以及乳腺细胞分别培养于三个微型腔室中，两条微型通道则起着肠道和血管的作用。利用这套系统，科学家进行了抗乳腺癌药物抗雌激素（可抑制乳腺癌细胞生长）的试验[97]。麻省理工学院联合 Whitehead 生物医学研究所的科研人员共同开发了一个体外微生物系统，用于研究帕金森病中肠道 - 肝 - 大脑间的相互作用。该器官芯片平台上主循环系统串联肠道微生物代谢物循环路线中的每个模块，循环通路中加入

CD4+T 细胞及 TH17 细胞以模拟体内免疫系统，从而提供一个预测新药物和疾病机制研究的多功能平台，如图 8.5 所示[98]。德国器官芯片公司 TissUse GmbH 基于柏林工业大学生物技术研究所和 Dresden-based 研究所的合作成果，设计了一种新的解决方案，通过精确控制微器官的质量来实现生理解剖结构的模拟。芯片中按照 1 ： 100000 的比例复制人类机体结构，各种器官的细胞置于芯片内的不同位置。为微器官输送细胞培养液的微型泵能维持小于 0.5μL/s 管道液体流速。这个技术不仅应用于新药活性成分检测，还适用于皮肤对于新型化妆品耐受情况的测试[99]。

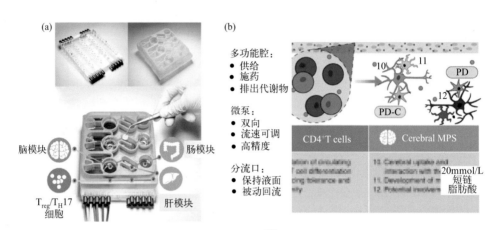

图 8.5 研究神经退行性疾病的肠－肝－脑轴模型[98]

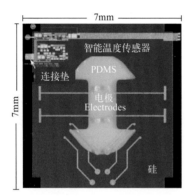

图 8.6 在可灌注的微流体装置内使用组织模块与内置传感器集成以进行实时相互作用监测[102]

由于多器官芯片的复杂性，可以同时结合其他生物制造技术或 3D 打印（图 8.6）来增强多器官系统，以提高建模组织的结构仿真度。使用这些技术，可以首先定制组织，然后将其整合到微流体系统中，这种整合的系统同时还可以配备能够自动采样的复杂流体回路和用于在线读数的内置传感器[100]，或使用图案化的球体器官之间的相互作用进行仿生建模[101]。

国内关于多器官人体芯片的研究虽仍处于初始阶段，但已经在基于微流控芯片的人体微环境模拟方面取得了令人瞩目的成果，比如在微流控芯片上进行 SARS-CoV-2 的血清样本检测及疫苗评估[103]，研究氧张力对于细胞生长的影响[104]，以及基于微流控芯片的水凝胶三维细胞培养在体外疾病建模中的应用[105]。参与的相关单位包括东南大学、清华大学、中国科学院大连化学物理研究所、北京大学、武汉大学、南方科技大学等。

（三）器官芯片与类器官

科学家也注意到虽然芯片系统内的多细胞共培养可以在芯片上模拟组织微环境相互作用的某些方面，但它通常不足以产生器官样功能，尤其体现在像大脑这样结构复杂的器官模型构建中[106]。组织工程和细胞三维培养技术的快速发展使人类器官有机体的宏观结构得以在体外形成。通过遗传和化学刺激促进多能干细胞自我更新和分化为具有部分器官功能的微组织，即类器官，在生命科学领域有着极大的应用潜力[107-109]。研究人员根据多能干细胞的自组装特性，通过添加生长因子和小分子物质[110-112]控制干细胞内在发育程序，开发了类器官培养系统。类器官是利用干细胞直接诱导生成的三维组织模型，其细胞组织方式与来源器官相似且拥有真实器官的复杂微结构[113,114]。在器官芯片系统中进行类器官的长期体外培养时能重现相应器官所特有的生理功能及实现器官水平的体外通信建模[115,116]。事实上，器官芯片和类器官代表了两种不同但互补的方法，以实现在体外概括人体器官复杂性的同一目标。

器官芯片和来自于干细胞生物学、生物材料和基因工程的类器官技术的融合，可能实现高仿生人类类器官的长期培养。

与培养皿或常规生物反应器相比，使用器官芯片技术进行类器官培养具有各种优势，例如可以简化培养程序以减少污染、更高的方法可重现性以及可以更精确地控制生物微环境中的实验变量和维持更长的培养时间。通过调节运行参数和精确控制营养成分的灌注，从而实现高效的组织扩张和分化，提供了非常适合人类类器官发育和评估的仿生环境。例如使用芯片平台构建一个更成熟的类似于体内胎儿大脑的大脑类器官，平台中可准确控制微流体流动、剪切力和物理生化因素，以模拟细胞微环境[117]，揭示大脑形态发育的物理机制[118]和提高类器官核心区域的氧气供给[119]。类脑器官芯片的潜在应用如下：

① 将类脑器官与缺失的非神经细胞相结合，如血管内皮细胞和小胶质细胞，为疾病模型生成更成熟和更实用的类器官。

② 将人类类脑器官应用于临床前研究或使用遗传技术修改类器官，可以实现从分子水平到细胞、组织或器官水平模拟人脑病理特性。对于脑类器官的生成，前文所提到的三维细胞培养载体材料是目前干细胞分化自组装的最佳选择。带有仿生三维微系统的类芯片器官复制了关键的结构和功能特征，重现了器官水平的最小功能单元。

同时，类器官发育需要定时激活形态发生的信号通路，以诱导细胞规范发育和不同细胞类型的物理分离，实现细胞自组装过程[120]。在传统的类器官培养中，细胞自组装过程是通过在特定的时间点施用外源性形态发生因子来实现的。在这个过程中，形态发生因子和细胞分泌的可溶性因子在类器官中扩散，并在干细胞的局部微环境中产生生化浓度梯度。然而，由于该扩散具有自发性，这种梯度不易控制，并且通常无法模拟器官在体内自组装过程中的分级形态发生因子的分布[121]。于是研究人员开始利用微工程技术来解决这个问题。在一个为神经管发育的体外建模而开发的微流体系统装置中构建一对微通道，在中央培养室中通过胚胎干细胞（ESC）满载水凝胶结构的扩散产生稳定的仿生浓度梯度[122]。此外，在开发人脑类器官芯片时采用了类似的梯度生成方法，以研究产前尼古丁暴露对皮质发育的不利影响[123]。

但是类器官在芯片系统中的培养也面临各种挑战，包括提高类器官团簇的核心区域在三维培养系统中的氧气和营养素交换，以及芯片中类器官形状和大小的高度变异性和异质性[124,125]。为了提供优化的培养条件，需要对体外培养模型进行更彻底的研究，以在芯片上提供流体流动、具有特异生化和物理特性的培养平台，实现器官水平的体外仿生。

四、器官芯片的应用与挑战

（一）器官芯片的应用

1. 疾病模型

目前，除用于药物研究的正常器官模型外，研究人员对体外疾病模型的需求也越来越大，因为这些体外模型可以更好地了解病因并更快地制定治疗策略。因此，器官芯片逐渐被用于创建疾病模型和评估药物疗效。例如，Takayama 等研究了在生理性肺气道模型中，临床表面活性剂药物 Survanta 对气道上皮损伤的特定保护作用[126]。Ingber 研究组还开发了一种抑制 IL-2 诱导的肺水肿的人类疾病模型，该肺芯片模型重建了基于肺泡毛细血管界面的正常呼吸运动，并能够在该芯片模型上研究肺部血管渗漏的病理状态[127]。他们的研究还确定了潜在的新疗法，包括血管生成素-1（Ang-1）和一种新的瞬时受体电位香草醛 4（TRPV4）离子通道抑制剂（GSK2193874），这种治疗方法可以避免现有药物对 IL-2 诱导的肺水肿患者的毒性。另外，Lee 等的研究组开发了体外阿尔茨海默病模型，其中 3D 神经球体在凹面微孔阵列中暴露于 β 淀粉样蛋白，可以更好地了解病因并更快地制定治疗策略[22]。他们开发了生成大小可控的网络神经球的方案，这种神经球能够模拟大脑皮质区域的六层细胞结构，并且还可以通过提供恒定的流体流来密切模仿大脑间质空间中的体内流动微环境，研究人员发现这种仿生流体流对神经球体的大小、神经网络的形成和神经分化存在影响。

Parker 等在可拉伸芯片上设计了层状心室肌肉组织并模拟超负荷循环拉伸，由此概括了健康心肌和患病心肌的基本结构-功能关系[128]。他们测量了暴露于周期性拉伸的心肌组织的基因表达、肌细胞结构、钙处理和收缩功能的反应，并将该变化与动物研究和临床观察进行比较。结果表明，可以通过如实地模拟患病心脏的结构和机械微环境，在体外复制衰竭的心肌系统。在另一项使用相同心脏芯片的研究中，他们展示了一种 Barth 综合征（BTHS）的线粒体心肌病疾病模型，这种线粒体疾病是患者来源的多能干细胞（PSC）衍生的心肌细胞由基因工程编码后产生基因突变引起的[129]。他们使用 BTHS 患者的 PSC 衍生的心肌细胞重建了与 *TAZ* 突变和心磷脂缺乏相关的代谢、结构和功能异常的疾病模型。此外，他们发现重新引入野生型 *TAZ* 可以很容易地逆转

BTHS 心肌病表型，并抑制 BTHS 线粒体产生的过量活性氧。这些结果为 BTHS 提供了新的治疗策略，并推进了基于 PSC 的心肌病体外建模。

2. 药物筛选

科学家对于药物筛选过程中使用更具可预测性、更有效的手段来评估新药在人体内的有效性与安全性的探索从来没有停止过。根据 Eroom 定律，从药物研发到将药物推向市场需要 10 多年，平均花费近 20 亿美元，并且成本正在不断增加。目前在药物筛选这样一个周期漫长且耗资巨大的过程中动物实验占据了极为重要的位置。但是它昂贵的实验费用和动物伦理也成了难以回避的问题。并且由于物种间和微环境差异，动物模型和其他体外模型无法有效地选择在人类临床试验中测试的最佳候选药物。因此，只有一小部分药物能够在药物开发过程中进入市场。为了降低药物研发成本并提高药物筛选的效率，器官芯片可以作为药物临床前的测试平台[130]。在药物筛选中除前文提到的肝毒性外，还应考虑药物对其他靶向器官的作用和毒性。例如，血脑屏障微流控芯片模型可在体外重建神经血管内皮细胞和神经细胞之间的相互作用，并已用于组胺药物测试。在实验中发现药物血脑屏障的渗透率仅在内皮细胞中增加，而不是在共培养的其他细胞中增加，该模型可用于体外脑靶向药物的筛选[131]。

此外，随着抗生素耐药性成为全球范围内的问题，人们迫切需要找到有效的方法来确定细菌的抗生素耐药性情况并找到新的有效抗生素。近年来器官芯片平台也应用于抗生素测试。作为研究细菌感染的经典试验，抗菌药物敏感性试验（AST）用于检测抗生素存在下的细菌生长情况。AST 的两种广泛使用的方法是 AST 的液体稀释法和 AST 的固体纸片扩散法，通常运行约 16 ～ 24h。最近的研究表明可以使用微流控芯片技术在更短的时间内高效地进行 AST。通过微流体琼脂糖通道系统测试了几种抗生素的最小抑菌浓度，使 AST 时间缩短了 3 ～ 4h[132]；或是在器官芯片内的透气微通道上进行 AST 试验，可以在不到 1h 的时间内确定细菌的抗生素耐药性概况[133]。

除了药物筛选之外，器官芯片在化学品、毒素以及化妆品等的人体测试方面也具有革命性的潜力。目前研究人员已利用器官芯片完成了毒素及污染物测试[134]。此外，皮肤芯片上可以观察皮肤细胞的整个生长和分化过程，从而为化妆品和皮肤相关药物筛查提供生理平台[135]。未来研究的另一个重要领域是应用多器官人体芯片技术开发人类疾病模型。对于儿科疾病和罕见疾病，由于缺乏体外建模方法、患者人数少和患者可用性有限，对这些疾病的研究无法深入展开。目前许多人类疾病是没有动物模型的，比如克罗恩病。它的发病原因至今不明，也缺乏有效的治疗手段，最大的原因就是无法找到同样患有这种疾病的动物来进行药物测试。而利用人体芯片技术来建立人类体外模型，这个问题就能迎刃而解了。

3. 人体芯片与个性化医疗

正常或疾病的单器官模型可以作为单独的微测试平台，并通过微流体循环系统以生理相关的方式连接。Ingber 及其同事已经提出了与多器官微设备相关的芯片上的人的概念，也即人体芯片。在药物进入临床试验阶段之前，人体芯片有望完全在体外模拟药物的吸收、分布、代谢、排泄和毒性（ADMET）等复杂动态过程[136]，并更可靠地评估药物的功效和毒性。由于它们能够高度真实地模仿人体的新陈代谢，包括前体药物转化为其有效代谢物和转化为代谢物之后在体内的循环流动状态、治疗作用和毒副作用，以及多个器官之间的相互作用。这种由各个功能器官（肺、心脏、肠道、肝脏、肾脏和骨骼等）模拟物集成的人体芯片可以用于探索不同的药物递送途径（口服、吸入气溶胶和透皮），以及它们对人体器官的相关功效或毒性。例如，对于不同剂型的药物，口服给药药物通过肠道模块吸收进入微循环，而吸入气溶胶药物则通过肺模块被吸收，用于渗透皮肤的药物则通过皮肤模块吸收。同样，人们可以在芯片系统上测量心脏的收缩或传导、肝脏的代谢、肾脏的转运和清除、骨髓的免疫反应、心脏的毒性反应以及其他各种器官中表达的功能反应。

为了预测 ADMET 过程中对药物的全身反应，Shuler 研究小组首先创建了包含多个培养室的 μCCA 系统，每个培养室中保存不同类型的器官或细胞，并设计了基于生理学的药代动力学 - 药效学（PBPK-PD）建模的概念[137]。PBPK 建模是一种数学建模技术，用于研究多器官相互作用的动力学和由此产生的时间依赖性药物浓度分布，而 PD 建模则是通过运用药物浓度函数，以研究药物及其代谢物在体内的药理作用。集成的 PBPK-PD 模型用于分析和预测给定剂量下药物的时间依赖性生理效应。例如，肝脏 - 肾 - 脂肪三腔室芯片模拟了基本的器官 - 器官耦合，并允许分析有毒物质萘的 ADMET 复杂动态过程。萘首先被引入肝脏培养室并在此转化为反应性代谢物，然后循环到肺培养室并耗尽肺组织细胞中的谷胱甘肽。当代谢物最后流入间质液中的脂肪室时，脂肪细胞可用于缓解谷胱甘肽的消耗，并优先积累疏水性化合物。此外，当使用人体活检样本或使用人体干细胞技术来创建相互连接的患者特定器官时，人体芯片设备有望成为开发个性化药物的门户[138]。

在个性化医疗方面，目前可使用基因组编辑技术制备个体病变组织芯片[139]。或是将干细胞技术整合到器官芯片系统中，将患者多能干细胞做特定细胞诱导分化后植入人体芯片，以开发个性化模型来评估对于特定患者个体的药物功效或是毒性，这可以成为更高效的人体实验平台，并在简化临床前实验过程中发挥重要作用[140]。这些个性化模型也可能有助于探索患者个体的特异性药代动力学过程和生物标志物以及构建个性化的药物治疗方案。

（二）器官芯片研究中存在的问题

现有器官芯片模型的关键挑战之一是将器官芯片从实验室的概念验证成功转换为商业筛选平台。这需要优化适合大规模生产的新低成本材料和制造策略，并将其集成到生物医学行业的现有基础设施中。目前使用的合成材料，例如 PDMS 制成的细胞培养支架材料已被证明可吸收小的疏水分子，这可能会导致在药物筛选中有效药物浓度和药理活性降低。研究人员已经开始使用化学表面改性或使用其他替代材料来解决这个问题[141]。

器官芯片开发的另一个重要考虑因素是复杂性和实用性之间的平衡。为了提高其生理相关性，需要提高器官芯片模型的复杂性，这往往对系统的实际运行和设计构成很大挑战。鉴于器官芯片具有精确控制细胞培养参数的能力，因此在实际研究中可以采用细胞微环境因素的最小子集来创建模型，概括感兴趣的生理反应即可。如果芯片的复杂性不可避免，可以通过开发自动化平台来提高器官芯片的实用性，该平台需要实现以下功能：一是细胞培养模型的仿生整合和微环境参数监测；二是样本收集和生理反应的实时分析。这对于慢性病体外建模和考察药物的长期影响具有重要的意义。自动化平台还将通过在单个芯片中独立且同时控制不同细胞类型来促进芯片模型的开发。目前集成平台的成功仍取决于开发一种共同的培养基，这种培养基可以支持各种类型的细胞并介导其生化通信。此类介质的配方需要仔细考虑血清、生长因子和激素等各种可溶性物质对于不同类型细胞的影响。

随着组织工程和分析方法的进步，器官芯片已经被美国食品药品管理局用作药物筛选及模拟人类疾病、预测人体生理反应的手段之一。它具有典型的优势，如低液体量消耗和高通量分析，与传统的二维细胞培养和动物模型相比，它有可能在未来提供一个高效的研究平台。为了获得可靠的实验结果和更高的人体器官还原度，有必要进一步了解人体生理微环境中的自然反应机制以及细胞、组织和器官系统的相互作用。

参考文献

[1] Seok J, Warren H S, Cuenca A G, et al. Genomic responses in mouse models poorly mimic human inflammatory diseases [J]. Proc Natl Acad Sci U S A, 2013, 110(9): 3507-3512.

[2] Henderson V C, Kimmelman J, Fergusson D, et al. Threats to validity in the design and conduct of preclinical efficacy studies: a systematic review of guidelines for in vivo animal experiments [J]. PLoS Med, 2013, 10(7): e1001489.

[3] Huh D, Hamilton G A, Ingber D E. From 3D cell culture to organs-on-chips [J]. Trends Cell Biol, 2011, 21(12): 745-754.

[4] Huh D, Matthews B D, Mammoto A, et al. Reconstituting organ-level lung functions on a chip [J]. Science, 2010, 328(5986): 1662-1668.

[5] Low L A, Mummery C, Berridge B R, et al. Organs-on-chips: into the next decade [J]. Nature Reviews Drug Discovery, 2021, 20(5): 345-361.

[6] Azizgolshani H, Coppeta J R, Vedula E M, et al. High-throughput organ-on-chip platform with integrated programmable fluid flow and real-time sensing for complex tissue models in drug development workflows [J]. Lab on a Chip, 2021, 21(8): 1454-1474.

[7] Vulto P, Joore J. Adoption of organ-on-chip platforms by the pharmaceutical industry [J]. Nat Rev Drug Discov, 2021, 20(12): 961-962.

[8] Mancini V, Schrimpe-Rutledge A C, Codreanu S G, et al. Metabolomic analysis evidences that uterine epithelial cells enhance blastocyst development in a microfluidic device [J]. Cells, 2021, 10(5): 1194.

[9] Virumbrales-Munoz M, Ayuso J M, Gong M M, et al. Microfluidic lumen-based systems for advancing tubular organ modeling [J]. Chem Soc Rev, 2020, 49(17): 6402-6442.

[10] Herland A, Maoz B M, Das D, et al. Quantitative prediction of human pharmacokinetic responses to drugs via fluidically coupled vascularized organ chips [J]. Nat Biomed Eng, 2020, 4(4): 421-436.

[11] Williams L R, Leggett R W. Reference values for resting blood flow to organs of man [J]. Clin Phys Physiol Meas, 1989, 10(3): 187-217.

[12] Manz A, Harrison D J, Verpoorte E M J, et al. Planar chips technology for miniaturization and integration of separation techniques into monitoring systems-capillary electrophoresis on a chip [J]. Journal of Chromatography, 1992, 593(1-2): 253-258.

[13] Thorsen T, Maerkl S J, Quake S R. Microfluidic large-scale integration [J]. Science, 2002, 298(5593): 580-584.

[14] Kartalov E P, Scherer A, Quake S R, et al. Experimentally validated quantitative linear model for the device physics of elastomeric microfluidic valves [J]. Journal of Applied Physics, 2007, 101(6): 064505.

[15] Thorsen T A. Microfluidic tools for high-throughput screening [J]. Biotechniques, 2004, 36(2): 197-199.

[16] Wu M H, Whitesides G M. Fabrication of arrays of two-dimensional micropatterns using microspheres as lenses for projection photolithography [J]. Appl Phys Lett, 2001, 78(16): 2273-2275.

[17] Chabinyc M L, Chiu D T, Mcdonald J C, et al. An integrated fluorescence detection system in poly(dimethylsiloxane) for microfluidic applications [J]. Analytical Chemistry, 2001, 73(18): 4491-4498.

[18] Wilkening S, Stahl F, Bader A. Comparison of primary human hepatocytes and hepatoma cell line Hepg2 with regard to their biotransformation properties [J]. Drug Metab Dispos, 2003, 31(8): 1035-1042.

[19] Hamilton G. Multicellular spheroids as an in vitro tumor model [J]. Cancer Letters, 1998, 131(1): 29-34.

[20] Ong S M, Zhao Z Q, Arooz T, et al. Engineering a scaffold-free 3D tumor model for in vitro drug penetration studies [J]. Biomaterials, 2010, 31(6): 1180-1190.

[21] Dubessy C, Merlin J L, Marchal C, et al. Spheroids in radiobiology and photodynamic therapy [J]. Crit Rev Oncol Hemat, 2000, 36(2-3): 179-192.

[22] Kunz-Schughart L A. Multicellular tumor spheroids: intermediates between monolayer culture and in vivo tumor [J]. Cell Biology International, 1999, 23(3): 157-161.

[23] Mueller-Klieser W. Multicellular spheroids [J]. J Cancer Res Clin, 1987, 113(2): 101-122.

[24] Yuhas J M, Li A P, Martinez A O, et al. A simplified method for production and growth of multicellular tumor spheroids [J]. Cancer Res, 1977, 37(10): 3639-3643.

[25] Tung Y C, Hsiao A Y, Allen S G, et al. High-throughput 3D spheroid culture and drug testing using a 384 hanging drop array [J]. Analyst, 2011, 136(3): 473-478.

[26] Karp J M, Yeh J, Eng G, et al. Controlling size, shape and homogeneity of embryoid bodies using poly (ethylene glycol) microwells [J]. Lab on a Chip, 2007, 7(6): 786-794.

[27] Hardelauf H, Frimat J P, Stewart J D, et al. Microarrays for the scalable production of metabolically relevant tumour spheroids: a tool for modulating chemosensitivity traits [J]. Lab on a Chip, 2011, 11(3): 419-428.

[28] Kinney M A, Saeed R, Mcdevitt T C. Systematic analysis of embryonic stem cell differentiation in hydrodynamic environments with controlled embryoid body size [J]. Integr Biol, 2012, 4(6): 641-650.

[29] Torisawa Y S, Takagi A, Nashimoto Y, et al. A multicellular spheroid array to realize spheroid formation, culture, and viability assay on a chip [J]. Biomaterials, 2007, 28(3): 559-566.

[30] Zhang Y S, Choi S W, Xia Y. Inverse opal scaffolds for applications in regenerative medicine [J].

Soft Matter, 2013, 9(41): 9747-9754.

[31] Gurski L A, Jha A K, Zhang C, et al. Hyaluronic acid-based hydrogels as 3D matrices for in vitro evaluation of chemotherapeutic drugs using poorly adherent prostate cancer cells [J]. Biomaterials, 2009, 30(30): 6076-6085.

[32] Kievit F M, Florczyk S J, Leung M C, et al. Chitosan-alginate 3D scaffolds as a mimic of the glioma tumor microenvironment [J]. Biomaterials, 2010, 31(22): 5903-5910.

[33] Hutmacher D W. Biomaterials offer cancer research the third dimension [J]. Nature Materials, 2010, 9(2): 90-93.

[34] Liu J, Tan Y, Zhang H, et al. Soft fibrin gels promote selection and growth of tumorigenic cells [J]. Nature Materials, 2012, 11(8): 734-741.

[35] Fischbach C, Chen R, Matsumoto T, et al. Engineering tumors with 3D scaffolds [J]. Nature Methods, 2007, 4(10): 855-860.

[36] Lei Y, Jeong D, Xiao J, et al. Developing defined and scalable 3d culture systems for culturing human pluripotent stem cells at high densities [J]. Cell Mol Bioeng, 2014, 7(2): 172-183.

[37] Lee B I, Park M H, Heo S C, et al. Quantification and application of a liquid chromatography-tandem mass spectrometric method for the determination of WKYMVm peptide in rat using solid-phase extraction [J]. Biomed Chromatogr, 2018, 32(3): e4107.

[38] Aydemir O, Ozcan B, Yucel H, et al. Asymmetric dimethylarginine and L-arginine levels in neonatal sepsis and septic shock [J]. J Matern Fetal Neonatal Med, 2015, 28(8): 977-982.

[39] Wu J, Dong M, Santos S, et al. Lab-on-a-chip platforms for detection of cardiovascular disease and cancer biomarkers [J]. Sensors, 2017, 17(12): 2934.

[40] Perez-Ruiz E, Decrop D, Ven K, et al. Digital ELISA for the quantification of attomolar concentrations of Alzheimer's disease biomarker protein Tau in biological samples [J]. Anal Chim Acta, 2018, 1015: 74-81.

[41] Yu P, Liu M, Zhang B, et al. Response to comment on the original paper entitled "Neural cell adhesion molecule-1 may be a new biomarker of coronary artery disease" [J]. Int J Cardiol, 2018, 271: 349.

[42] Zinellu A, Sotgia S, Mangoni A A, et al. Impact of cholesterol lowering treatment on plasma kynurenine and tryptophan concentrations in chronic kidney disease: relationship with oxidative stress improvement [J]. Nutr Metab Cardiovasc Dis, 2015, 25(2): 153-159.

[43] Benito S, Sanchez-Ortega A, Unceta N, et al. Plasma biomarker discovery for early chronic kidney disease diagnosis based on chemometric approaches using LC-QTOF targeted metabolomics data [J]. J Pharm Biomed Anal, 2018, 149: 46-56.

[44] Van Timmeren M M, Van Den Heuvel M C, Bailly V, et al. Tubular kidney injury molecule-1 (KIM-1) in human renal disease [J]. J Pathol, 2007, 212(2): 209-217.

[45] Alharazy S M, Kong N, Saidin R, et al. Serum neutrophil gelatinase-associated lipocalin and cystatin C are early biomarkers of contrast-induced nephropathy after coronary angiography in patients with chronic kidney disease [J]. Angiology, 2014, 65(5): 436-442.

[46] Peralta C A, Shlipak M G, Judd S, et al. Detection of chronic kidney disease with creatinine, cystatin C, and urine albumin-to-creatinine ratio and association with progression to end-stage renal disease and mortality [J]. JAMA, 2011, 305(15): 1545-1552.

[47] Park J, Sunkara V, Kim T H, et al. Lab-on-a-disc for fully integrated multiplex immunoassays [J]. Anal Chem, 2012, 84(5): 2133-2140.

[48] Hansmann G, Plouffe B D, Hatch A, et al. Design and validation of an endothelial progenitor cell

capture chip and its application in patients with pulmonary arterial hypertension [J]. J Mol Med, 2011, 89(10): 971-983.

[49] Gundogdu G, Gundogdu K. A novel biomarker in patients with knee osteoarthritis: adropin [J]. Clin Rheumatol, 2018, 37(8): 2179-2186.

[50] Sharma A, Khan R, Gupta N, et al. Acute phase reactant, Pentraxin 3, as a novel marker for the diagnosis of rheumatoid arthritis [J]. Clin Chim Acta, 2018, 480: 65-70.

[51] Zhou J D, Zhang T J, Li X X, et al. Methylation-independent CHFR expression is a potential biomarker affecting prognosis in acute myeloid leukemia [J]. J Cell Physiol, 2018, 233(6): 4707-4714.

[52] Shamsipur M, Emami M, Farzin L, et al. A sandwich-type electrochemical immunosensor based on in situ silver deposition for determination of serum level of HER2 in breast cancer patients [J]. Biosens Bioelectron, 2018, 103: 54-61.

[53] Kadimisetty K, Mosa I M, Malla S, et al. 3D-printed supercapacitor-powered electrochemiluminescent protein immunoarray [J]. Biosens Bioelectron, 2016, 77: 188-193.

[54] Zhao Z, Yang Y, Zeng Y, et al. A microfluidic ExoSearch chip for multiplexed exosome detection towards blood-based ovarian cancer diagnosis [J]. Lab Chip, 2016, 16(3): 489-496.

[55] He M, Crow J, Roth M, et al. Integrated immunoisolation and protein analysis of circulating exosomes using microfluidic technology [J]. Lab Chip, 2014, 14(19): 3773-3780.

[56] Sonnenberg A, Marciniak J Y, Mccanna J, et al. Dielectrophoretic isolation and detection of cfc-DNA nanoparticulate biomarkers and virus from blood [J]. Electrophoresis, 2013, 34(7): 1076-1084.

[57] Mughal F, Baldock S J, Karimiani E G, et al. Microfluidic channel-assisted screening of hematopoietic malignancies [J]. Genes Chromosomes Cancer, 2014, 53(3): 255-263.

[58] Riahi R, Shaegh S A, Ghaderi M, et al. Automated microfluidic platform of bead-based electrochemical immunosensor integrated with bioreactor for continual monitoring of cell secreted biomarkers [J]. Sci Rep, 2016, 6(1): 1-14.

[59] Mi S, Yi X, Du Z, et al. Construction of a liver sinusoid based on the laminar flow on chip and self-assembly of endothelial cells [J]. Biofabrication, 2018, 10(2): 025010.

[60] Lee S A, No Da Y, Kang E, et al. Spheroid-based three-dimensional liver-on-a-chip to investigate hepatocyte-hepatic stellate cell interactions and flow effects [J]. Lab Chip, 2013, 13(18): 3529-3537.

[61] Bhise N S, Manoharan V, Massa S, et al. A liver-on-a-chip platform with bioprinted hepatic spheroids [J]. Biofabrication, 2016, 8(1): 014101.

[62] Zhang Y S, Arneri A, Bersini S, et al. Bioprinting 3D microfibrous scaffolds for engineering endothelialized myocardium and heart-on-a-chip [J]. Biomaterials, 2016, 110: 45-59.

[63] Park J, Lee B K, Jeong G S, et al. Three-dimensional brain-on-a-chip with an interstitial level of flow and its application as an in vitro model of Alzheimer's disease [J]. Lab Chip, 2015, 15(1): 141-150.

[64] Fan Y, Nguyen D T, Akay Y, et al. Engineering a brain cancer chip for high-throughput drug screening [J]. Sci Rep, 2016, 6(1): 1-12.

[65] Giacomelli E, Bellin M, Sala L, et al. Three-dimensional cardiac microtissues composed of cardiomyocytes and endothelial cells co-differentiated from human pluripotent stem cells [J]. Development, 2017, 144(6): 1008-1017.

[66] Bergstrom G, Christoffersson J, Schwanke K, et al. Stem cell derived in vivo-like human cardiac bodies in a microfluidic device for toxicity testing by beating frequency imaging [J]. Lab Chip, 2015, 15(15): 3242-3249.

[67] Li L, Lv X, Ostrovidov S, et al. Biomimetic microfluidic device for in vitro antihypertensive drug

evaluation [J]. Mol Pharm, 2014, 11(7): 2009-2015.

[68] Abaci H E, Gledhill K, Guo Z, et al. Pumpless microfluidic platform for drug testing on human skin equivalents [J]. Lab Chip, 2015, 15(3): 882-888.

[69] Shah P, Fritz J V, Glaab E, et al. A microfluidics-based in vitro model of the gastrointestinal human-microbe interface [J]. Nat Commun, 2016, 7(1): 11535.

[70] Kim H J, Huh D, Hamilton G, et al. Human gut-on-a-chip inhabited by microbial flora that experiences intestinal peristalsis-like motions and flow [J]. Lab Chip, 2012, 12(12): 2165-2174.

[71] Hassell B A, Goyal G, Lee E, et al. Human organ chip models recapitulate orthotopic lung cancer growth, therapeutic responses, and tumor dormancy in vitro [J]. Cell Rep, 2017, 21(2): 508-516.

[72] Kim S, Lesherperez S C, Kim B C, et al. Pharmacokinetic profile that reduces nephrotoxicity of gentamicin in a perfused kidney-on-a-chip [J]. Biofabrication, 2016, 8(1): 015021.

[73] Venugopal Menon N, Tay H M, Pang K T, et al. A tunable microfluidic 3D stenosis model to study leukocyte-endothelial interactions in atherosclerosis [J]. APL Bioeng, 2018, 2(1): 016103.

[74] Namdee K, Thompson A J, Charoenphol P, et al. Margination propensity of vascular-targeted spheres from blood flow in a microfluidic model of human microvessels [J]. Langmuir, 2013, 29(8): 2530-2535.

[75] Hao S, Ha L, Cheng G, et al. A spontaneous 3d bone-on-a-chip for bone metastasis study of breast cancer cells [J]. Small, 2018, 14(12): e1702787.

[76] Chan Y K, Sy K H, Wong C Y, et al. In vitro modeling of emulsification of silicone oil as intraocular tamponade using microengineered eye-on-a-chip [J]. Invest Ophthalmol Vis Sci, 2015, 56(5): 3314-3319.

[77] Rigat-Brugarolas L G, Elizalde-Torrent A, Bernabeu M, et al. A functional microengineered model of the human splenon-on-a-chip [J]. Lab Chip, 2014, 14(10): 1715-1724.

[78] Huang D, Liu T, Liao J, et al. Reversed-engineered human alveolar lung-on-a-chip model[J]. PNAS, 2021, 118(19): e2016146118.

[79] Varone A, Nguyen J K, Leng L, et al. A novel organ-chip system emulates three-dimensional architecture of the human epithelia and the mechanical forces acting on it[J]. Biomaterials, 2021, 275(1): 120957.

[80] Choucha Snouber L, Bunescu A, Naudot M, et al. Metabolomics-on-a-chip of hepatotoxicity induced by anticancer drug flutamide and Its active metabolite hydroxyflutamide using HepG2/C3a microfluidic biochips [J]. Toxicol Sci, 2013, 132(1): 8-20.

[81] Musah S, Mammoto A, Ferrante T C, et al. Mature induced-pluripotent-stem-cell-derived human podocytes reconstitute kidney glomerular-capillary-wall function on a chip [J]. Nature Biomedical Engineering, 2017, 1(5): 0069.

[82] Tsamandouras N, Chen W L K, Edington C D, et al. Integrated gut and liver microphysiological systems for quantitative in vitro pharmacokinetic studies [J]. AAPS J, 2017, 19(5): 1499-1512.

[83] Zheng F, Fu F, Cheng Y, et al. Organ - on - a - chip systems: microengineering to biomimic living systems [J]. Small, 2016, 12(17): 2253-2282.

[84] Laverty H, Benson C, Cartwright E, et al. How can we improve our understanding of cardiovascular safety liabilities to develop safer medicines? [J]. Br J Pharmacol, 2011, 163(4): 675-693.

[85] Grosberg A, Alford P W, Mccain M L, et al. Ensembles of engineered cardiac tissues for physiological and pharmacological study: heart on a chip [J]. Lab Chip, 2011, 11(24): 4165-4173.

[86] Grosberg A, Alford P W, Mccain M L, et al. Microfluidic heart on a chip for higher throughput

pharmacological studies [J]. Lab Chip, 2013, 13(18): 3599-3608.

[87]　Mathur A, Loskill P, Shao K, et al. Human iPSC-based cardiac microphysiological system for drug screening applications [J]. Sci Rep, 2015, 5(1): 8883.

[88]　Kim H J, Li H, Collins J J, et al. Contributions of microbiome and mechanical deformation to intestinal bacterial overgrowth and inflammation in a human gut-on-a-chip [J]. Proc Natl Acad Sci U S A, 2016, 113(1): E7-E15.

[89]　Mosayyebi A, Vijayakumar A, Yue Q Y, et al. Engineering solutions to ureteral stents: material, coating and design [J]. Cent European J Urol, 2017, 70(3): 270-274.

[90]　Millet L J, Gillette M. New perspectives on neuronal development via microfluidic environments [J]. Trends Neurosci, 2012, 35(12): 752-761.

[91]　Peyrin J M, Deleglise B, Saias L, et al. Axon diodes for the reconstruction of oriented neuronal networks in microfluidic chambers [J]. Lab Chip, 2011, 11(21): 3663-3673.

[92]　Kunze A, Giugliano M, Valero A, et al. Micropatterning neural cell cultures in 3D with a multi-layered scaffold [J]. Biomaterials, 2011, 32(8): 2088-2098.

[93]　Wikswo J P, Curtis E L, Eagleton Z E, et al. Scaling and systems biology for integrating multiple organs-on-a-chip [J]. Lab Chip, 2013, 13(18): 3496-3511.

[94]　Vernetti L, Gough A, Baetz N, et al. Functional coupling of human microphysiology systems: intestine, liver, kidney proximal tubule, blood-brain barrier and skeletal muscle [J]. Sci Rep, 2017, 7(1): 1-15.

[95]　Van Midwoud P M, Merema M T, Verpoorte E, et al. A microfluidic approach for in vitro assessment of interorgan interactions in drug metabolism using intestinal and liver slices [J]. Lab Chip, 2010, 10(20): 2778-2786.

[96]　Satoh T, Sugiura S, Shin K, et al. A multi-throughput multi-organ-on-a-chip system on a plate formatted pneumatic pressure-driven medium circulation platform [J]. Lab Chip, 2017, 18(1): 115-125.

[97]　Asaumi Y, Sasaki N. Photolithography-free vessel-on-a-chip to simulate tumor cell extravasation [J]. Sensors and Materials, 2021, 33: 241.

[98]　Trapecar M, Wogram E, Svoboda D, et al. Human physiomimetic model integrating microphysiological systems of the gut, liver, and brain for studies of neurodegenerative diseases [J]. Sci Adv, 2021, 7(5): eabd1707.

[99]　Marx U. Human body on a chip-are we there yet? [J]. Toxicology Letters, 2021, 350(1): S36.

[100]　Zhang B, Korolj A, Lai B F L, et al. Advances in organ-on-a-chip engineering [J]. Nat Rev Mater, 2018, 3(8): 257-278.

[101]　Kim J Y, Fluri D A, Marchan R, et al. 3D spherical microtissues and microfluidic technology for multi-tissue experiments and analysis [J]. J Biotechnol, 2015, 205: 24-35.

[102]　Daponte R M, Gaio N, Vanzeij H, et al. Monolithic integration of a smart temperature sensor on a modular silicon-based organ-on-a-chip device [J]. Sensors and Actuators: A.Physical, 2021, 317: 112439.

[103]　Mou L, Zhang Y, Feng Y, et al. Multiplexed lab-on-a-chip bioassays for testing antibodies against SARS-CoV-2 and its variants in multiple individuals [J]. Anal Chem, 2022, 94(5): 2510-2516.

[104]　Hsu H H, Ko P L, Wu H M, et al. Study 3D endothelial cell network formation under various oxygen microenvironment and hydrogel composition combinations using upside-down microfluidic devices [J]. Small, 2021, 17(15): 2006091.

[105]　Liu H, Wang Y, Cui K, et al. Advances in hydrogels in organoids and organs-on-a-chip [J]. Adv Mater, 2019, 31(50): e1902042.

[106] Pellegrini L, Lancaster M A. Modeling neurodegeneration with mutant-tau organoids [J]. Cell, 2021, 184(17): 4377-4379.

[107] Goulart E, De Caires-Junior L C, Telles-Silva K A, et al. Adult and iPS-derived non-parenchymal cells regulate liver organoid development through differential modulation of Wnt and TGF-beta [J]. Stem Cell Res Ther, 2019, 10(1): 1-11.

[108] Miyoshi T, Hiratsuka K, Saiz E G, et al. Kidney organoids in translational medicine: disease modeling and regenerative medicine [J]. Dev Dyn, 2020, 249(1): 34-45.

[109] Sorrentino G, Rezakhani S, Yildiz E, et al. Mechano-modulatory synthetic niches for liver organoid derivation [J]. Nat Commun, 2020, 11(1): 3416.

[110] Chambers S M, Fasano C A, Papapetrou E P, et al. Highly efficient neural conversion of human ES and iPS cells by dual inhibition of SMAD signaling [J]. Nat Biotechnol, 2009, 27(3): 275-280.

[111] Lee C T, Chen J, Kindberg A A, et al. CYP3A5 mediates effects of cocaine on human neocorticogenesis: studies using an in vitro 3D self-organized hPSC model with a single cortex-like unit [J]. Neuropsychopharmacology, 2017, 42(3): 774-784.

[112] Yan Y, Yang D, Zarnowska E D, et al. Directed differentiation of dopaminergic neuronal subtypes from human embryonic stem cells [J]. Stem Cells, 2005, 23(6): 781-790.

[113] Sugimoto S, Kobayashi E, Fujii M, et al. An organoid-based organ-repurposing approach to treat short bowel syndrome [J]. Nature, 2021, 592(7852): 99-104.

[114] Gjorevski N, Nikolaev M, Brown T E, et al. Tissue geometry drives deterministic organoid patterning [J]. Science, 2022, 375(6576): eaaw9021.

[115] Park S E, Georgescu A, Huh D. Organoids-on-a-chip [J]. Science, 2019, 364(6444): 960-965.

[116] Gijzen L, Yousef Yengej F A, Schutgens F, et al. Culture and analysis of kidney tubuloids and perfused tubuloid cells-on-a-chip [J]. Nat Protoc, 2021, 16(4): 2023-2050.

[117] Wang Y, Wang L, Guo Y, et al. Engineering stem cell-derived 3D brain organoids in a perfusable organ-on-a-chip system [J]. Rsc Adv, 2018, 8(3): 1677-1685.

[118] Karzbrun E, Kshirsagar A, Cohen S R, et al. Human brain organoids on a chip reveal the physics of folding [J]. Nat Phys, 2018, 14(5): 515-522.

[119] Ao Z, Cai H, Havert D J, et al. One-stop microfluidic assembly of human brain organoids to model prenatal cannabis exposure [J]. Anal Chem, 2020, 92(6): 4630-4638.

[120] Kretzschmar K, Clevers D. Organoids: modeling development and the stem cell niche in a dish [J]. Dev Cell, 2016, 38(6): 590-600.

[121] Hoang P, Ma Z. Biomaterial-guided stem cell organoid engineering for modeling development and diseases[J]. Acta Biomater, 2021,132(1): 23-36.

[122] Demers C J, Soundararajan P, Chennampally P, et al. Development-on-chip: in vitro neural tube patterning with a microfluidic device [J]. Development, 2016, 143(11): 1884-1892.

[123] Wang Y, Wang L, Zhu Y, et al. Human brain organoid-on-a-chip to model prenatal nicotine exposure [J]. Lab Chip, 2018, 18(6): 851-860.

[124] Lancaster M A, Knoblich J A. Generation of cerebral organoids from human pluripotent stem cells [J]. Nat Protoc, 2014, 9(10): 2329-2340.

[125] Lancaster M A, Renner M, Martin C A, et al. Cerebral organoids model human brain development and microcephaly [J]. Nature, 2013, 501(7467): 373-379.

[126] Tavana H, Zamankhan P, Christensen P J, et al. Epithelium damage and protection during reopening of occluded airways in a physiologic microfluidic pulmonary airway model [J]. Biomed Microdevices, 2011, 13(4): 731-742.

[127] Huh D, Leslie D C, Matthews B D, et al. A human disease model of drug toxicity-induced pulmonary edema in a lung-on-a-chip microdevice [J]. Sci Transl Med, 2012, 4(159): 159ra147.

[128] Mccain M L, Sheehy S P, Grosberg A, et al. Recapitulating maladaptive, multiscale remodeling of failing myocardium on a chip [J]. Proc Natl Acad Sci U S A, 2013, 110(24): 9770-9775.

[129] Wang G, Mccain M L, Yang L, et al. Modeling the mitochondrial cardiomyopathy of Barth syndrome with induced pluripotent stem cell and heart-on-chip technologies [J]. Nat Med, 2014, 20(6): 616-623.

[130] Si L, Bai H, Rodas M, et al. A human-airway-on-a-chip for the rapid identification of candidate antiviral therapeutics and prophylactics [J]. Nature biomedical engineering, 2021, 5(8): 815-829.

[131] Jeong S, Kim S, Buonocore J, et al. A three-dimensional arrayed microfluidic blood-brain barrier model with integrated electrical sensor array [J]. IEEE Trans Biomed Eng, 2018, 65(2): 431-439.

[132] Choi J, Jung Y G, Kim J, et al. Rapid antibiotic susceptibility testing by tracking single cell growth in a microfluidic agarose channel system [J]. Lab Chip, 2013, 13(2): 280-287.

[133] Lu Y, Gao J, Zhang D D, et al. Single cell antimicrobial susceptibility testing by confined microchannels and electrokinetic loading [J]. Anal Chem, 2013, 85(8): 3971-3976.

[134] Jellali R, Jacques S, Essaouiba A, et al. Investigation of steatosis profiles induced by pesticides using liver organ-on-chip model and omics analysis [J]. Food and Chemical Toxicology, 2021, 152:112155.

[135] Lee S, Jin S P, Kim Y K, et al. Construction of 3D multicellular microfluidic chip for an in vitro skin model [J]. Biomed Microdevices, 2017, 19: 1-14.

[136] Huh D, Hamilton G A, Ingber D E. From 3D cell culture to organs-on-chips [J]. Trends Cell Biol, 2011, 21(12): 745-754.

[137] Shuler M L, Esch M B, Chemistry A. Body-on-a chip: using microfluidic systems to predict human responses to drugs [J]. Pure and Applied Chemistry, 2010, 82(8): 1635-1645.

[138] Huh D, Torisawa Y S, Hamilton G A, et al. Microengineered physiological biomimicry: organs-on-chips [J]. Lab Chip, 2012, 12(12): 2156-2164.

[139] Paggi C A, Teixeira L M, Le Gac S, et al. Joint-on-chip platforms: entering a new era of in vitro models for arthritis [J]. Nature Reviews Rheumatology, 2022, 18(4): 217-231.

[140] Yin F, Zhang X, Wang L, et al. HiPSC-derived multi-organoids-on-chip system for safety assessment of antidepressant drugs [J]. Lab Chip, 2021, 21(3): 571-581.

[141] Domansky K, Leslie D C, Mckinney J, et al. Clear castable polyurethane elastomer for fabrication of microfluidic devices [J]. Lab Chip, 2013, 13(19): 3956-3964.

本章由同一编者英文著作翻译：
Visualized Medicine
by Zhe Liu

【"可视"书角】

多器官芯片

器官芯片是在塑料、玻璃或柔性聚合物等芯片基材上，通过微加工技术构造腔体与流道的微结构，在腔内模拟人体连续生理介质循环的微环境，并种植细胞或类器官，培养成具有一定功能的组织单元。基材微结构、组织细胞以及物理化学微环境共同构成器官芯片。

在设计方面，需要根据模拟的器官的生理结构和功能、模拟该器官所选用的培养物、实验设定的通量等情况，确定芯片及内部通道与腔室的尺寸、通道开口的位置、芯片的结构。芯片加工所需的材料是芯片的基础，要求材料具有良好的生物相容性、力学性能、光学性能，且易加工、成本适宜。根据芯片的结构、功能和材料的不同，可选用不同的加工制造工艺。目前主流的加工方法包括光刻法、模塑法、微接触压印法、激光刻蚀法、机械加工以及3D打印等。该视频中所加工的芯片具有尺寸较大的腔室和流体通道，所以采用模塑法进行芯片制作，首先通过3D打印技术得到了芯片内部结构的模型，再将按照适当比例混匀的PDMS预聚物浇筑在固定了3D模型的模具中，待PDMS材料固化，将3D结构从中脱出，即可得到具有特定结构的PDMS片层。PDMS在混匀过程中会混入大量气体，因此对于浇注在光刻模板或3D模型上的PDMS预聚物还需要进行负压排气处理。为了加快材料的固化，通常可以将排气后的预聚物放在60℃左右的烘箱中进行高温烘烤，根据材料的用量和厚薄不同确定具体烘烤时间。脱模后的片层还要在特定位置打孔后方可实现与外部流体的连接。高分子聚合物芯片的打孔方法主要有三种，钻孔法、模具法和空心管切割法。视频中即采用空心管切割法打孔，该方法仅适用于用模塑法生产的PDMS材质的芯片。

根据不同类器官的性质和实验观察、检测的需要，可以对多片层的器官芯片进行永久封接或夹具封接。器官芯片的材料性质不同，其永久封接方式也有所不同。本视频中设计的芯片需要进行脑类器官的培养，脑类器官尺寸大、对环境高度敏感，需要在芯片封接前放入特定的包含培养基的培养腔室，且在实验特定阶段需要将类器官取出进行检验检测，因此采用夹具封接的方式。封接完成的芯片即可连接微流体。本视频中通过钢针和Tygon管将微流体引入通道。在芯片上进行细胞培养时，可以采用不同方法将细胞引入芯片。定点滴加法是采用移液枪等工具将细胞悬液或者水凝胶混合物滴加到特定位置。捕获收集法是采用重力、电场力、毛细力等外力或者采用几何结构约束等将细胞（或微组织）捕获收集到特定的区域并进行后续的培养。本视频中则是将解离好的细胞悬液通过流体管道注入特定的通道内，在没有流体流动的情况下放置一定时间，让细胞沉降、附着，贴壁生长。

对于流体的控制是片上培养至关重要的外部因素，这决定了组织在芯片内部所受到的剪切力等。在实验设计阶段需要根据芯片的尺寸和结构，确定微流体的流动速度。

多器官芯片
【视频】

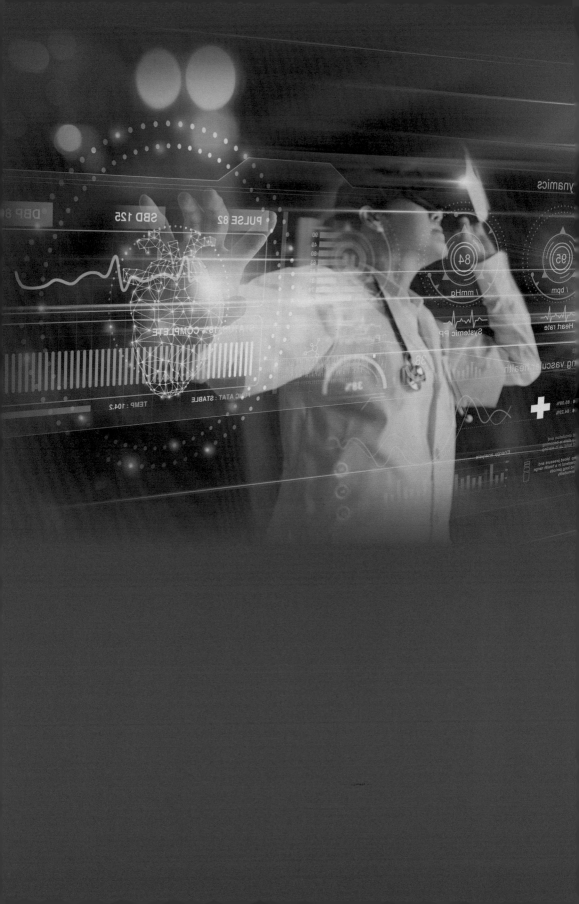

第九章

可视化脑机接口

【本章概要】

脑机接口（brain computer interface，BCI），又称脑机交互（brain computer interaction，BCI），是面向生命－非生命融合的新型智能交互系统。脑机接口在脑科学、人工智能、先进人机交互技术、智能医学应用等领域受到广泛关注，也是未来生命科学与信息科学交叉融合发展的主战场。特别地，可视化脑机接口技术的快速发展为人类重大疾病的预测、诊断、治疗以及康复、养护等提供了全新的思路与方案。因此，本章将全面描述可视化脑机接口技术的基本概念，以及脑机接口系统的基本构成要素，介绍用于脑机接口的神经电磁和神经代谢等各种脑信号的特点，详细分析脑机接口技术在神经康复与言语交流等方面的典型应用，并介绍脑机接口所涉及的神经活动模式可视化的方法、特点与发展现状。

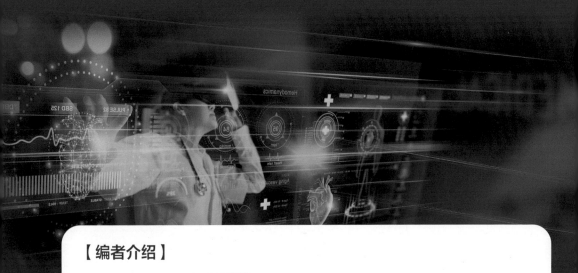

【编者介绍】

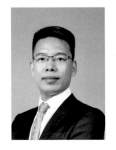

司霄鹏

天津大学医学部长聘副教授，博士生导师。入选天津大学"北洋学者英才计划"和天津市"项目＋团队"首批重点培养计划人才。长期从事脑认知与智能、神经科学与工程、脑机交互、神经信息获取与智能计算、多模态人脑神经成像与调控等研究。主持及参与多项国家级与省部级重要课题；以第一作者或通讯作者在*PNAS*、*Cerebral Cortex*、*IEEE-JBHI*、*JNE*、*Frontiers in Neuroscience*、*Frontiers in Aging Neuroscience*等期刊发表论文多篇，授权国家发明专利多项。曾获世界机器人大赛决赛情绪脑机接口比赛一等奖、中国生物医学工程联合学术年会青年论文竞赛三等奖、天津脑科学中心十大科技进展、天津市首批研究生课程思政教学名师、天津大学教学成果奖一等奖、天津大学研究生优秀在线课程一等奖等。

本章编者：司霄鹏（天津大学医学部），周煜（河南科技大学医学工程与技术学院），李思成（天津大学医学部），张行健（天津大学医学部），韩顺利（天津大学医学部），向绍鑫（天津大学医学部），黄姝笛（天津大学医学部），黄河（天津大学医学部），明东（天津大学医学部）。

说明： 本章得到国家自然科学基金（61906132、81925020）、天津市"项目＋团队"重点培养专项（XC202020）、科技部国家重点研发计划"生物与信息融合"重点专项（2021YFF1200600）以及天津大学北洋学者英才计划基金（2020XRY-0015、2019XRY-0040）等项目的大力资助，在此致以诚挚感谢。

一、脑机接口概述

脑机接口，又称脑机交互，在脑科学、人工智能、先进人机交互技术、智能医学应用等领域受到广泛关注。脑机接口系统设计的目的是检测与解码受试者的意图，通过记录用户意图产生的神经活动信号，将其转换为输出命令（如手臂运动或拼写输出）[1]。

本章将详细讲述脑机接口系统的基本构成，介绍用于脑机接口的各种脑信号特点。此外，还将介绍脑机接口技术在临床医学中的典型应用，例如脑机接口用于运动康复与言语交流等若干示范案例。最后还将介绍与脑机接口相关的脑信息可视化方法，如神经信号成像阶段的可视化用以揭示不同认知任务条件下的神经活动模式，这有助于更好地理解和进一步解码大脑不同的神经活动。

二、脑机接口系统的构成

人脑神经活动及神经成像采集到的神经信号非常复杂，难以直接用于解码用户的大脑意图。在最终解码为输出命令之前，通常要执行如下几个处理步骤，即闭环脑机接口系统包含以下四个要素（图9.1）：神经信号采集、信号处理、设备输出、用户反馈[2-5]。可视化技术可以应用于脑机接口系统的每个部分，这些技术将在下面的段落中进一步说明。

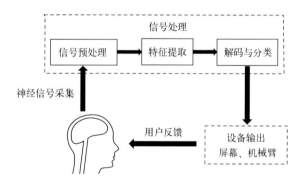

图 9.1　典型脑机接口系统的工作流程图

（一）神经信号采集

大脑神经信号采集是指通过特定的传感器来测量大脑活动的过程[1]。脑机接口研究中使用的神经信号大致可分为两大类：电磁生理信号和代谢信号。其中，电磁生理信号包括电生理信号和磁生理信号；代谢信号包括血流动力学响应信号，如血氧水平依赖（blood oxygen level dependent，BOLD）信号、氧合血红蛋白（Oxyhemoglobin，HbO$_2$）

和去氧血红蛋白（deoxyhemoglobin，HbR）浓度变化信号。通过使用特定的传感器和测量装置，可以获得不同类型的大脑活动信息。例如：头皮或颅内脑电技术可以用于获取人脑颅内电生理活动信号；脑磁图（magnetoencephalography，MEG）成像技术可以用于获取磁生理活动信息；功能磁共振成像和功能近红外光谱成像技术可以用于获取大脑代谢活动信息[4,5]。

（二）信号处理

神经信号处理的目的是解码大脑神经信号并将其最终转换为输出命令[4]。将神经信号转换为最终输出命令的信号处理环节一般需要以下三个步骤：信号预处理、特征提取、分类与解码。此外，近年来深度学习的飞速发展使其在神经信号处理应用上获得了极大关注，故在此作简要介绍。

1. 信号预处理

由于原始神经信号噪声多且微弱，因此通常需要对低信噪比（signal to noise ratio，SNR）神经信号进行预处理，用来去除运动伪迹并提高 SNR，然后再进行下一步处理，包括模拟信号放大、硬件滤波和数字化[2]。

（1）模拟信号放大　以头皮脑电图（electroencephalogram，EEG）为例，由于其记录的 EEG 信号幅度太小，无法由计算机直接处理，因此需要将其进行模拟信号放大，从而适合用于后续数字信号处理[1]。

（2）硬件滤波　在进行模数信号转换之前，一般使用模拟或硬件的滤波方法来消除电噪声或其他无关的噪声信号。例如，陷波滤波通常用于去除 50 Hz 工频干扰及其谐波频率。

（3）数字化　使用数字计算机设备进行模数信号转换，以便进行下一步的数字信号处理。

2. 特征提取

特征提取是分析数字信号，然后选择与特定任务相关的最具代表性的神经信号特征。提取的特征可以清楚地反映用户的意图，这表明特征与用户的意图之间存在密切的关系[4]。

通常有多种方式进行特征提取，以便提取数字信号的不同特征。例如，用于时间特征提取的包络分析，用于频率特征提取的傅里叶变换频谱分析，用于空间特征提取的空间滤波[6]和用于连接特征提取的 Granger 因果关系分析。

3. 分类与解码

分类与解码是将人的意图转换为输出设备的重要过程。分类与解码的目的是对获得的特征信息进行分类并将其解码为输出命令。解码的本质是在特征和输出命令之间建立映射关系[1]。例如，头皮脑电可以记录到与右手运动有关的大脑运动区域的神经信号，这些通道的频带功率增加或减少可以直接映射为计算机光标向左或向右移动。

4.深度学习策略

此外，随着深度学习技术的发展，预处理后的神经信号数据可以直接用于训练深度学习模型，而无需进行任何基于经验的特征提取。例如卷积神经网络、递归神经网络和迁移学习方法等。深度学习技术具有数据驱动以及端到端自动特征提取与分类的智能信号处理特点，可以在未来极大地加速脑机接口系统的应用发展。

传统的分类和解码过程通常包含两个分离的过程：特征提取和分类。为了提取给定任务的合适特征，传统过程严重依赖于人在某个领域的知识。因此，基于经验的特征提取会导致解码性能受到很大影响，从而难以产生鲁棒性较强的分类性能。

与传统方法相比，通过使用深度学习方法，分类性能可以更强大和更准确。另外，预处理后的信号可以直接用于训练深度学习解码模型，而无需进行传统的基于经验的特征提取。例如：RNN 作为一种特别擅长处理具有复杂时间结构的数据的深度学习算法，在一项语音脑机接口的研究中成功应用，可以通过直接记录来自人类语音相关皮质的神经信号合成语音[7]。在这项研究中，语音解码器首先使用 RNN 方法将神经信号解码为发音运动学特征，然后根据这些发音运动学特征，在另一个 RNN 的帮助下解码得到语音的声学特征。

综上所述，深度学习的数据驱动和端到端自动特征提取以及分类策略可以在未来极大地加速脑机接口系统的信号处理。

（三）设备输出

在信号采集和处理之后，用户的意图被解码为用于外部输出设备的命令。输出设备有不同类型：用于运动控制的轮椅或机械臂、用于肌肉控制的功能性电刺激（functional electric stimulation，FES）[8]、用于间接语音交流的字母选择或屏幕拼写器[9-10]、用于直接语音交流的合成听觉语音以及用于疾病（如帕金森病）治疗的深部脑刺激（deep brain stimulation，DBS）（图9.2）。

（四）用户反馈

用户反馈对于完整的脑机接口系统尤为重要。一旦用户从设备输出获得反馈，便会建立一个闭环脑机接口控制系统，该系统可以提高输出命令的准确性和整个系统的稳定性[3]。更为重要的是，脑机接口系统的反馈可以提高受试者的表现。受试者可以根据先前的反馈信息来调整下一个命令，这有助于获得最佳的脑机接口系统输出。

常见的脑机接口反馈形式包括视觉反馈、听觉反馈、嗅觉反馈和触觉反馈。视觉反馈是这些反馈中应用最广泛的。例如：一项关于灵长类动物的研究表明，猴子在视觉反馈的帮助下能够成功地控制机械臂，并完成伸手抓取的动作[11]。

在先前的一项 fNIRS 研究中，研究人员通过使用 fNIRS 信号来解码运动想象。实验中在被试者的感觉运动区域放置单个 fNIRS 通道，然后控制软件向被试者提供两个

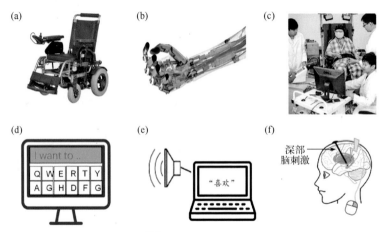

图 9.2　不同类型的脑电信号输出设备[5,8]

（a）用于运动控制的轮椅；（b）用于运动控制的机械臂；（c）用于肌肉控制的功能性电刺激（FES）；（d）用于间接语音交流的字母选择或屏幕拼写器；（e）用于直接语音交流的合成听觉语音；（f）用于疾病治疗的深部脑刺激（DBS）

选项，并依次突出显示，当被试者想要的目标被高亮显示时，被试者执行运动想象任务来表明他的选择[12]。另外，为了恢复某些群体的交流能力，一项研究开发了高性能的颅内脑机接口系统，通过分析来自运动皮质的神经信号，实现英文单词输入[13]。通过在监视器上观察光标的位置，用户在视觉上可以获得位置反馈，从而提高光标移动的精度。根据点击策略控制计算机光标，用户可以精确键入所需的单词。

三、用于脑机接口的脑信号

（一）不同神经信号特征的概述

脑机接口研究中使用的神经信号大致分为电磁生理信号和代谢信号（表9.1）。电磁生理信号包括电生理信号和磁生理信号。代谢信号包括血流动力学响应信号，例如fMRI 中的 BOLD 信号[14]。

表9.1　神经成像的基本方法与特点[14]

神经成像方法	测量信号	直接/间接测量	时间分辨率	空间分辨率	侵入风险性	便携性
头皮脑电图（scalp EEG）	电生理信号	直接	约0.05s	约10mm	非侵入性	具备
颅内脑电图（intracranial EEG）	电生理信号	直接	约0.03s	0.5~1mm（局部电位）	侵入性	具备

神经成像方法	测量信号	直接/间接测量	时间分辨率	空间分辨率	侵入风险性	便携性
犹他阵列（Utah array）	电生理信号	直接	约0.003s	约0.1mm（多个神经元活动）约0.05mm（单个神经元活动）	侵入性	具备
MEG	磁生理信号	直接	约0.05s	约5mm	非侵入性	不具备
fNIRS	代谢信号	间接	约1s	约5mm	非侵入性	具备
fMRI	代谢信号	间接	约1s	约1mm	非侵入性	不具备

（二）用于脑机接口的电生理信号

根据电生理信号测量大脑活动的方法包括头皮脑电图（scalp electroencephalogram，sEEG）、颅内脑电图（intracranial electrocepholography，iEEG）和单个神经元的动作电位响应（也称为尖峰信号）（图9.3）。通常，临床常用的iEEG有两种，分别是皮质脑电图（electrocorticography，ECoG）和立体脑电图（stereoelectroencephalography，SEEG），用于测量神经元群体活动的局部场电位（local field potential，LFP）。此外，犹他阵列电极可用于测量局部电场电势和单个神经元的动作电势响应（也称为峰值）[4]。

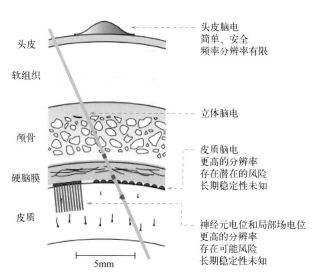

图9.3 脑机接口系统中常用的几种电生理信号的特征和记录位置，例如，使用头皮上的电极记录头皮脑电图，通过皮质网格电极记录ECoG，通过将犹他阵列电极植入大脑的特定皮质可记录神经元群体活动的局部场电位和单个神经活动的峰值[4]
其中，灰色线为颅内植入的电极，红色圆点为电极触点，一根电极上有多个等间隔分布的触点

1. 头皮脑电图

头皮脑电图由放置在头皮上的电极记录，该电极可测量刺激神经元树突引起的脑电活动[14]。脑电图记录系统一般由有源电极和接地电极以及参考电极组成，头皮脑电图 10-20 放置系统通常选择前额区域中 F_{p1} 和 F_{p2} 连接的中点作为接地电极，并选择 C_z 和耳朵上的 A_1 和 A_2 作为参考电极，通过计算有源电极和参考电极之间的电势差从而获得 EEG 信号（图 9.4）[14]。

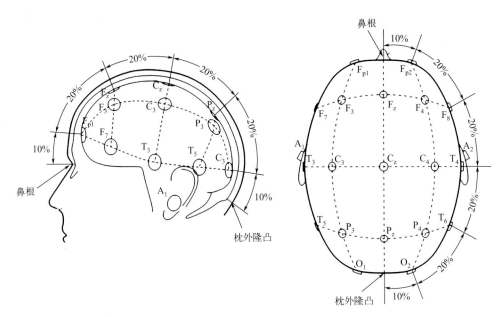

图 9.4　头皮脑电图 10-20 放置系统的图示

头皮脑电图的优点是简单、无创，并且头皮脑电图的时间分辨率很高，可以记录毫秒级的神经活动。但是，头皮脑电图的空间分辨率相对有限。从头皮上记录脑电信号容易受到诸如眼电图（electro-oculographic，EOG）和肌电图（electro-myographic，EMG）等伪迹的干扰，从而降低了头皮脑电信号的信噪比[4]。

头皮脑电图电极通常由锡、氯化银（AgCl）或铂制成，然后以脑电帽的形式戴在头上以获取信号。头皮脑电图有国际通用的 10-20、10-10、10-5 放置系统，其中最常用的是 10-20 系统，电极数量通常为 32 ～ 256 个。这些标准电极的位置由多个参考点定义，一个参考点位于鼻子上方，另一个参考点与眼睛处于同一水平位置，枕外隆凸也可作为一个参考点[14]。

2. 颅内脑电图

当前，颅内脑电图记录有两种常用的方法，即神经外科应用的皮质脑电图和立体脑电图（图 9.5）[15]。皮质脑电图电极可以记录神经元群体活动的局部场电位，通过外科手术直接植入硬膜下（硬膜下 ECoG）或硬膜上（硬膜外 ECoG），可以配置为网格或条形，覆盖大面积的大脑皮质。立体脑电图也称立体电极植入术，是将深度电极应用于微创外科手术。SEEG 电极可以检测浅表和深部大脑结构，例如岛叶皮质、海马、杏仁核、前扣带回和后扣带回[16]。

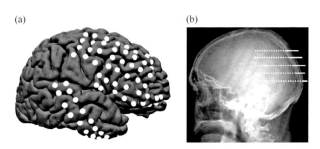

图 9.5　两种颅内脑电图记录方法：ECoG 和 SEEG
　　图（a）中 ECoG 电极通常由铂铱盘制成，并嵌入硅橡胶片中，直径通常为 1.2 ～ 3mm，电极间的间距通常为 4 ～ 10mm；图（b）中 SEEG 电极是深度电极，其直径为 0.86 ～ 1.1mm，高度为 2.29 ～ 2.41mm，可以检测皮质下深部大脑结构，例如杏仁核与海马等。

3. 犹他电极阵列

犹他电极阵列通常是采用特殊的高速植入设备通过手术植入大脑皮质的，可以记录皮质内神经元群体的局部场电位和单个神经元的峰值[17]。犹他电极阵列具有以下特征（图 9.6）：①高密度，多通道，可高达 256 个电极；②犹他电极阵列的长度、数量和间距是可以更改的；③用于高时空分辨率、高信噪比的神经电生理信号记录[18]。

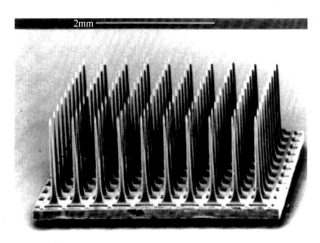

图 9.6　犹他电极阵列的特征

犹他电极阵列一般为 10×10 网格配置，带有 100 个微电极。每个微电极的浅色铂涂层尖端的长度为 1.5～2.0mm，间距为 400μm，其顶部的浅色条表示 2mm 的刻度[18]。

（三）用于脑机接口的磁信号

MEG 可以记录神经元磁场，该磁场主要由锥体细胞的突触后树突状电流产生［图 9.7（a）］。垂直于表面的电流用箭头表示［图 9.7（b）］。可以认为在沟槽的沟壁上，其电流垂直于颅骨表面，并且所产生的磁场将通过 MEG 系统中的超导线圈［图 9.7（c）］，从而产生感应电流。通过线圈中产生的电动势，系统将脑磁信号转换为电信号，再对信号进行相关处理后，即可在 MEG 系统中实现成像功能[19]。

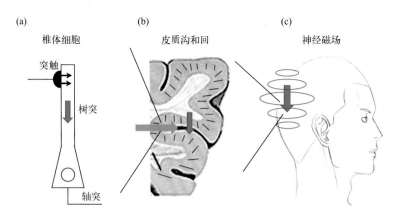

图 9.7　MEG 信号的产生过程

最近报道的全头 MEG 系统包含 102 个三通道传感器单元，总共 306 个通道，这些单元排列成阵列以记录脑磁场信号。为了屏蔽电磁干扰，MEG 系统需要安装在一个磁屏蔽室中[19]。

MEG 的优势是非侵入性，并且 MEG 的时间分辨率很高，可以达到毫秒级。另外，MEG 还可以估计空间分布信息，并且定位精度可以达到几毫米。同样，信号源的深度决定了 MEG 收集的信号的幅度。通常，信号源越贴近头皮，MEG 检测越灵敏。由于 MEG 所采集信号非常微弱，且成像设备很大，因此需要专门的屏蔽室来屏蔽外部磁场干扰[19]。

MEG 和 EEG 都可以直接检测神经元的放电过程，因此两者都具有毫秒级的高时间分辨率。然而它们之间也有许多差异，例如：在对皮质活动的敏感性上，EEG 和 MEG 是不同且互补的，EEG 对皮质回旋中的偶极敏感，对皮质沟的偶极不敏感，而 MEG 恰好相反，仅对皮质沟中的偶极敏感；EEG 可用于检测细胞外电流，而 MEG 可用于检测由细胞内电流产生的磁场信号。由于头皮、颅骨和脑脊液的影响，EEG 采集的脑电信号较弱，而 MEG 不受这些影响，因此空间分辨率较高。由于 MEG 传感器与信号源之间的距离大于 EEG 电极与信号源之间的距离，因此 MEG 对大脑的敏感区域相对较大[20]。

（四）用于脑机接口的代谢信号

由于电生理信号和磁生理信号的检测方法在某些方面具有各自的局限性，代谢信号也可用作脑机接口检测脑活动的工具。脑机接口中使用最广泛的代谢信号检测方法有 fNIRS 和 fMRI。两种检测方法之间存在共性[21]：首先，根据 fNIRS 和 fMRI 测量的 HbO_2 和 HbR 水平的相对变化，可计算脑血流量的相对变化，从而推断脑活动的变化；其次，由于血流动力学的反应时间较长，两种方法所检测的代谢信号，其时间分辨率均不高，并且低于电生理信号[22]。

1. fNIRS

fNIR 作为神经成像方法之一，可检测脑组织中 HbO_2 和 HbR 浓度的变化（图 9.8）。光源发射的近红外光穿过头皮下的不同组织层，并且不同的组织层具有不同的光学特性，近红外光除被吸收外，还将被散射，散射频率约为吸收频率的 100 倍。血红蛋白以 HbO_2 和 HbR 的形式存在，它们具有不同的近红外吸收率，因此，在近红外检测中血红蛋白的变化是主要课题[21]。

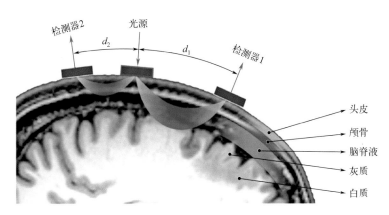

图 9.8　近红外光源、检测器和近红外光路的传播路径

当大脑区域处于活动状态时，为了满足活动代谢的需要，大脑对氧气的需求增加，这导致局部 HbO_2 浓度增加而 HbR 浓度减少。当光子穿过组织时，输出强度随组织中血红蛋白的浓度变化而变化，因此可以通过测量光衰减的变化，来计算血红蛋白浓度的变化[22]。

近红外光从光源发出，穿过大脑皮质到达光检测器。一对光源和检测器形成一个通道，其中红色香蕉形状是光的传播路径，位于光源和检测器之间。光的穿透深度与检测器和光源之间的距离成正比[22]。

来自光源发射器的近红外光穿过头皮的不同层到达检测器。图 9.9 中的两个红色路径代表两个通道，位于光源和检测器之间。发射器和检测器通常以 5 ～ 30mm 的间隔交替放置。血红蛋白浓度变化通过检测器接收到的信号经过处理来获得[22]。

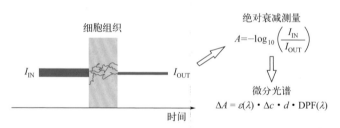

图 9.9　fNIRS 的原理，即输入光强（I_{IN}）穿透组织以获得输出光强（I_{OUT}），通过输入和输出光强来计算由于散射和吸收引起的光衰减量（A）[22]

fNIRS 的优势是高空间分辨率和便携性，它的空间分辨率为 2 ～ 3cm，是脑电图的 2 ～ 3 倍。由于不易受其他运动伪影的影响，fNIRS 设备适用于长期连续监测，fNIRS 的时间分辨率比 fMRI 更好，但低于 EEG 和 MEG。然而 fNIRS 缺乏针对个体的解剖学信息，灵活性不佳，同时信噪比不稳定、数据标准化不足等，这些缺点需要在未来的研究中加以改进[22]。

2. fMRI

当大脑执行某项特定认知任务时，大脑的神经活动增强，相应大脑区域的血流量增加，氧气消耗增加[23]。更有趣的是，与活动的神经元相比，活动的大脑区域其血液会携带更多的氧分子，fMRI 信号取决于 BOLD 信号[24]。fMRI 是一种核磁共振成像技术，测量由于大脑活动区域局部血液中 HbO_2 和 HbR 的比率变化而引起的局部组织 T_2 加权信号，所得 T_2 加权图像可以反映大脑活动区域的局部脑组织活动[25,26]。

fMRI 系统庞大复杂，主要包括主磁体、射频（RF）发生器和接收器天线、梯度磁场、前置计算机和重建计算机。fMRI 数据分析包括以下步骤：首先，进行质量控制，其次进行失真校正和运动校正，然后进行切片时间校正。由于不同个体的大脑体积及形状不同，进行群组分析时需要进行空间归一化和空间平滑，其目的是正确去除图像的高频信息并减少个体之间的位置不匹配。此外，还需要进行时间滤波和统计建模，最后推断得出统计结果并将结果可视化[27]。

功能磁共振成像分为任务态功能磁共振成像、静息态功能磁共振成像[28]，在采集信号时两者有许多区别：

① 任务态功能磁共振成像需要模块设计和与事件相关的设计，要求受试者在仪器中完成一些简单的任务，这种方法可以直接反映任务的效应，对个人研究非常有效[29]。然而，任务态功能磁共振成像受任务设计的影响很大，同时需要受试者具备较强大的心理背景，易发生基线水平控制困难、许多受试者无法完成等问题，导致临床实用性不佳。

② 静息态功能磁共振成像主要测量自发激活模式下，大脑区域之间的相关性[30]，

特别要求受试者在扫描仪中睁开眼睛，并且不能思考任何事情。研究表明，在休息模式下激活的大脑区域在工作记忆和视觉处理等任务中显示出负激活状态[31]。

fMRI 统计模型的优点是易建立统计模型。血流动力学反应可以大致视为线性时不变系统，也就是说，对于长期神经活动的反应可以转化为在不同时间由短期神经活动所引起反应的总和[32]。由于存在这种线性关系，可以使用卷积运算将特定神经活动的时间序列转换为预期的血流动力学时间序列[33]。然而，功能磁共振成像也有一些局限性，例如神经活动可能仅持续几毫秒，但是由于血流达到峰值需要大约5s，然后经过15～20s 回到基线，所以响应时间很慢[34]。

四、用于运动康复的脑机接口技术

每年有成千上万的人由于疾病或者交通事故等意外事件，导致其脊髓或者神经受损，他们大脑中与运动相关的神经网络区域无法产生或传输运动信号，因此患上各种形式的运动障碍而成为瘫痪患者。

一些处于研究中的脑机接口系统，有望能有效帮助瘫痪患者康复，使患者们重新获得部分运动能力。例如，由布朗大学 Hochberg 团队研发的 BrainGate 系统[35,36]、美国巴特尔研究所 Bouton 团队研发的神经肌肉电刺激套[37] 和天津大学研发的"神工一号"等脑机接口设备，都能在一定程度上帮助瘫痪患者重获运动的自主性和灵活性[38]。

（一）第一代 BrainGate 系统实现二维运动控制

2006 年，布朗大学的 Hochberg 团队研发出了一种名为 BrainGate 的脑机接口系统[35]，作用是读取大脑中与运动相关脑区的神经信号，绕过受损的外周神经，直接作为控制信号传输到运动效应器（即实现运动的部件，比如人的四肢、鼠标、机械臂等），从而让患者能够自主实现一些基本的操作。但是，使 BrainGate 系统起作用的前提是患者即使由于脊髓受损等原因导致瘫痪，其大脑皮质仍然能产生运动信号。

试验的前期准备如下：Hochberg 团队招募了一位脊髓损伤已经三年的四肢瘫痪患者，在患者的初级运动皮质区域植入了一个 BrainGate 传感器。BrainGate 传感器将采集到的神经元活动信号通过一根 13cm 长的带状电缆传输到固定在头骨上的经皮钛基座，组成 BrainGate 系统。

试验过程如下：患者坐在轮椅上通过气管吻合术进行机械通气，经皮钛基座把神经信号传输到放大器和信号调制硬件中，再输入到电脑处理，电脑将通过算法分析神经信号，解码患者的运动意图，实现"神经光标"的移动。

试验任务如下：患者看着显示器中的 16 个网格，尽量通过 BrainGate 系统意念控制"神经光标"到达橙色区域，模拟用手来操作鼠标，同时电脑屏幕会给患者一个可视化反馈，一名技术员在旁边指导。

试验结果表明，患者可以借助 BrainGate 系统，通过想象手部运动控制"神经光标"的移动，并可以用"神经光标"打开模拟的电子邮件和操作电视等设备。

试验结果证明，脑机接口技术可以为瘫痪患者恢复独立性提供一种有价值的新参考。这套 BrainGate 系统可以帮助患者实现二维运动。

（二）第二代 BrainGate 系统实现三维运动控制

2012 年，布朗大学的 Hochberg 团队在 BrainGate 一代系统的基础上研发出了 BrainGate 二代系统[36]，该款神经接口系统同样将神经信号直接转化为控制信号，传输到外部效应器。

相比 BrainGate 一代系统，二代系统在神经信号的解码和外部效应器上都有很大的提高，能够完成更准确的解码和更复杂的机械手操作，实现患者通过意识控制机械手进行三维运动，可以进一步恢复瘫痪患者的灵活性和独立性。Hochberg 团队在瘫痪患者大脑中的局部运动皮质植入一个有 96 个通道的犹他电极，以采集运动皮质的神经信号，采集信号的步骤和 BrainGate 一代系统一致。

BrainGate 二代系统与一代系统的显著差异在于神经解码的方式。二代系统对采集到的神经信号滤波后用单位交叉阈值校准，再使用卡尔曼滤波对神经信号进行解码，根据患者预期不断更新控制机械手的位置与速度，实现更好地控制机械手的目的。其中，卡尔曼滤波在一个单"开环"滤波器校准块中完成初始化，同时患者被要求想象控制机械手运动。当患者看着机械手进行一系列预先编程设置好的有规律的运动时，将记录下患者大脑的神经活动，然后在 4～8 个"闭环"滤波器校准块中迭代更新之前提到的"开环"滤波器。

与此同时，患者在视觉反馈下主动控制机器人，则进一步降低计算机的误差。另外，为了区分一个预期的手状态，还使用了线性判别分类器。基于神经解码方式的巨大进步，才能实现根据患者的意识三维控制机械手。

试验结果表明 BrainGate 二代系统能以较高的稳定性帮助瘫痪患者完成一些日常的基本动作，例如让患者能够自主喝水，实现了恢复患者部分独立性的目的。

（三）神经肌肉电刺激套

2016 年，美国巴特尔研究所的 Bouton 团队以另一种思路研发了一种帮助四肢瘫痪患者恢复部分运动独立性的设备[37]，不需要借助外部设备如机械手或者神经假肢，而是利用一个柔性套筒直接对肌肉进行电刺激，让原本瘫痪的肌肉可以根据患者大脑中的神经系统指令自己动起来。

Bouton 团队通过 fMRI 检测大脑皮质中关于手部运动的区域，然后瞄准相关区域同时注意避免脑沟和大血管损伤，在大脑皮质植入犹他电极，记录运动皮质的神经信号。接着 Bouton 团队使用两种机器学习算法对神经信号进行解码，进而用解码的信号控制

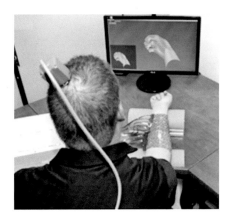

图 9.10　一位被试者在电脑显示器前面使用神经肌肉电刺激套[39]

一个定制的高分辨率神经肌肉电刺激套。

该神经肌肉电刺激套是一个定制的柔性套筒，包含 130 个电极阵列，套筒绕在瘫痪患者的手臂上，根据神经信号的解码结果对患者的右前臂肌肉进行电刺激（图 9.10）[39]。与此同时，患者前方有一台电脑显示器，向患者展示放置在他头顶的摄像机拍摄的手移动情况，形成视觉反馈。

试验结果证明，一名颈椎脊髓损伤导致四肢瘫痪的患者，能借助个性化的高分辨率神经肌肉电刺激套，通过自己大脑的神经信号来控制前臂肌肉活动，自主完成一些基本动作。

（四）"神工"系列神经康复机器人用于运动康复

2014 年，天津大学的明东团队研发出"神工"系列神经康复机器人（图 9.11）[38]。"神工"神经康复机器人不同于脑机接口外骨骼机械牵引肌肉运动，使肌肉被动地收缩激活，而是通过模拟神经冲动的电刺激引起肌肉产生主动收缩，带动骨骼和关节产生自主动作，与人体自主运动原理一致。这一点对于患者来说意义重大，借助"神工"系列神经康复机器人，患者不仅能够完成相应动作，还能加快康复进程。

"神工"系列神经康复机器人通过无创的头皮脑电帽采集患者的脑电信号，创新性设计了一种高稳定度的模型更新策略，使机器人系统模型参数能够在人机交互训练过程中随患者个体数据的积

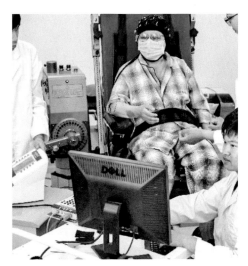

图 9.11　一名脑卒中患者正在"神工"系列神经康复机器人的帮助下，逐渐恢复运动能力

累，不断进行优化更新，并且在建模过程中将干扰模式数据混入基础任务静息态，从而有效抑制了外界环境、个人心理等因素造成的系统误触发率，大大提升了系统的可靠性和准确性。

"神工"系列神经康复机器人计算并分析脑区的激活程度和可塑性模式，辅助皮质肌肉活动的同步耦合，构建了"脑—机—肌"紧密型的人工神经信息环路，反复强化这

个从大脑至肌群的正常兴奋传导通路，利用神经可塑性有效地促进原有障碍的运动反射弧逐渐恢复。

（五）植入式脑机接口系统实现三维运动控制

2020 年，浙江大学为四肢瘫痪患者开发了一种植入式计算机接口系统，实现了用意念控制机械臂在三维空间中进行运动（图 9.12）[40]。该系统可以充分利用患者的大脑运动皮质信号，精确控制外部机械臂和机械手，实现其在三维空间中的运动。同时，该研究也证明了对老年患者应用复杂的脑机接口完成复杂有效的运动控制具备巨大潜力。

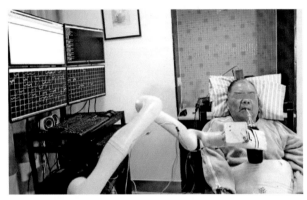

图 9.12　一名四肢瘫痪患者借助我国研发的植入式脑机接口通过意念控制机械臂实现了自主饮水

五、用于交流的脑机接口研究

交流在人们的日常生活中非常重要。不幸的是，许多患者由于患有各种疾病，如脑卒中后失语症、肌萎缩侧索硬化和其他神经紊乱，而失去了基本的沟通能力。脑机接口系统是助力这些患者恢复沟通能力的有效手段和方法，它可以帮助患者通过拼写等间接手段和说、听等直接手段与他人沟通。

（一）用于打字言语交流的完全植入式脑机接口

2016 年，荷兰的乌得勒支大学医学中心的 Vansteensel 团队和德国的奥尔登堡大学的 Bleichner 团队研发出了一种完全植入式的脑机接口系统，植入在一位肌萎缩侧索硬化患者的体内，帮助患者恢复交流的功能[41]。患者通过尝试移动植入电极芯片对侧的手，在大脑相关脑区产生神经信号，进而这款完全植入式的脑机接口系统接收到信号，并进行适当处理后将其解码为平板电脑上的控制信号。患者在植入该脑机接口系统后训练 28 周，可以以相当于每分钟两个字母的速度打字。试验证明这款脑机接口设备能在一定程度上帮助患者进行自主交流。

（二）非侵入式脑机接口系统通过打字实现言语交流

2015 年，清华大学高小榕团队利用稳态视觉诱发电位开发了一种高速的非侵入性的脑机接口打字系统[9]。高小榕团队使用无创脑电帽采集用户的脑电信号，对信号进行预处理和特征提取并进行分类。在采集脑电信号过程中，用户需要专注于屏幕上的单个字母，每个字母都以不同的频率连续闪烁。当用户看到一个闪烁频率不同的字母时，产生的脑电信号会发生差异，这样可以通过分析脑电信号来判断用户看的是哪个字母。由此，用户就可以通过眼球运动来输入字母。通过脑机接口系统分类的字母会显示在屏幕的顶部，直观地反馈给用户，以帮助用户进行调整。试验证明，用户在句子拼写任务中可以取得较高的信息传递率，并且使用此脑机接口设备的用户只需眼球运动就能输入输出。

在中国的"挑战不可能之'加油！中国'"节目中，一位"渐冻人"（肌萎缩侧索硬化患者）使用这种基于稳态视觉诱发电位的脑机控制系统，通过眼球运动来打字，成功完成在打字设备上输入目标诗歌的任务（图 9.13）[42]。

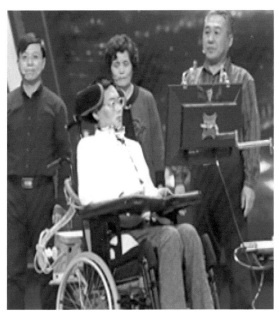

图 9.13　一名"渐冻人"使用非侵入式的脑机接口实现打字交流[42]

2019 年，天津大学等单位联合开发了中国首款机编解码集成芯片，名为"脑语者"

（图 9.14）[43]。该高度集成的脑机交互芯片可以应用于康复医学、脑认知等脑机混合智能的关键应用领域。与传统脑机接口芯片相比，脑语者芯片具有解码精细、指令量大、通信速度快、互动性强等显著优势，可以实现超高速的脑电信号编码和解码，大大提高了大脑与机器之间的通信效率。同时，通过各种外围接口，可以大大提高人与环境之间信息交流的深度。

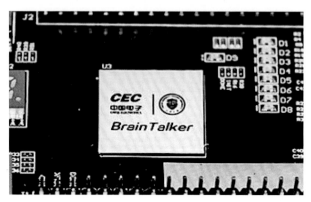

图 9.14 "脑语者"芯片

（三）通过大脑皮质神经信息合成语音用于直接英文交流

2019 年，Chang 团队在 *Nature* 杂志上发表了一项里程碑式的研究，该研究利用脑机信号接口系统直接从大脑的神经信号合成了语音[7]。由于这项研究的意义重大，*Nature* 杂志同时发表了这项研究的报道文章[44]。这项语音合成技术基于被放置在大脑与语言相关的区域中，用于记录神经信号的 ECoG 电极而开发。采用循环神经网络进行两步解码（图 9.15）：第一步解码，将神经信号转化为可能的发声器官的估计动作；第二步解码，将这些动作转换成基于运动学和声学的合成语音。在第一个解码步骤中，需要已训练的神经网络来预测估计的动作。为此，如图 9.15 虚线框所示研究人员收集了大量的声道运动数据和许多人的声音记录，用于第一步循环神经网络的训练。

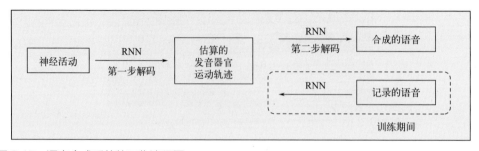

图 9.15 语音合成系统的工作流程图

与直接解码的方法相比，Chang 团队对神经活动的两步解码使其转化为口语句子的失真程度明显降低，这为从大脑皮质合成语音的后续研究提供了一种新方法。相信很快这项技术会变得越来越成熟，帮助很多已经失去说话能力的患者重新说话，恢复沟通的能力。

第一步是利用循环神经网络将神经信号转化为可能的发声器官的估计动作。第二步是使用另一个 RNN 将这些动作转换成合成语音。

（四）面向汉语言语交流的声调语言解码研究

目前的语音编码和解码工作主要集中在非音调语言上，如英语[45,46]。然而，语言依据声调特征可以分为两种体系：非声调语言和声调语言。据统计，世界上约 60% 的语言是声调语言（如汉语和泰语）[47]。作为世界上使用人数最多的语言，汉语是一种典型的声调语言。然而，词法音调编码的神经机制在很大程度上是未知的。

2017 年，来自清华大学洪波团队的司霄鹏博士首次尝试采用高时空分辨率的颅内脑电 ECoG 技术探究普通话声调感知的动态脑网络机制问题（图 9.16）[16]。他们发现，除了传统的颞叶听觉语音加工脑区，汉语音调感知还涉及运动相关脑区的参与，并且运动相关脑区与颞叶听觉语音加工脑区之间存在很好的响应反应时序关系，并且存在

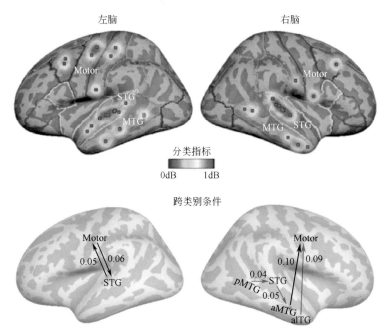

图 9.16 动态皮质网络处理词汇音调

Motor：运动皮层；STG：颞上回；MTG：颞中回；pMTG：后颞中回；aMTG：前颞中回；aITG：前颞下回

因果信息传播流。这一发现揭示了汉语声调处理的双通道、分层处理模型，其中语音处理的腹侧通路和背侧运动皮质之间的动态交互作用是一个汉语声调加工的重要特征。汉语的音调感知涉及与运动相关的脑区。在运动相关脑区与听觉和言语脑区之间存在因果信息传递。

基于汉语声调感知的神经机制，研究人员建立了针对声调解码的神经解码算法，并且其在颅内脑电单电极水平上的分类准确率比随机水平高出 20%[48]。这项研究的分类准确度水平与国外学者通过运动皮质神经信息解码英语音素的水平一致[49]。这项工作关注解码声调语言，这不仅有利于声调语言用户，而且可以提供全新的直接通信脑机接口系统，对声调语言编码和解码的进一步研究具有一定的指导意义。

六、脑机接口神经活动模式的可视化及其应用

脑机接口解码指令具有离散性和抽象性，但将指令形象化，使其在具有生动含义和丰富信息的环境中工作，就可以使解码过程变得自然而连续。通过可视化，神经活动变得更加直观，增强了人在脑机接口系统中的沉浸感，从而促进了反馈。

（一）用于可视化大脑活动的模式概述

在脑机接口研究中常见的几种神经活动模式包括事件相关电位（ERP）、时频图、地形图、多变量模式分析（MVPA）和脑网络分析（图 9.17）。此外，这些大脑活动模式不仅可以可视化发现潜在的神经编码机制，还可以可视化为分类特征，以更好地解码不同的大脑状态。这些可视化方法可用于电生理信号，如 EEG 或 MEG，也可用于血流动力学信号，如 fMRI、fNIRS 等。

1.事件相关电位

事件相关电位（ERP）可以准确测量大脑对不同外界刺激的反应时间，并且能够分别测量认知的各个子成分。事件相关电位的本质是神经元突触后电位的集合。事件相关电位的不同波峰又称 ERP 成分，可分别对应注意、语言等认知加工过程。利用 ERP 信号的锁时响应特性，通过对每个试用事件的单独 ERP 响应进行叠加平均，可以提取出高信噪比的平均事件相关电位成分[54]。一些典型的 ERP 成分，如事件相关电位 P300（刺激诱发的潜伏期约 300 ms 的晚期正波），在构建脑机接口拼写器方面发挥了重要作用。

2.时频图

时频图反映了每个频段内每个电极的局部场电势，可通过短时傅里叶变换计算得到。就神经基础而言，不同的频带反映了不同空间尺度上的神经振荡，频率越高，幅度越小。低频波，如 δ 波（1 ～ 3Hz），反映全局振荡，而高频波，如 μ 波（也称为感觉运动 α 波，9 ～ 13Hz），反映更局部的振荡[55]。

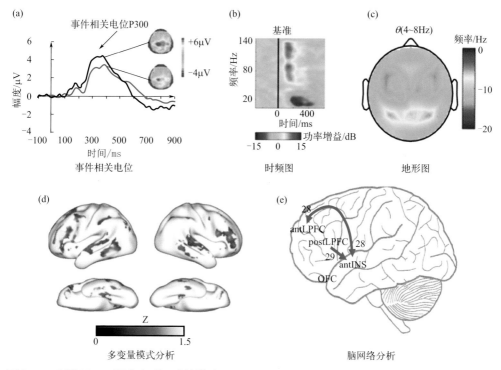

图 9.17　通常用于可视化大脑活动的模式

（a）事件相关电位[50]；（b）时频图；（c）地形图[51]；（d）多变量特征分析[52]；（e）脑网
络分析[53]

antLPFC：前外侧前额叶；postLPFC：后外侧前额叶；antINS：前岛回；OFC：眶额叶；28、
29：脑连接序号

3. 地形图

只需在标准的 10-20 或 10-5 系统上插入不同的脑电信号响应强度，例如潜在振幅或场功率，就可以绘制出脑电地形图。同时结合结构核磁共振图像和脑电溯源分析方法，可以得到更准确的定位。

脑电微状态是一个蓬勃发展的研究领域，需对脑电地形图进行大量分析（图 9.18）[57]。脑电微状态可以编码各种神经生理病理状态，如阿尔茨海默病等长期神经疾病或睡眠状态等短期精神状态的变化[56]。通过计算原始脑电的全局场功率（global field power，GFP），并对局部极大值进行聚类，就可以得到脑电微状态。微状态拓扑学允许科学家分析微状态是如何编码各种生理状态和认知过程的，从而使微状态适用于各种研究课题。多通道脑电信号用于计算 GFP。GFP 峰值代表了一段时间内全脑电场最强的时间。将 GFP 峰处各电极的电位进行聚类绘制，生成地形图[57]。

4. 多变量模式分析

多变量模式分析（MVPA，在 fMRI 中具体称为多体素模式分析）是一种基于模式

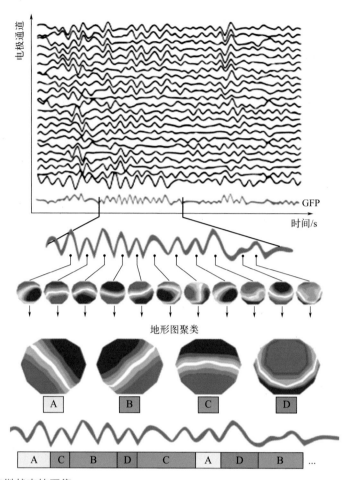

图 9.18　脑电微状态的采集

分类算法的功能映射方法。MVPA 的目标是识别特定认知状态的分布模式，即将各种认知活动与大脑模式相匹配。分类的模式可以是功能磁共振成像信号的体素活动值、颅内脑电信号的响应强度向量等。MVPA 包括以下步骤：特征选择、模式提取、分类器训练和对测试集的预测。一些传统的分类器，如支持向量机、朴素贝叶斯分类器和线性判别分析，皆为 MVPA 中常用的方法。近年来比较流行的深度神经网络也可以应用于MVPA。确定模式的关键是寻找分类器权重较高的变量，这意味着它们在分类过程中贡献较大 [58]。这种方法适合于研究人类的语音处理，因为人类语音产生和感知背后的语音网络非常复杂 [59]。多变量模式分析可以用来理解人类如何感知"谁"在说"什么" [45]，也可以用来研究声带运动的一般编码模式以及语义的皮质表征（图 9.19）[52,60]。

5. 脑网络分析

脑网络分析用来揭示大脑的结构和功能系统，不仅定位对某种生理活动做出反应的神经元的位置，而且寻找这些神经元相互作用的方式。脑网络分析方法包括功能连

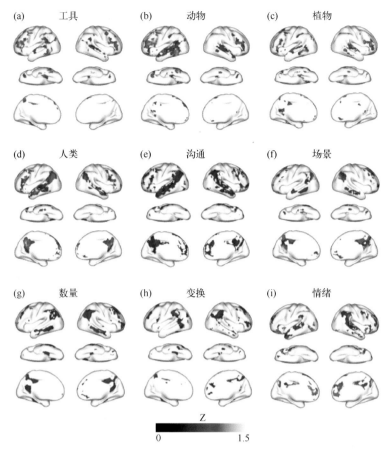

(a) 工具	(b) 动物	(c) 植物
(d) 人类	(e) 沟通	(f) 场景
(g) 数量	(h) 变换	(i) 情绪

Z
0   1.5

图 9.19　处理不同语义类别的皮质区域的空间分布（每个子图对应一个语义类别 [52]）

通性、因果连通性等，并且能与图论的工具相结合。其目的是描述位于部分大脑区域的局部网络特征和整个大脑的全局网络特征 [61]。

（二）可视化脑机接口通过游戏促进神经康复

大脑的神经具有可塑性，也就是说，当神经功能受损后，原神经功能可以部分或完全恢复。目前正在尝试对康复患者利用脑机接口进行想象运动训练，并通过认知任务刺激感觉运动区，有望重新整合感觉运动回路，从而促进脑卒中后运动控制能力的康复。在康复过程中，向患者提供一些使用想象动作并可以产生即时反馈的脑机接口游戏，来增强康复训练的紧张性和挑战性。阶段性康复结束后，可以用分数来量化每一天的进展，让术后恢复更有趣味性。例如将脑机接口引入游戏，玩家使用键盘控制角色在路线上捡水果，当脑机接口系统用于检测注意缺陷多动障碍（attention deficit hyperactivity disorder，ADHD）儿童在玩游戏时的注意力水平时，其注意力级别越高，角色将移动得越快（图 9.20）[62]。

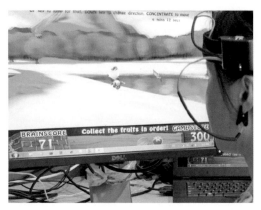

图 9.20　脑机接口游戏可以改善 ADHD 儿童的症状

　　基于脑机接口的注意力训练游戏系统通过检测注意力水平来控制患者化身在屏幕上的移动速度[62]。

（三）可视化脑机接口多场景下的人机交互

1. 用于可视化的虚拟现实

　　无论是真实场景、虚拟环境（virtual environment，VE）、增强现实（AR）场景，还是虚拟现实（VR）场景，脑机接口都可以在各种环境中促进更自然的交互（图 9.21）[65]。脑机接口允许用户通过想象动作与他人互动而不需要真实地做出动作，这使得虚拟场景下的真实感更强，从而打破了"真实"和"虚幻"之间的界限[63]。利用运动想象范式的主动脑机接口特别适合于虚拟现实应用。脑机接口虚拟现实应用场景广泛，例如培训、医疗、研究或娱乐等[64]。

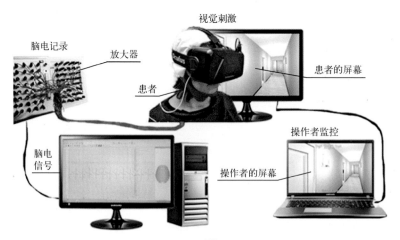

图 9.21　脑机接口虚拟现实 / 虚拟环境联合应用[65]

2.用于可视化的无人机控制

通过运动想象，脑机接口可以像控制肢体一样控制机器，如机械臂或无人机，这使得脑机接口在虚拟和现实环境中都很有用。例如，脑机接口可以通过解码六个想象动作的控制命令，远程控制无人机向六个方向飞行，同时还可以利用虚拟现实、增强现实等视觉手段，让用户"感觉像鸟儿一样飞翔"。下面以真实场景为例，介绍一款"脑控无人机"游戏，用户在视觉上控制无人机通过一系列目标点，任务是以最快速度取胜，这考验了用户的专注度，并且测试了脑机接口解码算法的性能。如图9.22所示，在虚拟现实环境中，虚拟无人机通过一系列虚拟环来控制无人机，这些环大多用于预训练，不会受到电池耗尽和失控的限制，而增强现实可以通过无人机返回的图像数据模拟飞行员视角的驾驶体验[66]。

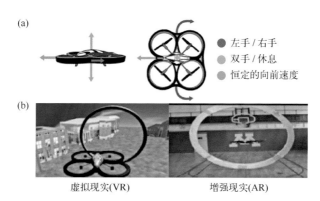

图9.22　脑机接口无人机的控制说明和使用场景

（a）六个指令控制脑机接口无人机的原理图；（b）脑机接口远程无人机应用场景[66]

参考文献

[1] Shih J J, Krusienski D J, Wolpaw J R.Brain-computer interfaces in medicine[J]. Mayo Clinic Proceedings, 2012, 87(3): 268-279.

[2] Wolpaw J R, Birbaumer N, Mcfarland D J, et al. Brain-computer interfaces for communication and control[J]. Clinical Neurophysiology, 2002(6): 113.

[3] Gao X, Wang Y, Chen X, et al. Interface, interaction, and intelligence in generalized brain-computer interfaces[J]. Trends in Cognitive Sciences, 2021, 25(8): 671-684.

[4] Daly J J, Wolpaw J R. Brain-computer interfaces in neurological rehabilitation[J]. Lancet Neurology, 2008, 7(11): 1032-1043.

[5] Roelfsema P R, Denys D, Klink P C. Mind reading and writing: the future of neurotechnology[J]. Trends in Cognitive Sciences, 2018, 22(7): 598-610.

[6] Djemal R, Bazyed A G, Belwafi K, et al. Three-class EEG-based motor imagery classification using phase-space reconstruction technique[J]. Brain Sciences, 2016, 6(3): 1-19.

[7] Anumanchipalli G K, Chartier J, Chang E F. Speech synthesis from neural decoding of spoken sentences[J]. Nature, 2019, 568(7753): 493-498.

[8] Jovičić N S, Saranovac L V, Popović D B. Wireless distributed functional electrical stimulation system[J]. Journal of Neuroengineering and Rehabilitation, 2012, 9(1): 1-10.

[9] Chen X, Wang Y, Nakanishi M, et al. High-speed spelling with a noninvasive brain-computer interface[J]. Proceedings of the National Academy of Sciences of the United States of America, 2015, 112(44): e6058-e6067.

[10] Cooney C, Folli R, Coyle D.Neurolinguistics research advancing development of a direct-speech brain-computer interface[J]. iScience, 2018, 8:103-125.

[11] Carmena J M, Lebedev M A, Crist R E, et al. Learning to control a brain-machine interface for reaching and grasping by primates[J]. PLoS Biology, 2003, 1(2): E42.

[12] Coyle S M, Ward T E, Markham C M. Brain-computer interface using a simplified functional near-infrared spectroscopy system[J]. Journal of Neural Engineering, 2007, 4(3): 219-226.

[13] Pandarinath C, Nuyujukian P, Blabe C H, et al. High performance communication by people with paralysis using an intracortical brain-computer interface[J]. ELife, 2017, 6:e18554.

[14] Nicolas-Alonso L F, Gomez-Gil J. Brain computer interfaces, a review[J]. Sensors, 2012, 12(2): 1211-1279.

[15] Parvizi J, Kastner S. Promises and limitations of human intracranial electroencephalography[J]. Nature Neuroscience, 2018, 21(4): 474-483.

[16] Si X, Zhou W, Hong B. Cooperative cortical network for categorical processing of Chinese lexical tone[J]. Proceedings of the National Academy of Sciences of the United States of America, 2017, 114(46): 12303-12308.

[17] Badi A N, Kertesz T R, Gurgel R K, et al. Development of a novel eighth-nerve intraneural auditory neuroprosthesis[J]. The Laryngoscope, 2003, 113(5): 833-842.

[18] Maynard E M, Nordhausen C T, Normann R A. The utah intracortical electrode array: a recording structure for potential brain-computer interfaces[J]. Electroencephalography and Clinical Neurophysiology, 1997, 102(3): 228-239.

[19] Ahlfors S P, Mody M. Overview of MEG[J]. Organizational Research Methods, 2019, 22(1): 95-115.

[20] Ahlfors S P, Han J, Belliveau J W, et al. Sensitivity of MEG and EEG to source orientation[J]. Brain Topography, 2010, 23(3): 227-232.

[21] Naseer N, Hong K S. fNIRS-based brain-computer interfaces: a review[J]. Frontiers in Human Neuroscience, 2015, 28, 9:3.

[22] Pinti P, Tachtsidis I, Hamilton A, et al. The present and future use of functional near-infrared spectroscopy (fNIRS) for cognitive neuroscience[J]. Annals of the New York Academy of Sciences, 2020, 1464(1): 1-25.

[23] Logothetis N K, Pauls J, Augath M, et al. Neurophysiological investigation of the basis of the fMRI signal[J]. Nature, 2001, 412(6843): 150-157.

[24] Fox M D, Raichle M E. Spontaneous fluctuations in brain activity observed with functional magnetic Resonance imaging[J]. Nature Reviews. Neuroscience, 2007, 8(9): 700-711.

[25] Van Den Heuvel M P, Hulshoff Pol H E. Exploring the brain network: a review on resting-state fMRI functional connectivity[J]. European Neuropsychopharmacology, 2010, 20(8): 519-534.

[26] Havlicek M, Roebroeck A, Friston K, et al. Physiologically informed dynamic causal modeling of

fMRI data[J]. NeuroImage, 2015, 122:355-372.

[27] Cabeza R, Nyberg L. Imaging cognition Ⅱ: an empirical review of 275 PET and fMRI studies[J]. Journal of Cognitive Neuroscience, 2000, 12(1): 355-372.

[28] Smith S M, Fox P T, Miller K L, et al. Correspondence of the brain's functional architecture during activation and rest[J]. Proceedings of the National Academy of Sciences of the United States of America, 2009, 106(31): 13040-13045.

[29] Krienen F M, Yeo B T T, Buckner R L. Reconfigurable task-dependent functional coupling modes cluster around a core functional architecture[J]. Philosophical Transactions of the Royal Society of London. Series B, Biological Sciences, 2014, 369(1653): 20130526.

[30] Margulies D S, Böttger J, Long X, et al.Resting developments: a review of fMRI post-processing methodologies for spontaneous brain activity[J]. Magma, 2010, 23(5-6): 289-307.

[31] Greicius M D, Krasnow B, Reiss A L, et al. Functional connectivity in the resting brain: a network analysis of the default mode hypothesis[J]. Proceedings of the National Academy of Sciences of the United States of America, 2003, 100(1): 253-258.

[32] Laumann T O, Snyder A Z, Mitra A, et al. On the stability of BOLD fMRI correlations[J]. Cerebral Cortex, 2017, 27(10): 4719-4732.

[33] De Luca M, Beckmann C, De Stefano N, et al. fMRI resting state networks define distinct modes of long-distance interactions in the human brain[J]. NeuroImage, 2006, 29(4): 1359-1367.

[34] Sejnowski T J, Churchland P S, Movshon J A. Putting big data to good use in neuroscience[J]. Nature Neuroscience, 2014, 17(11): 1440-1441.

[35] Hochberg L R, Serruya M D, Friehs G M, et al. Neuronal ensemble control of prosthetic devices by a human with tetraplegia [J]. Nature, 2006, 442(7099): 164-171.

[36] Hochberg L R, Bacher D, Jarosiewicz B, et al. Reach and grasp by people with tetraplegia using a neurally controlled robotic arm [J]. Nature, 2012, 485(7398): 372-375.

[37] Bouton C E, Shaikhouni A, Annetta N V, et al. Restoring cortical control of functional movement in a human with quadriplegia [J]. Nature, 2016, 533(7602): 247-250.

[38] 张国, 靳莹. 国产机器人"神工一号"实现意念控制[N]. 中国青年报, 2014-06-15(2).

[39] Sharma G, Friedenberg D A, Annetta N, et al. Using an artificial neural bypass to restore cortical control of rhythmic movements in a human with quadriplegia[J]. Scientific Reports, 2016, 6(1): 33807.

[40] 陆健, 费静怡, 吴雅兰. 72岁高位截瘫患者用意念实现"吃喝不愁"[N]. 光明日报, 2020-01-18(6).

[41] Vansteensel M J, Pels E G M, Bleichner M G, et al. Fully implanted brain-computer interface in a locked-in patient with ALS[J]. The New England Journal of Medicine, 2016, 375(21): 2060-2066.

[42] 央视网. 挑战不可能之加油中国渐冻人挑战脑控打字[EB/OL].(2019-04-07)[2022-10-07]. http://tv.cctv.com/2019/04/07/VIDEPX03JGb7WaQh49qTYCeM190407.shtml?spm=C31267. PrLss1cDWr8c.EZOfPE5q4iaL.39

[43] 刘茜, 陈建强, 赵晖. 脑语者: 脑科学时代正在走来[N]. 光明日报, 2020-01-18(6).

[44] Pandarinath C, Ali Y H. Brain implants that let you speak your mind[J]. Nature, 2019, 568(7753): 466-467.

[45] Elia F, Federico D M, Milene B, et al. "Who" is saying "What"? Brain-based decoding of

human voice and speech[J]. Science, 2008, 322(5903): 970-973.

[46] Han C, O'Sullivan J, Luo Y, et al. Speaker-independent auditory attention decoding without access to clean speech sources[J]. Science Advances, 2019, 5(5): eaav6134.

[47] Yip M.Tone[M]. Cambridge: Cambridge University Press, 2002.

[48] Si X P, Zhou W J, Hong B. Neural distance amplification of lexical tone in human auditory cortex[J]. Annual International Conference of the IEEE Engineering in Medicine and Biology Society, 2014, 2014:4001-4004.

[49] Mugler E M, Patton J L, Flint R D, et al. Direct classification of all American English phonemes using signals from functional speech motor cortex[J]. Journal of Neural Engineering, 2014, 11(3): 35015.

[50] Park M, Choi J S, Park S M, et al. Dysfunctional information processing during an auditory event-related potential task in individuals with Internet gaming disorder[J]. Translational Psychiatry, 2016, 6(1): e721-e721.

[51] Akeju O, Kim S E, Vazquez R, et al. Spatiotemporal dynamics of dexmedetomidine-induced electroencephalogram oscillations[J]. PLoS One, 2016, 11(10): 1-18.

[52] Zhang Y, Han K, Worth R, et al. Connecting concepts in the brain by mapping cortical representations of semantic relations[J]. Nature Communications, 2020, 11(1): 1-13.

[53] Luo Q, Ge T, Grabenhorst F, et al. Attention-dependent modulation of cortical taste circuits revealed by Granger causality with signal-dependent noise[J]. PLoS Computational Biology, 2013, 9(10): e1003265.

[54] Luck S J, Woodman G F, Vogel E K. Event-related potential studies of attention[J]. Trends in Cognitive Sciences, 2000, 4(11): 432-440.

[55] Başar E, Başar-Eroglu C, Karakaş S, et al. Gamma, alpha, delta, and theta oscillations govern cognitive processes[J]. International Journal of Psychophysiology, 2001, 39(2-3): 241-248.

[56] Brodbeck V, Kuhn A, Von Wegner F, et al. EEG microstates of wakefulness and NREM sleep[J]. NeuroImage, 2012, 62(3): 2129-2139.

[57] Khanna A, Pascual-Leone A, Michel C M, et al. Microstates in resting-state EEG: current status and future directions[J]. Neuroscience and Biobehavioral Reviews, 2015, 49:105-113.

[58] Norman K A, Polyn S M, Detre G, et al. Beyond mind-reading: multi-voxel pattern analysis of fMRI data[J]. Trends in Cognitive Sciences, 2006, 10(9): 424-430.

[59] Hickok G, Poeppel D. The cortical organization of speech processing[J]. Nature Reviews. Neuroscience, 2007, 8(5): 393-402.

[60] Chartier J, Anumanchipalli G K, Johnson K, et al. Encoding of articulatory kinematic trajectories in human speech sensorimotor cortex[J]. Neuron, 2018, 98(5): 1042-1054.

[61] Bullmore E T, Sporns O. Complex brain networks: graph theoretical analysis of structural and functional systems[J]. Nature Reviews Neuroscience, 2009, 10(4): 186-198.

[62] Lim C G, Lee T S, Guan C, et al. A brain-computer interface based attention training program for treating attention deficit hyperactivity disorder[J]. PLoS One, 2017, 7(10): e46692.

[63] Renard Y, Lotte F, Gibert G, et al. OpenViBE: an open-source software platform to design, test, and use brain-computer interfaces in real and virtual environments[J]. Presence: Teleoperators and Virtual Environments, 2010, 19(1): 35-53.

[64] Vasiljevic G A M, De Miranda L C. Brain-computer interface games based on consumer-grade EEG devices: a systematic literature review[J]. International Journal of Human-Computer Interaction, 2020, 36(2): 105-142.

[65] De Tommaso M, Ricci K, Delussi M, et al. Testing a novel method for improving wayfinding by means of a P3b Virtual Reality Visual Paradigm in normal aging[J]. SpringerPlus, 2016, 5(1): 1297.

[66] LaFleur K, Cassady K, Doud A, et al. Quadcopter control in three-dimensional space using a noninvasive motor imagery-based brain-computer interface[J]. Journal of Neural Engineering, 2013, 10(4): 46003.

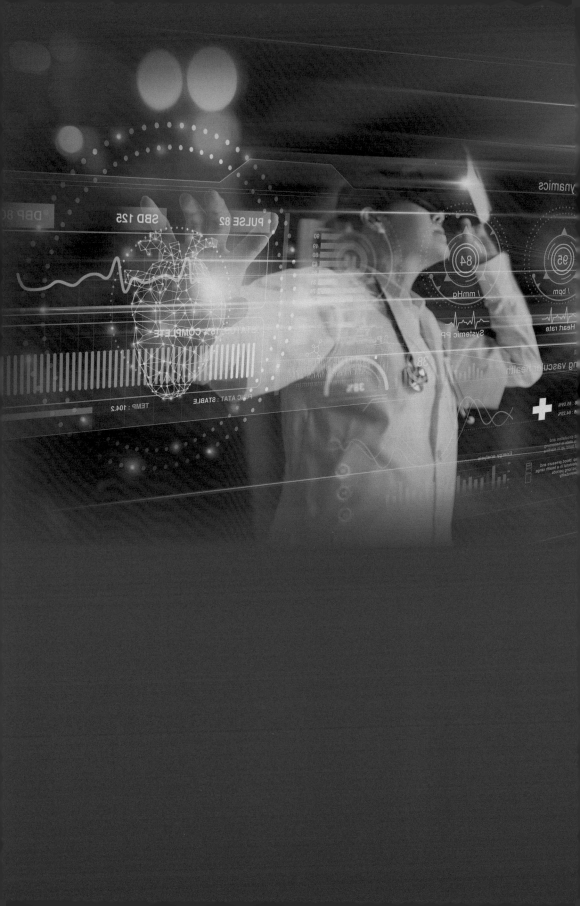

第十章

可视化医学的未来

【本章概要】

　　从传统医学影像、分子影像到可视化医学的发展与不断演进，以视觉感知和影像分析为核心，为现代医学预防、诊疗、康复、养护等全过程以及当今人类的生命健康持续带来越来越多的变革和进步。除了上述章节所讲述的可视化医学的不同领域与医学应用，在药械结合、外科手术规划与传统中医学等领域，医学可视化技术也扮演着至关重要的角色，为基础科学研究提供了重要工具，为新型诊疗技术的创新提供了新的平台，也为临床医学范式的发展创造了机遇。

　　本章节将着重介绍可视化医学技术与上述三个方面相互结合，为医学发展带来的巨大变化。相信在不久的将来，可视化医学的概念内涵将不断充实，学科外延将不断拓展，交叉领域深入融合，医－理－工－信相互协同，推动现代医学的理论创新和技术进步，使可视化医学这门学科焕发出新的生命力。

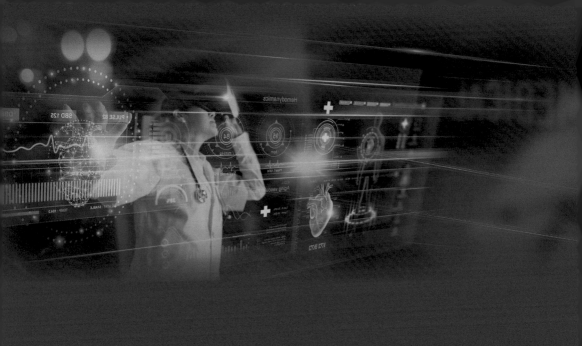

【编者介绍】

本章编者：刘哲（天津大学医学部），石钰（天津大学医学部），刘爱峰（天津中医药大学第一附属医院），翁远志（香港大学，矫形与创伤外科学系），杨焱惜（天津大学医学部），任雪利（天津大学医学部），孔欣茹（天津大学医学部）。

说明：本章得到国家自然科学基金（21575106、82072057）、教育部第二批国家级新工科研究与实践项目（E-YGJH20202801）、天津大学研究生教育国际教学资源建设项目（ENT20019）等课题经费的大力资助，在此致以诚挚感谢。

在前面的章节中，依照可视化医学的起源、发展详细介绍了从传统医学影像、分子影像到影像引导治疗、影像导航手术、人工智能影像诊断、传感与检测、脑成像及脑机接口可视化等知识。除此以外，可视化医学在新型药械结合技术、可视化手术方案规划及传统中医学的可视化等领域也发展迅速，不仅丰富地充实了可视化医学的范畴与内涵，而且极大地拓展着可视化医学的外延，学科的蓬勃发展与交叉技术的转化应用富有生命力，为现代医学及相关学科带来了无限生机。

一、药械结合的可视化

（一）药械结合的定义

药械结合（drug-device combination，DDC）既是传统医学中常见的一种治疗方式与产品形式，也是现代医学中多种技术相互融合的一种衍生诊疗策略。其中，"药"既包括一般意义的药物，也包括生物制品；而"械"指的是医疗器械。药械结合指的是随着现代医疗高新技术的发展与整合，将药品、生物制品和医疗器械三者组合而成的产品。对于药械结合的定义，各个国家的表述和理解有所不同。美国食品药品管理局的指南中指出："器械本质上是机械的，对人体产生的作用是惰性的。而药品本质上是化学制品，会与人体的代谢或免疫系统进行积极互动。药械结合类产品是将药品、生物制品与器械组合在一起的诊断或治疗产品[1,2]。"而在我国，药械结合指由药品与医疗器械共同组成，并作为一个单一实体的产品。其产品属性的界定和管理原则依据药械结合的定义和产品的主要作用方式来判定，并以不造成药品、医疗器械管理交叉为基本原则。具体而言，对于以药品作用为主、医疗器械为辅的药械结合类产品，需申报药品注册，由国家药品监督管理局药品审评中心牵头审评和管理；对于以医疗器械为主、药品作用为辅的药械结合类产品（或称为含药器械），需申报医疗器械注册，由国家药品监督管理局医疗器械技术审评中心牵头审评和管理。

（二）药械结合的发展

传统的药械结合通过在医疗器械上添加药物涂层，或通过递送系统释放药物用于疾病治疗，例如药物洗脱支架、药物球囊扩张导管、含抗菌消炎药的创可贴、药物增强型生物传感器、透皮贴剂、抗菌导管等（图 10.1）[2,3]。与不含辅助器械的给药方式相比，药械结合对于实现原位给药、靶向递送、个性化治疗等治疗目的具有明显优势，有利于更好地提升药物的生物利用度与治疗过程的生物安全性[4]。药械结合类产品最初应用于心血管疾病与骨科疾病，2002 年推出了第一代药械结合类产品，该类产品覆有不可生物降解的聚合物涂层、药物洗脱支架和抗增殖剂[5]。之后，第二代、第三代产品相继问世，但第二代产品易引发炎症，第三代产品虽覆有可生物降解的外部涂层，但存在潜在的免疫反应。随着微纳功能材料的快速发展与信息技术的不断进步，第四代药械结合类产品的设计更加智能化，医学应用也呈现多功能化趋势，并具有信息交互及远程传输功能，例如柔性可穿戴的电子设备、3D打印可植入器械、外源响应型诊疗产品、互联数字药物等。当前的药械结合类产品已超越传统药物递送系统、生物传感器的范围，已应用于药物实时监测与智能分析、可摄入式诊疗器械、交互协同疾病诊疗等领域，使临床医学干预过程更加高效、安全，临床患者使用更加方便、舒适，极大地提升了药物或器械作为单一产品的医用效能，重塑了现代医学中药物与医疗器械的未来格局[6-8]。

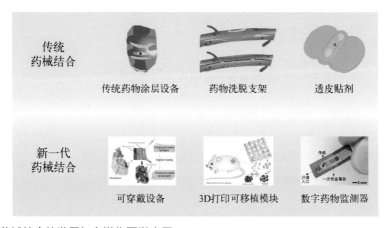

图 10.1　药械结合的发展与多样化医学应用

　　目前，药械结合类产品已广泛应用于人类重大疾病（如恶性肿瘤、心脑血管类疾病、中枢神经系统疾病等）的临床诊断和治疗[9]。药械结合的发展与变革进一步拓展了探索疾病发生、发展的新范式，加速了医学相关的跨学科的发展和临床转化应用。新一代药械结合技术的发展将着眼于在多物理场整合条件下药物的生物屏障跨越与可控递送，在药械信息远程交互、智能分析与反馈条件下疾病的感知、监测与诊疗，以及宏观影像导航与微观药械辅助条件下的诊疗一体化，在以上未来药械结合的发展范式中可视化医学将发挥越来越重要的作用，扮演越来越多元化的角色。

　　1. 药物－器械－多物理场整合

　　许多生理、病理过程是基于生物体内电荷的重新分布或电荷流动引起的生物大分子构象的变化。因此，外部物理场与生物大分子之间的相互作用可能引发对生理、病理过程的干预与生物大分子结构与作用的改变。药物-器械-多物理场整合（drug-device-field integration，DDFI），将为探索生物体在外加多物理场作用下，药物与器械对疾病干预的新机理、新路径、新规律提供理论依据和实验基础，通过发展新型疾病诊断与治疗策略，应用于临床转化，改变现有人类重大疾病诊疗方式，发展疗效更显著、风险与副作用更小的无创或微创治疗方案 [10–12]。

（1）磁场 外加磁场能影响细胞的增殖、吞噬作用和对血管的调节，也应用于组织修复与再生以及神经退行性疾病的治疗等 [13,14]。磁性纳米粒子在磁场的作用下可通过调节干细胞、组织工程支架和传递生长因子，帮助改善骨的再生，通过磁共振成像即可实现骨再生过程的实时可视化 [15]。同时，外加磁场可增强宿主组织和植入物的整合，促进矿物质再生和骨缺损部位的愈合。以骨组织工程为例，钴铁氧化物纳米粒子（$CoFe_2O_4$）质量分数为 5 的新型磁性聚丙烯酸水凝胶，联合静态磁场可促进人牙髓干细胞（human dental pulp stem cells，HDPSCs）的增殖与分化 [16]。研究表明，磁性水凝胶和静态磁场可显著提高人牙髓干细胞中碱性磷酸酶的活性，增加矿物质含量并促进成骨细胞的分化。

另一方面，外加磁场介导的磁热疗法常用于肿瘤治疗中。例如，一种由巴西棕榈蜡构成的脂质纳米载体负载磁性氧化铁纳米粒子、抗肿瘤药物阿霉素和细胞膜荧光染料（DIO）后，可用于磁场介导的黑色素瘤的治疗 [17]。其中，外加交变磁场既能远程控制抗肿瘤药物在病灶部位的精准释放，也能诱导在肿瘤细胞原位的热消融治疗。研究表明，化学治疗与磁热疗法的相互协同可使化疗的副作用降低，同时增强了表观的抗肿瘤疗效。其中负载的磁性氧化铁纳米粒子还为非侵入性磁共振成像监测提供了条件，可用于黑色素瘤治疗全过程的实时诊断与疗效评价。

（2）电场 不同频率的电场呈现多种生物学效应，低频电场（<1kHz）影响细胞膜的极化和兴奋组织的行为，而高频电场（>500kHz）会促进细胞中带电分子或极性分子振动，导致组织间摩擦生热 [18,19]。2004 年，Kirson 等证明了中频交流电（100～300kHz）在细胞有丝分裂期间能够干扰微管的聚合，从而抑制肿瘤细胞的生长。这种低强度的交变电场称为肿瘤电场治疗（tumor treating fields，TTFs），现已用于黑色素瘤、乳腺癌及神经脑胶质瘤的治疗 [20]。作为一种新型非侵入性的抗肿瘤疗法，2011 年美国食品药品管理局批准将肿瘤电场治疗用于临床多形性胶质母细胞瘤的治疗 [21]。同时，化学药物与肿瘤电场治疗的联合为一些疾病提供了新型的治疗方案，如洛莫司汀、替莫唑胺与肿瘤电场治疗联合用于胶质母细胞瘤治疗，阿替利珠单抗与贝伐珠单抗联合肿瘤电场治疗用于不可切除或转移性的肝癌患者的一线治疗等 [22]。此外，研究发现当皮肤受损指导细胞行为时会有微电场产生。因此，模拟与延长内源性电场的有序外源性刺激可控制细胞的迁移，通过上调血管内皮生长因子 A（VEGF-A）的表达影响血管生成，有助于促进伤口的愈合 [23]。由排列整齐的细菌纤维素/明胶膜制成的伤口敷料可促进细胞黏附、定向和迁移，在电场（150mV/mm）作用下能够加速促进全层伤口的愈合，该伤口敷料具有良好的拉伸强度、表面粗糙度和生物相容性，在电场刺激作用下表现出比商业化的 3M Tegaderm 透明薄膜敷贴更加理想的伤口治疗效果 [24]。

外加电场与磁场的叠加使用对细胞活性、增殖、分化和表型影响显著。特别地，对于神经系统疾病的电磁刺激可以有效改善神经元间连接强度的可调节性，缓解神经突触失能与破坏，重组失调的神经元网络，稳固神经元网络间的联结 [25]。1977 年，电磁刺激疗法在美国首次应用于临床 [26]，截至目前，经颅磁刺激（transcranial magnetic stimulation，TMS）已成功应用于抑郁症、帕金森病、阿尔茨海默病及脑震荡后综合征的康复治疗，而低频脉冲电磁场联合特立帕肽可用于髋部骨折的治疗[27-29]。此外，我国研究人员构建了顺磁性手性 Co_3O_4 超微粒子（superaparticles，SPs），利用其手性诱导的自旋选择性效应联合外加电磁场，在血栓模型小鼠实验中表现出超强的溶栓能力，大量活性氧簇的产生有效抑制了血栓斑块的形成，提升了小鼠的存活率，为顺磁性纳米材料联合电磁场开展血栓治疗提供了新的理论依据与实验方案[30]。

在商业化产品中，美国食品药品管理局于 2011 年 4 月批准了 Novocure 公司的爱普盾（Optune）治疗仪，该产品利用电场治疗复发性胶质母细胞瘤。该设备由电源或电池供电，患者佩戴后通过皮肤传感器阵列将低强度、中频率的交变电场（1 ～ 3V/cm，200kHz）作用于脑部肿瘤部位，干扰肿瘤细胞的纺锤体运动，阻断有丝分裂，抑制肿瘤细胞增殖，导致肿瘤细胞死亡（图 10.2）。此外，配合 NovoTAL 软件系统，该设备根据患者头部特征及肿瘤位置优化传感器阵列布局，有效提高了肿瘤电场治疗的疗效。在临床试验中，肿瘤电场治疗联合替莫唑胺证明，患者的中位生存期从 3.8 个月延长至 20.9 个月，且未引起全身性毒副作用[31]。2020 年 5 月，我国国家药品监督管理局批准爱普盾治疗仪上市，是 15 年来我国首批用于电场治疗胶质母细胞瘤的创新产品。

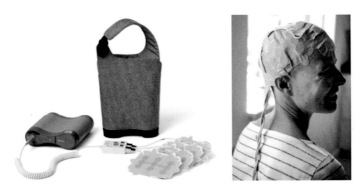

图 10.2　基于肿瘤电场治疗的经颅磁刺激仪用于临床胶质母细胞瘤患者治疗

（3）声场　声音是自然界最常见的现象，不论是潺潺流水还是鸟语虫鸣，声音时时刻刻伴随在我们周围。人们常常有这种感觉，和谐悦耳、舒缓有节奏的旋律可以伴人入睡，而嘈杂吵闹无规律的噪声会引起情绪的急躁与不安，这证明了声音对人类的生理与病理过程起着微妙的调节作用。而在疾病的治疗策略中，如果能够充分利用自然界声场的调控作用，即可以实现"以自然之物力克御人类之痛疾"的目的。

近年来，Liu 等以超声场为媒介，研究了超声结合微纳医用材料对于多种类型肿瘤的无创（或微创）治疗，不仅为发展肿瘤诊疗策略提供了有效手段，也为探索人类重大疾病的发生、发展、干预研究提供了新的思路。超声波能够穿透深层组织并产生空化效应、声孔效应、热效应等多种物理效应，结合超声载气微泡，可用于生物成像、药物靶向递送和多模态治疗[32,33]。他们以聚氰基丙烯酸丁酯（poly butyl cyanoacrylate，PBCA）为原料构建了硬壳载气微泡与纳米粒子，包载化疗药物阿霉素并经京尼平（genepin）交联，以此作为多功能超声分子探针与药物递送载体，用于交联增药负载及浅表恶性肿瘤（superficial malignant tumors，SMTs）的治疗（图 10.3）[34]。与常见的表面吸附与壳层包被等药物负载方式相比，这种尺寸可调的聚酯微纳药物载体在交联过程中能够增大药物的包封与负载率，提高药物分子的稳定性。由于微纳药物载体在肿瘤部位的增强渗透滞留效应，在外加超声场的作用下，药物分子在肿瘤组织中定向可控释放，提高了药物分子在病灶组织的浓度与生物利用率，也验证了超声场结合微纳药物载体应用于肿瘤病灶药物超声可控递送的可行性与有效性[35]。此外，具有荧光特性的京尼平与多肽（Arg-Glu-Asp-Val，REDV）偶联的聚氰基丙烯酸丁酯载气微泡交联后，可用于人血管内皮细胞（human vascular endothelial cells，HVEC）的靶向超声分子影像，为在超声与荧光双模态分子影像监测下的药物递送可视化提供了捷径[36]。

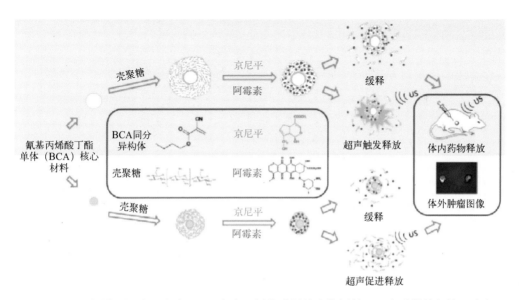

图 10.3 以聚氰基丙烯酸丁酯（PBCA）为原料构建微纳功能材料用于交联增药负载及浅表恶性肿瘤（SMTs）的治疗[34]

此外，Liu 等设计合成了具有亲水、疏水双官能团与细胞穿膜肽片段的功能双亲肽（$C_{18}GR_7RGDS$），在水相中自组装形成纳米胶束，以高效率、高浓度包载光敏物质、声敏物质（如吲哚菁绿、孟加拉玫瑰红等），结合现有临床设备以超声或激光为外源性声场、光学刺激手段，用于肿瘤的光动力、声动力和光热联合治疗（图 10.4）[37,38]。研究发现，所构建的纳米胶束显著提升了负载光敏物质、声敏物质的体内稳定性和肿瘤病灶部位药物靶向递送能力，纳米胶束在肿瘤部位与过表达的整合素 $α_vβ_3$ 特异性结合，定向聚集提高了其生物利用度，利用超声、激光辐照开展肿瘤声动力、光动力治疗，能够诱导肿瘤部位大量活性氧簇的产生，从而诱导肿瘤细胞凋亡，而对正常组织没有影响。这一肿瘤联合治疗策略已在多种恶性肿瘤（如乳腺癌、黑色素瘤、宫颈癌、鼻咽癌等）接种的动物模型中得到验证[37-39]。通过常规血象与细胞因子分析，进一步揭示了这一联合治疗策略内在的肿瘤免疫增强机制，通过肿瘤新生血管的抑制实现了明显的抗肿瘤效果，结合现有临床声学与光学设备，创新了医学材料与医用器械的融合与协同，从而拓展了具有医学转化前景的微创/无创恶性肿瘤治疗方案。目前，这一策略正在原位脑胶质母细胞瘤的动物模型中进行研究，通过聚焦超声方式实现血脑屏障的瞬间开放与纳米胶束的跨脑递送，有望进一步拓展该治疗策略的适用范围，为多物理场作用下的药械结合肿瘤治疗提供新的实现路径和应用范式。

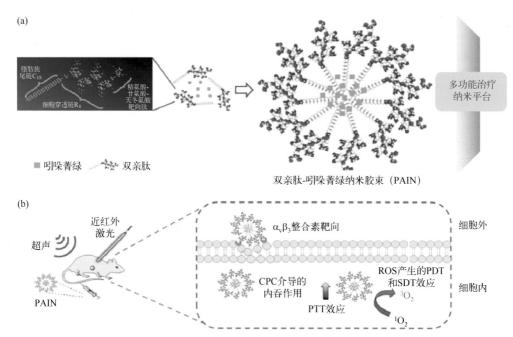

图10.4 功能双亲肽纳米胶束负载声敏物质、光敏物质用于多种恶性肿瘤的声动力（SDT）、光动力（PDT）和光热（PTT）联合治疗[37]

（4）光场 光具有可调谐的强度、波长和传播方向，这些特性决定了利用光场可进行时空的精准操控，作为外部激发源和功能信号在光学成像及治疗中得以广泛应用，例如荧光成像、光动力治疗和光热治疗等已成为新型疾病治疗策略[40]。另外，基于光生物调节（photo-biomodulation，PBM）的低水平光治疗技术受到了研究人员的青睐。光生物调节是利用非电离形式的光源（如可见光、近红外光等）触发细胞通路，从而减缓器官或组织的炎症反应，降低人体疼痛，其公认机理为线粒体呼吸链中的细胞色素 c 氧化酶与光的相互作用，光子解离抑制呼吸作用产生的一氧化氮，促使能量分子三磷酸腺苷的生成，增加呼吸作用而促进细胞的增殖[41]。光生物调节效应最早由匈牙利塞迈尔维斯大学教授、激光学医师恩德·梅斯特（Endre Mester）于1967年发现[42]。在研究红宝石激光器对老鼠的致癌效果时，他发现激光非但不致癌反而促进了剃毛区域的毛发生长，自此开创了低水平光治疗技术，被誉为"光生物调节之父"。之后，光生物调节效应被广泛用于治疗神经系统疾病、缓解疼痛等[43,44]。

光遗传学是光生物调节外另一种与光治疗技术相关的学科，它以病毒为载体使感光蛋白在靶组织中表达，进而精准调节基因和细胞的活性，具有高特异性和毫秒级的时间分辨率，目前已广泛应用于神经科学研究[45]。自然界中的感光蛋白可受光的刺激，导致生物体响应不同环境的变化，例如植物的光受体蛋白可指导植物进行光合作用，影响其生长、发育和繁殖。2002年，牛津大学教授格罗·米森伯克（Gero Miesenböck）首次发现光可驱动果蝇（*Drosophila* sp.）神经元的基因表达，并用光受体蛋白调控神经活动，指出用光激活特异性神经元可用于探寻神经连接，驱动神经回路的特定神经元[46]。2005年美国麻省理工学院教授爱德华·博伊登（Edward Boyden）在 *Nature Neuroscience* 杂志上提出视紫红质-2可用于去极化神经元，建立了光遗传学[47,48]。同年，美国斯坦福大学霍华德休斯医学研究所研究员卡尔·迪赛罗斯（Karl Deisseroth）建立了真正意义上的光遗传学技术，他利用体外培养的神经元成功表达了光敏感蛋白Channelrhodopsin-2（ChR2），并用脉冲蓝光精确调控，激活了该神经元[49]。2010年光遗传学技术被 *Nature Methods* 杂志评选为年度方法，被 *Science* 杂志评为近十年来最重要的科学突破之一。大部分光遗传学工具分为两个部分，即取自植物、真菌或细菌的光感模块，如隐花色素2（cryptochrome 2，CRY2）、光解离二聚体蛋白pdDronpa、细菌光敏色素（bacterial phytochromes，BphP）等，以及效应模块包括 CRISPR-Cas9、锌指蛋白（zinc-finger protein，ZFP）、转录激活因子样效应物（transcription activator-like effector，TALE）等蛋白或核酸结合物（图10.5），其中光感模块结合发色团（如黄素单核苷酸、藻蓝蛋白、胆绿素等）形成光感受器，可被不同波长的光可逆地激活[50]。

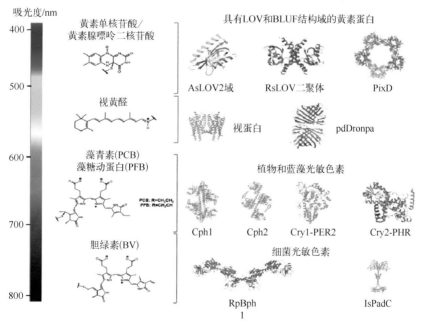

图10.5　光遗传学中的光感模块和效应模块[50]

在癌症治疗应用中，特定波长的光可无创地激活肿瘤细胞的免疫反应、溶瘤活性，并调节细胞信号转导通路。由上转换纳米粒子介导的光遗传学干扰深层蛋白质的合成和运输途径是光基因编辑的新方法[51]。将上转换纳米粒子与感光蛋白结合，可实现近红外光响应的特异性离子通道多重激活或抑制[52]。Deisseroth 等在 2011 年的专利中首次提出这一观点，使用上转换纳米粒子将光无创地传递至质膜，以表达光敏视蛋白神经元[53]。Pan 等设计了掺杂镧系稀土材料（NaYF4：Tm，Yb UCRs）的上转换柔性胶囊，用于近红外光远程上调细胞自噬（图 10.6）[54]。在小鼠皮下植入后，这种柔性胶囊可聚集于靶向部位，并将具有高组织穿透性的近红外光（980nm）转换为蓝光（488nm）。在此环境下，具有细胞自噬功能的蛋白 p53-CRY2 从基态跃迁至激发态，募集与其相互作用的核定位蛋白 Cib1，将自噬介质蛋白 p53 从细胞质转移至细胞核，从而上调细胞自噬。研究表明，该纳米粒子结合光场作用，通过替代功能蛋白和锚定信号可实现多个亚细胞操纵、上调细胞自噬，为癌症、神经退行性疾病的治疗提供了新的可行方案。

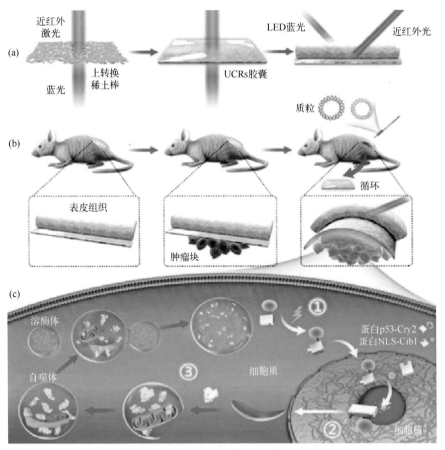

图 10.6　上转换柔性胶囊用于近红外光远程上调细胞自噬[54]

此外，Rogers 团队提出了光遗传学的另一医学应用，即无线光流体系统[54]。光流体神经探针结合超薄柔软的微流体药物递送系统和细胞尺度的无机发光二极管（cellular-scale inorganic light-emitting diode，μ-ILED）阵列构成光流体系统，可实现无线、可编程的时空调控流体递送和光学刺激[55]。该系统的探针和药物递送主要由聚二甲基硅氧烷构成，植入动物体内后可进行基因表达、多肽和小分子物质递送，以及多巴胺能神经元活性的复合调控。进一步地，该团队设计了具有用户选择模式的无线、无电池、小型化多通道光流体平台，用于光遗传学、药理学和光药理学研究，验证了通过体内光遗传学、共定位基因递送和光解笼锁谷氨酸可控制小鼠的运动行为，从而将药物精准递送至大脑的靶向功能区域[56]。

2. 药物 - 器械 - 信息远程交互

随着先进电子信息材料的发展，研究人员尝试将智能检测器件整合到药械组合产品中，以获取实时监测数据并对数据进行分析处理，从而为后续的诊断与治疗提供科学有价值的参考方案。传统药械结合类产品，负载的药物集中在病变部位后，由器械储存并控制药物的释放。然而，限于器械的药物负载容量，实际释放在患处的药物浓度往往不足以满足有效治疗的需要[57]。另一方面，个体化治疗要求根据不同个体与疾病严重程度的需要，提供适宜的药物剂量与用药治疗时间，特别是对于患有慢性病的个体，长期或终身服药治疗常常会导致患者无法遵从医嘱，用药周期易产生混乱而致疗效大打折扣。柔性传感器和信息远程交互技术的出现，为药物递送、健康监测与即时通信提供了便利，互联设备结合人工智能算法可帮助临床医生及时、合理地分析患者的生理、病理信息与病情变化，为后续诊断和治疗提供科学依据，因此，药物 - 器械 - 信息远程交互（drug-device-information interaction，DDII）的发展有望在未来药械结合提升疾病诊疗效能、改善医疗管理等方面提供全新的人机协同新范式[58-60]。

可穿戴式医疗设备融合了生物力学传感器、光学传感器或生化传感器，并将这些与生物医学相关的微小电子器件（如纤维纺织品、腕带、贴片等）嵌入到服装、配饰或表皮中，感知人体的生化物理信息，提供电子预警或递送药物，以达到疾病监测、诊断与治疗的目的。通过连续监测人体生化或电生理信号，还可为人们定制健康管理方案，将所得医学数据经蓝牙或 5G 网络无线传输到终端，在监测—诊断—治疗—通信—管理闭环的诊疗系统中实现个性化治疗或医学服务，为各类慢性疾病提供了可量化、可视化的医学服务模式，如实时监测、体征预警、按需释药、无创治疗等，其中较为典型的包括互联服药监测式隐形眼镜、智能分析给药式表皮贴片及可植入式微芯片等[61-63]。

（1）互联服药监测式隐形眼镜　糖尿病是一类由胰岛素分泌不足或作用缺陷而导致的代谢紊乱慢性综合征，以长期高血糖为主要表现，最终可能导致身体多系统的功能损伤。糖尿病患者通常须严格控制血糖，而目前临床常用的有创血糖监测方法与降糖治疗方案给糖尿病患者的正常生活带来了诸多不便。为此，研究人员研制了一款内嵌生物传感器的隐形眼镜用于实时监控糖尿病患者的泪糖含量，并将其转换为人体血糖数据，根据血糖含量智能分析、实时计算所需的降糖药物剂量，从而使患者摆脱了传统的有创血糖监测与侵入性药物治疗的痛苦（图 10.7）[64]。这一互联服药监测式隐形眼镜的工作原理为通过患者泪液葡萄糖浓度来估测血糖浓度，当患者血糖浓度升高时，隐形眼镜内嵌的降糖药囊受到激发，反馈信号点亮镜框上的警示灯，控制释放降糖药物，药物在眼部溶解进入人体血液循环系统，从而实现科学、高效的血糖控制。

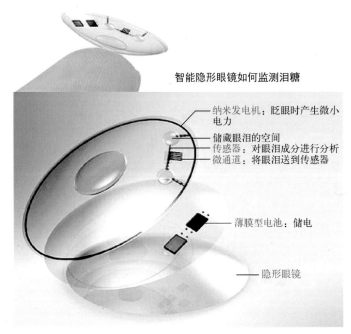

智能隐形眼镜如何监测泪糖

纳米发电机：眨眼时产生微小电力

储藏眼泪的空间
传感器：对眼泪成分进行分析
微通道：将眼泪送到传感器

薄膜型电池：储电

隐形眼镜

图 10.7　互联服药监测式智能隐形眼镜用于糖尿病治疗[64]

（2）智能分析给药式表皮贴片　除上述隐形眼镜装置可用于血糖监测，表皮贴片式的控糖设备是另一种糖尿病的新型治疗方案。美敦力公司研发了智能分析给药式的表皮贴片，并于 2016 年经美国食品药品管理局批准上市。这套药械结合设备由血糖监控仪、胰岛素储药机构成，系统每 5min 进行一次血糖测量，在血糖异常时系统会通过智能算法由表皮贴片储药机注射相应剂量的胰岛素。在对 124 名患者进行临床测试后，发现患者低血糖的持续时间减少为原来的 44%，高血糖持续时间则减少为原来的 11%，从而证明这一设备能够及时精准地调节患者的血糖水平。

此外，表皮贴片类药械结合装置还可用于治疗皮肤创伤及创口促愈。手术、烧伤造成的创口一般尺寸较大，愈合周期较长，创口常常会有潜在感染的风险，可导致败血症等严重疾病，因此，动态监测伤口的愈合情况并给予适当的伤口敷料治疗对于缓解病情至关重要[65,66]。Li 等开发了一种柔性双色聚丙烯酰胺与壳聚糖水凝胶，用于伤口的实时监测、预防感染和促愈治疗[67]。季铵壳聚糖具有广谱的杀菌能力和止血功能，该水凝胶负载伤口指示剂碳量子点和酚红，实现了对伤口动态酸度 pH 的监测。借助智能手机，贴片还可记录与分析伤口处 pH 的变化曲线，从而间接地反映伤口部位的抗菌效果与愈合情况。实验表明，该水凝胶具有良好的抗菌活性，可有效监测伤口恢复情况，缩短伤口愈合的周期，在临床应用中具有巨大潜力。美国 Tufts 大学还开发了一种表皮贴片式柔性绷带，用于创口的愈合监测、周期给药及促愈治疗（图 10.8）[68]。这种柔性绷带能够定量监测创口处生物标志物信息，如含氧量、温度、pH 值或是否存在炎症等，并将这些数据经蓝牙无线传输至移动终端，通过分析计算指导绷带释放适宜剂量的药物以帮助伤口更快地愈合。

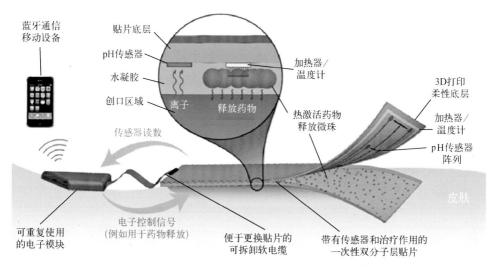

图 10.8　智能分析给药式表皮贴片用于动态监测皮肤创伤与伤口愈合[68]

（3）可植入式微芯片　美国 MicroCHIPS 生物技术公司于 2015 年研发了可植入式微芯片，用于治疗老年人常见的骨质疏松症（图 10.9）[69]。微芯片中独立密封的给药装置可存储 20 天的药物剂量，简单皮下植入患者腹部后，可在确定时间通过体外无线触发电流给予确定剂量的药物释放，一次植入长期使用，且不影响患者的日常生活与社交活动，从而避免了老年骨质疏松症患者长期、反复到医院注射针剂的痛苦，为老年慢性病的个性化治疗提供了新的方案。

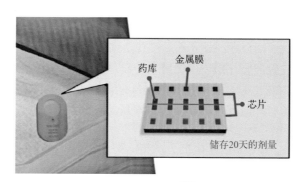

图 10.9　可植入式微芯片用于老年骨质疏松症的治疗[69]

除可穿戴电子医疗设备外，数字化药物的研发与临床应用为疾病诊疗与信息交互提供了新的机遇。患者服药依从性差是许多慢性病和精神类疾病治疗的一大难题。患者往往不能遵医嘱按时、按量服药，医生也没有系统的方法客观跟踪、监测患者的服药情况。为此，2017 年 11 月日本大冢制药公司推出了全球首个数字化药物阿立哌唑芯片片剂（Abilify MyCite），用于治疗精神分裂症、双相情感障碍和其他精神类疾病，现已获得美国 FDA 的批准用于临床。它由含传感器的口服阿立哌唑药片、智能贴片、外部设备应用软件和基于网络的数据面板四部分组成，药片中嵌入了一枚可口服摄入的含微量铜、镁涂层的传感器，当药片进入胃中接触胃液溶解后即会自充电激活，从胃中发出信号，记录下药片摄入日期、时间与消化状态，而贴于患者皮肤表面的智能贴片可以记录传感器发出的信息及患者心跳、呼吸、体温、活动等体征参数。这些数据随后经蓝牙无线传输至智能手机、平板电脑等移动终端，以便医生对患者的服药数据进行监测、统计、分析，指导患者调整药量与服用时间。同时，这一数据可与患者家属或护理人员共享，以便及时提醒患者定时定量服药。目前，这一互联药物监测技术已拓展应用于糖尿病、高血压等其他慢性病患者服药依从性的改善。

3. 药物 - 器械 - 影像整合手术

医学分子成像与微纳分子探针结合，为实施精准医学提供了强大工具。与术中影像导航不同，药物 - 器械 - 影像整合手术（drug-device-image surgery，DDIS）强调药械结合发挥协同作用，不仅为影像示踪与病灶导航提供重要支撑，而且通过药物治疗与手术切除相配合，为提升疾病的整体疗效发挥相辅相成的作用。

临床上常用的荧光染料分子种类繁多，如吲哚菁绿、荧光素钠和含荧光基团的微纳材料等，这些染料分子可作为术中荧光导航的示踪剂。同时，在构建具有治疗作用的微纳材料基础上复合荧光染料物质，结合商业化的临床术中导航设备，即可用于药物 - 器械 - 影像整合手术。例如，负载吲哚菁绿的聚乙二醇修饰的复合黑磷纳米片（black phosphorus nanosheets，BPNs）ICG@BPNs-PEG 已用于荧光导航下的肿瘤靶向光热治疗 [70]。聚乙二醇修饰保护黑磷纳米片及吲哚菁绿免受外界条件的氧化，同时增强了它们在生理盐水与血液环境中的稳定性。当复合黑磷纳米片靶向积聚在肿瘤部位时，外界光刺激产生良好的光热效应，病灶区域温度升高诱导肿瘤细胞坏死。聚集诱导发光分子（AIEgen）是另一种可用于术中荧光导航的新型荧光材料。多种基于聚集诱导发光分子的微纳平台已见诸报道，并用于如肿瘤等疾病的光热、光动力与免疫联合治疗，在治疗的同时能够结合近红外光导航实现手术对肿瘤病灶部位的精准切除 [71]。聚集诱导发光分子探针经静脉注射后，靶向于肿瘤部位积聚，可通过近红外荧光成像进行第一次术前诊断，再在术中荧光导航下行手术精准切除，同时进行协同治疗，最后再通过荧光实时成像对疗效进行术后评估。研究表明整体治疗效果超过了单一手术切除，体现了药物 - 器械 - 影像整合手术的协同效能。

实施药物 - 器械 - 影像整合手术的另一策略是利用纳米机器人开展体内微创手术，以充分发挥纳米机器人靶向药物输送、跨越生理屏障、生物医学成像与灵活自驱动的特性 [72]。Cai 团队构建了一种混合微生物的人工智能微机器人（AI microrobot），他们选用海洋中的趋磁细菌（AMB-1）为模板，通过迈克尔加成（Micheal addition）反应使细菌膜表面偶联吲哚菁绿染料分子，在磁驱动和近红外光触发条件下，实现了体内磁控导航、荧光 - 磁共振双模态成像和光热消融的肿瘤可视化精准治疗[73]。这一人工智能微机器人能够主动靶向肿瘤病灶，在微米尺度上实现个体或群体的精准迁移控制，由于趋磁细菌 AMB-1 本身的乏氧靶向能力，可将治疗药物递送到乏氧的肿瘤核心区，从而促进药物在肿瘤部位的有效积累。另一方面，在定向外部磁场作用下，携载趋磁细菌的人工智能微机器人可突破生理屏障，以（13.3 ± 4.5）μm/s 的运动速度进入肿瘤组织，介导磁共振成像。近红外激光实时激活微机器人所负载的光敏物质吲哚菁绿，为肿瘤部位的高效、可视化光热治疗提供了便利。

（三）药械结合的医学应用

随着慢性病患者群体的扩大以及临床诊疗难点问题的凸显，各类商业化药械结合产品的研发非常活跃，在临床中的应用也越来越广泛，市场规模与产品数量不断增长，雅培（Abbott）、史赛克（Stryker）、美敦力（Medtronic）等众多跨国公司聚焦于各类药械结合产品的开发，逐年加大了研发投入与产品的迭代力度（表 10.1）[74]。到 2020 年，药械结合产品市场的规模已飙升至 12010 亿美元，预计在 2027 年将达到 20430 亿美元[75]。

尽管微纳功能医用材料和医疗器械的结合为疾病诊疗提供了新的策略与实现方案，但新一代药械结合类产品的进一步临床应用仍有待开发。同时，仍需探索更多样化的功能医用材料，在临床转化时应严格考虑其生物安全性[76]。未来，药械结合类产品将服务于更多疑难杂症、慢性疾病的诊疗一体化，聚焦医学数据的远程传输、可实时健康监测、植入式生物传感与影像导航手术等策略实现疾病的无创或微创治疗，以及个性化健康管理。

表10.1　商业化药械结合产品及其主要应用

产品类型	产品名称（公司）	有效成分	临床用途	产品特点
药物洗脱支架	XTreo（Lyra Therapeutics）	柔性筛网/糠酸莫米松	慢性鼻窦炎	检测糠酸莫米松水平与局部鼻窦组织药物缓释
表皮贴片	Rivelin（AFYX）	生物降解贴片/F（ab）抗体	黏膜组织炎症	活性抗体片段长时间靶向递送至湿态组织
导管	SeQuent Please Rex（B.Braun Interventional System & Infraredx）	紫杉醇涂层/经皮腔内冠状动脉成形术（PTCA）球囊导管	冠状动脉疾病	药物瞬时释放抑制冠状动脉狭窄
植入物	Port Delivery System（Genentech）	可填充式眼部植入物/雷珠单抗	黄斑变性	非侵入式经皮药物递送
输液泵	BB106（Bexson Biomedical）	可穿戴皮下输液泵/盐酸氯胺酮	心理健康适应症（如创伤后应激障碍）	经可穿戴贴片泵可控释放药物
喷雾装置	Bidose（Aptar Pharma）	鼻喷雾装置/肾上腺素	抑郁症	精准给药袖珍器械

资料来源于https://www.drugdeliverybusiness.com/并有所修改。

二、外科手术的可视化规划

在前面的章节里，提到了可视化医学在术前手术方案规划、术中影像导航及术后疗效评价中的应用。在此，就以脊柱外科手术为例，详细介绍在手术方案规划制定中可视化医学的具体应用。

（一）脊柱手术规划的重要性与可视化需求

老年人群骨质疏松症发病风险较高，中国 40 岁以上人群骨质疏松症发病率为 5%，其中女性发病率为 20.6%，骨质疏松性骨折发生的概率约为 10%，每年骨质疏松性椎体压缩骨折相关的医疗人均开销约为 1370 美元 [77,78]。在治疗方法上，椎弓根内固定是当前临床上采用较多的骨质疏松性椎体压缩骨折内固定的治疗方案，但该治疗方案存在一定的并发症风险，椎弓根内固定螺钉松动或脱出是术后主要并发症之一。骨质疏松性椎体压缩骨折患者接受内固定治疗后，内固定松动的可能性高达 60%，大大增加了手术的失败率。骨质疏松症早期的骨密度影像学检查对于预防骨质疏松性骨折至关重要 [79]。椎体不同区域骨密度的精确测量理论上可为椎弓根螺钉置入提供参考，目前临床上还没有对椎体不同区域骨密度的精确测量方法。研究如何防止内固定松动并增强椎弓根内固定的稳定性，是提高骨质疏松症患者脊柱内固定手术成功率、减少内固定手术翻修率的关键。

针对患者群体较为复杂的骨质状况，脊柱内固定手术的方案规划及落实是解决前述临床痛点问题的一个可行思路。目前大多数脊柱手术规划系统仅从几何测量与评估方面为医生提供有限的信息，三维可视化功能也较为简单，无法提供重要参数（如骨密度等）的定量分析结果，临床医生在规划时也基本依据主观经验完成，与徒手规划相比并无太多差异 [80-82]。因此，开发一款包含骨质定量分析的脊柱手术可视化规划软件，有助于进一步提升术前手术规划的科学性和精确性，帮助医师更好地完成手术计划，从而从根本上提高手术的成功率。

（二）脊柱手术规划的相关技术

1. 骨密度测量

骨密度，即骨矿浓度，体外测量在测量骨样本体积后按照泡水、脱水或灰化后称重的方式去计算其湿密度、干密度和等灰密度，体内测量则可分为双能 X 线吸光度分析（dual-energy X-ray absorptiometry，DXA）和定量 CT（quantitative computed tomography，QCT）等技术 [83]。相比双能 X 线，定量 CT 具有精确控制测量区域等优点，测量的是真正意义上的体积骨密度，而双能 X 线吸光度分析仅能测量整个椎体节段的二维投影骨密度[84]。骨密度作为重要的骨质定量分析指标，在体检中常被作为骨质疏松症诊断的参数，世界卫生组织和国际骨和矿物质学会（International Bone and Mineral Society，IBMS）分别于1994年和2007年给出了双能X线吸光度分析和定量CT用于诊断骨质疏松症的标准[85,86]。在骨科手术规划中，依据定量CT灵活可调的优势，利用骨密度评估及预测手术的潜在风险是未来发展趋势。

2. CT影像信息获取与处理

医学影像技术包含多个种类，其中计算机断层扫描技术利用多层X射线二维图像重构三维立体影像，适用于临床脊柱手术的规划场景。将患者的CT影像输入到规划软件中，从平面上看，每张CT影像由方形像素（pixel）组成，CT影像的重建过程涉及多个参数，最重要的是CT层厚，它决定了每个像素所代表的体素（voxel）大小。由于CT成像是按照层厚等距前进扫描的，体素的体积便是像素的面积乘以层厚，CT影像则是利用多个等距二维信息重建后的三维信息[87]。

利用python语言包对CT信息进行处理，可以按照索引CT片内平面坐标的方式获取所有的体素信息，由此可实现不同组织的单独提取。以往的骨科可视化软件便是利用CT阈值（threshold）筛选的方式，获取一个大致的骨质CT值范围内的体素集合（常称为掩码），映射回原始CT片中，显示符合条件的体素，从而显示大致的骨质结构，但这一方法无法精确显示骨质的细微结构，也无法区分不同的椎体节段。通过Radiant软件对CT体素信息粗筛后得到整体三维提取结果，可见患者后方带弧度矩形区域CT扫描床板的零件信息，骨质无法实现单节段分割提取，且纹理有缺损或瑕疵，无法完全满足脊柱手术规划的客观需求。

3. 三维图像语义分割与椎体可视化

三维图像语义分割（semantic segmentation）是手术规划中深度学习可视化的基础技术。所谓语义分割，意为通过对图像人为指定区域特征进行深度学习，训练出来的模型可以对新样本图像符合特征的区域进行分割提取或者是分类。利用CT图像格式载入患者数据，选取需要规划的节段所涉及的CT层范围，便可对CT的体素信息集合进行语义分割，从而单独精确地提取出骨质区域，方便后续的规划实践。

进一步地，利用语义分割深度学习的技术优势，通过人工标注椎体，理论上可实现精确的单节段椎体分割，再经边界平滑后处理及三维重建（3D reconstruction），所得三维模型效果可以达到清晰精确的水平，满足临床医生术前规划的需求，不再受限于原始CT信息与粗糙筛选的重建模型带来的认知模糊。三维分割算法实现的逻辑是基于深度学习pytorch包，通过深度学习模型提取CT图像上的特征，常用的三维图像分割模型为3D-UNet，经过人工标注椎体节段mask（即解剖学上单椎体包含的体素范围）用于监督自动分割模型训练后，在提供椎体中心信息和CT层面范围的情况下，自动分割模型推理得出单节椎体的mask信息，从mask包含的体素信息返回到原始CT中，便完成了椎体从原始CT中的分割提取[88,89]。完成椎体分割后，由于体素本身是方体或盒体，即便按照现存0.625mm高分辨率CT体素显示，仍可能略显粗糙，需进一步进行三维模型重建及光滑处理，通常使用marching cube算法，利用三角面片对分割mask进行三维重建及平滑处理，处理完的椎体三维模型拥有更接近真实椎体表面的光滑连续特征，被称作椎体表面网格（surface mesh）[90]。为了进一步方便数值计算、后处理和可视化过程，通过Gmsh等网格划分工具在表面网格内部生成体网格（volume mesh），其中体网格通常由四面体或六面体单元组成[91]。图10.10为椎体人工智能分割到网格化的流程，其中体素mask分割结果处可以看到深度学习模型完整精确地提取出椎体在CT层上的体素范围。在训练深度学习模型的阶段，其则是一个反逻辑，通过人为标注的方式来提取出CT层的椎体体素范围，通过大量的标注信息来训练深度学习模型，从而使其在遇到新的场景样本时，可按其规律自行找出新CT层上的椎体体素范围，进而对所有骨质体素完成提取，最终实现精确的三维分割效果。

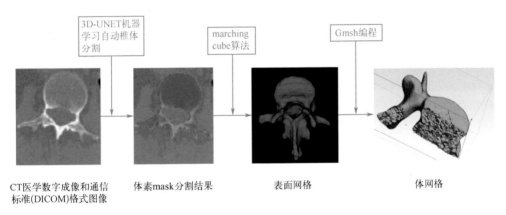

图 10.10　基于机器学习的椎体分割技术流程

4. 手术器械规划的可视化

在完成椎体可视化之后，可以进一步实现手术器械规划的可视化。一个常见的场景便是，内固定手术中三维或二维显示椎体的椎弓根钉和椎体的相对位置信息，同时结合体积骨密度来评判椎弓根钉打入区域的安全性。理论上，在设定好钉道骨密度感兴趣区域后，规划过程便是在CT的不同视图上进行调整以使其放置于目标打入区域，调整过程中将钉道ROI边界线经过的体素定义为钉道体素边界。在确定好钉道体素边界后，通过边界内体素找寻的算法收集所有在体素边界内的体素，找寻的体素和原始CT中的体素求交集便确定了钉道mask，与前述的椎体mask一致，不过此时的目标是计算mask对应的骨密度。钉道mask会随用户操作过程实时更新，基于钉道mask中的体素CT值等信息，可进一步按照CT值与骨密度的线性关系确定钉道的骨密度。基于钉道骨密度与螺钉拔出力生物力学试验研究结果和相关原理，可以进一步预测对应钉道和螺钉参数下规划螺钉的拔出力大小，从而预测其松动风险[92]。如图10.11所示，椎弓根钉钉道会经过不同的骨质区域，钉道轨迹也有变化空间，精确评估其打入区域的骨密度有助于做出更加科学的临床手术决策。

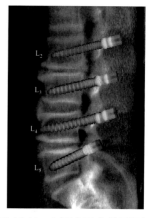

图10.11　内固定手术椎弓根钉钉道示意图

（三）脊柱手术规划可视化应用

结合前述骨外科手术中的难点问题，以及体积骨密度和手术规划相关的CT数据语义分割技术，人们编辑了Surgispace软件用于脊柱手术的术前规划，在充分考虑骨质定量分析和生物力学原理的前提下，软件核心功能是通过骨密度和生物力学综合评估椎弓根钉的置入，为脊柱手术规划提供可视化的解决方案。

1.椎体与椎弓根钉术前规划的可视化

椎弓根钉规划通常有两种视图模式（图10.12）：一种是实况模式，即按照实际CT拍摄的横断面视角展示螺钉规划结果；另一种是钉道视角，即按照钉子轴面所在的横断面对原始CT体素求交集，找寻对应的CT体素并显示在钉子轴面视图中，从而实现钉道轴面相对于椎体CT的位置，以方便术前规划操作。

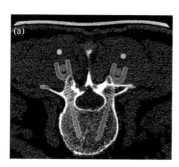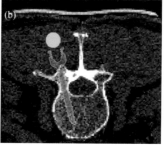

图10.12　两种椎弓根钉规划视图：（a）实况模式；（b）钉道视角

钉道骨密度、预测拔出力可以实时显示于规划轴状视图的下方，拔出力的预测基于螺钉参数的变化显示对应结果。除二维视图显示外，基于椎体分割表面网格和螺钉表面网格，通过调用计算机视觉及图形学库（如pyvista[93]），将存储了椎体分割表面网格和位置的几何文件［通常为Visualization Toolkit（VTK）格式］和存储了螺钉表面网格和位置的几何文件同时调用显示，对椎体几何指定白色（指定的节段赋绿色），对左右侧螺钉网格和钉棒指定不同颜色，最终椎体、螺钉和钉棒按照二维规划界面确定的相对位置同时显示出来。同时调用三维几何文件并设置颜色，实现了椎弓根钉的术前规划可视化，便于临床医生术前对规划有一个全面、直观的体验，从而更好地确认或优化调整手术计划［图 10.13（a）］。

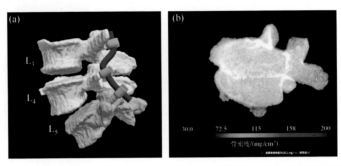

图 10.13　椎弓根钉的术前规划三维可视化（a）及椎体松质骨密度梯度变化视图（b）

2.椎体松质骨密度分布的可视化

基于之前利用 3D-UNET 深度学习模型自动分割得到椎体 mask 的基础上，进一步调取每个体素的 CT 值，计算对应的骨密度值，将骨密度赋值回对应体素的阵列信息中，利用 pyvista 可视化模块，依骨密度值大小梯度的方式，在调用单个体素时，其颜色设置为骨密度值对应的梯度颜色，如高骨密度值显示为深绿，低骨密度值显示为深红。在调取完所有体素之后，将骨密度的分布可视化。临床上，骨质可分为皮质骨和松质骨，以椎体为例，皮质是其表层的骨质，松质是表层皮质包裹下的内部骨质，皮质的骨密度远高于松质的骨密度，可通过阈值筛选的办法，进一步将骨密度高于参考值的体素定义为皮质骨区域，在可视化调用时统一设置为透明度高的白色，从而实现皮质骨体素和松质骨体素的区分可视化［图 10.13（b）］。相比传统定量 CT 技术仅测量局部松质骨密度，椎体三维骨密度分布的可视化有利于临床医生直观地发现低骨密度区域，且不受测量区域位置的影响，避免测量中人为操作误差，同时也呈现了一个全面易懂的可视化效果。

3.椎弓根钉钉棒曲率的可视化

在确定好椎弓根钉方向后，其匹配的钉棒走线也同时被确定下来，钉棒的弯曲程度对钉棒系统的稳定性及侧弯病例的校正效果有直接影响 [94,95]，因此将钉棒曲率可视化具有重要的临床意义。钉棒曲率可视化的实现基于对钉棒不同位置的曲率计算而得到，钉棒本质可以简化理解为以中心线（centerline）为轴线生成的连续微小圆柱的集合，曲率代表中心线上每个点附近的弯曲程度 [96]，可通过每个点对应的切圆半径求倒数得到。在得到中心线上所有点的曲率之后，通过 pyvista 包在调用圆柱表面网格时，按照其对应中心线上的点的曲率以蓝红色阶为标准，每个网格单元显示对应的颜色，便实现了钉棒曲率的可视化［图 10.14（a）］。

4.基于骨密度的骨水泥分布预测的可视化

骨水泥在注射后在椎体松质骨内部弥散，若处理不当易有发生渗漏的风险，从而

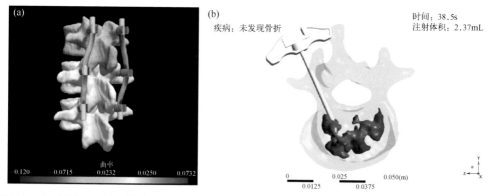

图 10.14　钉棒曲率的可视化（a）及骨水泥注射后的弥散模拟（b）

影响骨质及周边组织，甚至导致术后并发症（如肺栓塞等）发生[97]。为防止骨水泥渗漏的发生，术前规划骨水泥注射的位置和总量十分重要，将直接影响骨水泥弥散后分布的位置和范围。流体力学原理显示，骨水泥的弥散与椎体内部骨密度直接相关，根据骨质减少区域的网格重建出椎体的松质骨结构，利用流体力学模型进行数值计算，通过模拟结果计算每个网格内骨水泥的速度和压强，从而得到骨水泥注射弥散后的最终形态。将所有网格的结果按照骨水泥弥散程度做色阶展示，可最终显示出骨水泥注射后的弥散效果［图 10.14（b）中浅色代表弥散完全，蓝色代表弥散不完全］。

5. 通过手术规划可视化制作手术导板

将手术规划中螺钉的植入方向导出至医学图像建模软件中，完成相关脊柱节段骨模型的重建，并将钉道还原至重建的脊柱节段骨模型上。根据此钉道，可进行螺钉植入辅助导板的构建，导板既能保证足够的骨面贴合和扶持稳定性，又能实现椎弓根钉植入通道的建立，最终将规划的最优钉道落实于临床手术（图 10.15）。

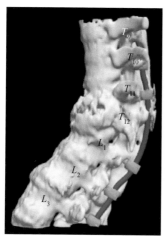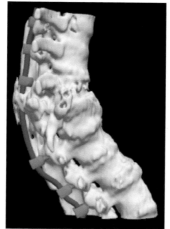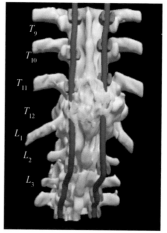

图 10.15　手术规划的三维可视效果图

椎弓根钉手术导板与重建脊柱节段模型配合使用，可帮助医生术前熟悉导板的使用方式，即贴合区域和扶持方式。导板匹配节段的信息分别打印在导板通路的侧边，以方便医生确认其放置节段和摆放方向正确无误。手术导板是医生在手术中辅助手术的重要工具，3D 打印技术尤其适合制造个性化导板。重建脊柱节段模型是通过在 CT 数据中提取骨质信息最终转换得到的三维骨模型，让医生得以在手术前直观地看到手术部位的三维结构，有助于医生提前上手规划，并逐步最终落实。尤其针对复杂手术，最优规划可极大地降低手术风险，提高手术成功率。

下面以一个脊柱手术规划辅助生成手术导板的典型案例为例，说明手术导板的制作程序。临床某患者第 12 胸椎后凸，术前诊断为胸腰段后凸畸形、重度骨质疏松伴 T_{12} 椎体陈旧骨折、腰椎间盘突出症、胸椎管狭窄、腰椎管狭窄。拟施手术为后路第 9 胸椎至第 3 腰椎椎板减压、椎弓根螺钉内固定、截骨矫形内固定。若直接依医生经验置钉，骨质疏松导致的螺钉松动风险和手术风险极大，遂按照手术规划软件确定规划结果后，设计相应的手术导板落实（图 10.16）。

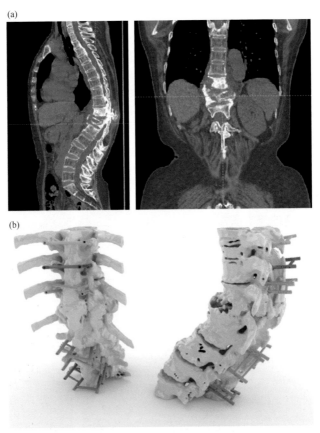

图 10.16　临床患者病例的 CT 影像（a）及手术导板设计效果图（b）

根据患者 CT 影像进行术前规划，方案确定后进一步设计生成手术导板和脊柱模型图纸，通过增材制造方法完成导板的 3D 打印。在放置好导板位置后，利用导丝（克氏针）打入完成钉道方向孔洞通道的构建，最终椎弓根钉沿着导丝的孔洞通道继续打入，完成最终置入，在手术导板的帮助下，手术规划成功落实，确保了椎弓根钉的安全可靠置入，且钉道的安全性已经过规划软件分析，确认其符合手术标准（图 10.17）。

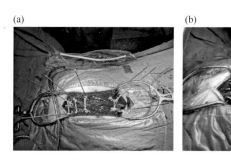

图 10.17　克氏针沿导板钉道打入（a）与椎弓根钉沿克氏针打入（b）

三、中医可视化

（一）中医的基本概念与主要难点问题

1. 脏腑学说

中医脏腑学说是研究脏腑的形态结构、生理规律以及相互关系的一门学说。它认为人体是以肝、心、脾、肺、肾五脏为核心，以胆、胃、小肠、大肠、膀胱、三焦六腑相配合，以气血精津液为物质基础，通过经络内连五脏六腑，外及形体官窍所形成的一个有机整体。其中肝—胆、心—小肠、脾—胃、肺—大肠、肾—膀胱分别构成相表里的脏腑，与目、舌、口、鼻、耳五窍，筋、脉、肉、皮、骨五体，爪、面、唇、毛、发五华等相对应，构成由内而外的五套功能活动体系，彼此相互联系、相互影响，使人体成为整体与局部、体内与体外协调统一的复杂网络系统。

中医脏腑学说是在长期临床实践基础上，抽象思维、高度概括而形成的一种理论[98]。"脏腑"亦称"藏象"，即外在形貌和功能表现等"象"，反映内在脏器的状态。与现代西医中的解剖概念不同，中医脏腑是具有特定生理功能的一系列器官结构的总称。如中医概念中的肾主藏精、主水液，表明其不仅具有现代解剖中肾脏的功能特征，还兼具生殖与泌尿系统的功能特点；心主血脉、主神志，可行血生血，表明其不仅具有现代心脏通行血液的作用，还具有骨髓和神经系统的功能表现[99,100]。

目前，脏腑学说主要存在以下问题：①中医脏腑与现代解剖学脏器之间的对应关系不清晰，概念不明确；②由于中医脏腑没有标准化概念，部分中医脏腑相关的体表区域定位及划分界限仍存在争议；③目前在中医学的相关研究中应用较多的红外成像技术大多避开证候，仅对中医疾病的红外特征做粗略分析。

2. 经络腧穴学说

经络是中医在长期医学实践中总结出的人体气血运行的通路，它将五脏六腑序贯连接，并与形体官窍互相联络，使人体形成由内到外的有机整体。经络系统由十二经脉、奇经八脉、十二经别、十五络脉、十二经筋和十二皮部构成[101]。腧穴是人体脏腑经络气血输注出入的特殊部位，具有规律分布特征和相似主治功效的腧穴构成经络的重要节点（也被称为经穴），仅具有特定主治功效而与经络循行不相关的腧穴被称为奇穴，具有特殊的压痛反应点被称为阿是穴[102]。三者共同构成人体的腧穴系统。

经络和腧穴作为通调脏腑、运行气血的重要通道与节点，对维持机体正常生理功能，调节全身阴阳气血平衡具有重要意义。通过对经络进行审、切、循、按、扣等诊查，可以快速诊断相关经脉及脏腑疾病，通过对特定腧穴和经络进行针、刮、灸、弹等治疗，可以有效改善临床症状，调节经络脏腑的异常[103]。经络腧穴特殊的生理学意义和其在临床诊疗中的重要作用构成了经络腧穴学说的核心内容。

中医学专家基于血管、神经系统、蛋白耦联带等相关假说对经络的实质进行了思考，但这些假说对于经络系统的解剖学基础缺乏明确的阐述[104]。他们探讨了腧穴相关理论及检测设备的研究进展，但所研究的腧穴局部生物活性物质检测设备——针灸传感针仍处于离体检测阶段，并未进入临床应用[105]。由于技术限制，经络腧穴现象（如声、热、光、电等）的研究结果偶然性较强、可重复性较差，无法揭示经络腧穴的科学本质。

3. 中医辨证分型

辨证分型，是根据望、闻、问、切所收集到的资料，通过中医学理论进行分析，辨清疾病的邪正关系、病变本质等，概括为某种性质的证型的思维过程，是中医学诊治疾病的重要实践过程[106]。辨是中医学的思辨过程，证型是中医学理论指导下对病机本质的概括，有思辨的过程才可将某类疾病的病机划分为不同的证型，二者互为因果关系，密不可分[107]。

辨证论治是中医理论的基本特点之一，也是中医诊断的核心，贯穿于中医理论的学术研究及临床实践。从经典的八纲辨证、脏腑辨证、六经辨证等，到现代的微观辨证、证素辨证、方证辨证等，辨证理论在不同历史时期发展出不同学说与体系，其中也存在一些问题：①各种术语表达不规范，证候规范认可程度较低[108]；②各证候间的复杂关系目前无统一认识，临床评价相对困难[109]。刘旭龙等利用计算机辅助中医辨证研究，提出了一种基于形式概念分析的可视化方法，利用概念格将证与证素进行可视化表达，但研究仅限于探讨其可行性，未经过临床实践的充分验证[110]。

4.四诊合参

四诊合参，是指望、闻、问、切四诊并重，诸法参用，不偏依于某种特定的诊断途径，而是综合分析所收集到的病情资料，作出相应的诊断。疾病是一个动态且复杂的过程，而四诊是从不同方面、不同途径诊察病情，彼此独立，相互参照，相辅相成，对于准确、快速地作出诊断有着重要的意义。四诊合参是临床辨证的重要基础。中医师通过自己的感官和与患者之间的互动进行临床资料的收集，带有一定的主观性，易受医生知识水平与外界因素的干扰，在相当大的程度上限制了中医诊断技术的发展与推广。以脉诊为例，杨杰对中医脉诊数字化、可视化进行了研究，认为传统脉诊存在信息模糊、定性不定量等问题，在临床经常出现"心中了了，指下难明"的现象[111]。随着科学技术的发展，一批设计精良、小型化、智能化的脉象仪逐步出现（图10.18），为脉象的可视化研究注入了新的活力，也为四诊的标准化研究提供了技术基础。

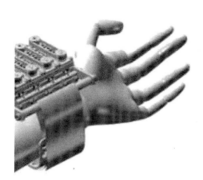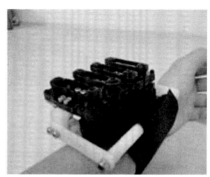

图 10.18　中医脉诊数字化、可视化研究的穿戴式脉诊仪[111]

（二）可视化技术在中医学研究中的应用

1. 脏腑与证型研究应用

关于中医藏象学说与现代解剖学脏器之间的关系，以及中医证候类型与医学影像学之间是否存在客观联系一直是学术界争论的问题之一。随着医学科技的进步，现代医学影像学仪器逐渐应用于中医诊疗，中医的可视化研究有效提升了中医辨证的准确性。

红外热成像技术（infrared thermography，IRT）最早用于对人体经络腧穴的研究，通过分析人体体表相关区域的温度特点，在中医学整体观念和"司外揣内"的诊断原则指导下探究内在脏腑的异常变化[112]。王乐鹏等研究发现，左右两肾四季热值的分布呈左低右高与"左者为肾，右者为命门""肾有两枚，左属水而右属火"的论点一致，有助于正确理解中西医在脏腑结构与功能方面的异同点[113]。一些疾病的中医证型不同，其CT影像的表现也不同，在某种程度上可为中医证型的可视化研究提供依据。任帅等通过对不同证型患者的增强 CT 影像进行统计，分析得出气滞血瘀型的原发性胰腺癌出现胰周侵犯的概率更高，为原发性胰腺癌的辨证和治疗提供了客观依据[114]。蔡冬洁等观察到不同时期"肺痨"患者的胸部高分辨率 CT 结果存在不同，而与处在同一病理时期的胸部高分辨率 CT 结果有相似之处[115]。很多疾病中医证型复杂，通过西医影像学检查可以观察到器官的细微结构变化，以帮助鉴别和诊断。某些疾病的中医证型已被证明与西医影像学的变化具有一定相关性，故西医影像学在中医各期显示的不同变化可为推测中医证型变化提供线索，CT 检查作为可视化工具为中医辨证分型提供了科学依据。

磁共振成像可以清晰显示胆管扩张程度及扩张形态，对梗阻性黄疸的病因诊断有较高价值。潘鑫等发现肝内胆管的扩张程度及形态与中医"黄疸"的证型阴黄、阳黄有密切关联，为梗阻性黄疸的中医辨证分型提供了可视化方法[116]。同时，在超声应用方面，近年来肌骨超声应用已经非常普遍，在骨科疾病（如膝关节骨性关节炎）的诊疗上，中医证型的差异可以在超声影像中分辨出不同的病理改变，其病变关节出现滑膜增生、关节腔积液等提示大多数中医证型为痰湿瘀阻证，而出现关节软骨磨损甚至骨磨损者中医证型多为肝肾亏虚证。另外，在痛风性关节炎、强直性脊柱炎、腰椎间盘突出症等疾病方面超声对于证型也有非常重要的研究价值。由此可见，超声影像可作为中医可视化的延伸，为中医辨证提供部分微观证据，对协助临床诊疗具有一定意义。

2.经络与腧穴研究应用

针刺是基于经络腧穴基本理论的常用治疗方式。随着信息技术和医疗大数据算法能力的不断发展，可视化技术作为一种有效的数据处理工具，对中医经络腧穴研究和应用能够提供更多的技术支持，可视化技术能够准确、直观地反映疾病的病理特点，为疾病的预防、诊治与康复提供重要的理论依据。

红外热成像技术将人体体表自然存在的循经红外辐射轨迹以热像图形式显示出来，经计算机信息处理，把不可见的体表温度变化转变为直观的红外热成像图，便于了解皮肤的温度分布信息，以达到疾病诊断、辨证分型、评估疗效等目的[117]。许金森等发现针灸刺激体表穴位可诱发经脉循经感传现象，主要表现为经脉循行路线上皮肤温度的升高[118]。李婷等基于此技术，针刺后溪穴观察后颈部区域皮肤的温度变化，发现针刺后较针刺前有显著的升温现象（图 10.19），从而印证了针刺产生与针灸循经感传相关的特殊现象，从生物学角度验证了"后溪督脉内眦颈"的经典针灸理论，同时还间接反映了针刺腧穴后产生的特定的经络表现，为探究针刺腧穴临床疗效的作用机制提供了新的思路[119]。

激光多普勒技术（laser Doppler technique，LDT）可监测无损伤组织中血流灌注率等血流参数，具有实时、无创、操作简便等优势，已被广泛应用于针灸基础研究，并具有较高的临床应用价值。Paulson 等研究发现当出现疼痛时，交感神经系统以一种可预测的生理模式作出反应，包括出汗增多、皮肤血液循环减少、骨骼肌血液循环增加等[120]。通过激光多普勒技术，能够测量交感神经系统的变化，直接反映皮肤灌注情况，

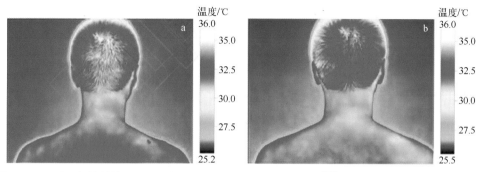

图 10.19 后溪穴针刺前后，后颈部温度变化的红外热成像比较[119]

针刺后疼痛部位的血流灌注显著升高，体现了针刺镇痛的治疗机制。此外，张贵峰等应用 PET-CT 进行脑功能成像扫描，针刺足三里、外关等穴位，观察其与大脑功能区的联系[121]。研究表明这些穴位可以激活大脑中的特定区域，且针刺激活的脑功能区所调控的功能与穴位的主治功效密切相关，对经络、腧穴的作用机理提供了客观、科学的实验证据。

3.四诊研究应用

舌诊信息的可视化处理主要包括对舌质、舌苔颜色、苔厚、润燥、裂纹指数等指标进行识别，以客观数据的形式实现对舌诊的判断。赵静等结合光谱技术与数据挖掘算法，从整体和系统的角度探究了舌体所携带的生理、病理信息，建立了舌象特征的光学信息表达模式[122]。王华强等运用数字化计算机三维重建技术，建立正常小鼠的可视化虚拟三维舌组织模型，为直观可视化舌诊提供了新的途径[123]。此外，中医舌诊仪也是近年来舌诊临床研究的重点，通常由数字舌图采集和舌象特征处理两个系统组成，在舌诊的可视化研究方面具有标准、客观、定量的优势[124]。

宋代许叔微《仲景脉法 36 图》、明代张世贤《图注难经脉诀》等已有将脉象绘制成形象化图形的想法，这些古人的著作可以看作对可视化脉诊的初步探索。现代可视化脉诊技术基于脉象的位、数、势、形属性以及脉率、流利度、深度、脉宽、脉律等要素，将其转化成为可视化的血管运动信息，是从主观到客观可视化的巨大进步[125]。张治国等通过压力脉图、心电信号和桡动脉横截面动态超声图像，发现了判别流利度、脉长参数和脉宽参数的可视化方法。钟天宇等基于专业三维软件 3DS Max，并以脉波图为参考，使中医脉象呈现得更加具体、立体，也为脉诊的临床教学提供了新技术[126]。影像学在脉"形"属性上同样具有显著应用，可实时观察脉形的变化特征[127]。此外，在闻诊方面，刘西芳等通过采集患者的声音，经计算机对采集语音信号的基本参数进行分析，以五音理论和五行学说为基础，结合现代声学分析技术，将声音波形与患者体质进行分类，实现了闻诊的中医可视化研究[128]。

4.其他方面的研究应用

在疾病的发展过程中，皮肤温度与组织代谢、神经功能和血液循环密切相关，可间接反映疾病的发展变化。红外热成像技术被誉为"中医热 CT",作为中医望诊的延伸,可捕捉人体体表红外热辐射,通过测量人体表面的热场分布、状态和变化,用于评估人体的功能状态,从而将中医抽象的阴阳、表里、寒热、虚实等概念可视化。在膝骨关节炎早期,疼痛在其病理生理学中起着重要作用,而红外热成像技术可通过温度测量对疼痛反应进行量化,因此进行膝骨关节炎的早期筛查,以防止发生恶变。吴思等对膝骨关节炎患者进行了红外热成像研究,通过对膝骨关节炎患者、无膝关节疾病的受试者的膝关节相关区域的红外热成像,发现出现关节炎症状的患者膝关节温度明显升高,而无膝关节疾病的受试者膝关节部位的温度较低[129]。此外,红外热成像还能反映内外侧膝眼、髌上囊、鹅足囊等压痛点,表明此技术可用于监测膝骨关节炎患者的局部体温,进而明确膝关节的疼痛部位,以便及早发现病情并及时采取治疗措施。神经根型颈椎病的发生多与神经根受压有关,当神经根受累时,亦可刺激相应的交感神经,引起被支配区域体表血管收缩、皮温降低。蒋崇博等观察到神经根型颈椎病患者的红外热像图与临床相应节段的根性症状基本相似,患侧神经支配区域呈现蓝色,且蓝色区域皮温低于健肢,表明红外热成像技术可以客观地显示神经根型颈椎病的病变范围,以此作为神经根型颈椎病的一项客观检查指标[130]。

目前,临床多将红外热成像技术用于骨伤科疾病的疗效评价,以确保临床治疗的安全性与有效性。刘云等采用桂枝芍药知母汤联合中药熏洗治疗双侧膝骨关节炎,研究发现治疗后患者双侧膝关节温度升高(图 10.20),VAS 评分降低,膝关节 JOA 评分增高,红外热像图温度与膝关节疗效评分呈正相关,这说明红外热成像能为临床膝骨关节炎的疗效评价提供客观依据[131]。李远栋等为了探究红外热成像应用于神经根型颈椎病的效果评价的可行性,分别采用定点侧屈旋扳手法和非定点仰卧三牵手法治疗神经根型颈椎病[132]。结果显示,两组的 VAS 评分及红外热成像温度值均较治疗前降低,

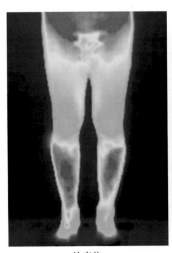
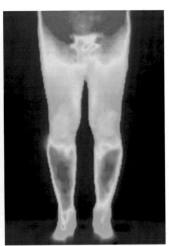

治疗前　　　　　　　　　　　　　　治疗后

图 10.20　膝骨关节炎患者中医药治疗前后的下肢红外热成像图[131]

且使用定点侧屈旋扳手法的治疗效果优于非定点仰卧三牵手法。经治疗后患者的双侧上肢呈现均一的色阶表现，体表温度趋于一致，从而证明了红外热成像技术可作为神经根型颈椎病临床疗效评价的一种可靠方法。

（三）可视化技术在中医临床中的应用

1.中医内科疾病

传统的中医内科疾病临床诊治主要依靠望、闻、问、切等中医理论指导，在医家经验、诊疗思路等方面存在着大量的隐性知识，在传承、应用和传播等方面不可避免地面临信息冗余和繁杂，中医可视化可辅助实现隐性知识显性化，改善知识传播过程，从而帮助提高决策能力[133]。

肺系疾病方面，刘纯等在耐药性肺结核的中医证型与CT影像相关性的研究中指出，耐药性肺结核的中医证型的CT影像特征在空洞数、病灶位置、肺毁损方面的差异均具有统计学意义[134]。

肝系疾病中，马亦旻等通过多层螺旋CT对不同证型肝硬化患者进行效果评价后，发现气滞瘀阻型患者的门静脉强化峰值延长时间显著长于其他分型患者，肝脏最高密度差显著大于其他分型患者，合理利用CT不仅能够提升诊断的客观性和准确性，还可增强中医治疗肝系疾病的科学性[135]。磁共振成像可定量检测肝细胞内的脂肪含量，可为脂肪肝的诊断提供定量指标。而磁共振胰胆管成像作为诊断胰胆管梗阻性疾病的主要手段，可用于黄疸的辨证分型。王绍娟等发现胆管重度扩张和"软藤征"的出现与阴黄证型之间存在显著相关性，胆管轻度扩张与"枯枝征"的出现与阳黄证型之间存在显著相关性[136]。

在心系疾病中，CT影像具有极高的诊断价值。冠状动脉CT血管造影现已成为诊断冠状动脉疾病的"金标准"。刘斯平等对不同证型的冠心病患者进行研究，发现痰阻心脉与心血瘀阻证患者的甘油三酯（TG）及低密度脂蛋白胆固醇（LDL-C）高于其他证型，在痰阻心脉与心血瘀阻证中脂质代谢失衡更明显，这与中医水谷精微的化生过程失常导致痰浊与血瘀密不可分[137]。

在脑卒中疾病中，磁共振成像具有较高的诊断价值。由于磁共振对微小梗死病灶更具敏感性，因此根据不同证型脑梗死的病灶数目、大小差异，可对风痰阻络证、气虚血瘀证等证型复发率进行比较。陈海雄等研究发现非缺血性心肌病的中医证候或辨证与西医学的心肌纤维化存在密切的内在联系[138]。超声造影对缺血性卒中患者颅内血管条件进行评价，可有效评估颅内血管的流速、斑块、狭窄等问题。临床研究表明，对缺血性卒中不同证型患者进行经颅脑多普勒检验，并对相关结果进行比对，可得出肝阳暴亢型患者的血管收缩期峰值流速最快，而气虚血瘀型患者流速最慢，其余各个证型之间未表现出明显差异。

在恶性肿瘤方面，刘悦等在乳腺癌中医辨证分型与磁共振征象特点的相关性分析中指出，不规则形和毛刺征在不同证型间差异存在统计学意义，正虚毒炽型具有明显恶性肿瘤的形态学特征，肝郁痰凝型及冲任失调型患者恶性肿瘤形态学征象相对较少，可能与疾病晚期肿瘤生长速度快有关[139]。分叶征在不同中医证型间的差异无统计学意义，说明不同中医证型的乳腺癌磁共振影像形态学特征均有分叶征表现。

2. 中医外科疾病

在外科疾病治疗时，必须首先明确发病的内在原因，才有助于提高临床的治疗效果，而可视化技术在此方面有着重要的临床应用。针对中医外科疾病以手术治疗为主的特点，基于三维可视化技术能模拟术中操作流程，定位病变节段，可提高影像学习速度，大大缩短临床医师的学习曲线。通过三维可视化、虚拟现实、增强现实、混合现实和导航手术大力发展数字医学，能够显著提升手术操作的精准度。在诊断方面，可视化三维影像有助于肝脐裂静脉的解剖识别，辨明其走行方向和血管粗细，有助于避免手术中的副损伤[140]。临床研究发现，通过三维可视化消融辅助系统进行肝癌射频消融规划（图10.21），可提高一次性穿刺成功率，减少穿刺时间，保证射频消融的疗效，降低肝癌复发率，延长患者的无瘤生存期[141]。除此以外，可视化技术在肝内胆管结石治疗、智能化肝切除手术导航、腹腔疾病影像学精准诊断等方面具有显著作用。随着人工智能的快速发展，自动导航技术、机器学习算法、多模态影像融合和智能化机器人的临床应用，为可视化中医外科的发展带来了新的机遇。

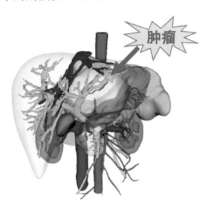

图10.21　三维可视化辅助肝癌射频消融规划

3. 中医针灸学

中医可视化在针灸学的临床应用主要体现在规范针灸操作、提高针灸治疗质量、保障针灸治疗的安全性、评价针灸治疗效果以及改善针灸临床教学等方面。功能核磁共振成像（fMRI）具有无创、无辐射、动态监测等技术优势，为针灸机制研究、脑系疾病的特征诊断、针灸疗效评价提供了可视化监测手段。关岚等利用fMRI追踪观察第5腰椎神经根痛经针灸治疗前后的影像变化，发现针灸治疗后脑功能区域影像学改变及腰骶神经神经根的信号强度均表现出与临床症状改善正相关的趋势，fMRI对腰5神经根卡压程度评价及针灸治疗效果评估提供了可视化与可量化的依据[142]。周星辰等基于fMRI研究了艾灸原发性痛经患者热敏态关元穴前后的脑成像，论证了艾灸热敏态穴位存在网络化中枢性调控，且以关键性情感镇痛的前额叶系统激活显著，说明艾灸关元穴能有效调节受试者情绪，并主要与情感镇痛密切相关[143]。在针灸学临床教学中，虚拟现实、增强现实、三维重建等可视化技术已深入参与了针灸学理论知识体系的重新建构。张文元等综合利用三维激光扫描和虚拟现实等数字化方法，开发了一套针灸铜人虚拟交互展示系统，实现了穴位、经络和常见疾病等传统中医知识在三维场景中的交互查询[144]。李佳潞等基于高分辨率 CT 研究了活体自然人胸部危险腧穴的三维图像系统，多层次、多角度地展示了胸部危险腧穴与人体解剖结构的空间位置关系，探讨了直刺进针时针刺的危险及安全深度，为针灸临床教学提供了直观、形象的参考依据[145]。

可视化技术在中医研究与临床诊疗等领域应用广泛，丰富与充实了我国传统中医学理论。未来，结合人工智能、医疗大数据分析等新兴技术，中医可视化将更好地服务于临床疾病预防、诊断、治疗及康复全过程，为我国古代文明这一瑰宝的守正创新、发扬传承增添新的光彩。

参考文献

[1]   Sweet B V, Schwemm A K, Parsons D M. Review of the processes for FDA oversight of drugs, medical devices, and combination products[J]. Journal of Managed Care Pharmacy, 2011, 17(1): 40-50.

[2]   Aronson J K, Heneghan C, Ferner R E. Medical devices: definition, classification, and regulatory implications[J]. Drug Safety, 2020, 43(2): 83-93.

[3]   Administration, U. F. D. Combination product definition combination product types[EB/OL]. 2018[2022-11-22]. https://www.fda.gov/combination-products/about-combination-products/combination-product-definition-combination-product-types.

[4]   Wu P, Grainger D W. Drug/device combinations for local drug therapies and infection prophylaxis[J]. Biomaterials, 2006, 27(11): 2450-2467.

[5]   Alvarez-Lorenzo C, Concheiro A. Smart drug release from medical devices[J]. Journal of Pharmacology and Experimental Therapeutics, 2019, 370(3): 544-554.

[6]   Wang Z, Yang Y. Application of 3D printing in implantable medical devices[J]. BioMed Research International, 2021, 2021: 1-13.

[7]   Yu L, Yang Z, An M. Lab on the eye: a review of tear-based wearable devices for medical use and health management[J]. Bioscience Trends, 2019, 13(4): 308-313.

[8]   Alimardani V, Abolmaali S S, Yousefi G, et al. Microneedle arrays combined with nanomedicine approaches for transdermal delivery of therapeutics[J]. Journal of Clinical Medicine, 2021, 10(2): 181.

[9]   Onuki Y, Bhardwaj U, Papadimitrakopoulos F, et al. A review of the biocompatibility of implantable devices: current challenges to overcome foreign body response[J]. Journal of Diabetes Science and Technology, 2008, 2(6): 1003-1015.

[10] Shupak N M, Prato F S, Thomas A W. Therapeutic uses of pulsed magnetic-field exposure: a review[J]. URSI Radio Science Bulletin, 2003, 2003(307): 9-32.

[11] Bassett C A. Fundamental and practical aspects of therapeutic uses of pulsed electromagnetic fields (PEMFs)[J]. Crit Rev Biomed Eng, 1989, 17(5): 451-529.

[12] Polk C. Therapeutic applications of low frequency electric and magnetic fields[M]//Lin J C.Advances in Electromagnetic Fields in Living Systems. Boston: Springer, 1994: 129-153.

[13] Markov M S. Magnetic and electromagnetic field therapy: basic principles of application for pain relief[M]//Rosch P J, Markov M S. Bioelectromagnetic Medicine. London: CRC Press, 2004: 258-270.

[14] Marko M. Magnetic field therapy: a review, electromagnetic[J]. Biol Med, 2007, 26(1): 1-23.

[15] Xia Y, Sun J, Zhao L, et al. Magnetic field and nano-scaffolds with stem cells to enhance bone

regeneration[J]. Biomaterials, 2018, 183: 151-170.

[16] Farzaneh S, Hosseinzadeh S, Samanipour R, et al. Fabrication and characterization of cobalt ferrite magnetic hydrogel combined with static magnetic field as a potential bio-composite for bone tissue engineering[J]. Journal of Drug Delivery Science and Technology, 2021, 64: 102525.

[17] García-Hevia L, Casafont Í, Oliveira J, et al. Magnetic lipid nanovehicles synergize the controlled thermal release of chemotherapeutics with magnetic ablation while enabling non-invasive monitoring by MRI for melanoma theranostics[J]. Bioactive Materials, 2022, 8: 153-164.

[18] Moghadam M K, Firoozabadi S M, Janahmadi M. 50 Hz alternating extremely low frequency magnetic fields affect excitability, firing and action potential shape through interaction with ionic channels in snail neurones[J]. The Environmentalist, 2008, 28(4): 341-347.

[19] Cheung A Y, Neyzari A. Deep local hyperthermia for cancer therapy: external electromagnetic and ultrasound techniques[J]. Cancer Research, 1984, 44(10_Supplement): 4736s-4744s.

[20] Kirson E D, Gurvich Z, Schneiderman R, et al. Disruption of cancer cell replication by alternating electric fields[J]. Cancer Research, 2004, 64(9): 3288-3295.

[21] Rominiyi O, Vanderlinden A, Clenton S J, et al. Tumour treating fields therapy for glioblastoma: current advances and future directions[J]. British Journal of Cancer, 2021, 124(4): 697-709.

[22] Lazaridis L, Schäfer N, Teuber-Hanselmann S, et al. Tumour treating fields (TTFields) in combination with lomustine and temozolomide in patients with newly diagnosed glioblastoma[J]. Journal of Cancer Research and Clinical Oncology, 2020, 146(3): 787-792.

[23] Ud-Din S, Sebastian A, Giddings P, et al. Angiogenesis is induced and wound size is reduced by electrical stimulation in an acute wound healing model in human skin[J]. PloS One, 2015, 10(4): e0124502.

[24] Wang L, Mao L, Qi F, et al. Synergistic effect of highly aligned bacterial cellulose/gelatin membranes and electrical stimulation on directional cell migration for accelerated wound healing[J]. Chemical Engineering Journal, 2021, 424: 130563.

[25] Zhang B, Xie Y, Ni Z, et al. Effects and mechanisms of exogenous electromagnetic field on bone cells: a review[J]. Bioelectromagnetics, 2020, 41(4): 263-278.

[26] Bassett C A L, Pilla A A, Pawluk R. A non-surgical salvage of surgically-resistant pseudoarthroses and non-unions by pulsing electromagnetic fields[J]. Clin Orthop, 1977, 124: 117-131.

[27] Malling A S B, Morberg B M, Wermuth L, et al. Effect of transcranial pulsed electromagnetic fields (T-PEMF) on functional rate of force development and movement speed in persons with Parkinson's disease: a randomized clinical trial[J]. PLoS One, 2018, 13(9): e0204478.

[28] Sun X, Guo X, Cao W, et al. Therapeutic effect of teriparatide combined with lowfrequency pulsed electromagnetic field on hip fracture[J]. Tropical Journal of Pharmaceutical Research, 2020, 19(10): 2227-2233.

[29] Miller C P, Prener M, Dissing S, et al. Transcranial low-frequency pulsating electromagnetic fields (T-PEMF) as post-concussion syndrome treatment[J]. Acta Neurologica Scandinavica, 2020, 142(6): 597-604.

[30] Wang X, Sun M, Qu A, et al. Improved reactive oxygen species generation by chiral Co_3O_4 supraparticles under electromagnetic fields[J]. Angewandte Chemie International Edition, 2021, 60(33): 18240-18246.

[31] Stupp R, Taillibert S, Kanner A, et al. Effect of tumor-treating fields plus maintenance temozolomide vs maintenance temozolomide alone on survival in patients with glioblastoma: a

randomized clinical trial[J]. Jama, 2017, 318(23): 2306-2316.

[32] Lin X, Song J, Chen X, et al. Ultrasound-activated sensitizers and applications[J]. Angewandte Chemie International Edition, 2020, 59(34): 14212-14233.

[33] McMahon D, O'Reilly M A, Hynynen K. Therapeutic agent delivery across the blood-brain barrier using focused ultrasound[J]. Annual Review of Biomedical Engineering, 2021, 23: 89-113.

[34] Chen W, Yang Y, Shangguan D, et al. Multifunctional hard-shelled microbubbles for differentiating imaging, cavitation and drug release by ultrasound[J]. RSC Advances, 2017, 7(42): 25892-25896.

[35] Zhang C, Liu C, He W, et al. Cross-linking-enhanced and ultrasound-mediated drug delivery: from fabrication, mechanisms to translations[J]. Applied Materials Today, 2021, 22: 100897.

[36] Liu Z, Shi C, Li Y, et al. Fluorescent genipin cross-linked REDV-conjugated polymeric microbubbles for human vascular endothelial cell (HVEC) targeting[J]. RSC Advances, 2016, 6(39): 32710-32714.

[37] Liu Z, Li J, Chen W, et al. Light and sound to trigger the Pandora's box against breast cancer: a combination strategy of sonodynamic, photodynamic and photothermal therapies[J]. Biomaterials, 2020, 232: 119685.

[38] Liu Z, Li J, Jiang Y, et al. Multifunctional nanocapsules on a seesaw balancing sonodynamic and photodynamic therapies against superficial malignant tumors by effective immune-enhancement[J]. Biomaterials, 2019, 218: 119251.

[39] Liu Z, Wang D, Li J, et al. Self-assembled peptido-nanomicelles as an engineered formulation for synergy-enhanced combinational SDT, PDT and chemotherapy to nasopharyngeal carcinoma[J]. Chemical Communications, 2019, 55(69): 10226-10229.

[40] Gao Y, Xiong Z, Wang J, et al. Light hybrid micro/nano-robots: from propulsion to functional signals[J]. Nano Research, 2022, 15(6): 5355-5375.

[41] Bikmulina P, Kosheleva N, Shpichka A, et al. Photobiomodulation in 3D tissue engineering[J]. Journal of Biomedical Optics, 2022, 27(9): 090901.

[42] Mester A, Mester A. The history of photobiomodulation: Endre Mester (1903—1984)[J]. Photomedicine and Laser Surgery, 2017, 35(8): 393-394.

[43] Salehpour F, Mahmoudi J, Kamari F, et al. Brain photobiomodulation therapy: a narrative review[J]. Molecular Neurobiology, 2018, 55(8): 6601-6636.

[44] de Sousa M V P, Kawakubo M, Ferraresi C, et al. Pain management using photobiomodulation: mechanisms, location, and repeatability quantified by pain threshold and neural biomarkers in mice[J]. Journal of Biophotonics, 2018, 11(7): e201700370.

[45] Huang L D. Brighten the future: photobiomodulation and optogenetics[J]. Focus, 2022, 20(1): 36-44.

[46] Zemelman B V, Lee G A, Ng M, et al. Selective photostimulation of genetically chARGed neurons[J]. Neuron, 2002, 33(1): 15-22.

[47] Boyden E S, Zhang F, Bamberg E, et al. Millisecond-timescale, genetically targeted optical control of neural activity[J]. Nature Neuroscience, 2005, 8(9): 1263-1268.

[48] Boyden E S. A history of optogenetics: the development of tools for controlling brain circuits with light[J]. F1000 Biology Reports, 2011, 3: 11.

[49] Boyden E S, Zhang F, Bamberg E, et al. Millisecond-timescale, genetically targeted optical control of neural activity[J]. Nature Neuroscience, 2005, 8(9): 1263-1268.

[50] Malogolovkin A, Egorov A, Karabelsky A, et al. Optogenetic technologies in translational cancer research[J]. Biotechnology Advances, 2022, 60: 108005.

[51] Chen H, Ding B, Lin J. Recent progress in upconversion nanomaterials for emerging optical biological applications[J]. Advanced Drug Delivery Reviews, 2022, 188: 114414.

[52] Wang Z, Hu M, Ai X, et al. Near-infrared manipulation of membrane ion channels via upconversion optogenetics[J]. Advanced Biosystems, 2019, 3(1): 1800233.

[53] Deisseroth K, Anikeeva P. Upconversion of light for use in optogenetic methods. US9522288B2[P]. 2016-12-20.

[54] Pan H, Wang H, Yu J, et al. Near-infrared light remotely up-regulate autophagy with spatiotemporal precision via upconversion optogenetic nanosystem[J]. Biomaterials, 2019, 199: 22-31.

[55] Jeong J W, McCall J G, Shin G, et al. Wireless optofluidic systems for programmable in vivo pharmacology and optogenetics[J]. Cell, 2015, 162(3): 662-674.

[56] Wu Y, Wu M, Vázquez-Guardado A, et al. Wireless multi-lateral optofluidic microsystems for real-time programmable optogenetics and photopharmacology[J]. Nature Communications, 2022, 13(1): 5571.

[57] Lee E J, Huh B K, Kim S N, et al. Application of materials as medical devices with localized drug delivery capabilities for enhanced wound repair[J]. Progress in Materials Science, 2017, 89: 392-410.

[58] Ballard Z S, Joung H A, Goncharov A, et al. Deep learning-enabled point-of-care sensing using multiplexed paper-based sensors[J]. NPJ Digital Medicine, 2020, 3(1): 66

[59] Liu C, Jiao D, Liu Z. Artificial intelligence (AI)-aided disease prediction[J]. Bio Integration, 2020, 1(3): 130-136.

[60] Li Y, Chen W, Lu L. Wearable and biodegradable sensors for human health monitoring[J]. ACS Applied Bio Materials, 2020, 4(1): 122-139.

[61] Yetisen A K, Martinez - Hurtado J L, Ünal B, et al. Wearables in medicine[J]. Advanced Materials, 2018, 30(33): 1706910.

[62] Libanori A, Chen G, Zhao X, et al. Smart textiles for personalized healthcare[J]. Nature Electronics, 2022, 5(3): 142-156.

[63] Chen G, Xiao X, Zhao X, et al. Electronic textiles for wearable point-of-care systems[J]. Chemical Reviews, 2021, 122(3): 3259-3291.

[64] Keum D H, Kim S K, Koo J, et al. Wireless smart contact lens for diabetic diagnosis and therapy[J]. Science Advances, 2020, 6(17): eaba3252.

[65] Wang H, Christiansen D E, Mehraeen S, et al. Winning the fight against biofilms: the first six-month study showing no biofilm formation on zwitterionic polyurethanes[J]. Chemical Science, 2020, 11(18): 4709-4721.

[66] Marturello D M, McFadden M S, Bennett R A, et al. Knot security and tensile strength of suture materials[J]. Veterinary Surgery, 2014, 43(1): 73-79.

[67] Zheng K, Tong Y, Zhang S, et al. Flexible bicolorimetric polyacrylamide/chitosan hydrogels for smart real-time monitoring and promotion of wound healing[J]. Advanced Functional Materials, 2021, 31(34): 2102599.

[68] Mostafalu P, Tamayol A, Rahimi R, et al. Smart bandage for monitoring and treatment of chronic wounds[J]. Small, 2018, 14(33): 1703509.

[69] David Prutchi. MicroCHIPS' Implantable Drug Delivery Device for the Treatment of Osteoporosis[EB/OL]. 2012[2022-11-22]. http://www.implantable-device.com/2012/01/22/

microchips-implantable-drug-delivery-device-for-the-treatment-of-osteoporosis/.

[70] Pan W, Chen W, Min Y, et al. ICG-loaded PEG-modified black phosphorus nanosheets for fluorescence imaging-guided breast cancer therapy[J]. ACS Omega, 2021, 6(51): 35505-35513.

[71] Jiang R, Dai J, Dong X, et al. Improving image - guided surgical and immunological tumor treatment efficacy by photothermal and photodynamic therapies based on a multifunctional NIR AIEgen[J]. Advanced Materials, 2021, 33(22): 2101158.

[72] Xu T, Gao W, Xu L P, et al. Fuel-free synthetic micro-/nanomachines[J]. Advanced Materials, 2017, 29(9): 1603250.

[73] Xing J, Yin T, Li S, et al. Sequential magneto-actuated and optics-triggered biomicrorobots for targeted cancer therapy[J]. Advanced Functional Materials, 2021, 31(11): 2008262.

[74] Srivastava, M, Jaiswal, P.. Drug Device Combination Market Size, Growth and Trends Analysis by Product (catheter, antimicrobial applications, advanced wound care products), Application (coronary angioplasty, tachycardia management), End user (hospitals & clinics)-Global Forecast till 2027[EB/OL]. 2020[2022-11-22]. https://www.marketresearchfuture.com/reports/drug-device-combination-market-6946.

[75] AllTheResearch. Drug device combination products market by product (drug-eluting stent, infusion pump, photosensitizers, orthopedic combination products, wound care combination products, inhalers, transdermal patches and others), by application (cardiovascular treatment, diabetes, respiratory problem, antimicrobial application, cancer treatment, and others), by end user (hospital & clinic, ambulatory surgical center, home care setting) and by region (North America, Europe, Asia-Pacific, LAMEA): global forecasts 2017 to 2027[EB/OL]. 2021-09[2022-11-22]. https://www.alltheresearch.com/report/765/drug-device-combination-products-market.

[76] Zhao Z, Ukidve A, Krishnan V, et al. Effect of physicochemical and surface properties on in vivo fate of drug nanocarriers[J]. Advanced Drug Delivery Reviews, 2019, 143: 3-21.

[77] Wang L, Yu W, Yin X, et al. Prevalence of osteoporosis and fracture in China: the China osteoporosis prevalence study[J]. JAMA Network Open, 2021, 4(8): e2121106.

[78] Wu J, Qu Y, Wang K, et al. Healthcare resource utilization and direct medical costs for patients with osteoporotic fractures in China[J]. Value in Health Regional Issues, 2019, 18: 106-111.

[79] Chang H K, Ku J, Ku J, et al. Correlation of bone density to screw loosening in dynamic stabilization: an analysis of 176 patients[J]. Scientific Reports, 2021, 11(1):17519.

[80] Hu X, Scharschmidt T J, Ohnmeiss D D, et al. Robotic assisted surgeries for the treatment of spine tumors[J]. International Journal of Spine Surgery, 2015, 9:1.

[81] Onen M R, Simsek M, Naderi S. Robotic spine surgery: a preliminary report[J]. Turkish Neurosurgery, 2014, 24(4): 512-518.

[82] Floyd E, Cohn P, Ferguson J, et al. A review of preoperative planning technologies for spinal deformity correction[C]//Seminars in Spine Surgery. Philadelphia: WB Saunders, 2020: 100787.

[83] Keyak J H, Lee I Y, Skinner H B. Correlations between orthogonal mechanical properties and density of trabecular bone: use of different densitometric measures[J]. Journal of Biomedical Materials Research, 1994, 28(11): 1329-1336.

[84] Adams J E. Quantitative computed tomography[J]. European Journal of Radiology, 2009, 71(3): 415-424.

[85] Engelke K, Adams J E, Armbrecht G, et al. Clinical use of quantitative computed tomography and peripheral quantitative computed tomography in the management of osteoporosis in adults: the

2007 ISCD Official Positions[J]. Journal of Clinical Densitometry, 2008, 11(1): 123-162.

[86] Kanis J A. Assessment of fracture risk and its application to screening for postmenopausal osteoporosis: Synopsis of a WHO report[J]. Osteoporosis International, 1994, 4: 368–381.

[87] Goldman L W. Principles of CT and CT technology[J]. Journal of Nuclear Medicine Technology, 2007, 35(3): 115-128.

[88] Paszke A, Gross S, Massa F, et al. Pytorch: An imperative style, high-performance deep learning library[J]. Advances in neural information processing systems, 2019, 721: 8026-8037.

[89] Çiçek Ö, Abdulkadir A, Lienkamp S S, et al. 3D U-Net: learning dense volumetric segmentation from sparse annotation[C]//International Conference on Medical Image Computing and Computer-Assisted Intervention. Switzerland: Springer, Cham, 2016: 424-432.

[90] Harvey W E L, Cline E. Marching cubes: a high resolution 3D surface construction algorithm[C]// Proceedings of the 14th Annual Conference on Computer Graphics and Interactive Techniques, New York: Association for Computing Machinery, 1987:163-169.

[91] Geuzaine C, Remacle J F. Gmsh: A 3-D finite element mesh generator with built-in pre-and post-processing facilities[J]. International Journal for Numerical Methods in Engineering, 2009, 79(11): 1309-1331.

[92] Chapman J R, Harrington R M, Lee K M, et al. Factors affecting the pullout strength of cancellous bone screws[J]. Journal of Biomechanical Engineering, 1996, 118(3): 391-398.

[93] Sullivan C, Kaszynski A. PyVista: 3D plotting and mesh analysis through a streamlined interface for the Visualization Toolkit (VTK)[J]. Journal of Open Source Software, 2019, 4(37): 1450.

[94] Salmingo R A, Tadano S, Abe Y, et al. Influence of implant rod curvature on sagittal correction of scoliosis deformity[J]. The Spine Journal, 2014, 14(8): 1432-1439.

[95] Acar N, Karakasli A, Karaarslan A A, et al. The mechanical effect of rod contouring on rod-screw system strength in spine fixation[J]. Journal of Korean Neurosurgical Society, 2016, 59(5): 425-429.

[96] Bartels R H, Beatty J C, Barsky B A. An Introduction to Splines for Use in Computer Graphics and Geometric Modeling[M]. Burlington: Morgan Kaufmann, 1995.

[97] 朱思远. 椎体成形术中骨水泥渗漏危险因素的回顾性研究[D]. 深圳: 南方医科大学, 2016.

[98] 李春雨, 李春辉. 脏腑学说中的抽象思维方法探析[J]. 中国中医基础医学杂志, 2016, 22(6):732-733.

[99] 郑洪新, 谢晚晴. 肾藏象理论的系统结构[J]. 中国中医基础医学杂志, 2015, 21(11): 1339-1341, 1424.

[100] 于玲. 中医"心代脑思"理论的成因溯源[J]. 北京中医药大学学报, 2012, 35(9): 591-593.

[101] 沈雪勇. 经络腧穴学[M]. 2版. 北京: 中国中医药出版社, 2014: 7-14.

[102] 石学敏. 针灸学[M]. 北京: 中国中医药出版社, 2007: 15-16.

[103] 王居易, 王丽平. 认识经络　调整经络　呵护经络——中医治未病理论的核心[J]. 中国针灸, 2011, 31(4): 329-332.

[104] 白震民, 谢俊, 闫妙娥, 等. 基于针刺治疗肌筋膜疼痛机制的经络实质思考[J]. 辽宁中医药大学学报, 2022, 24(11): 12-14.

[105] 张娜, 林璐璐, 王丽琼, 等. 腧穴相关理论及检测设备研究进展[J]. 中华中医药杂志, 2020, 35(9): 4549-4552.

[106] 胡波, 刘峰. 辨证论治探微[J]. 医学与哲学, 2016, 37(02): 75-78.

[107] 郑洪新. 中医基础理论[M]. 4版. 北京: 中国中医药出版社, 2016: 10-25.

[108] 王永炎. 完善中医辨证方法体系的建议[J]. 中医杂志, 2004(10): 729-731.

[109] 李蒙, 张培彤, 郭秀伟. 中医证候分级量化诊断标准的研究进展[J]. 中华中医药杂志, 2017, 32(8): 3641-3643.

[110] 刘旭龙, 洪文学, 张涛, 等. 基于形式概念分析的中医辨证可视化方法[J]. 燕山大学学报, 2010, 34(2): 162-164, 168.

[111] 杨杰, 牛欣, 徐元景, 等. 中医诊断信息数字化发展[J]. 中医药学刊, 2006(5): 810-812.

[112] 张冀东, 王丹, 何清湖, 等. 基于红外热成像技术的中医脏腑解剖研究现状与分析[J]. 中华中医药杂志, 2020, 35(8): 4040-4045.

[113] 王乐鹏, 龙晓华, 李洪娟, 等. 健康人体红外热像四时变化规律的初步研究[J]. 中华中医药杂志, 2015, 30(5): 1809-1811.

[114] 任帅, 钱丽超, 汤汇涓, 等. 原发性胰腺癌的中医证型与增强CT影像表现的相关性研究[J]. 中华中医药杂志, 2021, 36(9): 5546-5549.

[115] 蔡冬洁, 胡少丹, 仕丽, 等. 间质性肺疾病中医证型与胸部高分辨率CT相关性研究[J]. 吉林中医药, 2021, 41(11): 1462-1466.

[116] 潘鑫, 姚家琪, 周国兴, 等. 利用3.0T MR探讨梗阻性黄疸肝内胆管表现与中医证型的相关性[J]. 辽宁中医药大学学报, 2019, 21(8): 93-96.

[117] Schiavon G, Capone G, Frize M, et al. Infrared thermography for the evaluation of inflammatory and degenerative joint diseases: a systematic review[J]. Cartilage, 2021, 13(2_suppl): 1790S-1801S.

[118] 许金森, 胡翔龙, 汪培清, 等. 针刺对人体体表循经红外辐射轨迹的影响[J]. 针刺研究, 2002, 26(4): 255-258.

[119] 李婷, 田君健, 张悦, 等. 基于红外热像技术探讨"后溪督脉内眦颈"理论[J]. 针灸临床杂志, 2022, 38(10): 16-21.

[120] Paulson K L, Shay B L. Sympathetic nervous system responses to acupuncture and non-penetrating sham acupuncture in experimental forearm pain: A single-blind randomised descriptive study[J]. Journal of the British Medical Acupuncture Society, 2013, 31(2): 178-184.

[121] 张贵锋, 黄泳, 唐纯志, 等. 针刺外关穴的脑功能成像研究[J]. 中医杂志, 2009, 50(4): 324-326, 332.

[122] 赵静, 刘明, 陆小左, 等. 基于光谱技术的中医舌诊客观化研究[J]. 中华中医药杂志, 2021, 36(3): 1233-1237.

[123] 王华强, 屈援, 陈利国, 等. 基于三维重建技术的中医舌诊数字化研究[J]. 南京中医药大学学报, 2012, 28(2): 133-135.

[124] 李丹溪, 关静, 李峰. 舌诊仪的发展及其在舌诊客观化研究中的应用现状[J]. 世界中医药, 2017, 12(2): 456-460.

[125] 司银楚, 朱庆文, 高蔚, 等. 基于可视化脉诊信息采集与识别的"独取寸口法"与"遍诊法"的信息学比较[J]. 世界科学技术-中医药现代化, 2007(3): 24-27.

[126] 钟天宇, 宋丹丹, 高山, 等. 基于三维动画的脉象可视化教学研究[J]. 中国中医药现代远程教育, 2019, 17(2): 22-25.

[127] 马良宵, 牛欣, 杨学智, 等. 影像学技术在脉"形"属性特征获取上的应用[J]. 世界科学技术-中医药现代化, 2007(5): 153-156.

[128] 刘西芳. 可获取的人体诊断信息关键技术在抑郁症诊疗研究中的应用[D]. 北京: 北京中医药大学, 2014.

[129] 吴思, 邓书童, 张红安. 膝骨性关节炎红外热像表现及膝关节痛点分布规律分析[J]. 中国中医骨伤科杂志, 2017, 25(1): 30-33.

[130] 蒋崇博, 王军, 郑志新, 等. 红外热成像在神经根型颈椎病定位诊断的临床观察[J]. 临床军医

杂志, 2011, 39(4): 679-680.

[131] 刘云, 张斌青, 宋青凤, 等. 红外热成像技术在中医药治疗膝骨关节炎疗效评价中的应用[J]. 中医正骨, 2016, 28(5): 67-69.

[132] 李远栋, 刘爱峰, 张君涛, 等. 红外热成像评估定点侧屈旋扳手法治疗神经根型颈椎病的可视化研究[J]. 辽宁中医杂志, 2021, 48(3): 85-88, 229.

[133] 孟洪宇, 孟庆刚. 可视化技术在中医领域的应用探析[J]. 世界中医药, 2018, 13(4): 997-1000, 1005.

[134] 刘纯, 张亚林. 耐药肺结核的中医证型与CT影像相关性研究[J]. 中国卫生标准管理, 2021, 12(5): 116-119.

[135] 马亦旻, 张胥磊. 多层螺旋CT用于肝硬化患者中医证型分辨的效果评价[J]. 影像研究与医学应用, 2022, 6(8): 53-55.

[136] 王绍娟, 黄海青, 祝新, 等. 高场强MRCP在梗阻性黄疸中医辨证分型中应用价值的研究[J]. 辽宁中医药大学学报, 2009, 11(8): 101-103.

[137] 刘斯平, 李德龙, 王兴东, 等. 冠心病中医证型与体质量指数、血脂水平及冠状动脉CT血管造影表现的相关性分析[J]. 实用临床医药杂志, 2021, 25(15): 60-64.

[138] 陈海雄, 黎敏燕, 杜勇兴, 等. 基于心脏MRI探讨非缺血性心肌病中医辨证分型与心肌纤维化的相关性[J]. 南京中医药大学学报, 2021, 37(5): 678-681.

[139] 刘悦, 刘汀, 赵天佐, 等. 乳腺癌中医辨证分型与MRI征象及动态增强扫描特点的相关性分析[J]. 中国中西医结合影像学杂志, 2017, 15(6): 694-696.

[140] 谢于, 王振海, 张东坡, 等. 可视化3D影像辅助下对肝脐裂静脉的认识[J]. 中国临床解剖学杂志, 2020, 38(5): 559-561.

[141] 赫嵘, 贾哲, 蒋力, 等. 三维可视化消融辅助系统在肝细胞癌射频消融术中的应用价值[J]. 临床肝胆病杂志, 2022, 38(9): 2046-2052.

[142] 关岚, 赵波沣, 杨福霞, 等. 基于fMRI技术研究针灸对第5腰椎神经根性痛的镇痛作用脑功能改变机制或探索[J]. 影像研究与医学应用, 2020, 4(11): 112-114.

[143] 周星辰. 基于rs-fMRI技术探讨艾灸原发性痛经患者热敏态关元穴脑功能调节机制研究[D]. 南昌: 江西中医药大学, 2021.

[144] 张文元, 李晓旭, 谈国新, 等. 针灸铜人三维可视化研究与应用[J]. 计算机应用研究, 2019, 36(7): 2054-2058.

[145] 李佳潞. 基于HRCT技术展示活体自然人胸部危险腧穴的三维可视化研究[D]. 银川: 宁夏医科大学, 2021.

【"可视"书角】

首个数字化药物

对于许多慢性病（如精神类疾病、心脑血管类疾病、糖尿病、神经退行性疾病等）患者的治疗来说，服药依从性差是一大难题。患者由于需要长期或终身用药，往往不能严格遵医嘱按时、按量服药，医生也没有好的办法来跟踪、监测患者的服药情况。因此，有必要开发新的技术以便实时掌握患者服药与治疗数据，为这类患者提供个性化的治疗方案。

2017年11月，全球首个数字化药物——阿立哌唑芯片片剂（Abilify MyCite）获得美国食品药品管理局批准用于临床。它由日本大冢制药公司研制，用于治疗精神分裂症、双相情感障碍及其他精神类疾病。与传统的阿立哌唑片剂不同，该药物由内含传感器的阿立哌唑片剂、智能贴片、外部设备应用软件和数据面板等四部分组成。患者服用后，药片接触胃液溶解会自充电激活，记录患者的服药日期、时间与药片的消化状

首个数字化药物
【视频】

态。贴于患者皮肤表面的智能贴片可实时记录传感器发出的患者心率、呼吸频率、体温等体征参数。这些数据经蓝牙无线传输至智能手机、平板电脑等终端，以可视化的方式提醒医护人员，以便对患者的用药数据进行监测、统计与分析，指导与调整患者下一次服药的剂量与时间。同时，这些数据还可与患者家属或护理人员共享，以便及时提醒患者按时、按量服药，以保证治疗可以持续、有规律地进行。

随着我国经济的发展与人民生活水平的提高，人们的平均寿命不断延长，同时由于衰老而产生的老年慢性病发病率也在持续上升，而慢性病患者通常需要持续一年或更长时间的医疗护理和卫生保健，其中药物治疗是必不可少的临床治疗手段。因此，为了解决慢性病患者服药依从性差等难题，阿立哌唑芯片片剂这类数字化药物可将服药与药物代谢等重要医学信息以可视化的手段传输、分享给医护人员，适时掌握药物治疗进度，为患者提供个性化的诊疗方案，极大地改善了临床上现有的诊疗方式与健康管理理念，在为慢性病患者提供有效治疗的同时，也带来了更多的人文关怀。

脊柱手术可视化规划

脊柱手术需要精确的手术规划方法，图像重建技术可以为脊柱外科手术规划提供新的可能性。其中，Surgispace软件是脊柱手术规划的一个典型案例。在Surgispace软件中，有以下几个特色功能。第一，可以在普通钉道视图与钉道轴面视图间切换，方便查看钉道所在位置；第二，当使用基于CT的X射线重建技术时，可以预览手术整体规划的平片效果；第三，整体脊柱节段的三维规划图像直观明

脊柱手术可视化
规划【视频】

确，可以将整体脊柱节段透明显示，这样便于查看规划钉道相对于椎弓根的位置，有助于手术风险的评估；第四，除了选择查看整体脊柱节段，还可以选择单椎体节段查看钉道规划；第五，可以点击查看椎体骨密度的三维可视化分布，骨密度异常时可以发现骨质缺陷的位置，预警临床决策；第六，查看脊柱螺钉杆曲率的三维分布可清晰观察规划钉棒的弯折程度，预防断棒风险。最后，操作者可以自由变更螺钉参数，例如调整的轴状位旋转中心点，这样便于钉道调整，为手术的顺利完成提供科学、合理的实施方案。

附录 缩略词中英对照表

缩略词	英文名称	中文名称
^{18}F-FCH	^{18}F-fluoromethyl choline	氟代甲基胆碱
$^1O_2$	singlet oxygen	单线态氧
2D	two dimensions	二维
3D	three dimensions	三维
3D-CRT	3dimensional conformal radiation therapy	三维适形放射治疗
ACE2	angiotensin converting enzyme 2	血管紧张素转换酶2
AD	Alzheimer's disease	阿尔茨海默病
ADHD	attention deficit hyperactivity disorder	注意缺陷多动障碍
ADNI	Alzheimer's disease neuroimaging initiative	阿尔茨海默病神经影像学倡议
AESOP	automated endoscopic system for optical positioning	光学定位自动内镜系统
AET	alternative energy transfer	替代能量转移
AFP	alpha-fetoprotein	甲胎蛋白
AgNPs	silver nanoparticles	银纳米粒子
AI	artificial intelligence	人工智能
AIE	aggregation-induced emission	聚集诱导发光
AKI	acute kidney injury	急性肾损伤
ALP	alkaline phosphatase	碱性磷酸酶
ALPAC	Automatic Language Processing Advisory Committee	自动语言处理咨询委员会
ALS	amyotrophic lateral sclerosis	肌萎缩侧索硬化
AMCI	amnestic mild cognitive impairment	遗忘型轻度认知损害
AMD	age-related macular degeneration	年龄相关性黄斑变性
AMF	alternating magnetic field	交变磁场
AMI	acute myocardial infarction	急性心肌梗死
AML	acute myelocytic leukemia	急性髓系白血病
AMN	amonafide	氨萘非特
Ang-1	angiopoietin-1	血管生成素-1
ANGIO/LVG	coronary angiography/left ventriculography	冠状动脉造影/左心室造影
ANN	artificial neural network	人工神经网络
ANRR	artificial nerve rehabilitation robot	人工神经康复机器人
AR	augmented reality	增强现实
ARPA	Advanced Research Project Agency	高级研究计划局
ASIC	application-specific integrated circuit	专用集成电路

缩略词	英文名称	中文名称
AST	antimicrobial susceptibility testing	抗菌药物敏感性试验
ATP	adenosine triphosphate	三磷酸腺苷
Au NCs	gold nanoclusters	金纳米簇
AUC	area under the curve	曲线下面积
AV	augmented virtuality	增强虚拟
BBB	blood-brain barrier	血脑屏障
BCI	brain computer interface	脑机接口
BFCs	bi-functional chelates	双功能螯合剂
BLI	bioluminescence imaging	生物发光成像
BLT	bioluminescence tomography	生物发光断层扫描
BNP	brain natriuretic peptide	脑钠肽
BOLD	blood-oxygen-level dependent	血氧水平依赖
BP	back propagation	反向传播
BphP	bacterial phytochromes	细菌光敏色素
BPNN	back propagation neural network	反向传播神经网络
BPNs	black phosphorus nanosheets	黑磷纳米片
BSA	bovine serum albumin	牛血清白蛋白
BTHS	Barth syndrome（mitochondrial cardiomyopathy）	线粒体心肌病
bvFTD	behavioral variant frontotemporal dementia	行为变异性额颞叶痴呆
CA	cryoablation	冷冻消融
CAD	computer assisted diagnosis	计算机辅助诊断
CAIA	collagen antibody induced arthritis	胶原抗体诱导性关节炎
CARS	coherent anti-Stokes Raman scattering	相干反斯托克斯-拉曼散射
CAs	contrast agents	成像对比剂
CAT	computed axial tomography	计算机轴向断层扫描
CB [7]	cucurbit（7）uril	葫芦[7]脲
CBE	closed bipolar electrode	封闭双极电极
CCD	charge-coupled device	电荷耦合器件
CDT	chemodynamic therapy	化学动力治疗
CE-MRA	contrast-enhanced magnetic resonance angiography	对比增强磁共振血管造影
CE-US	contrast-enhancement ultrasonography	对比增强超声成像
CFF	coaxial flow focusing	同轴流动聚焦
CFP	color fundus photography	彩色眼底摄影
CKD	chronic renal disease	慢性肾脏疾病
CL	chemiluminescence	化学发光
CMC	critical micelle concentration	临界胶束浓度
CM-I	type Ⅰ chiari malformation	小脑扁桃体下疝畸形Ⅰ型

缩略词	英文名称	中文名称
CMPs	circulating microparticles	循环微粒
CMR	cardiac magnetic resonance	心脏核磁共振
CNDs	carbon Nanodots	碳纳米点
CNN	convolutional neural network	卷积神经网络
CNN-CAD	convolutional neural network computer-aided detection	卷积神经网络的计算机辅助检测
CNS	central nervous system	中枢神经系统
CO	carbon monoxide	一氧化碳
CO_2	carbon dioxide	二氧化碳
COPD	chronic obstructive lung disease	慢性阻塞性肺疾病
COVID-19	corona-virus disease 2019	新型冠状病毒感染
CPU	central processing unit	中央处理器
CQDs/CDs	carbon quantum dots	碳量子点
Cr	chromium	铬
CRC	colorectal cancer	结直肠癌
CRISPR	clustered regularly interspaced short palindromic repeats	聚集规律性间隔短回文重复序列
CROMP	colloidal radio-opaque and polymer	X线非透胶体聚合物
CRPC	castration resistant prostate cancer	去势抵抗性前列腺癌
CRY2	cryptochrome 2	隐花色素2
CT	computed tomography	计算机断层扫描
CTCs	circulating tumor cells	循环肿瘤细胞
cTnI	cardiac troponin I	心肌肌钙蛋白 I
CVD	cardiovascular disease	心血管疾病
CXR	chest X-Ray synonym	胸部X射线同步
DA	dopamine	多巴胺
DARPA	Department of Advanced Research Program Agency	美国国防部高级研究计划局
DBS	deep brain stimulation	深部脑刺激
DCNN	deep convolutional neural network	深度卷积神经网络
DDC	drug-device combination	药械结合
DDFI	drug-device-field integration	药物-器械-多物理场整合
DDII	drug-device-information interaction	药物-器械-信息远程交互
DDIS	drug-device-image surgery	药物-器械-影像整合手术
DFS	disease-free survival	无病生存期
DL	deep learning	深度学习
DLB	dementia with Lewy bodies	路易氏体型失智症
DMPE	1,2-dimyristoyl-sn-glycero-3-phosphoethanolamine	1,2-十四酰基磷脂酰乙醇胺
DNA	danofloxacin	达诺沙星
DNN	deep neural network	深度神经网络

缩略词	英文名称	中文名称
DOT	diffusion optical tomography	扩散光学断层扫描
DOX	doxorubicin	阿霉素
DR	diabetic retinopathy	糖尿病视网膜病变
DSN	duplexspecific nuclease	双链特异性核酸酶
DT	dynamic therapy	动力学治疗
DTPA	diethylene triamine penta-acetic acid	二乙烯三胺五乙酸
DTX	docetaxel	多西紫杉醇
DXA	dual-energy X-ray absorptiometry	双能X线吸光度分析
ECG	electrocardiogram	心电图
ECL	electro-chemical luminescence	电化学发光
ECM	extracellular matrix	细胞外基质
ECoG	electrocorticography	皮质脑电图
EDC	1-(3-dimethylaminopropyl)-3-ethylcarbodiimide hydrochloride	1-(3-二甲基氨基丙基)-3-乙基-碳二亚胺
EDT	alternated current（AC）-excited electrodynamic therapy	交流电激励电动力治疗
EEG	electroencephalogram	脑电图
EGFP	enhanced green fluorescent protein	增强绿色荧光蛋白
EHRs	electronic health records	电子健康记录
ELISA	enzyme linked immunosorbent assay	酶联免疫吸附测定
EM	energy migration	能量迁移
EMG	electro-myographic	肌电图
EOG	electro-oculographic	眼电图
EPR	enhanced permeability and retention	增强渗透滞留
ERD	event-related desynchronization	事件相关去同步
ERP	event-related potential	事件相关电位
ERS	event-related synchronization	事件相关同步
ESA	excited state absorption	激发态吸收
ET	energy transfer	能量转移
EVs	extracellular vesicles	细胞外囊泡
FA	folic acid	叶酸
FAM	carboxyl fluorescein	羧基荧光素
Fc	ferrocene	二茂铁
FDA	Food and Drug Administration	美国食品药品管理局
FDG	2-［^{18}F］Fluoro-2-deoxy-D-glucose	2-^{18}F-氟代脱氧葡萄糖
FES	functional electric stimulation	功能性电刺激
FFR	field free region	无场区域
FISH	fluorescence in situ hybridization	荧光原位杂交

缩略词	英文名称	中文名称
FLI	fluorescence imaging	荧光成像
fMRI	functional magnetic resonance imaging	功能磁共振成像
FMT	fluorescence molecular tomography	荧光分子断层扫描
fNIRS	functional near-infrared spectroscopy	功能近红外光谱
Food Net	food-borne disease activity surveillance network	食源性疾病活动监测网络
FOT	forced oscillation test	强迫振荡技术
FPGA	field-programmable gate array	现场可编程门阵列
FPR1	formyl peptide receptor 1	甲酰肽受体1
FR	folate receptor	叶酸受体
FR NPs	fluorescent Raman nanoparticles	荧光拉曼纳米粒子
FRET	fluorescence resonance energy transfer	荧光共振能量转移
FR NPs	fluorescence-Raman bimodal nanoparticles	荧光-拉曼双模纳米粒子
FTLD	flexible thermocouple line detection	柔性热电偶线检测
FUS	focus ultrasound	聚焦超声
GABA	gamma aminobutyric acid	γ-氨基丁酸
GAL	β-D-galactosidase	β-半乳糖苷酶
GBCAs	gadolinium-based contrast agents	钆基对比剂
Gd-DOTA	1,4,7,10-tetraazacyclododecane-1,4,7,10-tetrayl tetraacetic acid	四氮杂环十二烷四乙酸
GelMA	gel of methyl acrylic acid	甲基丙烯酸凝胶
GET	graphene electronic tattoo	石墨烯电子文身
GFP	green fluorescent proteins	绿色荧光蛋白
GI	gastrointestinal	胃肠道
GNPs	gold nanoparticles	金纳米粒子
GO	graphene oxide	氧化石墨烯
GOx	glucose oxidase	葡萄糖氧化酶
GPU	graphics processing unit	图形处理器
GRU	gated recurrent unit	门控循环单元
GSA	ground state absorption	基态吸收
GSH	glutathione	谷胱甘肽
GST	glutathione S-transferase	谷胱甘肽转移酶
GVHD	graft-versus-host disease	移植物抗宿主病
HAP	hydroxyl apatite	羟基磷灰石
HbO$_2$	oxyhemoglobin	氧合血红蛋白
HbR	deoxyhemoglobin	脱氧血红蛋白
HCC	hepatocellular carcinoma	肝细胞癌
HDPSCs	human dental pulp stem cells	人牙髓干细胞
HE4	human epididymis protein 4	人附睾蛋白4

缩略词	英文名称	中文名称
HED	handle enhanced chemiluminescence（ECL）device	手持增强化学发光检测设备
HER2	human epidermal growth factor receptor 2	人类表皮生长因子受体-2
HF	heart Failure	心力衰竭
HMON	hollow mesoporous organosilicon nanoparticles	中空介孔有机硅纳米粒子
HRP	horseradish peroxidase	辣根过氧化物酶
HSA	human serum albumin	人血清蛋白
hs-cTn	high sensitivity cardiac troponin	高灵敏度心肌肌钙蛋白
HS-MBs	hard-shelled microbubbles	硬壳微泡
HT	heat treatment	热治疗
HUVEC	human umbilical vein endothelial cells	人脐静脉内皮细胞
HVEC	human vascular endothelial cells	人血管内皮细胞
IBD	inflammatory bowel disease	炎症性肠病
IBMS	International Bone and Mineral Society	国际骨和矿物质学会
ICB	immune checkpoint blockade	免疫检查点抑制剂
ICD	immunogenic cell death	免疫原性细胞死亡
ICG	indocyanine green	吲哚菁绿
ICH	intracerebral hemorrhage	颅内出血
iEEG	intracranial electroencephology	临床颅内脑电图
IGRT	image-guided radiotherapy	影像引导放射治疗
IL-2	interleukin-2	白细胞介素-2
IMRT	intensity modulated radiotherapy	调强放疗
INBs	interfacial nanobubbles	界面纳米泡
IND	investigational new drug	研发新药
IRI	ischemia-reperfusion injury	缺血再灌注损伤
IRT	infrared thermography	红外热成像
ITO	indium tin oxides	锡-铟氧化物
KIM-1	tubular kidney injury molecule-1	管状肾损伤分子-1
Lapa	β-Lapachone	β-拉帕醌
LC-MS	liquid chromatography-mass spectrometry	液相色谱质谱联用
LDT	laser doppler technique	激光多普勒技术
LECs	lymphatic endothelial cells	淋巴管内皮细胞
LED	light-emitting diode	发光二极管
LFP	local field potential	局域场电位
LGE	late gadolinium enhancement	延迟钆强化
LIF	laser-induced fluorescence	激光诱导荧光
LOC	lab-on-chip	芯片实验室
LSPR	local surface plasmon resonance	局部表面等离子体共振

缩略词	英文名称	中文名称
LVH	left ventricular hypertrophy	左心室肥厚
MB	methylene blue	亚甲蓝
MCHA	enzyme-free mismatched CHA	无酶错配
MCI	mild cognitive impairment	轻度认知损害
MCU	microcontroller unit	微控制单元
MDR	multi-drug resistance	多药耐药
MDT	microwave dynamic therapy	微波动力治疗
MEF	metal enhanced fluorescence	金属增强荧光
MEG	magnetoencephalography	脑磁图成像技术
MFH	magnetic fluid hyperthermia	磁流体热疗
MHT	magnetic hyperthermia therapy	磁热疗
MI	mechanical index	机械指数
MIP	maximum intensity projections	最大密度投影法
ML	machine learning	机器学习
MMP	matrix metalloproteinase	基质金属蛋白酶
MNPs	magnetic nanoparticles	磁性纳米粒子
MoAbs	monoclonal antibodies	单克隆抗体
MOF	metal organic framework	金属有机框架
MOT	medical optical tomography	医学光学断层扫描
MPI	magnetic particle imaging	磁粒子成像
MPS	mononuclear phagocyte system	单核内皮系统
MR	magnetic resonance	磁共振
MRgFUS	MR-guided focused ultrasound	磁共振成像引导的聚焦超声
MRI	magnetic resonance imaging	磁共振成像
MRPs	molecular renal probes	肾分子探针
MRR	magnetic resonance renography	磁共振肾成像
MRU	magnetic resonance urography	磁共振尿路成像
MS	multiple sclerosis	多发性硬化症
MSN	mesoporous silica nanoparticles	介孔硅纳米粒子
MSOT	multispectral optoacoustic tomography	多光谱光声断层扫描
MVPA	multivariate pattern analysis	多变量模式分析
MW	microwave	微波
MWA	microwave ablation	微波消融
NAC	neoadjuvant chemotherapy	新型辅助化疗
NBs	nanobubbles	纳米气泡
NCAM-1	neural cell adhesion molecule-1	神经细胞黏附分子-1
NGAL	neutrophil gelatinase-associated lipoproteins	中性粒细胞明胶酶相关脂蛋白
NHS	National Health Service	国民健康服务

缩略词	英文名称	中文名称
NIH	National Institute for Health	美国国家健康研究院
NIR	near infrared	近红外光
NIRF	near-infrared fluorescence	近红外荧光
NLP	natural language processing	自然语言处理
NMES	neuromuscular electrical stimulation	神经肌肉电刺激
NMPA	National Medical Products Administration	国家药品监督管理局
NMR	nuclear magnetic resonance	核磁共振
NPs	nanoparticles	纳米粒子
NQO1	NAD（P）H quinone oxidoreductase 1	NAD（P）H醌脱氢酶1
NSCLC	nonsmall-cell lung cancer	非小细胞肺癌
NSF	nephrogenic systemic fibrosis	肾源性系统性纤维化
OA	osteoarthritis	骨关节炎
OATP1B3	organic anion transporting polypeptide 1B3	有机阴离子转运多肽1B3
OCT	optical coherence tomography	光学相干断层扫描
OI	optical imaging	光学成像
OLED	organic light emitting diode	有机发光二极管
ONOO-	peroxynitrite	过氧亚硝酸根阴离子
OPD	organic photodiode detector	有机光电二极管探测器
PA	photoacoustic	光声
PAA	poly acrylic acid	聚丙烯酸
PAH	pulmonary artery hypertension	肺动脉高压
PAI	photoacoustic imaging	光声成像
PBCA	poly butyl cyanoacrylate	聚氰基丙烯酸丁酯
PBM	photo-biomodulation	光生物调节
PBPK	physiologically based pharmacokinetics	生理药代动力学模型
PBPK-PD	pharmacokinetics-pharmacodynamics	药代动力学-药效学
PCa	prostate cancer	前列腺癌
PCA	posterior cortical atrophy	后部皮层萎缩
PCC	precuneus/posterior cingulate complex	楔前叶/后扣带复合体
PCE	photothermal conversion efficiency	光热转换效率
PCL	poly caprolactone	聚己内酯
PCR	polymerase chain reaction	聚合酶链式反应
PDA	polydopamine	聚多巴胺
PdH	Pd hydride	钯氢化物
PDMS	poly dimethyl siloxane	聚二甲基硅氧烷
PDT	photodynamic therapy	光动力治疗
PEG	poly ethylene glycol	聚乙二醇
PEG-DTC	hydrogen sulfide donor-polyethylene glycol-dithiocarbamate copolymer	硫化氢供体——聚乙二醇-二硫代氨基甲酸酯共聚物

缩略词	英文名称	中文名称
PEO	poly ethylene oxide	聚环氧乙烷
PET	positron emission tomography	正电子发射断层扫描
PF-4	platelet factor-4	血小板因子-4
PFOB	perfluorooctyl bromide	全氟辛基溴化物
PFP	polyfluorophenyl	聚氟苯基
pHLIP	ph low insertion peptide	pH低插入肽
PLA	poly lactic acid	聚乳酸
PLGA	poly lacticco glycolic acid	聚乳酸乙醇酸共聚物
PLL	polylysine	聚-L-赖氨酸
PLX	amphiphilic polymers	双亲聚合物
PMMA	poly methyl methacrylate	聚甲基丙烯酸甲酯
PMT	photon migration tomography	光子迁移断层扫描
PNIPAAm-PEG	poly nisopropyl acrylamide poly ethylene glycol	聚N-异丙基丙烯酰胺-聚乙二醇
POCT	point-of-care test	即时检测
POM	poly oxometalate	戊二酸聚氧乙烯
POM	polymetallic oxylate	聚金属氧酸盐
PpIX	proto-porphyrin IX	原卟啉环IX
PSA	prostate specific antigen	前列腺特异性抗原
PS-b-PAA	poly（styrene-b-poly-acrylic acid）	精氨酸甘氨酸天冬氨酸
PSMA	prostate-specific membrane antigen	前列腺特异性膜抗原
PTA	photothermal agent	光热剂
PTI	photothermal imaging	光热成像
PTT	photothermal therapy	光热治疗
PVA	poly vinyl alcohol	聚乙烯醇
PVP	poly vinyl pyrrolidone	聚乙烯吡咯烷酮
QDs	quantum dots	量子点
RA	rheumatoid arthritis	类风湿关节炎
RB	rose Bengal	孟加拉玫瑰红
RDT	radiodynamic therapy	放射动力治疗
RES	reticuloendothelial system	网状内皮系统
RF	radio frequency	射频
RFA	radiofrequency ablation	射频消融
RGD	arginine-glycine-aspartic acid	精氨酸-甘氨酸-天冬氨酸三肽
RNN	recurrent neural network	递归神经网络
RNS	reactive nitrogen species	活性氮簇
ROI	region of interest	感兴趣区域
ROS	reactive oxygen species	活性氧簇

缩略词	英文名称	中文名称
RPA	recombinase polymerase amplification	重组酶聚合酶扩增
RSNA	Radiology Society of North America	北美放射学会
SARS-CoV-2	severe acute respiratory syndrome-coronavirus-2	严重急性呼吸系统综合征 冠状病毒2
SCD	subjective cognitive decline	主观认知衰退
SCF	stem cell factor	心肌梗死干细胞因子
SDF	stromal cell derived factor	基质细胞衍生因子
SDT	sonodynamic therapy	声动力治疗
SEEG	stereo electroencephalography	立体脑电图
SERS	surface-enhanced Raman scattering	表面增强拉曼散射
SFE	scanning fiber endoscope	扫描纤维内镜
SGC	scirrhous gastric cancer	硬胃癌
SLNs	sentinel lymph nodes	前哨淋巴结
SMC	significant memory concern	早期主观记忆障碍
SMTs	superficial malignant tumors	浅表恶性肿瘤
SNPs	supramolecular nanoparticles	超分子纳米粒子
SNR	signal-to-noise ratio	信噪比
SPECT	single photon emission computed tomography	单光子发射计算机断层扫描
SPIONs	superparamagnetic iron oxide nanoparticles	超顺磁性氧化铁纳米粒子
SPR	surface plasmon resonance	表面等离子体共振
SPs	superparticles	超微粒子
SRI	Stanford Research Institute	美国斯坦福研究院
SRS	stimulated Raman scattering	受激拉曼散射
SS-MBs	soft-shelled microbubbles	软壳微泡
SSVEP	steady-state visual evoked potential	稳态视觉诱发电位
SVM	support-vector machine	向量机
TA	thermal ablation	热消融
TAI	thermoacoustic imaging	热声成像
TALE	transcription activator-like effector	转录激活因子样效应物
TAT	thermos-acoustic tomography	热声断层扫描
TB	tuberculosis	结核病
TBD	1,5,7-Triazine bicyclic [4.4.0] Decyl-5-ene	1,5,7-三叠氮双环[4.4.0]癸-5-烯
TCM	traditional Chinese medicine	传统中医学
TCO	trans-cyclo-octene	反式环氧丙烯
TEM	transmission electron microscope	透射电子显微镜
ThT	thioflavine T	硫黄素T
TI	thermal imaging	热成像
TME	tumor microenvironment	肿瘤微环境

缩略词	英文名称	中文名称
TMS	transcranial magnetic stimulation	经颅磁刺激
TNM	tumor node metastasis	肿瘤淋巴结转移
TOP	trioctyl phosphine	三辛基膦
TOPO	trioctylphosphine oxide	三辛基氧化膦
TPE	tetraphenylethylene	四苯基乙烯
TRPV4	transient receptor potential for vanillin 4	瞬时受体电位香草醛4
TSPO	translocator protein	转运蛋白
TTFs	tumor treating fields	肿瘤电场治疗
US CAs	ultrasound contrast agents	超声成像对比剂
UCL	up-conversion luminescence	上转换发光
UCNP	up-conversion nanoparticles	上转换纳米粒子
UHCW	University Hospital Coventry & Warwickshire NHS Trust	考文垂和沃里克郡大学医院
USI	ultrasound imaging	超声成像
US CE	ultrasound contrast enhancement	超声成像对比增强
USPIONs	ultrasmall superparamagnetic iron oxide nanoparticles	超小型超顺磁性氧化铁纳米粒子
UTMD	ultrasound targeted microbubble destruction	超声靶向微泡击破
VAN	vancomycin	万古霉素
VCAM-1	vascular cell adhesion molecule-1	血管细胞黏附因子1
VE	virtual environment	虚拟环境
VEGFR	vascular endothelial cell growth factor receptor	血管内皮生长因子受体
Vis	visible light	可见光
VR	virtual reality	虚拟现实
WHO	World Health Organization	世界卫生组织
WMIC	World Molecular Imaging Congress	世界分子影像大会
ZA	zoledronic acid	唑来膦酸
ZFP	zinc-finger protein	锌指蛋白
μ-ILED	cellular-scale inorganic light-emitting diode	微无机发光二极管
μ-TAS	miniaturized total analysis system	微全分析系统